Vogel ■ Wasem

Gesundheitsökonomie in Psychotherapie und Psychiatrie

Gesundheitsökonomie in Psychotherapie und Psychiatrie

Gesundheitsökonomische Untersuchungen in der psychotherapeutischen und psychiatrischen Versorgung

Herausgegeben von **Heiner Vogel**
Jürgen Wasem

Unter Mitarbeit von

Dieter Ahrens
Susanne Amberger
Matthias C. Angermeyer
Thomas Becker
Florian Buchner
Kurt Buser
Hans Dörning
Anja Ebmeier
Andreas Frei
Stefan Greß
Thomas G. Grobe
Bernhard J. Güntert
Franz Hessel
Jürgen Höffler
Hans-Ulrich Höhl
Hanno Irle
Reinhold Kilian
Udo Knüpfer
Hans Kordy

Susanne Kraft
Christian Krauth
Michael Kusch
Yvonne Michalak
Simon-Peter Neumer
Bernd Puschner
Christiane Roick
Uwe Rose
Hans Joachim Salize
Jürgen Schmidt
Sören Schmidt-
  Bodenstein
Stefan Sell
Rolf Stecker
Ulrich Trenckmann
Wolf Rainer Wendt
Christian Widdel
Manfred Zielke

Mit 48 Abbildungen und 74 Tabellen

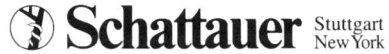 Schattauer Stuttgart New York

Bibliografische Information der Deutschen Bibliothek
Die Deutsche Bibliothek verzeichnet diese Publikation in der Deutschen Nationalbibliografie; detaillierte bibliografische Daten sind im Internet über <http://dnb.ddb.de> abrufbar.

Besonderer Hinweis:
Die Medizin unterliegt einem fortwährenden Entwicklungsprozess, sodass alle Angaben, insbesondere zu diagnostischen und therapeutischen Verfahren, immer nur dem Wissensstand zum Zeitpunkt der Drucklegung des Buches entsprechen können. Fragliche Unstimmigkeiten sollten bitte im allgemeinen Interesse dem Verlag mitgeteilt werden.

Das Werk mit allen seinen Teilen ist urheberrechtlich geschützt. Jede Verwertung außerhalb der Bestimmungen des Urheberrechtsgesetzes ist ohne schriftliche Zustimmung des Verlages unzulässig und strafbar. Kein Teil des Werkes darf in irgendeiner Form ohne schriftliche Genehmigung des Verlages reproduziert werden. Das gilt insbesondere für Vervielfältigungen, Übersetzungen, Mikroverfilmungen und die Einspeicherung, Nutzung und Verwertung in elektronischen Systemen, dem Intranet und dem Internet.

© 2004 by Schattauer GmbH, Hölderlinstraße 3, 70174 Stuttgart, Germany
E-Mail: info@schattauer.de
Internet: http://www.schattauer.de
Printed in Germany

Lektorat: Stefanie Teichert, Lektorat-ST, Itzehoe
Umschlagabbildung: Martina Schradi, Würzburg (www.comic-von-schradi.de)
Satz: Satzpunkt Ewert GmbH, Bayreuth
Druck und Einband: AZ Druck und Datentechnik GmbH, Heisinger Str. 14, 87437 Kempten/Allgäu
Gedruckt auf chlor- und säurefrei gebleichtem Papier.

ISBN 3-7945-2258-3

Vorwort

Manche größeren Projekte benötigen Einiges an Zeit für die Planung und Vorbereitung. So auch dieses Buch, dessen ursprüngliche Idee auf ein Symposium zu gesundheitsökonomischen Aspekten von Psychotherapie und psychosozialer Versorgung beim DGVT-Kongress im Jahr 2000 zurückreicht. Damals zeichnete sich die politische Relevanz wirtschaftlicher Fragestellungen für das Gesundheitswesen insgesamt und für den Psychotherapiebereich im Besonderen immer stärker ab – zwischenzeitlich stehen Fragen nach Kosten und Nutzen von Gesundheitsleistungen, nach Zuständigkeiten und Kostenverantwortung bereits bei jeder Diskussion um Gesundheitsleistungen eindeutig im Vordergrund.

Das vorliegende Werk ist somit von besonderer Aktualität. Es gibt einen Überblick über gesundheitsökonomische Untersuchungen in den verschiedenen Bereichen psychiatrischer, psychotherapeutischer und psychosozialer Versorgung. Die Autoren berichten über den internationalen und nationalen Stand der Forschung und stellen eigene Untersuchungen vor. Darüber hinaus unterrichtet dieses Buch über grundlegende Fragen der Methodik gesundheitsökonomischer Evaluationen, nicht nur (aber auch) bei psychotherapeutischen und psychiatrischen Interventionen.

Das Buch ist dabei nicht in erster Linie als Lehrbuch konzipiert, in dem die einzelnen Beiträge sich gegenseitig ergänzen und stringent aufeinander aufbauen. Angesichts der Heterogenität des Feldes und des unterschiedlichen Entwicklungsstandes gesundheitsökonomischer Evaluation in den verschiedenen angesprochenen Feldern wäre dies kaum möglich gewesen. Stattdessen sind die Beiträge unabhängig erstellt und bearbeiten jeweils eigenständig das angesprochene Thema, sodass das Werk auch als Nachschlagewerk oder Sammlung von themenbezogenen Arbeiten zu den verschiedenen Feldern zu verstehen ist. Wir hoffen, es wird diesen Zweck erfüllen und vielfältige Anregungen zu weiteren Studien und zur Verfeinerung der Methodik und zur Verbesserung der Ergebnisse gesundheitsökonomischer Studien im psychosozialen, psychotherapeutischen und psychiatrischen Feld anregen.

Wir danken allen Autorinnen und Autoren, dass sie die für die Entstehung des Gesamtwerkes notwendige Geduld und die Bereitschaft aufbrachten, auf die teilweise zahlreichen Änderungswünsche der Herausgeber einzugehen. Unser Dank gilt auch Frau cand. psych. Katharina Schmitt für die sorgfältigen Korrekturarbeiten.

Besonders danken wir Herrn Dr. Bertram und Frau Flemming vom Verlag sowie Frau Teichert, die durch ihre wohlwollende und konsequente Begleitung des Projektes eine hervorragende Betreuung der Fertigstellung des Buches ermöglicht haben.

Jürgen Wasem und Heiner Vogel
Essen und Würzburg, im Frühjahr 2004

Inhaltsverzeichnis

Gesundheitsökonomische Untersuchungen der Behandlung psychischer Störungen – wo wir stehen und wo die Reise hingeht
Eine Einführung ins Thema ——————— 1

Heiner Vogel, Jürgen Wasem

Grundlagen ——————————— 5

1 Grundbegriffe, Fragestellungen und Vorgehensweisen in der gesundheitsökonomischen Analyse ——————— 7

Stefan Greß, Florian Buchner, Jürgen Wasem, Franz Hessel

2 Zur Aussagefähigkeit gesundheitsökonomischer Analysen in der Psychiatrie: eine Untersuchung am Beispiel der indirekten Kosten schizophrener Psychosen ——— 21

Christiane Roick, Reinhold Kilian, Matthias C. Angermeyer

3 Möglichkeiten und Grenzen von Kosten-Ergebnis-Analysen im Bereich Psychosomatik und Psychotherapie ——— 32

Jürgen Schmidt

4 Case-Management in der psychosozialen Versorgung ——————————— 43

Wolf Rainer Wendt

Methoden ——————————— 59

5 Methoden zur vergleichenden ökonomischen Evaluation von Maßnahmen im Gesundheitswesen – Einführung, Vorteile und Risiken ——————— 61

Franz Hessel, Jürgen Wasem, Stefan Greß

6 Methodische Probleme und Lösungsansätze der Kostenerfassung und der Kostenanalyse in der psychiatrischen Versorgung am Beispiel der Kosten der Schizophreniebehandlung ——————— 76

Reinhold Kilian, Christiane Roick, Matthias C. Angermeyer, Thomas Becker

7 Der Einbezug der Zahlungsbereitschaft (willingness to pay) in Kosten-Nutzen-Analysen – eine gesundheitswissenschaftliche Betrachtung ——————— 100

Dieter Ahrens, Bernhard Güntert

8 Inanspruchnahme medizinischer Gesundheitsleistungen vor Beginn einer ambulanten Psychotherapie ——————— 109

Susanne Kraft, Bernd Puschner, Hans Kordy

9 Vernachlässigte Aspekte in der Kosten-Effektivitäts-Analyse: Behandlungsverlauf, Non-Compliance und Drop-out ——— 119

Uwe Rose, Simon-Peter Neumer

10 Der volkswirtschaftliche Nutzen
der Psychotherapie ——— 131

Andreas Frei

Störungsspezifische Ansätze — 151

11 Die gesellschaftlichen Kosten von Essstörungen – Krankheitskostenanalysen zu
Anorexia nervosa und Bulimia nervosa ——153

Christian Krauth, Kurt Buser, Heiner Vogel

12 Versorgungskosten von Patienten mit
Schizophrenie in Deutschland im Langzeitverlauf ——— 174

Hans Joachim Salize

13 Gesundheitsökonomische Aspekte
von Zwangsstörungen ——— 183

Jürgen Höffler, Christian Widdel,
Yvonne Michalak, Ulrich Trenckmann

14 Psychosoziale Versorgung in der
Onkologie: Voraussetzungen einer
Wirtschaftlichkeitsprüfung ——— 189

Michael Kusch, Anja Ebmeier, Rolf Stecker,
Hans-Ulrich Höhl

15 Krankheitskosten für psychosomatische
Erkrankungen in Deutschland und Reduktionspotenziale durch verhaltensmedizinische Interventionen ——— 215

Manfred Zielke

16 Inanspruchnahme gesundheitlicher
Versorgung im Vorfeld der Abklärung einer
psychischen oder psychosomatischen
Erkrankung ——— 239

Hans Dörning, Thomas G. Grobe

17 Psychosomatik und Psychotherapie:
Leistungen der Rentenversicherung im
Rahmen der medizinischen Rehabilitation _ 248

Hanno Irle, Susanne Amberger, Udo Knüpfer

Diskussion ——— 259

18 Das Vergütungssystem für niedergelassene Psychotherapeuten als „bottleneck"
der ambulanten psychotherapeutischen
Versorgung ——— 261

Stefan Sell

19 Der Beitrag der Gesundheitsökonomie
zur Weiterentwicklung der psychotherapeutischen Versorgung: sieben Thesen __ 283

Sören Schmidt-Bodenstein

Anstelle eines zusammenfassenden Schlusswortes

Gesundheitsökonomische Evaluation
in der Psychotherapie – methodische
Aspekte der Studienplanung und
-durchführung ——— 291

Franz Hessel

Verzeichnis der Autorinnen und Autoren _ 296

Stichwortverzeichnis ——— 304

Gesundheitsökonomische Untersuchungen der Behandlung psychischer Störungen – wo wir stehen und wo die Reise hingeht

Eine Einführung ins Thema

Heiner Vogel, Jürgen Wasem

Die Betrachtung der Gesundheitsversorgung unter wirtschaftlicher Perspektive wird von Medizinern und Psychotherapeuten bisweilen kritisch beargwöhnt, weil die Behandlung von Kranken doch im Grunde genommen ein gesellschaftlicher Auftrag ist, der für Ärzte und Therapeuten eine ethische Verpflichtung darstellt. Dabei ist dies nur die halbe Wahrheit, denn jede niedergelassene Praxis ist wie ein Krankenhaus ein Wirtschaftsbetrieb, der sich im Wettbewerb mit anderen Leistungserbringern (um das Wort Anbieter zu vermeiden) befindet. Das Marktergebnis im Segment psychotherapeutischer Leistungen ist zwar nicht allein vom erfolgreichen Wirtschaften der Marktteilnehmer abhängig, aber dieser Erfolgsparameter wird – neben qualitativ guter Arbeit – in den letzten Jahren zunehmend wichtiger. Und was für Krankenhäuser bisweilen gilt, dass sie nämlich finanziell sehr vorsichtig kalkulieren müssen, weil ihnen buchstäblich das „Wasser bis zum Hals steht", gilt immer häufiger auch für niedergelassene Ärzte und Psychotherapeuten. Und Nämliches gilt natürlich auch für große „Unternehmen" wie Krankenkassen und letzten Endes ebenso für das Gesundheitssystem insgesamt – als Teilbereich der Gesellschaft. Wenn es also darum geht, die Bedeutung der psychotherapeutischen und psychiatrischen Versorgung im Gesundheitswesen herauszuarbeiten, wenn es darum geht, verbesserte Leistungsangebote zu installieren bzw. Entscheidungsträger von deren Notwendigkeit und Nutzen zu überzeugen, dann muss aufgezeigt werden, dass daraus wirtschaftliche Vorteile zu erzielen sind – für die Krankenkassen, für das Gesundheitssystem und die Gesellschaft insgesamt.

Den Analysen des Sachverständigenrates für die Konzertierte Aktion im Gesundheitswesen von 2001 unter dem Titel „Über-, Unter- und Fehlversorgung" lagen im Kern gesundheitsökonomische Überlegungen zu Grunde (Sachverständigenrat, 2002). Unterversorgung ist anzunehmen, wenn Leistungen nicht durchgeführt werden, obwohl deren Nettonutzen und Kosteneffektivität nachgewiesen ist. Fehlversorgung ist anzunehmen, wenn Leistungen bei bestimmten Patienten mit negativem Nettonutzen durchgeführt werden. Überversorgung wiederum wird konstatiert, wenn Leistungen durchgeführt werden, deren Nettonutzen oder Kosteneffektivität entweder generell nicht nachgewiesen oder bei bestimmten Patienten(gruppen) nicht gegeben ist.

Dass der Sachverständigenrat in seinem insgesamt bemerkenswerten damaligen Jahresgutachten für den gesamten Bereich psychischer Störungen so gut wie keine Aussagen getroffen hat (außer – verkürzt gesagt – der Forderung nach einer sorgfältigeren Früherkennung und einer verbesserten pharmakologischen Versorgung von Depressiven) dürfte auch damit zu erklären sein, dass für den Psycho-Sektor bislang nur wenige bzw. nur unzureichende gesundheitsökonomische Studien vorliegen und/oder dass die damals in die Vorbereitung des Gutachtens einbezogenen Verbände diese nur unzureichend argumentativ verwendet haben.

Entscheidungen im Gesundheitswesen bzw. politische Entscheidungen zu den Leistungen der gesetzlichen Krankenversicherung werden nicht allein unter wirtschaftlichen Gesichtspunkten gefällt. Gesundheitsökonomische Überlegungen spielen allerdings eine zunehmend wichtigere Rolle bei den Diskussionen um die Ausgestaltung der Gesundheitsversorgung und zur Prioritätensetzung bei konkurrierenden Alternativen (Lauterbach 2001). Aus diesem Grund ist es für den gesamten Bereich psychischer Störungen unumgänglich, bei zukünftigen Evaluations- und Versorgungsstudien die gesundheitsökonomischen Aspekte stärker in den Blick zu nehmen und substanzielle Ergebnisse zur gesundheitsökonomischen bzw. gesellschaftlichen Bedeutung sachgerechter Versorgung und Behandlung vorzulegen.

Gesundheitsökonomische Studien in der pharmazeutischen Forschung haben bereits lange Tradition und substanzielle Ergebnisse. Die Durchführungsbedingungen sind dort auch übersichtlicher und es stehen mächtige bzw. finanzstarke Sponsoren zur Verfügung. Für den Psycho-Sektor, insbesondere wenn es um die Untersuchung psychotherapeutischer Maßnahmen oder komplementärer Angebote geht, fehlt diese Unterstützung.

Gleichwohl brauchen sich die Psycho-Fächer nicht zu „verstecken". Forschungsdefizite finden sich auch in traditionellen Medizinfeldern. So wird etwa von Gandjour und Lauterbach (2001, S. 130) darauf hingewiesen, dass nur für etwa 10–20% aller Interventionen in der Chirurgie eine abgesicherte empirische Evidenz vorliegt, und für etwa 30–50% bei den nicht chirurgischen medizinischen Fächern. Ganz zu schweigen von gesundheitsökonomischen Kennwerten.

Das vorliegende Buch soll insbesondere für den psychotherapeutischen Bereich den bisherigen Stand gesundheitsökonomischer Analysen zusammenstellen und durch die Präsentation vorliegender Studien und Ergebnisse zu weiteren Untersuchungen und Auswertungen anregen. Die Beiträge sollen dazu die notwendigen Impulse geben und fachliche Voraussetzungen liefern. Im ersten Teil werden Grundlagen und Begrifflichkeiten dargestellt, bevor im Weiteren verschiedene Methoden und Vorgehensweisen gesundheitsökonomischer Analysen ausführlicher und jeweils spezifisch beschrieben werden. Im dritten Teil werden Untersuchungen zu ausgewählten, wichtigen psychischen Krankheiten vorgestellt, die – mit jeweils anderem Design und unter variierender Zielstellung – dennoch insgesamt verdeutlichen, dass gesundheitsökonomische Analysen auch in diesem Bereich möglich sind und dass sie spannende bzw. nachdenkenswerte Ergebnisse bringen. Abschließend folgen Beiträge, die zur Diskussion der Möglichkeiten und Grenzen einer gesundheitsökonomischen Betrachtung psychotherapeutischer und psychiatrischer Interventionen im Gesundheitswesen einladen.

Wie lässt sich der gegenwärtige Stand gesundheitsökonomischer Untersuchungen in den verschiedenen Bereichen psychiatrischer, psychotherapeutischer und psychosozialer Versorgung beschreiben?

- Kosten- und Kosteneffektivitätsbetrachtungen in der **Psychiatrie** sind schon seit mehreren Jahren häufig. Dies mag damit zusammenhängen, dass die Untersuchung psychiatrischer Patienten in Kliniken relativ einfach ist und es hier auch bessere Voraussetzungen für die Erhebung wirtschaftlich relevanter Daten gibt. Ob diese relativ gute Lage eine Spätfolge der Psychiatrie-Enquete von 1974 und des anschließenden Modellprogramms ist oder den Pionierarbeiten aus dem Zentralinstitut für Seelische Gesundheit Mannheim unter langjähriger Leitung von Prof. Schepank zu verdanken ist, mag offen bleiben.

- In der **psychotherapeutischen Versorgung** finden sich erst wenige Studien. Sie stammen zwar überwiegend aus stationären Einrichtungen, aber es gibt inzwischen auch einige Untersuchungen in Deutschland für den ambulanten Psychotherapiesektor (Jacobi u. Margraf 2001). Ein wichtiger Grund für das Überwiegen von Studien aus dem stationären Bereich ist sicher in der einfacheren Verfügbarkeit größerer Patientenkollektive (in Kliniken) zu sehen und in der Möglichkeit, dabei – zumindest für einen befristeten Zeitraum – die gesamte Versorgung der Patienten zu überblicken. Vielleicht liegt die Konzentration auf den stationären Bereich aber auch daran, dass einige Forscher in diesen Einrichtungen eine besondere Affinität zur Frage nach der wirtschaftlichen Relevanz entsprechender Behandlungen haben.

- Gesundheitsökonomische Untersuchungen im Bereich der weiteren **psychosozialen Versorgung**, wie zum Beispiel im Bereich der psychosozialen Beratung oder der Jugendhilfe, sind bislang so gut wie unbekannt (vgl. Vossler 2003). Dies ist besonders bedauerlich, weil dieser Sektor, dessen Finanzierung fast ausschließlich durch die öffentliche Hand erfolgt, immer wieder Sparzwängen unterworfen wird, sodass Angebote zunehmend häufiger auf das gesetzlich vorgeschriebene Mindestmaß beschränkt werden. Sicher sind die Effekte von psychosozialen Interventionen in diesen Feldern nicht einfach in geldwerten Einheiten zu „messen" – sie liegen in der Verbesserung der Erziehungsbedingungen von Kindern, bei der Verhütung von Suiziden, in der Verhinderung von Drogenkarrieren, in der Ermöglichung eines Schulabschlusses oder einer Entwicklung ohne Benachteiligung durch Behinderung. Und es lässt sich nur schwer abschätzen (bzw. kann gar nicht genau erfasst werden), in wie vielen Fällen beispielsweise eine Beratungsstelle ein entsprechendes Ergebnis erreicht hat. Aber gleichwohl: Die Zukunft des psychosozialen Beratungssektors und des komplementären psychosozialen Betreuungsbereichs wird auch davon abhängen, wie weit es gelingt, seinen Nutzen für die Gesellschaft nachvollziehbar zu dokumentieren.

Dass die Verwendung gesundheitsökonomischer Parameter nicht grundsätzlich andere Studiendesigns erfordert und zu völlig unkalkulierbaren Kosten in der Projektdurchführung führt, zeigen einige ermutigende Beispiele aus den vergangenen Jahren, die in den Beiträgen dieses Bandes auch mehrfach erwähnt werden – so die Studien von Zielke (1993) oder die Übersichtsarbeit von Baltensperger und Grawe (2001).

Aktuell wurde eine Studie der Arbeitsgruppe von Hiller (Hiller et al. 2003) publiziert, die in einer psychosomatischen Klinik neben der Evaluation der Behandlungsverläufe und -ergebnisse insbesondere auch die objektiven gesundheitsökonomischen Parameter (über Krankenkassenbefragung) zwei Jahre vor der Behandlung und zwei Jahre danach erfasste. Die Autoren können zeigen, dass die Behandlung sich nicht nur als effektiv im Sinne der psychotherapeutischen Zielsetzung erwiesen hat, sondern dass sie darüber hinaus auch effizient ist und eine erhebliche Kostenreduktion für die Krankenkassen mit sich bringt.

Im Jahr 1998 wurde vom Bundesministerium für Bildung und Forschung und der Deutschen Rentenversicherung das Forschungsprogramm Rehabilitationswissenschaften initiiert und nachhaltig gefördert. Alle Interventionsprojekte, die in diesem Rahmen gefördert wurden, waren mehr oder weniger deutlich verpflichtet worden, gesundheitsökonomische Effekte der Maßnahmen zu erhalten (gleichsam „piggybacked" [„draufgesattelt"]; Kurscheid, 2001), um spätere gesundheitsökonomische Ergebnisanalysen möglich zu machen. Vonseiten der Förderer wurde die Bildung einer verbundübergreifenden AG Reha-Ökonomie angeregt, in deren Folge den Projekten eine engagierte und umfassende Hilfestellung zur Verfügung gestellt wurde (Burchert et al. 1999; Hessel et al. 1999). Sie dürfte mit geringen Modifikationen auch für Interventionsprojekte im psychotherapeutischen/psychiatrischen Bereich zweckmäßig verwendbar sein. Wichtig wäre es nun auch hier – wie inzwischen im Reha-Sektor gang und gäbe – dass es zum normalen Standard eines Evaluationsdesigns gehört, gesundheitsökonomische Parameter mitzuerheben (und dass dies von Förderern generell eingefordert und von den Fachgesellschaften als Standard vorgegeben wird).

Zu Recht wurde vom Wissenschaftlichen Beirat nach § 12 PsychThG kritisiert, dass die Gesundheitsforschung in Deutschland über viele Jahrzehnte hinweg den Psycho-Sektor und hier insbesondere die Anwendungsforschung vernachlässigt hat. Dass die Ausschreibung eines entsprechenden Forschungsprogramms durch das Bundesministerium für Forschung und Technologie und das Bundesministerium für Gesundheit und soziale Sicherung nunmehr für das Jahr 2004 angekündigt ist, sollte für die Beteiligten nicht nur eine fachliche Herausforderung darstellen, sondern es sollte von ihnen auch genutzt werden, um die Frage nach der gesellschaftlichen Relevanz psychischer Störungen und dem Nutzen sachgerechter Behandlungen zu untersuchen.

Literatur

Baltensperger C, Grawe K (2001). Psychotherapie unter gesundheitsökonomischer Perspektive. Z Klin Psychol Psychother 30, 10–21.

Burchert H, Hansmeier T, Hessel F, Krauth C, Nowy R, Seitz R, Wasem J (1999). Gesundheitsökonomische Evaluation in der Rehabilitation. Teil II: Bewertung der Ressourcenverbräuche. In: Verband Deutscher Rentenversicherungsträger (Hrsg.), Förderschwerpunkt „Rehabilitationswissenschaften". Empfehlungen der Arbeitsgruppen „Generische Methoden", „Routinedaten" und „Reha-Ökonomie". DRV-Schriften Bd. 16 (S. 195–246). Frankfurt: VDR. [www.vdr.de → Rehabilitation → Forschung → Reha-Förderschwerpunkt → DRV-Schriften, Band 16 (19.1.2004)].

Gandjour A, Lauterbach KW (2001). Instrumente zur Ressourcenverteilung im Gesundheitswesen. In: Lauterbach KW, Schrappe M (Hrsg). Gesundheitsökonomie, Qualitätsmanagement und Evidence-based Medicine. Stuttgart, New York: Schattauer; 124–32.

Hessel F, Kohlmann T, Krauth C, Novy R, Seitz R, Siebert U, Wasem J (1999). Gesundheitsökonomische Evaluation in der Rehabilitation. Teil I: Prinzipien und Empfehlungen für die Leistungserfassung. In: Verband Deutscher Rentenversicherungsträger (Hrsg). Förderschwerpunkt „Rehabilitationswissenschaften". Empfehlungen der Arbeitsgruppen „Generische Methoden", „Routinedaten" und „Reha-Ökonomie". DRV-Schriften Bd. 16 (S. 106–93). Frankfurt: VDR. [www.vdr.de → Rehabilitation → Forschung → Reha-Förderschwerpunkt → DRV-Schriften, Band 16 (19.1.2004)].

Hiller W, Fichter MM, Rief W (2003). A controlled treatment study of somatoform disorders including analysis of healthcare utilization and cost-effectiveness. J Psychosom Res 54, 369–80.

Jacobi F, Margraf J (2001). Kosten-Studien zu psychologischer Angstbehandlung. In: Michaelis W (Hrsg). Der Preis der Gesundheit. Wissenschaftliche Analysen. Politische Konzepte. Landsberg/Lech: Ecomed, 114–31.

Kurscheid T (2001). Formen gesundheitsökonomischer Studien. In: Lauterbach KW, Schrappe M (Hrsg). Gesundheitsökonomie, Qualitätsmanagement und Evidence-based Medicine. Stuttgart, New York: Schattauer; 160–7.

Lauterbach KW (2001). Gesundheitsökonomie als Teil der Qualitätsverbesserung. In: Lauterbach KW, Schrappe M (Hrsg). Gesundheitsökonomie, Qualitätsmanagement und Evidence-based Medicine. Stuttgart, New York: Schattauer; 121–3.

Sachverständigenrat für die konzertierte Aktion im Gesundheitswesen (2002). Gutachten 2000/1: Bedarfsgerechtigkeit und Wirtschaftlichkeit, Bd. III: Über-, Unter- und Fehlversorgung. Baden-Baden: nomos (www.svr-gesundheit.de).

Vossler A (2003). Perspektiven der Erziehungsberatung. Tübingen: dgvt-Verlag.

Zielke M (1993). Wirksamkeit stationärer Verhaltenstherapie. Weinheim: Psychologie Verlags Union.

Grundlagen

1 Grundbegriffe, Fragestellungen und Vorgehensweisen in der gesundheitsökonomischen Analyse

Stefan Greß, Florian Buchner, Jürgen Wasem, Franz Hessel

Zusammenfassung
Die Bedeutung gesundheitsökonomischer Forschung hat sowohl im Hinblick auf die Politikrelevanz als auch auf die Wahrnehmung in der Öffentlichkeit in den letzten Jahrzehnten stetig zugenommen. Darüber hinaus hat sich die Gesundheitsökonomie von einer „Bindestrich-Wissenschaft" zu einer eigenständigen Forschungsrichtung entwickelt. Die Forschungsfelder reichen von der Analyse von Versicherungs- und Gesundheitsmärkten bis hin zur ökonomischen Evaluation von Gesundheitsleistungen. Kritisiert wird die Gesundheitsökonomie vor allem im Hinblick auf die Vermischung von positiven und normativen Fragestellungen. Außerdem wird kritisiert, dass Fragestellungen wie Zugang und Verteilung von Gesundheitsleistungen ignoriert werden. Die Perspektiven der Gesundheitsökonomie liegen dann auch in einer klaren Trennung zwischen normativen und positiven Analysen. Die Stärke empirischer ökonomischer Untersuchungen liegt trotz aller methodischer Schwierigkeiten in der Definition und Messung alternativer Handlungsmöglichkeiten und damit in der Entmythologisierung gängiger Auffassungen. Durch ihr kraftvolles analytisches Instrumentarium kann die Gesundheitsökonomie dazu beitragen, die oftmals aufgeheizte öffentliche Diskussion um die Gesundheitspolitik zu versachlichen.

1.1 Einleitung

„Die Beurteilung gesundheitspolitischer Maßnahmen unter moralisch-humanitären Gesichtspunkten unter Vernachlässigung der ökonomischen Zusammenhänge ist naiv." (Reiners 1978, S. 21)
„... die Gedanken der Ökonomen und Staatsphilosophen sind, sowohl wenn sie im Recht, als wenn sie im Unrecht sind, einflussreicher, als gemeinhin angenommen wird. Die Welt wird in der Tat durch nicht viel anderes beherrscht. Praktiker, die sich ganz frei von intellektuellen Einflüssen glauben, sind gewöhnlich die Sklaven irgendeines verblichenen Ökonomen. Wahnsinnige in hoher Stellung, die Stimmen in der Luft hören, zapfen ihren Irrsinn aus dem, was akademische Schreiber ein paar Jahre vorher verfassten." (Keynes 1952, S. 323)

Die zunehmende Bedeutung der Gesundheitsökonomie in Deutschland leitet sich aus zwei Entwicklungstendenzen her. Erstens hat sich bereits seit Mitte der siebziger Jahre des vorherigen Jahrhunderts vor dem Hintergrund der staatlichen Kostendämpfung im Gesundheitswesen das Bedürfnis nach einer stärkeren Betonung ökonomischer Steuerungsmechanismen herauskristallisiert. Das zunehmende ökonomische Problembewusstsein äußerte sich vor allem in der Institutionalisierung der wissenschaftlichen Auseinandersetzung und dem steigenden Interesse an gesundheitsökonomischem Wissen in Politik und Praxis. Zweitens nehmen die in der Wissenschaft entwickelten Konzepte zunehmend Einfluss auf tatsächliche Reformen. Bestes Beispiel für diese Tendenz ist der Einfluss von wettbewerbsorientierten Konzepten in der sozialen Krankenversicherung in Ländern, die von ihren Gesundheitssystemen her durchaus unterschiedlich sind. Auch in Deutschland wird die Diskussion um die Implementation von Wettbewerbselementen in das System der gesetzlichen Krankenversicherung (GKV) von theoretischen Konzepten und deren Umsetzung in Ländern wie England, den Niederlanden und Israel bestimmt. International äußert sich der Einfluss von Gesundheitsökonomen darüber hinaus durch die Besetzung von Schlüsselpositionen in internationalen Organisationen wie der Weltbank[1] und national in den stark von einer ökonomischen Betrachtungsweise geprägten Gutachten des Sachverständigenrats für die Konzertierte Aktion im Gesundheitswesen (1996).

Eine umfassende und allgemein anerkannte Definition des Begriffes Gesundheitsökonomie gibt es nicht. Noch heute wird wie vor zwanzig Jahren das Arbeitsfeld der Ökonomen nach Methode und Erkenntnisinhalt höchst unterschiedlich definiert. Allerdings scheint erstens konsensfähig zu sein, dass in der Gesundheitsökonomie wirtschaftswissenschaftliche Frage- und Problemstellungen mithilfe ökonomischer Instrumentarien auf das Gesundheitswesen übertragen werden sollen (Andersen 1992). Zweitens wird auch im Gesundheitswesen die Knappheit von Gütern unterstellt, sodass Gesundheitsökonomie sowohl als wissenschaftliche als auch als faktische Auseinandersetzung mit der Knappheit von Gütern im Gesundheitswesen angesehen wird (Breyer u. Zweifel 1997; Herder-Dorneich 1994).[2] Dennoch lässt sich Gesundheitsökonomie nicht auf die Lehre von der Kostenexplosion und der Kostendämpfung reduzieren (von der Schulenburg 2000).

Vom methodischen Ansatz her lassen sich zwei Zweige der Gesundheitsökonomie unterscheiden. Der eine Zweig beschäftigt sich mit normativen Fragen. Darunter sind solche Forschungsarbeiten zu verstehen, die sich darauf beziehen, *was sein sollte* (Hurley 2000). Beispiel hierfür ist die Frage nach der optimalen Organisation eines Systems der Krankenversicherung (Wasem 1993). Weitere Forschungsfelder beziehen sich vor allem auf die Bestimmung des Angebots von und der Nachfrage nach Gesundheitsleistungen. Bei der Erforschung der Angebotsseite werden vor allem Erkenntnisse aus den konventionellen ökonomischen Forschungsfeldern industrielle Organisation und Personalwirtschaft angewendet. Dagegen werden bei der Untersuchung der Nachfrage nach Gesundheits- und Versicherungsleistungen primär Instrumente aus der Versicherungsökonomie und der öffentlichen Finanzwissenschaft benutzt.

Im zweiten Zweig, der positiven Gesundheitsökonomie, wird das untersucht, *was ist*. Neben der Prüfung von Hypothesen aus dem normativen Zweig steht hier vor allem die ökonomische Evaluation im Zentrum des Interesses.

In Tabelle 1-1 werden die zentralen ökonomischen Konstrukte, Instrumente und Methoden der „Bindestrich-Wissenschaft" (von der Schulenburg 2000) Gesundheitsökonomie überblicksartig zusammengefasst.[3] Im weiteren Verlauf dieser Arbeit werden wir uns vor allem auf die Darstellung der wesentlichen Forschungsfelder aus den Bereichen Versicherungsökonomie und ökonomische Evaluation von Gesundheitsleistungen konzentrieren und Faktoren zur Bestimmung des Angebotes von Gesundheitsleistungen aufzeigen.

---

[1] Die von amerikanischen Gesundheitsökonomen dominierte International Health Economics Association hat sich bei ihrer letzten Konferenz zum Ziel gesetzt, den Wissenstransfer vor allem in Entwicklungsländer zu fördern (vgl. Tab. 1-6).

[2] In diesem Beitrag wird aus Gründen der Übersichtlichkeit fast ausschließlich die ökonomische Betrachtung von Gesundheitsleistungen (health care) diskutiert. Gesundheitsökonomen beschäftigen sich in geringerem Maße auch mit der wirtschaftswissenschaftlichen Analyse von Gesundheit (health) selbst (Maynard u. Kanavos 2000). So beschäftigen sich im kürzlich erschienenen Standardwerk der Gesundheitsökonomie nur drei von 35 Kapiteln direkt mit den ökonomischen Aspekten von Gesundheit (Culyer u. Newhouse 2000).

[3] Natürlich erhebt diese Übersicht keinen Anspruch auf Vollständigkeit. Ziel dieser Übersicht ist es jedoch, die zentralen Entwicklungslinien einer doch noch relativ jungen Wissenschaft zu verdeutlichen. Für eine alternative Darstellung vergleiche von der Schulenburg (2000).

Tab. 1-1 Zentrale Forschungsfelder der Gesundheitsökonomie (Fuchs 1989).

Ökonomische Grundbegriffe	Ökonomische Instrumente	Vorgehensweise
Angebot von Gesundheitsleistungen	Personalwirtschaft industrielle Organisation Evaluation	normativ und positiv
Nachfrage nach Versicherungsleistungen und nach Gesundheitsleistungen	Versicherungsökonomie öffentliche Finanzwissenschaft	normativ und positiv

1.2 Forschungsfelder der Gesundheitsökonomie

Die Geburtsstunde der Gesundheitsökonomie wird in der Regel mit dem Erscheinen von Arrows Artikel zu den Besonderheiten der Gesundheitsversorgung im Jahre 1963 datiert (Arrow 1963). Bis dahin gab es eine Reihe von empirischen Untersuchungen über die institutionelle Struktur der Gesundheitsversorgung in den USA, aber Arrows Studie und seine Charakterisierung der Unsicherheit als herausragender Bestimmungsfaktor von Entscheidungen, der Marktstruktur und von Institutionen in der Gesundheitsversorgung gilt als Meilenstein (Phelps 1995). Er untersuchte sowohl die Merkmale, die die Gesundheitsversorgung von anderen existierenden Märkten unterscheidet, als auch die Merkmale, die sie vom idealen Wettbewerbsmodell abheben. Arrow betonte damit vor allem den einzigartigen Charakter von Gesundheitsleistungen und die daraus resultierende begrenzte Anwendbarkeit ökonomischer Theorien der Bestimmung von Angebot und Nachfrage:[4]

„... the failure of the market to insure against uncertainties has created many social institutions in which the usual assumptions of the market are to some extent contradicted ... The logic and limitations of ideal competitive behavior under uncertainty enforce us to recognize the incomplete description of reality supplied by the impersonal price system." (Arrow 1963, S. 967)

Arrows analytische Reichweite wurde in der Folge selten erreicht.[5] Die gesundheitsökonomische Forschung beschäftigt sich seitdem vor allem mit der Untersuchung von Teilaspekten der in Tabelle 1-1 beschriebenen Forschungsfelder.

Bestimmung der Nachfrage nach Krankenversicherungs- und Gesundheitsleistungen

Die von Arrow beschriebene Entwicklung von Institutionen zur Absicherung gegen die Unsicherheit des Eintritts von Krankheitsereignissen äußert sich vor allem darin, dass die Finanzierung der Gesundheitsversorgung in allen westlichen Industrieländern mit Ausnahme der USA zum weit überwiegenden Teil öffentlich erfolgt.[6] Dies geschieht entweder aus Steuern in nationalen Gesundheitssystemen wie in England oder aus Beiträgen durch soziale Krankenversicherungen wie in Deutschland. Zur Begründung dieses Verzichts auf das Steuerungsinstrument Wettbewerb wurden zunächst Argumente aus der öffentlichen Finanzwissenschaft auf die Finanzierung von Gesundheitsleistungen angewendet (Schaper 1978). Dazu zählen die Theorien der öffentlichen beziehungsweise der meritorischen Güter und das Auf-

---

4 Wir beziehen uns in unseren Ausführungen vor allem auf die neoklassische Wirtschaftstheorie, wenn wir von ökonomischer Theorie sprechen. Die Neoklassik nimmt in ihren vielen Modifizierungen innerhalb der Wirtschaftstheorien wahrscheinlich noch immer eine vorherrschende Stellung ein.

5 Phelps (1995) stellt gar die These auf, dass bis Ende der siebziger Jahre Arrows Erkenntnisse von den amerikanischen Gesundheitsökonomen weit gehend ignoriert wurden.
6 Selbst in den USA werden rund 45% der Gesundheitsausgaben öffentlich finanziert – gegenüber rund 75% im Schnitt der europäischen OECD-Mitglieder (OECD 2001).

treten von Externalitäten. Diese Ansätze versuchten, öffentliche Finanzierung als notwendige Folge aus Marktversagen (öffentliche Güter und Externalitäten) oder aus Gründen der Verteilung beziehungsweise des Zugangs (meritorische Güter) zu rechtfertigen (Barr 1987). Quantitativ wie qualitativ ist dieser Argumentationsstrang allerdings derzeit in der Defensive:

„*In recent years, there has been a surge of interest in reforming the organization and delivery of health systems by replacing government regulation with a reliance on market forces. Although much of the impetus has come from the United States, the phenomenon is worldwide. Spurred by ever-increasing costs, many analysts and policy-makers have embraced the competitive market as the means of choice for reforming medical care systems.*" (Rice 1998, S. 1)

Es dominieren damit auf der normativen Ebene Wettbewerbsmodelle, in denen privat finanzierte Krankenversicherungssysteme gegenüber Systemen mit vorwiegend öffentlicher Finanzierung überlegene Ergebnisse erreichen. Die den privaten Systemen schon durch Arrow aufgezeigten innewohnenden Probleme sollen durch öffentliche Regulierung ausgeräumt werden (Enthoven 1988).

Die konkrete Ausgestaltung von Krankenversicherungen und das zugrunde liegende Verhaltensmodell der Nachfrage nach Gesundheitsleistungen steht im Mittelpunkt der gesundheitsökonomischen Diskussion um die Phänomene „moral hazard" und „adverse selection". Die normative und empirische Auseinandersetzung mit diesen beiden Theorien bildet den Kern der Anwendung traditioneller versicherungsökonomischer Instrumente auf die Krankenversicherung.

Unter „moral hazard" wird das durchaus rationale Verhalten von Versicherten verstanden, unter teilweisem oder vollem Versicherungsschutz mehr Gesundheitsleistungen zu konsumieren, als das ohne Versicherungsschutz der Fall wäre (Pauly 1968; Zweifel u. Manning 2000).[7] Dieser Effekt wurde in einem kontrollierten Experiment in den USA auch empirisch nachgewiesen (Newhouse u. Insurance Experiment Group 1993). Bei sämtlichen in Tabelle 1-2 dargestellten Parametern der Inanspruchnahme von Gesundheitsleistungen sinkt mit der Höhe der Selbstbeteiligung die Nachfrage.

Seither ist unstrittig, dass die Nachfrage nach Gesundheitsleistungen abhängig ist vom Umfang des Versicherungsschutzes. Weniger unstrittig ist die Rechtfertigung dieses Argumentes für die Steuerungsfunktion von Selbstbeteiligungen und die Schlussfolgerung, dass eine obligatorische Krankenversicherung mit staatlichen Subventionen zu enormen Wohlfahrtsverlusten für die Gesellschaft führen würde (Rice 1998).

Mit „adverse selection" wird die zentrale Störung auf dem Markt für private Krankenversicherungen charakterisiert. Als Ursache gilt die Annahme, dass potenzielle Versicherungsnehmer mehr über das eigene Krankheitsrisiko wissen als die Versicherungsgeber. Deswegen ist es dem Versicherungsgeber nicht möglich, dem individuellen Risiko gemäß aktuarisch faire Prämien zu berechnen. In der Regel wird es daher zu Durchschnittsprämien mit unterschiedlich hohen Selbstbeteiligungen kommen. In einem wegweisenden Artikel wurde nachgewiesen, dass so genannte gute Risiken (Personen, für die relativ geringe Gesundheitsausgaben zu erwarten sind) wegen ihrer Bevorzugung hoher Selbstbeteiligungen den Markt segmentieren und letztendlich unter bestimmten Voraussetzungen keinen Versicherungsschutz erhalten (Rothschild u. Stiglitz 1976). Die politischen Schlussfolgerungen aus diesem Argument reichen von der Vorschrift zu obligatorischen Standardverträgen für schlechte Risiken auf privaten Versicherungsmärkten wie etwa in den Niederlanden bis zum Diskriminierungsverbot und dem Zwang für soziale Krankenversicherungen, alle GKV-Mitglieder aufzunehmen, wie etwa in Deutschland.

---

7 Der Ausdruck „moral hazard" stammt aus den USA des 19. Jahrhunderts. Ursprünglich bezeichnete er das Risiko, das Versicherungsträger von Feuerversicherungen eingingen, wenn Versicherungsnehmer entweder absichtlich ein Feuer legten oder weniger vorsichtig bei der Verhütung von Feuern waren. Pauly entlieh den Begriff und bezeichnet dieses Verhalten bei Versicherungsnehmern von Krankenversicherungen allerdings als rational und ökonomisch. Der andauernde Einfluss von Pauly äußert sich darin, dass er der amtierende Präsident der schon erwähnten International Health Economics Association ist.

Tab. 1-2 Ergebnisse der RAND Experiments (Manning et al. 1987, S. 259).

Höhe der Selbstbeteiligung	Arztbesuche	Ausgaben ambulant[a]	Einweisungen Krankenhaus[b]	Ausgaben stationär[a]	Nachfrage nach Leistungen[c]	Nachfrage nach stationären Leistungen[c]	Gesamtausgaben[a]
Null	4,55	340	128	409	86,8	10,3	750
25 %	3,33	260	105	373	78,8	8,4	617
50 %	3,03	224	92	450	77,2	7,2	573
95 %	2,73	203	99	315	67,7	7,9	540

[a] 1984 in US-Dollar; [b] pro 1 000 Einwohner; [c] Wahrscheinlichkeit in Prozent

Bestimmung des Angebotes von Gesundheitsleistungen

Makroökonomisch gilt die mit der Produktion von Gesundheitsleistungen beschäftigte Industrie nicht nur als ein Sektor, in dem erhebliche Ressourcen verwendet werden, sondern auch als bedeutender Garant von Arbeitsplätzen. Die Zahl der direkt oder indirekt von der Gesundheitsversorgung abhängigen Arbeitsplätze wird allein für Deutschland auf drei Millionen geschätzt (SVR KAG 1996). Der Gesundheitssektor zeichnet sich darüber hinaus durch zwei Besonderheiten aus. Erstens ist die Gesundheitsversorgung eine Dienstleistungsindustrie par excellence. Trotz enormer Aufwendungen für Forschung und Entwicklung sind die Produktivitätssteigerungen hier wesentlich geringer als in anderen Sektoren[8] – so werden für die EU-Staaten durchweg Produktivitätsraten im Vergleich zum Durchschnitt der Volkswirtschaft von rund 65–80 % ausgewiesen (BASYS 2001).[9] Ein Strukturwandel hin zu diesem Sektor mit relativ geringer Arbeitsproduktivität kann unter bestimmten Voraussetzungen erhebliche Beschäftigungspotenziale für die Gesamtwirtschaft beinhalten. Zweitens ist kurzfristig das Angebot insbesondere stationärer Leistungen sehr unelastisch, die Nachfrage etwa aufgrund von Epidemien oder Unfällen kann aber kurzfristig und nicht vorhersehbar erheblich ansteigen. Deswegen ist das Vorhalten von Reservekapazitäten notwendig, das auch den Nicht-Nutzern unmittelbar Nutzen stiftet.[10]

Vor diesem Hintergrund fällt die wahrscheinlich größte Bandbreite von Problemen und die größte Anzahl von gesundheitsökonomischen Studien national wie international in den Bereich der Organisation von Einrichtungen der Gesundheitsversorgung und damit in die Organisation des Angebots von Gesundheitsleistungen. Das ist insofern auffällig, als dass in den meisten konventionellen ökonomischen Modellen das Angebot im Vergleich zur Nachfrage eine untergeordnete Rolle spielt, da sich das Angebot idealerweise den veränderten Präferenzen der Nachfrager anpasst. In der Gesundheitsversorgung hat dagegen die Bestimmung des Angebots eine größere Bedeutung, weil die Anbieter Einfluss auf die Bestimmung der Nachfrage nehmen. Im Mittelpunkt gesundheitsökonomischer Analysen der Anbieterseite steht deswegen auf der einen Seite die ambulante ärztliche Versorgung als zentraler Zugangsweg der Patienten zur Gesundheitsversorgung insgesamt und auf der anderen Seite die stationäre Versorgung als Verursacher des größten Kostenblocks.[11]

Im Zentrum der Untersuchung der Produktionsbedingungen ambulanter ärztlicher Versor-

---

8 Das liegt allerdings nicht nur an dem Charakter der produzierten Leistungen, sondern auch an Problemen in der Messung des Outputs.
9 Das heißt, dass in einer Arbeitsstunde im Gesundheitswesen ein Bruttoinlandsprodukt von 65–80 % des Durchschnitts in der Volkswirtschaft geschaffen wird.

10 Die Ökonomen sprechen von einem „Optionsgut", da schon die Option, gegebenenfalls in ein Krankenhaus zu können, Nutzen stiftet.
11 Es sei an dieser Stelle darauf hingewiesen, dass auch die Märkte für Arznei- sowie Heil- und Hilfsmittel ökonomisch analysiert werden.

Tab. 1-3 Arztkontakte, Leistungen und Diagnosen nach Einführung der Einzelleistungsvergütung bei 71 Allgemeinärzten in Kopenhagen 1987 und 1988 (eigene Berechnungen nach BASYS 1995, alle Angaben pro eingeschriebenen Patienten mit dem Stand März 1987).

Merkmale	März 1987[b]	März 1988[b]	November 1988[b]
Arztkontakte	100	112	104
diagnostische Leistungen[a]	100	140	163
kurative Leistungen[a]	100	198	200
Überweisungen zu Fachärzten	100	90	76
Überweisungen ins Krankenhaus	100	88	68

[a] Vergütung nach Einzelleistungen; [b] Messung während einer Woche in den jeweiligen Monaten

gung steht die Frage, warum der Arzt unter welchen organisatorischen Verhältnissen welche Leistungen erbringt und wie das Honorar für diese Leistungen ausgestaltet werden kann. Unter Anwendung traditioneller ökonomischer Verhaltensannahmen von Einkommensempfängern wurden Modelle entwickelt, in denen Ärzte ihren Nutzen nicht nur als Funktion von Einkommen und Freizeit maximieren, sondern auch eine Form von Berufsethik in dieser Funktion berücksichtigen. Die Komplexität dieser Modelle wird wesentlich erweitert, wenn die Annahme angebotsinduzierter Nachfrage hinzutritt. Diese Annahme unterstellt, dass durch die asymmetrische Verteilung von Informationen über Diagnose- und Therapieverfahren zwischen Arzt und Patient der Arzt die Nachfrage des Patienten mit dem Ziel der Einkommenssteigerung manipulieren kann. Ökonomisch ausgedrückt agieren die Ärzte nicht als perfekte Agenten für ihre Patienten. Ganze Heerscharen von Gesundheitsökonomen haben sich normativ und positiv mit diesem Phänomen auseinandergesetzt (McGuire 2000). Das geschah sicherlich nicht zuletzt, weil die angebotsinduzierte Nachfrage traditionellen ökonomischen Annahmen über die Zusammenhänge von Angebot, Nachfrage und Preis diametral entgegenläuft. Leider gibt es wenig Übereinstimmung in den Annahmen über Existenz und Ausmaß dieses Effektes (Rice 1998).

Trotz der angesprochenen Uneinigkeit über das Ausmaß des Effektes bestimmt die vermutete Existenz angebotsinduzierter Nachfrage in einem erheblichen Umfang die Diskussion um Honorierungsformen für Ärzte. Das wird exemplarisch deutlich an einer viel zitierten Untersuchung über das Verhalten von 71 Allgemeinärzten in Kopenhagen nach Einführung der Einzelleistungsvergütung. Zwar blieben die Arztkontakte relativ konstant, allerdings stieg die Produktion diagnostischer und kurativer Leistungen an und die Überweisungen an Fachärzte und in Krankenhäuser gingen zurück. Mit den Zahlen in Tabelle 1-3 ist allerdings nichts über die Bedarfsgerechtigkeit der Produktion gesagt. Es ist nicht zu erkennen, ob vor Einführung der Einzelleistungsvergütung eine Unterversorgung oder nach Einführung eine Überversorgung vorgelegen hat.[12]

Ähnlich unsicher sind die bisherigen Forschungsergebnisse im Hinblick auf den Einfluss von Honorierungssystemen auf das Verhalten von Leistungsanbietern. Zwar gibt es insbesondere für in der primären Gesundheitsversorgung tätige Ärzte eine Reihe von Untersuchungen über den Einfluss von Honorierungen in Form von Einzelleistungen, Pauschalen und Gehalt auf Parameter wie Zugang der Patienten und Umfang sowie Koordination der Leistungen. Die Ergebnisse einer kürzlich durchgeführten Literaturstudie zu diesem Thema sind in Tabelle 1-4 dargestellt. Die gleiche Literaturstudie ist zu dem Ergebnis gekommen, dass es für diese Studien in ihrer Gesamtheit eine Reihe von Einschränkungen gibt:

- Der Großteil von methodisch akzeptierbaren Studien bezieht sich auf eine Einzelleistungsvergütung, während für die anderen Honorierungsformen vergleichsweise wenige Daten vorliegen.

---

[12] Für die Bundesrepublik vergleiche hierzu auch Breyer (1984).

Tab. 1-4 Evaluation unterschiedlicher Honorierungsformen im Hinblick auf die Erreichung von Zielen der primären Gesundheitsversorgung („–" bis „+++" Ausmaß der Zielverhinderung bzw. Zielunterstützung) (de Maeseneer et al. 1999).

	Honorierungsformen			
	Einzelleistung	Kopfpauschale	Kombinierte Budgets	Gehalt
Zugang	–	++	+	–
Dauerhaftigkeit der Betreuung	–	+	++	–
Bandbreite der Leistungen	–	+	+	+
Koordination der Leistungen	–	+	++	–

- Der Großteil der Studien bezieht sich auf Erfahrungen in den USA, die aufgrund der institutionellen Voraussetzungen und vor allem der möglichen Selektionsprozesse auf europäische Gegebenheiten nur eingeschränkt anwendbar sind.
- Nur wenige Studien untersuchen das Zusammenwirken mehrerer Honorierungsformen.
- In der Regel wird in den Studien der institutionelle Kontext vernachlässigt, in dem die Honorierungsformen wirken sollen. Dieser ist aber entscheidend dafür, ob und in welchem Umfang die durch die Honorierungsform gesetzten Anreize in der beabsichtigten Richtung wirken können.[13]

Zu einer eigenen Subdisziplin innerhalb der Gesundheitsökonomie hat sich aufgrund des nahe liegenden Vergleichs mit Industriebetrieben die Krankenhausbetriebslehre entwickelt. Vor dem Hintergrund der notwendigen Vorhaltung von Reservekapazitäten und ökonomischen Überlegungen zu Skaleneffekten (sinkende Stückkosten bei steigenden Stückzahlen) und regionalen Monopolen wird außerdem insbesondere die optimale Größe von stationären Einrichtungen untersucht. So kamen amerikanische Untersuchungen zu dem Ergebnis, dass es im Gegensatz zur traditionellen ökonomischen Theorie durchaus Sinn macht, für bestimmte Gesundheitsleistungen aufgrund steigender Skalenerträge regionale Monopole beziehungsweise Oligopole zuzulassen. Für Operationen am offenen Herzen wurde in einer klassischen Studie dieser Art schon im Jahr 1979 nachgewiesen, dass allein für die Operation in den USA jährliche Ersparnisse von bis zu 400 Millionen US-Dollar möglich wären, wenn diese Operationsmethode nur in spezialisierten Häusern mit hoher Kapazitätsauslastung durchgeführt werden würde. Selbst entstehende Reisekosten und andere Zusatzkosten absorbieren maximal neun Prozent der Ersparnisse. Noch nicht berücksichtigt sind bei dieser Berechnung neuere Erkenntnisse, dass bei höherem Auslastungsgrad komplizierte Verfahren zu besseren Ergebnissen in Form deutlich niedrigerer Mortalität führen. Dieser Effekt wird durch die größere Erfahrung von Krankenhäusern und Ärzten bei der Durchführung dieser Verfahren begründet.[14]

Weitere Forschungsfelder der Gesundheitsökonomie im stationären Bereich betreffen vor allem die Entwicklung von verfeinerten Methoden der Bettenbedarfsplanung und Untersuchungen zur stärkeren Verzahnung von stationären mit ambulanten Einrichtungen.

---

13 Zu diesem Kontext gehören etwa die Finanzierung der Gesundheitsversorgung (Steuern vs. Beiträge), möglicherweise vorhandene finanzielle Barrieren beim Zugang (Selbstbeteiligung vs. zuzahlungsfreier Zugang), der Überweisungsmechanismus (Gatekeeper vs. Nicht-Gatekeeper) und der Zugangsmechanismus (freie Arztwahl vs. Einschreibeverfahren).

14 Diese Überlegungen haben den Gesetzgeber in Deutschland dazu motiviert, der gemeinsamen Selbstverwaltung von Krankenhäusern und Krankenkassen auf der Bundesebene aufzutragen, einen „Katalog planbarer Leistungen" zu vereinbaren, „bei denen die Qualität des Behandlungsergebnisses in besonderem Maße von der Menge der erbrachten Leistungen abhängig ist" (§ 137 Abs. 1 Satz 3 Nr. 3 SGB V), und die Vergütung ab dem Jahr 2004 im Regelfall von der Erbringung dieser Mindestmengen abhängig zu machen.

Ökonomische Evaluation von Gesundheitsleistungen

„Microeconomic evaluation at the treatment level ... is an activity that preoccupies many health economists ... Its development as an area of health economic activity is a product of provider industry support and of the increasing recognition by policymakers that cost-effectiveness is an unavoidable aspect of decision-making ... Unfortunately, clinicians often think that economic evaluation is synonymous with health economics!" (Maynard u. Kanavos 2000, S. 185)

Von zunehmender Bedeutung in der Gesundheitsökonomie ist die Entwicklung und Anwendung von Verfahren zur ökonomischen Evaluation von Gesundheitsleistungen. Die Abwägung von Kosten und Nutzen durch den Anbieter und den nachfragenden Konsumenten und die Entstehung einer individuellen Preis-Nutzen-Kombination für jedes Gut gehören zu den elementaren Prinzipien funktionsfähiger Märkte. Wie gezeigt, kann diese implizite Kosten-Nutzen-Abwägung durch den Konsumenten in der Gesundheitsversorgung nicht oder nicht vollständig erfolgen. Wirtschaftswissenschaftliche Methoden versuchen dennoch, die ökonomische Effizienz und die Effektivität einer medizinischen Intervention zu messen. Die gesundheitsökonomische Evaluation liefert eine Art administratives Surrogat der sonst stattfindenden Kosten-Nutzen-Abwägung als Entscheidungsgrundlage für sozialstaatliche Ressourcenverteilungsprozesse.[15]

Angestrebt wird die Abbildung von Zustandsveränderungen in berechenbare Einheiten, um knappe Ressourcen möglichst zielgerecht einsetzen zu können. Die gesundheitsökonomische Evaluation versucht mit anderen Worten die Frage zu beantworten, wie viel Nutzenzuwachs mit wie viel zusätzlichen Kosten erzielt wird. Idealerweise stünde am Ende einer solchen Analyse eine in Geldeinheiten erfasste und damit objektivierbare Ergebnisbeurteilung. Trotz der inhärenten Wertproblematik wurde daher eine Reihe von theoretischen, methodischen und empirischen Ansätzen entwickelt, um Ergebnisdimensionen wie Gesundheitszustand oder Gesundheitsindikatoren in messbare objektive Einheiten umzuwandeln. Gemeinsam ist diesen Ansätzen letztlich nur die Evaluierung der Relation von Input und Output. Als Ergebnis einer gesundheitsökonomischen Evaluationsstudie werden im Allgemeinen die Kosten pro Outcome-Größe angeführt[16], beziehungsweise im Vergleich von Therapiealternativen die Differenz der Kosten je Differenz der Outcome-Einheit.

In Tabelle 1-5 werden die drei zentralen Studienarten im Hinblick auf ihr Ziel, die Erfassung des Outputs, mögliche Anwendungsbereiche und Probleme im Überblick dargestellt[17]; vergleiche im Übrigen auch den Beitrag von Hessel und Koautoren in Kapitel 5.

Für das Ergebnis der Wirtschaftlichkeitsuntersuchung einer medizinischen Maßnahme ist neben der Wahl der Studienart eine Reihe weiterer methodischer Aspekte von entscheidender Bedeutung, von denen einige im Folgenden knapp diskutiert werden. Für weitere Aspekte sei auf die einschlägige Literatur verwiesen (Drummond et al. 1997; Schöffski et al. 2000). Erstens hängt es von der Position des Betrachters ab, was als Kosten und Erträge einer Intervention oder auch des Verzichtes auf eine Intervention von Bedeutung ist und wahrgenommen wird. Die gesamtgesell-

---

15 Die Ergebnisse ökonomischer Evaluationen spielen zunehmend auch in gesundheitspolitischen Entscheidungskontexten eine Rolle. So hat etwa in der Bundesrepublik der Bundesausschuss der Ärzte und Krankenkassen seit 1997 die gesetzliche Verpflichtung, neue wie bereits etablierte diagnostische und therapeutische Verfahren auf Wirksamkeit und Wirtschaftlichkeit hin zu evaluieren – und gegebenenfalls aus der Leistungspflicht der gesetzlichen Krankenversicherung auszuschließen beziehungsweise nicht aufzunehmen. Auch bei der Entwicklung von Standards und Leitlinien werden gesundheitsökonomische Aspekte zunehmend berücksichtigt.

16 Daher wird die Krankheitskosten-Analyse (cost of illness study) hier nicht weiter diskutiert. Darunter wird die isolierte Ermittlung der Kosten einer Erkrankung und ihrer Folgen verstanden. Dies ist ein rein deskriptiver Ansatz, kann aber je nach Detaillierungsgrad, Verfügbarkeit der Daten, Umfang der Modellierung und Berücksichtigung indirekter Kosten durchaus aufwändig sein. Der Begriff Evaluation impliziert allerdings einen Vergleich und eine Wertung.
17 Die cost minimization study wird wegen der Annahme identischen Outputs vernachlässigt.

Tab. 1-5 Ökonomische Evaluation von Gesundheitsleistungen (eigene Darstellung nach Andersen 1992; Schöffski et al. 2000; von der Schulenburg 1993; Thiemeyer 1977; Wasem u. Hessel 2000).

Bezeichnung	Kosten-Nutzen-Analyse (cost-benefit analysis)	Kosten-Nutzwert-Analyse (cost-utility analysis)	Kosten-Wirksamkeits-Analyse (cost-effectiveness analysis)
Ziel	Bewertung von Investitionen im Hinblick auf Deckung der Ausgaben durch die auf einen Bewertungszeitpunkt abgezinsten Erträge	Verdeutlichung des Spannungsverhältnisses zwischen Qualität und Quantität des Lebens	Erstellen quantitativer Indizes zur Ermittlung des Zielerreichungsgrades
Erfassung des Outputs	Monetarisierung sämtlicher Maßnahmenkonsequenzen	Veränderung der Restlebenszeit und Lebensqualität	Veränderungen medizinisch-epidemiologischer Verlaufsparameter
Anwendungsbereiche	Großinvestitionen	Messung des individuellen subjektiven Nutzens von Behandlungsmaßnahmen	Messung des objektiven medizinischen Nutzens von Behandlungsmaßnahmen
Probleme	hohe methodische Komplexität breite Unbestimmtheitsbereiche und Ermessensspielräume mögliche interessengeleitete Selektion von Zielen, Kriterien und nicht monetarisierten Folgen	Messung der Lebensqualität Aggregationsproblem über mehrere Dimensionen der Lebensqualität und mehrere Patienten	mögliche interessengeleitete Selektion von Zielen und Kriterien

schaftliche Perspektive gilt als der umfassendste Ansatz zur Erfassung von Kosten und Nutzen. Es wird empfohlen, sie bei jeder gesundheitsökonomischen Evaluation zumindest auch einzunehmen.[18] Dies trägt zur besseren Vergleichbarkeit der Ergebnisse verschiedener Studien bei. Neben der gesellschaftlichen Perspektive ist eine häufig eingenommene Perspektive die eines Kostenträgers (etwa gesetzliche Kranken- oder Rentenversicherungsträger). Hier werden für den Kostenträger nicht relevante Kostenblöcke, insbesondere vom Patienten selbst getragene Anteile (Selbstbeteiligung), nicht berücksichtigt. Weitere denkbare Perspektiven gesundheitsökonomischer Evaluationen sind die Perspektive des Patienten oder seiner Angehörigen und die von Leistungserbringern.

Zweitens stehen für die Datensammlung in gesundheitsökonomischen Studien verschiedene Zugangswege und Quellen zur Verfügung. In den USA, England und Skandinavien werden meist administrative Daten beispielsweise von staatlichen Institutionen oder großen Krankenversicherungen verwendet. In Deutschland wird mangels diagnosebezogen aggregierter Daten und strengerer Datenschutzbestimmungen häufig ein mehr patientenbezogener Zugang gewählt (Hessel et al. 2000). Dieser Ansatz („Bottom-up") ermöglicht eine individuelle Auswahl der Studienpopulation und macht eine Verdichtung der individuellen Daten zu Durchschnittswerten notwendig. Der weniger aufwändige Ansatz („Top-down") erfordert eine Differenzierung aggregierter Daten auf die für die jeweilige Fragestellung adäquate

---
18 Aus gesamtgesellschaftlicher Sicht sind alle entstehenden Ressourcenverbräuche als relevant anzusehen, unabhängig davon, wer sie zu tragen hat beziehungsweise wem sie nutzen.

Tab. 1-6 Schwerpunkte der 2. Weltkonferenz der International Health Economics Association (IHEA) in Rotterdam 1999 (IHEA 1999, S. 43).

Thema	Verhältnis öffentlich und privat	Entwicklungsländer	Gesundheit	Märkte für Gesundheitsleistungen	Krankenversicherungen	Evaluation
Anzahl Sessions	20	12	25	27	17	24

Ebene, was sich mitunter als problematisch erweist.

Drittens gilt ebenso wie im Bereich der klinischen Forschung auch für ökonomische Evaluationen die prospektive randomisierte kontrollierte Studie (RCT; randomized controlled trial) als aussagekräftigstes Studiendesign. Aspekte des Studiendesigns wie Probandenauswahl, Ein- und Ausschlusskriterien oder Fallzahlschätzung basieren jedoch meist auf Überlegungen zur klinischen Studie. Gesundheitsökonomisch ausgerichtete Designs besitzen eine höhere Aussagekraft bezüglich ökonomischer Fragestellungen, sind aber noch vergleichsweise selten. Um den eingeschränkten Zeithorizont einer klinischen Studie zu erweitern oder Daten von im Rahmen der klinischen Studie nicht berücksichtigten Behandlungsalternativen zu ersetzen, werden im gesundheitsökonomischen Bereich zunehmend modellhafte Annahmen beziehungsweise Modellierungen wie Entscheidungsanalysen und Markov-Modelle eingesetzt. Diese finden insbesondere im Bereich von Screening- oder Präventionsmaßnahmen Verwendung.

Die inzwischen hohe Bedeutung der Evaluation von Gesundheitsleistungen in der gesundheitsökonomischen Forschung wird durch die Themenschwerpunkte auf der weltweit bedeutendsten gesundheitsökonomischen Konferenz des Jahres 1999 unterstrichen. In Tabelle 1-6 wird deutlich, dass sich die methodische und inhaltliche Auseinandersetzung mit Evaluationsverfahren inzwischen als eigenes Forschungsfeld etabliert hat.[19]

1.3 Diskussion

Der bisherige Forschungsstand der Gesundheitsökonomie wird vor allem auf zwei Ebenen kritisch diskutiert. Erstens werden schon in der konventionellen ökonomischen Theorie umstrittene normative Verhaltensannahmen auf positive Untersuchungsgegenstände angewendet. Damit hängt wiederum die weit gehende Abschottung gegenüber Erkenntnissen anderer Wissenschaften zusammen. Zweitens wird kritisiert, dass wie in der konventionellen Theorie auch Fragestellungen von Verteilung und Zugang weit gehend ignoriert werden, indem die vorhandene Ressourcenverteilung als gegeben angenommen wird.

In der traditionellen ökonomischen Modellbildung gilt eine Reihe von Annahmen, bei deren Vorliegen der Wettbewerb zu pareto-effizienten Ergebnissen führt.[20] Die analytische Klarheit dieser Modelle ermöglicht es, auf einer hoch abstrahierten normativen Ebene die Zusammenhänge zwischen Parametern wie Preis und Menge von angebotenen wie nachgefragten Gütern zu analysieren. Auf der Nachfrageseite wird unter anderem vorausgesetzt, dass Konsumenten die Auswirkungen ihrer Entscheidungen absehen können, ausreichende Informationen für ihre Entscheidung besitzen und ihren eigenen Nutzen am besten bestimmen können. Auf der Angebotsseite wird vorausgesetzt, dass Angebot und Nachfrage unabhängig voneinander bestimmt werden, Unternehmen keine Monopolmacht haben und keine steigenden Skalenerträge realisieren kön-

---

19 Zu einer ähnlichen Einordnung von Forschungsfeldern in den beiden führenden gesundheitsökonomischen Zeitschriften vergleiche Maynard und Kanavos (2000).

20 Unter Pareto-Effizienz ist der Zustand zu verstehen, in dem niemand besser gestellt werden kann, ohne dass jemand anderes schlechter gestellt wird.

1.3 Diskussion

nen.[21] Darüber hinaus wird die Abwesenheit von Externalitäten[22] und eine gegebene Verteilung von Einkommen angenommen (Rice 1998).

Ein Teil dieser Annahmen ist schon auf der Modellebene umstritten (Sen 1970 u. 1986). Schon Arrow (1963) hat darüber hinaus gezeigt, dass in der realen Welt der Gesundheitsversorgung diese Annahmen sowohl auf der Angebots- wie auf der Nachfrageseite entscheidend verletzt sind. Dies hinderte allerdings eine ganze Generation von Gesundheitsökonomen nicht daran, ihre Forschung so auszurichten, als ob Arrows Analyse nie existiert hätte. Die in ihrer analytischen Klarheit nützliche normative Modellwelt wird auf empirische Forschungsmethoden und deren Interpretation übertragen.

Zentrales Beispiel für diese Tendenz ist das bereits angesprochene Theorem des moral hazard. Unzweifelhaft ist die Tatsache, dass die Nachfrage nach Gesundheitsleistungen zurückgeht, wenn der Versicherungsschutz sinkt. Es ist allerdings fraglich, ob zuerst Leistungen mit einem niedrigen Nutzen von den Konsumenten nicht mehr nachgefragt würden. Ist dem nicht so, kommt es zu einem Rasenmähereffekt. Der Rückgang der Nachfrage erfolgt weit gehend gleichmäßig über alle Leistungsarten hinweg (Rice 1998). Die Vernachlässigung dieses Sachverhaltes hat zur Folge, dass der Erhöhung der Eigenverantwortung der Versicherten durch die Einführung von Selbstbeteiligungen ein grundsätzlich effizienzsteigernder Steuerungseffekt unterstellt wird. Darüber hinaus führt die an der Pareto-Effizienz orientierte Denkweise der Gesundheitsökonomie zu der vorherrschenden Auffassung, dass ökonomische Steuerung per se anderen Steuerungsmöglichkeiten überlegen ist.[23]

„When economists or other policy analysts lapse into their normative mode – when they pretend to be using scientific methods to suggest what ought to be done and what is ‚efficient' or is not – a red warning light should go on in your mind. Chances are that you are being addressed by someone playing politics in the guise of science or by someone insufficiently respectful of the limits of economics as a science." (Reinhardt 1998a)

Die zweite Ebene der Kritik am gesundheitsökonomischen Forschungsstand setzt an der Modellannahme an, dass die individuelle Wohlfahrt und die soziale Wohlfahrt gleichzeitig steigen oder fallen. Der individuelle Nutzen berechnet sich nach dem utilitaristischen Prinzip aus der Summe der konsumierten Güter und Dienstleistungen, die Einkommensverteilung wird als gegeben angenommen und als solche von der Gesellschaft anerkannt. Nach diesen Modellannahmen verzerren Eingriffe aus distributiven Erwägungen einen pareto-effizienten Gleichgewichtszustand. In der realen Welt der Gesundheitsversorgung gibt es nun aber eine ganze Reihe von Eingriffen aus distributiven Motiven.[24] Es scheinen gesellschaftliche Präferenzen zu existieren, die eine größtmögliche Gleichheit im Zugang bevorzugen, da Fähigkeiten und Gelegenheiten zum Erwerb eines guten Gesundheitszustandes in der Gesellschaft ungleich verteilt sind. Das utilitaristische Prinzip dagegen berücksichtigt solche Nutzenerwägungen nicht, die unabhängig vom individuellen Konsum von Gütern und Dienstleistungen trotzdem den individuellen und gesellschaftlichen Nutzen vorantreiben können.[25] Dieses Prin-

---

21 Unter steigenden Skalenerträgen wird verstanden, dass das Unternehmen mit geringeren Kosten je Stück produzieren kann, je größer die produzierte Menge ist.
22 Liegen Externalitäten vor, bedeutet dies, dass von Produktion oder Konsum eines Gutes positive oder negative Effekte auf Dritte ausgehen, ohne dass diese im Marktpreis berücksichtigt werden. Ein positiver externer Effekt geht zum Beispiel von Impfungen aus, da dadurch das Risiko der Ansteckung für andere verringert wird; ein negativer externer Effekt geht etwa von Rauchern (Passivrauchen) aus. In diesen Fällen sind Marktpreise wohlfahrtstheoretisch nicht optimal, da sie aus gesellschaftlicher Sicht zu zu geringem (z. B. Impfschutz) oder zu zu hohem (z. B. Rauchen) Konsum führen.

23 Unter ökonomischer Steuerung wird die Orientierung am Leitbild des marktwirtschaftlichen Wettbewerbs verstanden. Darin vollzieht sich die Allokation von Ressourcen überwiegend über den Preis.
24 Dazu zählt die umfassende obligatorische Krankenversicherung (vom Nationalen Gesundheitsdienst bis zur Versicherung über parafiskalische Sozialversicherungen mit PKV als Ergänzung) und das Sachleistungsprinzip in der GKV und einer Vielzahl von anderen Gesundheitssystemen (vom NHS bis Medicaid).
25 Aber eben nicht von allen Individuen – Teile der Nettofinanzierer werden eine Zunahme sozialstaatlich finanzierter Gesundheitsleistungen als Abnahme des individuellen Nutzens verstehen.

zip äußert sich in Vorschlägen, distributiv motivierte Eingriffe in die Gesundheitsversorgung zu unterlassen und etwa die Umverteilungsfunktion sozialer Krankenversicherungen zu kappen. Distributive Ziele könnten dann im Nachhinein durch staatliche Fürsorge erreicht werden (Pauly 1986). Gesundheitsökonomen neigen darüber hinaus dazu, ihre vorgeblich wertfreien Analysen zu objektivieren und damit die vermeintlich von Wertäußerungen befrachteten Analysen zu diskreditieren. Als Beispiel für diese Entwicklung ist der durchaus missverständlich und doch fast mystifizierte Gebrauch des Begriffes Effizienz in der gesundheitspolitischen Diskussion anzusehen (Reinhardt 1992). Immerhin werden aber distributive Erwägungen in der wissenschaftlichen gesundheitsökonomischen Diskussion zunehmend stärker berücksichtigt (Barer et al. 1998; Wagstaff u. van Doorslaer 2000). Im Auftrag der Europäischen Union wird außerdem im Rahmen eines langfristigen Forschungsvorhabens empirisch der Zusammenhang zwischen Gesundheitszustand und Einkommen erforscht (Wagstaff u. van Doorslaer 2000).

1.4 Perspektiven der Gesundheitsökonomie

Die Perspektiven der Gesundheitsökonomie liegen in einer klaren Trennung zwischen normativen und positiven Analysen. Die Stärke empirischer ökonomischer Untersuchungen liegt trotz aller methodischen Schwierigkeiten in der Definition und Messung alternativer Handlungsmöglichkeiten und damit in der Entmystifizierung gängiger Auffassungen. Durch ihr kraftvolles analytisches Instrumentarium kann die Gesundheitsökonomie dazu beitragen, die oftmals aufgeheizte öffentliche Diskussion um die Gesundheitspolitik zu versachlichen. Voraussetzung ist allerdings, dass in allen Untersuchungen die gemachten Verhaltensannahmen offen gelegt werden und damit auf ihren Erklärungsgehalt und ihre Angemessenheit überprüft werden können (Reinhardt 1998b).

Methodisch ist weiterhin zu fordern, dass die gesundheitsökonomische Forschung stärker mit disaggregierten und möglichst zielgerichtet erhobenen Primärdaten agiert. Viel versprechende Forschungsfelder sind beispielsweise die Erforschung des Einflusses alternativer institutioneller Arrangements auf das Verhalten von Akteuren wie Krankenversicherern, Versicherten und Anbietern sowie die konsequente ökonomische Evaluation neuer medizinischer Verfahren und Technologien. Die Öffnung gegenüber anderen wissenschaftlichen Disziplinen, vor allem Politik- und Sozialwissenschaft sowie der Medizin, ist allerdings unabdingbare Voraussetzung für den Erfolg dieser Neuorientierung (Phelps 1995). Insbesondere in der ökonomischen Evaluation hat sich bereits die Fruchtbarkeit interdisziplinärer Kooperation gezeigt.

Im Übrigen schadet es auch Gesundheitsökonomen nicht, von Zeit zu Zeit ihr Tun und Lassen zu reflektieren und an den genannten Kriterien zu messen. Denn es gilt heute wie vor zwanzig Jahren:

„Dem unklaren Bild von Gegenstand, Möglichkeiten und Grenzen der eigenen Disziplin seitens der Ökonomen stehen relativ dezidierte Erwartungen und Forderungen der politischen Instanzen gegenüber ... Die Ökonomie wird zum Fetisch, die Berufung auf die Hausökonomen zum standardisierten Mittel von Politikern und Interessenverbänden, politische Positionen mit dem Anschein sachlicher Neutralität zu versehen, wenn die Ökonomen nicht selbst zur Entzauberung ihrer Disziplin beitragen." (Reiners 1978, S. 17)

Literatur

Andersen HH (1992). Themenschwerpunkte und Forschungsfelder der Gesundheitsökonomie – Einführung und Überblick. In: Andersen HH, Henke KD, von der Schulenburg JMG (Hrsg). Basiswissen Gesundheitsökonomie. Berlin: Edition Sigma; 1: 7–23.

Arrow KJ (1963). Uncertainty and the welfare economics of medical care. Am Econ Rev; 53: 941–73.

Barer M, Getzen T, Stoddart G (eds) (1998). Health, health hare and health economics: perspectives on distribution. Chichester: Wiley.

Barr N (1987). The economics of the welfare state. Oxford: Oxford University Press.

BASYS (Beratungsgesellschaft für angewandte Systemforschung) (1995). Gesundheitssysteme im internationalen Vergleich (Ausgabe 1994). Augsburg: Eigenverlag.

BASYS (Beratungsgesellschaft für angewandte Systemforschung) (2001). Beschäftigung im Gesundheitswesen in den EU-Mitgliedsstaaten. Projektbericht für die Hans-Böckler-Stiftung. Augsburg.

Breyer F, Zweifel P (Hrsg) (1997). Gesundheitsökonomie. Berlin: Springer.

Drummond M, O'Brien B, Stoddart G, Torrance G (1997). Methods for the economic evaluation of health care programmes. Oxford: Oxford University Press.

Enthoven A (1988). Theory and practice of managed competition in health care finance. Amsterdam: North Holland.

Fuchs VR (1989). Health economics. In: Eatwell J, Milgate M, Newman P (eds). The new palgrave: social economics. New York: Macmillan; 119–29.

Herder-Dorneich P (1994). Ökonomische Theorie des Gesundheitswesens: Problemgeschichte, Problembereiche, theoretische Grundlagen. Baden-Baden: Nomos.

Hessel F, Wittmann M, Petro W, Wasem J (2000). Methoden zur Kostenerfassung im Rahmen der ökonomischen Evaluation einer Rehabilitationsmaßnahme bei chronischen Atemwegserkrankungen. Pneumologie; 54: 289–95.

Hurley J (2000). An overview of the normative economics of the health sector. In: Culyer AJ, Newhouse J (eds). Handbook of health economics. Amsterdam: Elsevier; 1: 55–118.

IHEA (1999). Private and public choices in health and in health care. Schwerpunkte der 2. Weltkonferenz der International Health Economics Association (IHEA); Rotterdam: IHEA 1999; 43.

Keynes JM (1952). Allgemeine Theorie der Beschäftigung, des Zinses und des Geldes. Berlin: Duncker & Humbolt.

de Maeseneer J, Bogaert K, de Prins L, Groenewegen P (1999). A literature review. In: Brown S (ed). Physician funding and health care systems – an international perspective. London: The Royal College of General Practitioners; 17–32.

Manning WG, Newhouse JP, Duan N, Keeler EB, Leibowitz A, Marquis MS (1987). Health insurance and the demand for medical care: evidence from a randomized experiment. Am Econ Rev; 77, 3: 251–77.

Maynard A, Kanavos P (2000). Health economics: an evolving paradigm. Health Econ; 9: 183–90.

McGuire T (2000). Physician agency. In: Culyer AJ, Newhouse J (eds). Handbook of health economics. Amsterdam: Elsevier; 1: 461–536.

Newhouse JP, Insurance Experiment Group (1993). Free for all? Lessons from the RAND health insurance experiment. Cambridge: Harvard University Press.

OECD (Organisation for Economic Cooperation and Development) (2001). Health data file. CD-ROM. Paris: OECD.

Pauly MV (1968). The economics of moral hazard: comment. Am Econ Rev; 58, 3: 531–6.

Pauly MV (1986). Taxation, health insurance and market failure in the medical economy. J Econ Lit; 24, 2: 629–75.

Phelps C (1995). Perspectives in health economics. Health Econ; 4: 335–53.

Reiners H (1978). Die Ökonomen und das Gesundheitswesen. In: Eggeling F (Hrsg). Ökonomie und Strategien der medizinischen Versorgung. Berlin: BASiG-TU Berlin; 16–32.

Reinhardt U (1992). Reflections on the meaning of efficiency: Can efficiency be separated from equity? Yale Law Policy Rev; 10: 302–15.

Reinhardt U (1998a). In: Rice T (ed). The economics of health reconsidered. Chicago: Health Administration Press.

Reinhardt U (1998b). Abstracting from distributional effects, this policy is efficient. In: Barer M, Getzen T, Stoddart G (eds). Health, health care and health economics: perspectives on distribution. Chichester: Wiley; 1–52.

Rothschild M, Stiglitz JE (1976). Equilibrium in competitive insurance markets: An essay on the economics of imperfect information. Q J Econ; 90, 4: 629–49.

SVR KAG (Sachverständigenrat für die Konzertierte Aktion im Gesundheitswesen) (1996). Gesundheitswesen in Deutschland – Kostenfaktor und Zukunftsbranche. Baden-Baden: Nomos.

Schaper K (1978). Kollektivgutprobleme einer bedarfgerechten Inanspruchnahme medizinischer Leistungen – Eine Diskussion der public goods-, uncertainty- und moral hazard-Theoreme allokativer Mängel von Gesundheits- und Krankenversicherungssystemen. Dissertation, Frankfurt/Main.

Schöffski O, Glaser P, von der Schulenburg JMG (Hrsg) (2000). Gesundheitsökonomische Evaluationen – Grundlagen und Standortbestimmung. Berlin: Springer.

von der Schulenburg JMG (1993). Theorie der Gesundheitsökonomik. Z Gesamte Versicherungswirtsch; 1-2: 71–96.

von der Schulenburg JMG (2000). Gesundheitsökonomik. Tübingen: Mohr Siebeck.

Sen A (1970). Collective choice and social welfare. San Francisco: Holden-Day.

Sen A (1986). Commodities and capabilities. Amsterdam: Elsevier.

Thiemeyer T (1977). Irrwege der Gesundheitsökonomik. Jahrb kritische Med; 17: 35–46.

Wagstaff A, van Doorslaer E (2000). Equity in health care finance and delivery. In: Culyer AJ, Newhouse J (eds). Handbook of health economics. Amsterdam: Elsevier; 2: 1803–57.

Wasem J (1993). Gesundheitsökonomie und Versicherung. Z Gesamte Versicherungswiss; 1, 2: 123–60.

Wasem J, Hessel F (2000). Gesundheitsbezogene Lebensqualität und Gesundheitsökonomie. In: Ravens-Sieberer U, Cieza A (Hrsg). Lebensqualität und Gesundheitsökonomie in der Medizin. Landsberg: Ecomed; 319–35.

Zweifel P, Manning WG (2000). Moral hazard and consumer incentives in health care. In: Culyer AJ, Newhouse J (eds). Handbook of health economics. Amsterdam: Elsevier; 1: 409–60.

2 Zur Aussagefähigkeit gesundheitsökonomischer Analysen in der Psychiatrie: eine Untersuchung am Beispiel der indirekten Kosten schizophrener Psychosen

Christiane Roick, Reinhold Kilian, Matthias C. Angermeyer

Zusammenfassung

Indirekte Kosten sind Ressourcenverluste, die der Gesellschaft durch Erkrankungen entstehen. Sie sind in der Regel nicht mit tatsächlich anfallenden Zahlungen assoziiert, gelten aber als ein wichtiges Kriterium für Allokationsentscheidungen im Gesundheitswesen. Die Zuordnung der zu den indirekten Kosten gehörenden Ressourcenverluste ist umstritten. Darüber hinaus gibt es verschiedene Möglichkeiten zur Berechnung indirekter Kosten. Deshalb sind die Resultate von gesundheitsökonomischen Studien, die indirekte Kosten berücksichtigen, nur mit großen Einschränkungen vergleichbar. Die vorliegende Arbeit setzt sich mit dieser Problematik auseinander. Sie diskutiert die Komponenten indirekter Kosten und demonstriert den Einfluss verschiedener Berechnungsmöglichkeiten exemplarisch anhand einer Stichprobe schizophren erkrankter Patienten. Die Kalkulationen erfolgen auf der Basis undifferenzierter und geschlechtsspezifischer Durchschnittsbruttolöhne, mit und ohne Berücksichtigung mortalitätsbedingter Verluste sowie unter Verwendung der Humankapital- und der Friktionskostenmethode. Die gewonnenen Ergebnisse divergieren für den Bereich schizophrener Psychosen in Abhängigkeit von den genutzten Berechungsmöglichkeiten um mehrere Milliarden Euro. Eine Gegenüberstellung der Ergebnisse macht deutlich, dass die zur Berechnung der indirekten Kosten eingesetzten Methoden einen erheblichen Einfluss darauf haben, welche gesellschaftliche Bedeutung einer Erkrankung im Vergleich mit anderen Krankheiten beigemessen wird.

2.1 Was kann Gesundheitsökonomie bewirken?

Die Gesundheitsausgaben Deutschlands sind in den letzten Jahrzehnten durch die mit dem medizinischen Fortschritt verbundenen diagnostischen und therapeutischen Möglichkeiten gestiegen (Statistisches Bundesamt 1998). Gleichzeitig sind die Einnahmen der gesetzlichen Krankenversicherung durch die demografische Entwicklung und die zunehmende Arbeitslosigkeit deutlich zurückgegangen. Deshalb musste der Beitragssatz zur gesetzlichen Krankenversicherung (GKV) schrittweise angehoben werden. Der Anhebung der GKV-Beiträge sind wegen der damit verbundenen Erhöhung der Lohnnebenkosten jedoch Grenzen gesetzt. Deshalb wird es jetzt und in Zukunft im deutschen Gesundheitswesen vor allem darum gehen, mit den vorhandenen finanziellen Mitteln besser auszukommen. Dabei haben gesundheitsökonomische Analysen eine besondere Bedeutung. Sie können Hinweise für eine optimale Ressourcenallokation im Gesundheitswesen geben, indem sie die Effektivität und die Wirtschaftlichkeit medizinischer Versorgungsstrategien überprüfen. Dadurch können Fehlallokationen von Ressourcen, die beispielsweise durch die Anwendung ineffektiver Therapiekonzepte entstehen, vermieden werden. Zudem kann auf diese Weise verhindert werden, dass teure Angebote, wie neu entwickelte Medikamente, rationiert werden, obwohl sie langfristig eine hohe Kosteneffektivität aufweisen (Hinzpeter et al. 1997). Gleichzeitig dienen gesundheitsökonomische Analysen der Planung von Versorgungsstrukturen sowie der Bestimmung künftiger Forschungsschwerpunkte. Und nicht zuletzt fördern sie die ökonomische Eigenverantwortung sowie den Wettbewerb der Leistungserbringer im Gesundheitswesen (Leidl 1996).

2.2 Was kann Gesundheitsökonomie (noch) nicht leisten?

Demgegenüber stehen verschiedene Probleme, die sich bei der Durchführung, aber auch bei der praktischen Umsetzung der Erkenntnisse aus gesundheitsökonomischen Studien ergeben. So ist die Bestimmung der Versorgungskosten gerade im Bereich der Psychiatrie sehr schwierig. Die starke Fragmentierung des psychiatrischen Versorgungssystems (Rössler et al. 1998) führt dazu, dass letztlich nur der Patient selbst einen Überblick darüber geben kann, welche der vielfältigen psychiatrischen Versorgungsangebote er überhaupt in Anspruch genommen hat. Es gibt in Deutschland weder Case-Manager noch Fallregister, die diese Patientenangaben objektiv und umfassend ersetzen könnten. Hinzu kommt, dass die Dokumentation der erbrachten Leistungen besonders im ambulanten und komplementären Bereich bislang noch sehr lückenhaft ist, sodass auch hier auf Patienteninformationen zurückgegriffen werden muss. Außerdem wird durch die Trägervielfalt und die Kompliziertheit der Finanzierungssysteme die Zuordnung der anfallenden Kosten wesentlich erschwert. Psychiatrische Kostenuntersuchungen sind deshalb sehr arbeitsaufwändig und stellen hohe methodische Anforderungen.

Auch die Beurteilung der Effektivität psychiatrischer Behandlung ist nicht unproblematisch. Die Palette der bestimmbaren Wirksamkeitskriterien ist so vielfältig wie das Angebot an psychiatrischen und psychosozialen Interventionen. Denkbar sind sowohl objektive Parameter wie die stationäre Behandlungsdauer oder Veränderungen der psychopathologischen Symptomatik als auch subjektive Aspekte wie Lebensqualität oder Versorgungszufriedenheit. Die Entscheidung darüber, welche Effektivitätskriterien in einer gesundheitsökonomischen Studie beurteilt werden sollen, stellt letztlich eine Gratwanderung dar. Einerseits müssen die Effekte der untersuchten Interventionen möglichst spezifisch und umfassend abgebildet werden und andererseits sollten Vergleiche mit der Wirkung anderer, ganz unterschiedlicher Interventionen möglich sein, um Hinweise für eine sinnvolle Ressourcenallokation geben zu können. Aus diesem Dilemma wurde bislang kein wirklich befriedigender Ausweg gefunden (Chisholm et al. 1997).

Auch die praktische Umsetzung der Erkenntnisse aus gesundheitsökonomischen Analysen gestaltet sich teilweise schwierig. Ein Problem, das mit dem Mangel an Kostendaten, aber auch mit der bislang unterschätzten Bedeutung der Gesundheitsökonomie zu tun hat, ist die geringe Kostentransparenz in Deutschland. So kennen oftmals weder die behandelnden Ärzte noch die Patienten die genauen Kosten einer Therapie. Das kann zu einem verschwenderischen Umgang mit den „kostenlosen" Leistungen führen. Dafür gibt Rüther (1996) ein interessantes Beispiel: Wird der Preis einer Laborleistung auf den Anforderungsscheinen einer Klinik dokumentiert, so geht die Inanspruchnahme dieser Leistung um 50% zurück, und dies allein deshalb, weil die verordnenden Ärzte nun die damit verbundenen Kosten kennen.

Ein weiterer Aspekt, der die Umsetzung gesundheitsökonomischer Erkenntnisse erschwert, ist die separate Budgetverantwortung im Gesundheitswesen und seinen Grenzbereichen (Sloan u. Conover 1995). Würde in einer gesundheitsökonomischen Studie beispielsweise nachgewiesen, dass ein neues, teures Medikament positive Auswirkungen auf die Arbeitsfähigkeit schizophren Erkrankter hat und dadurch langfristig den Anteil erwerbsunfähiger Patienten senken kann, hätten die Krankenkassen trotz der insgesamt positiven Kosten-Nutzen-Relation des Präparats kein primäres Interesse daran, den Einsatz dieses neuen

Medikaments zu fördern. Der Grund dafür ist, dass in erster Linie die Rentenversicherungsträger von dem neuen Präparat profitieren würden, während die Krankenkassen zunächst nur die Kosten zu tragen hätten. Damit erschwert die separate Budgetverantwortung in Deutschland die Implementierung sinnvoller und insgesamt kosteneffektiver Maßnahmen oftmals wesentlich.

Ein weiterer problematischer Punkt ist die Schaffung geeigneter Anreizsysteme. Damit Erkenntnisse aus gesundheitsökonomischen Studien auch in der Versorgungspraxis Berücksichtigung finden, müssen Anreizsysteme vorhanden sein, die ein wirtschaftliches Arbeiten der Leistungsanbieter belohnen (Leidl 1998). Deshalb wurde in den Gesundheitsreformen der letzten Jahre versucht, die vorhandenen Vergütungssysteme entsprechend zu modifizieren. Wie sich dabei gezeigt hat, ist es jedoch äußerst kompliziert, Anreizsysteme zu schaffen, die den Aspekten der Wirtschaftlichkeit, der Ethik und der Verteilungsgerechtigkeit gleichermaßen genügen.

2.3 Wie verlässlich sind gesundheitsökonomische Daten?

Die meisten gesundheitsökonomischen Evaluationen unterscheiden zwischen direkten und indirekten Kosten. Direkte Kosten bezeichnen einen zielgerichteten Ressourcenverbrauch zur medizinisch-sozialen Versorgung Erkrankter im weitesten Sinne. Dagegen sind indirekte Kosten Ressourcenverluste, die der Gesellschaft durch Erkrankungen entstehen. Letztere sind vor allem in Krankheitskostenstudien von Bedeutung. Sie können im Kontext mit Informationen über präventive, therapeutische und rehabilitative Möglichkeiten Hinweise für eine sinnvolle Ressourcenallokation im Gesundheitswesen geben. Darüber hinaus ist ihre Berücksichtigung in gesundheitsökonomischen Evaluationen eine Voraussetzung für die adäquate Beurteilung direkter Kosten und für die Identifikation von Kostenverschiebungen.

Daneben gibt es zahlreiche weitere Kostenkomponenten, deren Zuordnung zu den direkten oder indirekten Kosten nicht eindeutig geklärt ist oder die so schwer zu erfassen sind, dass sie in den meisten Studien nur verbal erwähnt werden. Ein Beispiel dafür sind Kosten, die bei der informellen Versorgung psychisch Kranker durch Angehörige oder Freunde anfallen. Der Zeitaufwand für diese Versorgungsleistungen wird von den meisten Autoren den indirekten Kosten zugerechnet (Liljas 1998; McCrone u. Weich 1996; Rice u. Miller 1996). Dagegen schlagen Hu, Hargreaves und Shumway (1996) eine Zuordnung zu den direkten Kosten vor, weil damit objektivere Vergleiche zwischen Therapieprogrammen möglich werden und die Übernahme informeller Versorgungsaufgaben durch professionelle Anbieter dann nicht mehr als Übersteuerung dieser Behandlungsalternative erscheint. Eine weitere Kostenkomponente im Rahmen informeller Versorgung ist die Beeinträchtigung des Gesundheitszustands betreuender Angehöriger. Die daraus resultierenden gesellschaftlichen Einbußen lassen sich nur schwer beziffern, da eine Gewichtung mit anderen belastenden Faktoren schwierig ist. Dieser Kostenfaktor wird deshalb in den meisten Studien vernachlässigt. Ähnliches gilt für die Auswirkungen psychischer Krankheit auf die Entwicklung der Kinder Betroffener.

Einen Eindruck davon, wie unscharf die Kategorie indirekte Kosten ist, vermittelt Tabelle 2-1. Sie zeigt sieben Studien, in denen die indirekten Kosten psychischer Erkrankungen bestimmt wurden (Andrews et al. 1985; Conley et al. 1967; Evers u. Ament 1995; Gunderson u. Mosher 1975; Hu et al. 1996; Osterheider et al. 1998; Rice u. Miller 1996). Die mit einem Kreuz gekennzeichneten Felder markieren dabei die Kostenkomponenten, aus denen die Autoren ihre Gesamtsumme indirekter Kosten ermittelt haben. Wie die Tabelle 2-1 zeigt, besteht nur Einigkeit darüber, dass Verluste durch Arbeits- und Erwerbsunfähigkeit essentielle Komponenten indirekter Kosten sind. Der Einbezug mortalitätsbedingter Verluste ist theoretisch ebenfalls unstrittig, erfolgt aber wegen des Fehlens geeigneter Daten nur teilweise. Alle anderen Kostenkomponenten sind in ihrer Bedeutung oder ihrer Zugehörigkeit zu den indirekten Kosten umstritten und werden deshalb nur in einigen Untersuchungen berücksichtigt. Auf diese Weise wird die Vergleichbarkeit der Studienergebnisse eingeschränkt und die Resultate werden durch die

Tab. 2-1 Kostenkomponenten in Studien zu den indirekten Kosten psychischer Erkrankungen.

Erstautor und Jahr	Verluste durch ...						
	Arbeits-unfähigkeit	Erwerbs-unfähigkeit	vorzeitigen Tod	verminderte Arbeitseffektivität	informelle Versorgung	Symptome in der Prodromalphase	verminderte Hausarbeit
Conley 1967	X	X		X			X
Gunderson 1975	X	X					
Andrews 1985	X	X	X			X	X
Evers 1995	X	X					
Rice 1996	X	X	X		X		X
Hu 1996	X	X			X		
Osterheider 1998	X	X	X				

Anmerkung: Die mit einem Kreuz markierten Felder kennzeichnen die Kostenkomponenten, aus denen die Autoren ihre Gesamtsumme indirekter Kosten ermittelt haben.

unscharfe Zuordnung der Kostenkomponenten manipulierbar. Hinzu kommt, dass zur Berechnung indirekter Kosten eine Vielzahl unterschiedlicher methodischer Ansätze zur Verfügung steht.

Im Folgenden soll deshalb beispielhaft demonstriert werden, welchen Einfluss einzelne Kostenkomponenten und Berechnungsmöglichkeiten auf die Höhe der ermittelten indirekten Kosten haben. Dazu wurden 100 Patienten mit der Diagnose Schizophrenie (ICD-10: F20) untersucht. Beobachtungszeitraum war das Jahr 1998. Die Probandenrekrutierung erfolgte über die psychiatrischen Versorgungseinrichtungen der Stadt Leipzig, wobei eine geschichtete Stichprobe gezogen wurde, deren Verteilung auf den stationären, teilstationären und ambulanten psychiatrischen Versorgungsbereich der tatsächlichen Verteilung der schizophren Erkrankten auf die genannten Versorgungsbereiche des Einzugsgebiets entspricht.

Zur Berechnung der indirekten Kosten wurde die deutsche Version des Client Sociodemographic and Service Receipt Inventory eingesetzt (Chisholm et al. 2000; Roick et al. 2001b). Ergänzende Daten zur Bevölkerung und zu der Population schizophrener Kranker in Deutschland wurden den aktuellen Publikationen des Statistischen Bundesamtes entnommen (Statistisches Bundesamt 1998). Die Berechnungen wurden auf die Hauptkomponenten indirekter Kosten – Produktivitätsverluste durch Arbeits- und Erwerbsunfähigkeit sowie durch den vorzeitigen Tod Erkrankter – beschränkt. Die Bewertung der Verluste erfolgte durch Multiplikation der krankheitsbedingt verlorenen Arbeitszeit mit dem Arbeitslohn (Hannoveraner Konsensus Gruppe 1999). Die für die Stichprobe ermittelten indirekten Kosten wurden unter Annahme einer mittleren Prävalenz schizophrener Psychosen von 0,39% auf Deutschland hochgerechnet (Statistisches Bundesamt 1998). Aufgrund der zwischenzeitlich erfolgten Währungsumstellung wurden die Kosten von D-Mark auf Euro umgerechnet.

Die Kostenkomponenten

Produktivitätsverluste durch Arbeits- und Erwerbsunfähigkeit sowie durch den vorzeitigen Tod Erkrankter gehören zu den unumstrittenen Komponenten indirekter Kosten. Wie Tabelle 2-1 deutlich gemacht hat, werden mortalitätsbedingte Verluste aufgrund fehlender Daten aber in vielen prävalenzbasierten Studien nicht berechnet, sondern nur verbal erwähnt. Dies ist problematisch, weil mortalitätsbedingte Verluste im Gegensatz zu Verlusten durch Arbeits- und Erwerbsunfähigkeit nicht nur im Beobachtungszeitraum erfasst, sondern auf die gesamte potenzielle Lebensarbeitszeit eines Menschen hochgerechnet werden. Dieses Vorgehen wird damit begründet, dass die aus vorzeitigen Todesfällen resultierenden Verluste irreversibel sind.

Tab. 2-2 Die indirekten Kosten schizophrener Psychosen in Deutschland 1998.

Kostenkomponente	Kosten (Angaben in 1 000 EUR)
Verluste durch Arbeitsunfähigkeit	6 531
Verluste durch Erwerbsunfähigkeit	7 815 512
Verluste durch vorzeitigen Tod	12 384
Summe	7 834 427

Anmerkung: Da es in der Stichprobe im Beobachtungszeitraum keine Todesfälle gab, basiert die Berechnung mortalitätsbedingter Verluste auf Angaben des Statistischen Bundesamtes (Todesfälle schizophrener Kranker nach Altersgruppen) (Statistisches Bundesamt 1994). Die Berechnung der mortalitätsbedingten Kosten erfolgte unter Berücksichtigung einer geschätzten jährlichen Lohnzuwachsrate von 3,2 % sowie einer Diskontierung der Verluste künftiger Jahre mit einer Rate von 5 %.

Bei schizophrenen Psychosen erhöhen sich die indirekten Krankheitskosten durch den Einbezug mortalitätsbedingter Verluste um rund 12 Millionen EUR, also 0,16 % (Tab. 2-2). Der Unterschied ist deshalb nur gering, weil es bei der Schizophrenie vergleichsweise wenige frühe Todesfälle gibt. Dagegen ergäbe sich bei der Beurteilung von Erkrankungen mit vielen frühen Todesfällen ein anderes Bild. Wie drastisch sich die Hochrechnung auf die potenzielle Lebensarbeitszeit auswirken kann, soll wieder am Beispiel der Schizophrenie verdeutlicht werden. Würde man für diese Erkrankung die Verluste durch Erwerbsunfähigkeit auf die Lebensarbeitszeit hochrechnen, würden die indirekten Kosten um 75 Milliarden EUR, also um 959 % steigen. Dies macht deutlich, dass es aufgrund der Hochrechnung mortalitätsbedingter Kosten von erheblicher Bedeutung ist, ob diese Verluste in die Kalkulation indirekter Kosten einbezogen werden oder nicht.

Das Bewertungsverfahren

Produktivitätsverluste sollen nach Empfehlung der Hannoveraner Konsensgruppe Gesundheitsökonomie idealerweise anhand des individuellen periodenbezogenen Einkommens der Probanden bewertet werden (Hannoveraner Konsensus Gruppe 1999). Die Ermittlung der dafür erforderlichen Daten ist jedoch nicht unproblematisch. Außerdem führt eine solche Bewertung bei Krankheitsbildern, welche die berufliche und soziale Entwicklung der Betroffenen beeinträchtigen, zu einem Unterschätzen der Verluste. Dies gilt auch für schizophrene Psychosen, deren beobachtete Häufung in unteren sozialen Schichten erst durch den Krankheitsverlauf zustande kommt (Häfner 1993; Maurer u. Häfner 1995; Mulvany et al. 1994). Deshalb ist das durchschnittliche Bruttoeinkommen aus unselbstständiger Arbeit in Deutschland für schizophrene Erkrankungen der geeignetere Bewertungsmaßstab. Dieser Ansatz wird auch von der Arbeitsgruppe Reha-Ökonomie präferiert, um eine Ungleichbehandlung von Patienten mit unterschiedlichem Einkommen zu vermeiden (Burchert et al. 1999). Von der Hannoveraner Konsensgruppe Gesundheitsökonomie wird die auch in der Praxis bevorzugte Durchschnittsbewertung krankheitsbedingter Produktivitätsverluste als Alternative zu einer Bewertung auf der Basis individueller Einkommen empfohlen (Hannoveraner Konsensus Gruppe 1999).

Bewertet man die indirekten Kosten schizophrener Psychosen mit dem unspezifischen Durchschnittsbruttoeinkommen in Deutschland, erhält man die in Tabelle 2-3, Spalte I, gezeigten Ergebnisse. In Spalte II wurden die gleichen Kalkulationen mit dem geschlechtsspezifischen Durchschnittsbruttoeinkommen aus unselbstständiger Arbeit durchgeführt (Bundesministerium für Arbeit und Sozialordnung 1999). Diese Methode wird vor allem in den USA eingesetzt. Die Differenz zwischen beiden Bewertungsmethoden beträgt bei der Hochrechnung auf Deutschland über 131 Millionen EUR. Die Diskrepanz kommt dadurch zustande, dass Frauen in Deutschland weniger verdienen als Männer, es gleichzeitig aber auch weniger weibliche Arbeit-

Tab. 2-3 Einfluss des Bewertungsverfahrens.

	I unspezifisch (Angaben in 1 000 EUR)	II geschlechtsspezifisch (Angaben in 1 000 EUR)
durchschnittliches Bruttojahreseinkommen		
Männer		37
Frauen		26
gesamt	32	32
indirekte Kosten der Schizophrenie in Deutschland		
Männer		4 647 464
Frauen		3 043 295
gesamt	7 822 043	7 690 759

nehmer gibt. Dadurch überschätzen Berechnungen mit unspezifischen Bruttolöhnen die indirekten Kosten in Stichproben mit gleichem oder überwiegendem Frauenanteil.

Die Berechnungsmethode

Noch stärker wird die Vergleichbarkeit indirekter Kosten durch unterschiedliche Berechnungsmethoden eingeschränkt. Die bislang durchgeführten Kalkulationen basieren auf der Humankapitalmethode, die als traditioneller Ansatz eine der am häufigsten genutzten Methoden zur Berechnung indirekter Kosten darstellt. Mit dem Humankapitalansatz wird versucht, das dem Menschen potenziell innewohnende Wertschöpfungspotenzial zu bestimmen, wobei davon ausgegangen wird, dass der Bruttolohn den Grenzwert der Produktivität eines Menschen widerspiegelt (Drummond et al. 1987).

Ein Kritikpunkt dieses Ansatzes ist, dass in Ländern mit hoher Arbeitslosigkeit beim Ausfall von Arbeitskräften in der Praxis niedrigere Produktivitätsverluste entstehen, als die Humankapitalmethode annimmt. Deshalb wurde in den Niederlanden die Friktionskostenmethode entwickelt, die davon ausgeht, dass bei langfristigen Fehlzeiten nur so lange ein Verlust entsteht, bis ein erkrankter Arbeitnehmer durch einen bislang Arbeitslosen ersetzt wird (Koopmanschap u. van Ineveld 1992). Die Länge dieser Friktionsperiode ist von der Arbeitsmarktsituation und den mit der vakanten Stelle verbundenen Qualifikationsan-forderungen abhängig (Koopmanschap et al. 1995). In Deutschland betrug die mittlere Friktionsdauer 1998 rund 1,7 Monate (Arbeitsamt online 1998; Institut für Arbeitsmarkt- und Berufsforschung der Bundesanstalt für Arbeit Nürnberg 1999). Bei kurzfristigen Fehlzeiten postuliert die Friktionskostenmethode, dass ein Teil der Arbeit von Kollegen übernommen wird und ein Teil von den Erkrankten später nachgeholt wird. Deshalb werden diese Verluste in den Niederlanden nur mit 80 % des Durchschnittsbruttolohns bewertet. Für Deutschland gibt es keine genauen Angaben zu dem als Elastizität der Produktivität bezeichneten Phänomen.

Berechnet man die indirekten Kosten schizophrener Psychosen mit der Friktionskostenmethode, ergeben sich für Deutschland im Jahr 1998 Einbußen von rund 5,2 Millionen EUR (Tab. 2-4).

Durch erwerbsunfähige Probanden entstehen nach der Friktionskostenmethode keine Produktivitätsverluste, da der Berentung eine zweijährige Arbeitsunfähigkeit vorausgeht, sodass im Beobachtungsjahr keine Friktionsperiode auftritt. Bei den mortalitätsbedingten Einbußen erlauben die verfügbaren Statistiken keine exakten Berechnungen. Es ist aber wahrscheinlich, dass die Betroffenen vor ihrem Tod schon länger als 1,7 Monate nicht mehr am Erwerbsleben teilgenommen haben und dass somit keine gesellschaftlichen Verluste entstanden sind. Wie Tabelle 2-4 zeigt, weichen die Berechnungsergebnisse mit der Humankapital- und der Friktionskostenmethode stark voneinander ab. Die Differenz zwischen den mit den beiden Methoden berechneten indirekten

Tab. 2-4 Einfluss der Berechnungsmethode.

	Humankapitalmethode (Angaben in 1 000 EUR)	Friktionskostenmethode (Angaben in 1 000 EUR)
Verluste durch Arbeitsunfähigkeit	6 531	5 225
Verluste durch Erwerbsunfähigkeit	7 815 512	–
Verluste durch vorzeitigen Tod	12 384	–
Summe	7 834 427	5 225

Anmerkung: Die Berechnung mortalitätsbedingter Verluste basiert auf Angaben des Statistischen Bundesamtes (Todesfälle schizophrener Kranker nach Altersgruppen) (Statistisches Bundesamt 1994), da es in der Stichprobe im Beobachtungszeitraum keine Todesfälle gab. Die Berechnung der mortalitätsbedingten Kosten erfolgte unter Berücksichtigung einer geschätzten jährlichen Lohnzuwachsrate von 3,2 % sowie einer Diskontierung der Verluste künftiger Jahre mit einer Rate von 5 %.

Kosten beträgt über 7,8 Milliarden EUR. Damit sind die mit der Humankapitalmethode ermittelten indirekten Kosten der Schizophrenie um den Faktor 1 500 höher als die mit der Friktionskostenmethode ermittelten Werte.

In einer niederländischen Untersuchung, in der die indirekten Kosten aller Erkrankungen mit beiden Berechnungsmethoden bestimmt wurden, gelangte man zu dem Ergebnis, dass die mit der Humankapitalmethode ermittelten Ergebnisse ungefähr um den Faktor 8,5 höher sind als die mit der Friktionskostenmethode bestimmten Werte (Koopmanschap et al. 1995). Demnach müssen sich die Ergebnisse beider Methoden bei einigen Erkrankungen nur minimal unterscheiden, während es bei anderen Erkrankungen, wie der Schizophrenie, immense Diskrepanzen gibt. Das bedeutet, dass sich unter Anwendung der Friktionskostenmethode eine andere Gewichtung zwischen den indirekten Kosten einzelner Erkrankungen ergibt. Zudem verändert sich in Abhängigkeit von der gewählten Methode auch die Relation zwischen den direkten und den indirekten Krankheitskosten.

Besonders drastische Unterschiede zwischen Humankapital- und Friktionskostenmethode entstehen bei langfristigen Arbeitsausfallzeiten (Erwerbsunfähigkeit und Tod). Dagegen sind die Unterschiede bei kurzfristigen Ausfallzeiten (Arbeitsunfähigkeit) geringer (Koopmanschap u. Rutten 1996). Somit hängt es von der krankheitsspezifischen Relation zwischen Arbeitsunfähigkeit, Erwerbsunfähigkeit und vorzeitigen Todesfällen ab, mit welcher der beiden Methoden eine Erkrankung im Vergleich zu anderen Erkrankungen eine größere gesellschaftliche Bedeutung bekommt. Hätten beispielsweise schizophrene Psychosen und grippale Infekte die gleiche Prävalenz, würden grippale Infekte mit der Friktionskostenmethode als Erkrankungen mit immenser volkswirtschaftlicher Bedeutung hervortreten, während die Schizophrenie nur als geringfügiges Gesundheitsproblem erschiene. Bei Verwendung der Humankapitalmethode ergäbe sich dagegen eine umgekehrte Relation.

Welche der beiden Methoden zur Berechnung indirekter Kosten herangezogen werden sollte, ist vor allem von der Perspektive der Studie abhängig. Für Untersuchungen aus der Bevölkerungsperspektive ist die Friktionskostenmethode mit ihrer Fokussierung auf tatsächliche Produktivitätsverluste das geeignetere Verfahren, während aus Sicht des Gesundheitswesens die Humankapitalmethode, die auch schwere und chronische Defizite berücksichtigt, vorzuziehen ist. Für letztere Methode spricht zudem, dass sie die Arbeitsmarktprobleme nicht der Gesundheitspolitik anlastet, wie dies beim Friktionskostenansatz geschieht (Burchert et al. 1999). Parallel zu den Berechnungen mit der Humankapitalmethode sollte jedoch im Sinne einer Sensitivitätsanalyse mit dem Friktionskostenverfahren geschätzt werden, inwieweit die Gesellschaft in Anbetracht der aktuellen Arbeitsmarktsituation tatsächlich durch die untersuchte Erkrankung belastet wird (CCOHTA 1994).

Die Prävalenzrate

In Bottom-up-Studien, bei denen die in einer Stichprobe ermittelten Ergebnisse auf die Population hochgerechnet werden, kann auch die den Berechnungen zugrunde gelegte Prävalenzrate einen Einfluss auf die Höhe der insgesamt ermittelten Kosten haben. Diese Tatsache erscheint nahe liegend. Da gerade bei psychischen Erkrankungen die Prävalenzraten oft mit einem sehr weiten Toleranzbereich angegeben werden, ist bei der Beurteilung von Krankheitskosten auch zu berücksichtigen, anhand welcher Prävalenzrate sie berechnet wurden. Im Falle der Schizophrenie bewegen sich die Schätzungen zur Lebenszeitprävalenz zwischen 0,2 % und 2,0 % (Saß et al. 1998). Die Punktprävalenz, die für eine aus dem psychiatrischen Versorgungssystem rekrutierte Stichprobe und einen meist auf ein Jahr begrenzten Beobachtungszeitraum die geeignetere Referenzgröße ist, wird für die Schizophrenie mit 0,06 % bis 0,83 % angegeben (Statistisches Bundesamt 1998). Der Gesundheitsbericht für Deutschland geht letztlich von einer tatsächlichen Punktprävalenz zwischen 0,25 % und 0,53 % aus (Statistisches Bundesamt 1998). Werden die indirekten Kosten der Schizophrenie für Deutschland anhand der oberen und der unteren Grenze dieser angegebenen Prävalenzspanne berechnet, so schwanken die ermittelten Ergebnisse zwischen 5 und 11 Milliarden EUR. Deshalb sollten bei Hochrechnungen auf die Population Sensitivitätsanalysen mit unterschiedlichen Prävalenzraten durchgeführt werden, um den Einfluss dieses Parameters auf die Höhe der insgesamt ermittelten Kosten abschätzen zu können.

Ergebnisvergleich

Obwohl die vorliegende Untersuchung nicht durchgeführt wurde, um die tatsächlichen indirekten Kosten der Schizophrenie in Deutschland zu bestimmen, sollen die hier gefundenen Ergebnisse abschließend mit den Resultaten von zwei Studien verglichen werden, in denen ebenfalls die indirekten Kosten der Schizophrenie in Deutschland ermittelt wurden. Dies geschieht, um zu demonstrieren, dass die bislang getroffenen Aussagen nicht nur einen theoretischen Exkurs darstellen, sondern dass die für eine Krankheit ermittelten indirekten Kosten auch in der Praxis erheblich voneinander abweichen können.

Tab. 2-5 Die indirekten Kosten der Schizophrenie in Deutschland – Ergebnisvergleich.

	v. d. Schulenburg et al. 1998	Osterheider et al. 1998	Roick et al. 2001a
Perspektive	gesamtgesellschaftlich	Pharmaindustrie	gesamtgesellschaftlich
Analysetyp	Krankheitskostenstudie	Kostenminimierungsanalyse	Krankheitskostenstudie
Beobachtungszeitraum	1 Jahr retrospektiv: 1995/96	1 Jahr retrospektiv: 1993	1 Jahr retrospektiv: 1998
Ansatz	Bottom-up-Ansatz	Top-down-Ansatz	Bottom-up-Ansatz
Bewertungsmaßstab	geschlechts-, alters- und bildungsspezifische Bruttolöhne	unspezifische Durchschnittsbruttolöhne	unspezifische Durchschnittsbruttolöhne
Berechnungsmethode	Humankapitalmethode	Humankapitalmethode	Humankapitalmethode
indirekte Kosten pro Patient und Jahr	21 832 EUR	9 442 EUR	24 444 EUR
indirekte Kosten in Deutschland pro Jahr	7,0 Mrd. EUR[a]	2,9 Mrd. EUR	7,9 Mrd. EUR

[a] In der Arbeit von Schulenburg et al. werden die pro Patient ermittelten indirekten Kosten nicht auf Deutschland hochgerechnet, weil genaue Informationen über die Verteilung der Schizophrenie nach Schweregrad und Versorgungseinrichtung fehlen. Es wird aber explizit erwähnt, dass mit dem Studiendesign die Voraussetzungen für die Hochrechnung auf Deutschland geschaffen wurden.

Die beiden Vergleichsarbeiten (von der Schulenburg et al. 1998; Osterheider et al. 1998) basieren auf der Humankapitalmethode und betrachten retrospektiv einen einjährigen Beobachtungszeitraum. Wie Tabelle 2-5 zeigt, decken sich die Ergebnisse von von der Schulenburg und Mitarbeitern recht gut mit den Resultaten der vorliegenden Arbeit. Die geringeren indirekten Kosten, die von von der Schulenburg und seinen Mitarbeitern (1998) ermittelt wurden, begründen sich in der für die Jahre 1995/96 niedrigeren Bemessungsgrundlage (dem geringeren durchschnittlichen Bruttojahreseinkommen in Deutschland) und darin, dass mortalitätsbedingte Verluste nicht berücksichtigt wurden.

Im Gegensatz dazu erreichen die indirekten Kosten bei Osterheider, Franken-Hiep und Horn (1998) nicht einmal die Hälfte des Betrages der anderen beiden Untersuchungen (vgl. Tab. 2-5). Diese Diskrepanz lässt sich nicht allein durch die Lohnentwicklung seit 1993 erklären. Der entscheidende Unterschied liegt wahrscheinlich in dem unterschiedlichen Studienansatz. In der Untersuchung von Osterheider und Mitarbeitern (1998) werden in einem Top-down-Ansatz hoch aggregierte statistische Daten verwendet, während bei den beiden anderen Arbeiten in einem Bottom-up-Ansatz Stichproben aus dem psychiatrischen Versorgungssystem untersucht werden. Die Untersuchung von Osterheider et al. (1998) berücksichtigt auch die über 50% an Schizophrenie Erkrankten, die von Allgemeinmedizinern und Internisten betreut werden und somit nicht in das psychiatrische Versorgungssystem integriert sind. In den beiden anderen Untersuchungen sind diese aufgrund der Stichprobenwahl nicht enthalten. Diese Patienten sind wahrscheinlich weniger schwer erkrankt (Bochnik u. Koch 1990) und verursachen deshalb auch geringere indirekte Kosten. Daher sind die tatsächlichen indirekten Kosten der Schizophrenie in Deutschland möglicherweise niedriger, als die Arbeiten aus dem psychiatrischen Versorgungssystem dies vermuten lassen. Von der Schulenburg und Mitarbeiter verweisen deshalb mit Recht darauf, dass zur Bestimmung der wahren indirekten Kosten der Schizophrenie in Deutschland noch genauere Informationen über die Verteilung der Schizophrenie nach Schweregrad und Versorgungseinrichtung erforderlich sind (von der Schulenburg et al. 1998).

2.4 Schlussfolgerungen

Das Dargestellte macht deutlich, dass gesundheitsökonomische Untersuchungen im Hinblick auf die indirekten Kosten noch mit erheblichen Unsicherheiten behaftet und eher als Schätzwerte oder Anhaltspunkte, aber nicht als genaue Aussagen zur tatsächlichen Kostenhöhe zu verstehen sind. Darüber hinaus sind die Ergebnisse unterschiedlicher Studien in der Regel nicht miteinander vergleichbar, da die Zuordnung der Kostenkomponenten und die Auswahl der Berechnungsverfahren nicht einheitlich gehandhabt werden. Dadurch wird es problematisch, die volkswirtschaftliche Bedeutung verschiedener Erkrankungen gegeneinander abzuwägen oder die mit einem Krankheitsbild verbundenen Ressourcenverluste regional zu differenzieren. So können entsprechende gesundheitsökonomische Untersuchungen dem Systemcharakter der Versorgung nicht in ausreichendem Maße gerecht werden. Deshalb gibt es seit den 80er-Jahren immer wieder Ansätze zu einer partiellen Standardisierung der Erhebung indirekter Kosten (Andrews et al. 1985; van Roijen et al. 1995). Auch in Deutschland wurde mit dem Hannoveraner Konsens bereits ein erster Schritt in diese Richtung getan (Hannoveraner Konsensus Gruppe 1999). Allerdings sind diese Bemühungen nicht unumstritten. Durch eine Standardisierung kann die Vergleichbarkeit gesundheitsökonomischer Daten verbessert und die wissenschaftliche Qualität der Studien erhöht werden. Gleichzeitig besteht aber die Gefahr, spezielle Fragestellungen nicht mehr adäquat untersuchen zu können. Deshalb können sich die Bestrebungen nach einer Standardisierung der Methoden in der Praxis nur teilweise durchsetzen. Aus diesem Grund sind nach wie vor Sensitivitätsanalysen das Mittel der Wahl, um den vielen methodischen Unsicherheiten gesundheitsökonomischer Evaluationen zu begegnen. Allerdings kann die Forderung nach den oftmals komplizierten Sensitivitätsanalysen auch dazu verleiten, dass notwendige gesundheitsökonomische Evaluationen vermieden werden oder dass nur eine der umstrittenen methodischen Alternativen ausgewählt wird. Deshalb muss in Zukunft weiter daran gearbeitet werden, grundlegende Definitionen zu etablieren und die strittigen Fragen zu klären.

Bis dahin bleibt die transparente Darstellung der verwendeten Berechnungsmethoden einschließlich der damit verbundenen methodischen Schwächen oberstes Gebot (Greiner 1996). Das bedeutet, dass

- eine klare Auflistung aller verwendeten Kostenkomponenten, Erhebungsmethoden und Berechnungsverfahren unumgänglich ist,
- der Repräsentativität der Stichproben und der für eine aussagefähige Untersuchung notwendigen statistischen Power mehr Bedeutung beigemessen werden muss und
- methodische Einschränkungen ausführlich und verständlich diskutiert werden sollten.

Dabei muss berücksichtigt werden, dass unterschiedliche Methoden nicht nur zu zahlenmäßig abweichenden Ergebnissen führen können, sondern dass sie die Gewichtung der zu beurteilenden Erkrankungen und der damit verbundenen therapeutischen Konzepte verändern können.

Trotz der eingeschränkten Vergleichbarkeit sollten Berechnungen indirekter Kosten weiterhin in gesundheitsökonomische Evaluationen einbezogen werden. Sie sind nicht nur zur Beurteilung der gesellschaftlichen Relevanz von Erkrankungen wichtig, sondern sie repräsentieren auch wesentliche Lebensbereiche, in denen sich therapeutische Effekte manifestieren. Sie können daher im Kontext mit Resultaten anderer Untersuchungen komplexe Hinweise für eine sinnvolle Ressourcenallokation im Gesundheitswesen geben.

Literatur

Andrews G, Hall W, Goldstein G, Lapsley H, Bartels R, Silove D (1985). The economic costs of schizophrenia. Arch Gen Psychiatry; 42: 537–44.

Arbeitsamt online (1998). Offene Stellen nach Landesarbeitsämtern und Ländern. In: Arbeitsamt online. http://pub.arbeitsamt/hast/services/statistik/detail/index.html.

Bochnik HJ, Koch H (1990). Die Nervenarzt-Studie. Köln: Deutscher Ärzte-Verlag.

Burchert H, Hansmeier T, Hessel F, Krauth C, Nowy R, Seitz R, Wasem J (AG Reha-Ökonomie im Förderschwerpunkt Rehabilitationswissenschaften) (1999). Ökonomische Evaluation in der Rehabilitation. Teil II: Bewertung der Ressourcenverbräuche. In: Forschungsverbund Rehabilitation Arbeitsgruppen. http://www.reha-verbund.de/agrehaoekonomie.html.

Bundesministerium für Arbeit und Sozialordnung (1999). In: Bundesministerium für Arbeit und Sozialordnung: Statistiken. http://www.bma.de/de/ministerium/statistiken/taschenbuch; (Okt. 2000).

CCOHTA (Canadian Coordinating Office for Health Technology Assessment) (1994). Guidelines for economic evaluation of pharmaceuticals. Ottawa: CCOHTA.

Chisholm D, Healey A, Knapp M (1997). QALYs and mental health care. Soc Psychiatry Psychiatr Epidemiol; 32: 68–75.

Chisholm D, Knapp MRJ, Knudsen HC, Amaddeo F, Gaite L, van Wijngaarden B, EPSILON Study Group (2000). Client socio-demographic and service receipt inventory – European version: development of an instrument for international research. Br J Psychiatry; 177, 39: 28–33.

Conley RW, Conwell M, Arrill MB (1967). An approach to measuring the cost of mental illness. Am J Psychiatry; 124: 755–62.

Drummond MF, Stoddart GL, Torrance GW (1987). Methods for the economic evaluation of health care programs. Oxford: Oxford University Press.

Evers SMAA, Ament AJHA (1995). Costs of schizophrenia in The Netherlands. Schizophr Bull; 21, 1: 141–53.

Greiner W (1996). Die Messung indirekter Kosten in ökonomischen Evaluationsstudien am Beispiel krankheitsbedingter Produktivitätsverluste. Homo oeconomicus; 13, 2: 167–88.

Gunderson JG, Mosher LR (1975). The cost of schizophrenia. Am J Psychiatry; 132: 901–6.

Häfner H (1993). Schizophrenie – Suche nach Ursachen und Auslösern. Spektrum der Wissenschaft; 10: 50–8.

Hannoveraner Konsensus Gruppe (1999). Deutsche Empfehlungen zur gesundheitsökonomischen Evaluation – Revidierte Fassung des Hannoveraner Konsens. Gesundheitsökonomie und Qualitätsmanagement; 4: 62–5.

Hinzpeter B, Troche CJ, Pfeiffer M, Lauterbach KW (1997). Zur Bedeutung von Kosten-Nutzen-Analysen im Gesundheitswesen. Gesundheitsökonomie und Qualitätsmanagement; 2: 145–50.

Hu TW, Hargreaves WA, Shumway M (1996). Estimating costs of schizophrenia and its treatment. In: Moscarelli M, Rupp A, Sartorius N (eds). Handbook of mental health economics and health policy; Schizophrenia. Chichester: Wiley 1996; 1: 359–71.

Institut für Arbeitsmarkt- und Berufsforschung der Bundesanstalt für Arbeit Nürnberg (Hrsg) (1999).

IAB Werkstattbericht. Wie lange dauert es, eine Stelle zu besetzen? Wer wird eingestellt? Nürnberg: Bundesanstalt für Arbeit; 18.

Koopmanschap MA, van Ineveld BM (1992). Towards a new approach for estimating indirect costs of disease. Soc Sci Med; 34: 1005–10.

Koopmanschap MA, Rutten FFH (1996). A practical guide for calculating indirect costs of disease. Pharmacoeconomics; 10: 460–6.

Koopmanschap MA, Rutten FFH, van Ineveld BM, van Roijen L (1995). The friction cost method for measuring indirect costs of disease. J Health Econ; 14: 171–89.

Leidl R (1996). Gesundheitsökonomie und Public Health. In: Walter U, Paris W (Hrsg). Public Health. Gesundheit im Mittelpunkt. Meran: Alfred & Söhne; 78–82.

Leidl R (1998). Die Ausgaben für die Gesundheit und ihre Finanzierung. In: Schwartz FW, Badura B, Leidl R, Raspe H, Siegrist J (Hrsg). Das Public Health Buch: Gesundheit und Gesundheitswesen. München: Urban & Schwarzenberg; 245–58.

Liljas B (1998). How to calculate indirect costs in economic evaluations. Pharmacoeconomics; 13: 1–7.

Maurer K, Häfner H (1995). Epidemiologie positiver und negativer Symptome in der Schizophrenie. In: Häfner H (Hrsg). Was ist Schizophrenie? Stuttgart: Gustav Fischer; 77–105.

McCrone P, Weich S (1996). Mental health care costs: Paucity of measurement. Soc Psychiatry Psychiatr Epidemiol; 31: 70–7.

Mulvany F, Byrne M, O'Callaghan E (1994). Social class of origin and schizophrenia. Schizophr Res; 11, 2: 97.

Osterheider M, Franken-Hiep K, Horn R (1998). Gesamtkrankenkosten der Schizophrenie und monetäre Bewertung einer Rezidivprophylaxe am Beispiel eines Standard-Depot-Neuroleptikums (Flupentixoldecanoat). Psychiatr Prax; 25: 38–43.

Rice DP, Miller LS (1996). The economic burden of schizophrenia: Conceptual and methodological issues, and cost estimates. In: Moscarelli M, Rupp A, Sartorius N (eds). Handbook of mental health economics and health policy; Schizophrenia. Chichester: Wiley; 1: 321–34.

Rössler W, Salize J, Knapp M (1998). Die Kosten der Schizophrenie. Fortschr Neurol Psychiatr; 66: 496–504.

Roick C, Kilian R, Angermeyer MC (2001a). Die indirekten Kosten schizophrener Psychosen. Eine Untersuchung der Komponenten und Berechnungsmöglichkeiten krankheitsbedingter Ressourcenverluste. Gesundheitsökonomie und Qualitätsmanagement; 6, 2: 36–43.

Roick C, Kilian R, Matschinger H, Bernert S, Mory C, Angermeyer MC (2001b). Die deutsche Version des Client Sociodemographic and Service Receipt Inventory. Ein Instrument zur Erfassung psychiatrischer Versorgungskosten. Psychiatr Prax; 28, 2: 84–90.

van Roijen L, Koopmanschap MA, Rutten FFH, van der Maas PJ (1995). Indirect costs of disease: An international comparison. Health Policy; 33: 15–29.

Rüther E (1996). Pharmakoökonomische Studien aus ärztlicher Sicht. In: von der Schulenburg JMG (Hrsg). Ökonomie in der Medizin. Stuttgart: Schattauer; 27–31.

Saß H, Wittchen HU, Zaudig M (1998). Diagnostisches und statistisches Manual psychischer Störungen. 2. Aufl. Göttingen: Hogrefe.

von der Schulenburg JMG, Uber A, Höffler J, Trenckmann U, Kissling W, Seemann U, Müller P, Rüther E (1998). Untersuchungen zu den direkten und indirekten Kosten der Schizophrenie. Eine empirische Analyse. Gesundheitsökonomie und Qualitätsmanagement; 3: 81–7.

Sloan FA, Conover CJ (1995). The use of cost-effectiveness/cost-benefit analysis in actual decision making: Current status and prospects. In: Sloan FA (ed). Valuing health care. Costs, benefits, and effectiveness of pharmaceuticals and other medical technologies. Cambridge: Cambridge University Press; 207–32.

Statistisches Bundesamt (1998). Gesundheitsbericht für Deutschland: Gesundheitsberichterstattung des Bundes. Stuttgart: Metzler-Poeschel.

Statistisches Bundesamt (1994). Gesundheitswesen. Todesursachen in Deutschland 1992. Stuttgart: Metzler-Poeschel; 12, 4.

3 Möglichkeiten und Grenzen von Kosten-Ergebnis-Analysen im Bereich Psychosomatik und Psychotherapie

Jürgen Schmidt

Zusammenfassung

Gegenstand gesundheitsökonomischer Evaluationen sind insbesondere wissenschaftliche Analysen von Kosten-Ergebnis-Relationen (z. B. von diagnostischen und therapeutischen Interventionen). Hierbei wird versucht, sowohl die Ergebnisseite (Effekte bzw. Wirkungen) als auch die Kostenseite (Aufwand, Ressourcenverbrauch) bestimmter Diagnose- und Behandlungsverfahren zu quantifizieren. Ökonomische Evaluationen, deren Grundtypen im Folgenden skizziert werden, können zur Erhellung vielfältiger Fragen und Entscheidungsprobleme ein wertvolles Hilfsmittel darstellen. In der Umsetzung sind sie jedoch auch mit vielen methodischen Problemen verbunden. Vorgestellt werden die Grundformen ökonomischer Evaluationen und die unterschiedlichen Perspektiven, die bei der Erfassung der Kosten- und Ergebnisseite eingenommen werden können. Verschiedene Perspektiven implizieren in der Regel unterschiedliche Kosten- und Ergebnismessungen, woraus differierende Schlussfolgerungen resultieren können. Es werden weiterhin die Grundprobleme der Kostenmessung (Erfassung der Kosten) und Effektmessung (Erfassung der Ergebnisseite) aufgezeigt und die drei wesentlichen Grundmodelle der Kosten-Ergebnis-Analyse (Kosten-Nutzen-Analysen, Kosten-Effektivitäts-Analysen und Kosten-Nutzwert-Analysen) dargestellt. Abschließend wird kritisch auf den Forschungsstand und die Verbreitung solcher Analysen im Bereich der Psychosomatik/Psychotherapie eingegangen. Es wird unter anderem gefolgert, dass diese Modelle bisher zu selten und wenn, dann zu selten fachgerecht eingesetzt worden sind. Der Autor plädiert verstärkt für die Nutzung der Möglichkeiten methodisch hochwertiger Kosten-Effektivitäts- und Kosten-Nutzwert-Analysen (KEA bzw. KUA). Jedoch muss deren Stellenwert als Entscheidungskriterium stets kritisch reflektiert werden.

3.1 Zum Gegenstand von Kosten-Ergebnis-Analysen

An der weiten Verbreitung psychischer und psychosomatischer Störungen in der Bevölkerung besteht kein Zweifel. Es kann gezeigt werden, dass Patienten, die an solchen Störungen leiden, unsere Gesellschaft – man denke an die Behandlungskosten im Gesundheitssystem und an den volkswirtschaftlichen Produktivitätsausfall – mit einem großen Kostenaufwand belasten (Baltensperger u. Grawe 2001; Grawe et al. 1994; Lamprecht 1996; Linden et al. 1996; Tress et al. 1997; Zielke 1993). Fragen nach der „richtigen" oder „adäquaten" Diagnostik und Therapie dieser Patienten werden noch immer sehr kontrovers diskutiert. Vor dem Hintergrund konkurrierender psychotherapeutischer Technologien (z. B. ambulante vs. stationäre Behandlungen, verhaltenstherapeutische vs. psychodynamische Therapien, rein psychotherapeutische vs. mit Pharmakotherapie kombinierte Behandlungen, Kurzzeittherapien vs. Langzeittherapien) werden unterschiedliche Auffassungen vertreten, welche Therapiealternativen – für welche Patienten und zu welchem Zeitpunkt – die besten sind. Ein mögliches Kriterium, das bei der Entscheidung zwischen mehreren Alternativen eine Rolle spielen kann, ist das jeweilige Verhältnis von Kosten (Input) und Ergebnis (Output). Wissenschaftliche Analysen von Kosten-Ergebnis-Relationen sind Gegenstand gesundheitsökonomischer Evaluationen (Drummond et al. 1987; Horisberger u. van Eimeren 1986; Leidl 1998; Robinson 1993; Schöffski u. von der Schulenburg 2000; Yates 1996). In derartigen Untersuchungen wird versucht, sowohl die Ergebnisseite (Effekte bzw. Wirkungen) als auch die Kostenseite (Aufwand, Ressourcenverzehr) bestimmter Diagnose- und Behandlungsverfahren zu quantifizieren. Die so genannten Kosten-Ergebnis-Analysen liefern einen Bezugsrahmen, um Input und Output von Maßnahmen gegenüberzustellen (Bühringer u. Hahlweg 1984 u. 1988). Bisweilen werden solche Studien auch als Effizienz-Analysen (Hinzpeter et al. 1997; Lauterbach u. Hinzpeter 1997; Rossi et al. 1988) oder als Wirtschaftlichkeitsuntersuchungen (Greiner u. Schöffski 2000) bezeichnet. Wirtschaftlichkeit beziehungsweise Effizienz als Handlungskriterium impliziert nach Bapst (1986) zweierlei: Zum einen ist eine bestimmte Leistung (Produkt) mit einem minimalen Ressourcenaufwand bereitzustellen, zum anderen soll mit dem gegebenen Ressourcenpotenzial ein Maximum an Gütern und Dienstleistungen produziert werden können. Zwei Fakten sprechen nach Lauterbach und Hinzpeter (1997) für die Daseinsberechtigung hochwertiger Effizienz-Analysen: die Knappheit der Ressourcen und die nahezu unbegrenzte Anzahl sinnvoller Einsatzmöglichkeiten. Hiermit sei ein Entscheidungsproblem programmiert, das unter gegebenen Bedingungen eine effiziente Allokation knapper Ressourcen gebietet. Zur Erhellung vielfältiger Fragen und Entscheidungsprobleme, zum Beispiel bei der Abwägung des Mitteleinsatzes zwischen

- alternativen Möglichkeiten der Diagnostik und Therapie bei derselben Krankheit und
- ambulanten, semi-stationären und stationären Maßnahmen,

können ökonomische Evaluationen ein wertvolles Hilfsmittel darstellen (Bapst 1986).

Lauterbach und Hinzpeter (1997) halten deshalb Effizienz-Analysen im Gesundheitswesen aus ethischen Gründen für notwendig, obwohl sie bisher eine untergeordnete Rolle gespielt haben.

Was von der Idee her einfach und überzeugend klingt, ist in der konkreten Umsetzung mit vielfältigen methodischen Problemen verbunden. Von zentraler Bedeutung bei Effizienz-Analysen sind insbesondere:

- die Perspektive bei der Erfassung von Kosten- und Ergebniskomponenten
- die Festlegung des adäquaten Studientyps zur Untersuchung der Kosten-Ergebnis-Relation
- die adäquate Operationalisierung und Messung der Kosten- und Ergebnisseite

Zu beachten ist, dass sich hinter dem Begriff ökonomische Evaluation kein einheitliches Studiendesign verbirgt (Leidl 1998; Schöffski u. Uber 2000). Insofern gibt es verschiedene Studienformen, die als Varianten von Kosten-Ergebnis-Analysen bezeichnet werden können. Die Grundformen gesundheitsökonomischer Evaluationen sind in Tabelle 3-1 zusammengefasst.

Schöffski und Uber (2000) unterscheiden sechs Grundformen, wobei sie zwischen Studien ohne vergleichenden Charakter (Variante 1 u. 2) und Studien mit vergleichendem Charakter (Varianten 3 bis 6) differenzieren. In dieser Zusammenstellung repräsentieren allerdings nur die drei letztgenannten Studientypen reine Kosten-Ergebnis-Analysen. Vergleichbar ist bei diesen Formen die Kostenerfassung, die einer monetären Bewertung der Ressourcenverbräuche der untersuchten Maßnahmen entspricht. Die Unterschiede ergeben sich jedoch bei der Operatio-

Tab. 3-1 Grundformen ökonomischer Evaluationen (Schöffski u. Uber 2000).

1. Kosten-Analysen
2. Krankheitskosten-Analysen
3. Kosten-Kosten-Analysen
4. Kosten-Nutzen-Analysen
5. Kosten-Wirksamkeits-Analysen
6. Kosten-Nutzwert-Analysen

nalisierung der Ergebnisseite. Die drei Varianten werden unter Punkt 3.4 kurz skizziert.

3.2 Perspektiven

Als Perspektive wird der Standpunkt bezeichnet, aus dessen Sicht Kosten (Aufwand) und Ergebnis (Ertrag, Nutzen) von gesundheitsbezogenen Interventionen erfasst und bewertet werden sollen. Auch für psychosomatisch-psychotherapeutische Maßnahmen gilt: Was als Kosten und Nutzen derartiger Interventionen wahrgenommen wird, hängt auch entscheidend von der Perspektive des Betrachters ab. Je nachdem, aus welcher Sicht Kosten und Nutzen ermittelt werden, kann das Resultat der Betrachtung sehr unterschiedlich ausfallen (Greiner 2000). Mögliche Perspektiven, die in der gesundheitsökonomischen Literatur diskutiert werden, sind in Tabelle 3-2 zusammengefasst (Greiner 2000; Hessel et al. 1999; Leidl 1998; Rossi et al. 1988).

Ein Vergleich internationaler Richtlinien für ökonomische Evaluationsstudien zeigt, dass vorrangig die Einnahme der gesellschaftlichen/volkswirtschaftlichen Perspektive empfohlen wird (Hoffmann et al. 2000). Aus dieser Perspektive sind auf der Kostenseite theoretisch alle Ressourcenverbräuche – unabhängig davon, wer sie zu tragen hat – und auf der Ergebnisseite alle Effekte der untersuchten Interventionen relevant. Die gesellschaftliche Perspektive gilt deshalb als der „umfassendste" Ansatz zur Erfassung der Kosten und Ergebnisse, gleichwohl gehen die übrigen Perspektiven erhebungstechnisch nicht vollständig in ihr auf (Hessel et al. 1999). Diese umfassende Perspektive kann durch andere, begrenztere Perspektiven ergänzt werden. Eine Krankenkasse kann beispielsweise ihr Interesse auf die für sie relevanten Ausgaben und Effekte beschränken. Kosten, die bei anderen Sozialleistungsträgern entstehen (oder auch eingespart werden), sind bei dieser Betrachtung irrelevant. Die verschiedenen Perspektiven haben demnach zur Folge, dass bestimmte Kosten- und Ergebniskomponenten von unterschiedlicher Relevanz sind. Gehen nur die jeweils relevanten Komponenten in die Kosten- und Ergebnisbetrachtungen ein, dann können die Schlussfolgerungen unterschiedlich sein. Die Wahl der Perspektive sollte deshalb in Kosten-Ergebnis-Analysen eindeutig dargestellt und begründet werden.

3.3 Erfassung der Kosten (Kostenmessung) und der Ergebnisse (Effektmessung)

Eine korrekte, methodisch einwandfreie Erfassung der Kosten, die mit bestimmten Gesundheitsleistungen verbunden sind, ist, ebenso wie eine korrekte, methodisch einwandfreie Erfassung der Effekte, die Grundvoraussetzung für eine Kosten-Ergebnis-Analyse. Durch die zusätzliche Kostenermittlung unterscheiden sich diese Untersuchungen von reinen Effektivitätsstudien. Wie bereits erwähnt, hat die Perspektive wesentlichen Einfluss darauf, wie im konkreten Fall Kosten und Nutzen definiert, gemessen und bewertet werden (Leidl 1998). Nach Empfehlung der Hannoveraner Konsens Gruppe (Hoffmann et al. 2000) sollten grundsätzlich alle für die gewählte Perspektive relevanten Kosten und Ergebnisgrößen ermittelt und berücksichtigt werden.

Kostenmessung

Leidl (1998) definiert Kosten als die in Geldeinheiten bewerteten Ressourcenverbräuche von gesundheitsbezogenen Maßnahmen (= Aufwand in Euro). Die komplexe fachliche Problematik der Kostenmessung (z. B. Datenquellen, Erhebungsmethoden, Kostenkomponenten, Kostenkategorien, Opportunitätskostenansatz, Humankapi-

---

Tab. 3-2 Perspektiven in Kosten-Ergebnis-Analysen.

- die gesellschaftliche Perspektive
- die Perspektive der Sozialleistungsträger
- die Arbeitgeber-Perspektive
- die Leistungserbringer-Perspektive
- die Patienten-Perspektive
- die Angehörigen-Perspektive

talansatz, Friktionskostenansatz, Diskontierung von Kosten) in gesundheitsökonomischen Studien kann hier nur erwähnt werden. Ausführliche Darstellungen finden sich zum Beispiel bei Greiner (2000), Hessel et al. (1999) und Leidl (1998). In der Operationalisierung der Kosten bestehen Entscheidungsspielräume. Verschiedene Ansätze und die Berücksichtigung oder Nichtberücksichtigung unterschiedlicher Kostenkomponenten können in der Praxis zu abweichenden Kostenberechnungen führen. Nach Leidl (1998) kann man grundsätzlich nicht von „richtigen" oder „falschen" Kostenermittlungen sprechen, vielmehr sei zu prüfen, ob die Kostenmessungen den Studienzielen gerecht werden und welche Interpretationen die Ergebnisse aus konzeptionellen und methodischen Gründen zulassen.

In dieser Kurzdarstellung werde ich mich ausschließlich auf die gesellschaftliche Perspektive beziehen, auf die Unterschiede zu anderen Perspektiven kann nur hingewiesen werden. Zur sachgemäßen Kostenberechnung müssen die Kategorien des Ressourcenverbrauchs identifiziert, der Verbrauch gemessen und monetär bewertet werden. Es wird empfohlen, die Ressourcenverbräuche getrennt von den Preisen als Mengeneinheiten auszuweisen (Hoffmann et al. 2000). Bei der Erfassung und Bewertung der Ressourcenverbräuche, die im Zusammenhang mit Interventionen entstehen, gehen ökonomische Analysen vom so genannten Opportunitätskostenansatz aus, *„da Ressourcen, die in eine bestimmte Verwendung gegangen sind, für eine andere nutzbringende Verwendung nicht mehr zur Verfügung stehen."* (Hessel et al. 1999, S. 114)

In gesundheitsökonomischen Evaluationen werden zumeist mehrere Kategorien von Kosten unterschieden, für die dann der jeweilige Ressourcenverbrauch ermittelt wird (vgl. Tab. 3-3).

Im Rahmen der gesellschaftlichen Perspektive wird in der Regel zwischen direkten (medizinischen und nicht-medizinischen) und indirekten Kosten unterschieden, eine Differenzierung, die in anderen Perspektiven nicht zweckmäßig sein muss (Hessel et al. 1999). **Direkte Kosten** entsprechen dem monetär bewertbaren Ressourcenverbrauch, der unmittelbar mit der Anwendung oder Durchführung einer Intervention verbunden ist. Direkte medizinische Kosten betreffen die Ressourcenverbräuche der Interventionen selber (z. B. ambulante oder stationäre diagnostische und therapeutische Leistungen, Arzneimittel, Heil- und Hilfsmittel) sowie den durch weitere Behandlungen hervorgerufenen Ressourcenverbrauch – auch den, der durch die Behandlung von Nebenwirkungen entsteht (Hessel et al. 1999). Direkte nicht-medizinische Kosten betreffen Aufwendungen, die wegen der Krankheit und der Intervention außerhalb der Maßnahme selber anfallen (z. B. Fahrtkosten, krankheitsbedingte Anschaffungen, die nicht Hilfsmittel sind, oder eine Haushaltshilfe).

Unter **indirekten Kosten** versteht man Kosten, die einer Volkswirtschaft außerhalb des medizinischen Sektors durch krankheitsbedingtes Fernbleiben oder nur eingeschränkte Leistung am Arbeitsplatz (Produktivitätsausfälle) entstehen (= Kosten durch produktivitätsrelevante Krankheitsfolgen). Dies beinhaltet auch Kosten, die durch kurzzeitigen krankheitsbedingten Arbeits-

Tab. 3-3 Kostenkategorien (Greiner 2000; Hessel et al. 1999).

Direkte Kosten (K_{dir})	Indirekte Kosten (K_{ind})	Intangible Kosten (K_{int})
• alle monetär bezifferbaren Kosten, die unmittelbar im Zusammenhang mit der gesundheitsbezogenen Intervention stehen • direkte medizinische Kosten • direkte nicht-medizinische Kosten	• alle monetär bezifferbaren Kosten, die mittelbar durch die Intervention bzw. die Erkrankung verursacht werden • Kosten des krankheits- und des interventionsbedingten Arbeitsausfalls (Produktivitätsausfälle)	• Kosten, die normalerweise nicht monetär bezifferbar sind (z. B. Schmerz, Gefühl der Einsamkeit)

ausfall ohne ärztlich attestierte Arbeitsunfähigkeitsbescheinigung oder durch Arbeitsausfall wegen eines Arztbesuches während der Arbeitszeit anfallen (Greiner 2000; Hessel et al. 1999).

Eine weitere Kostenart, die im Zusammenhang mit medizinischen Interventionen gesundheitsökonomisch von Interesse sein kann, sind **intangible Kosten** (Synonym: „psychologische" bzw. „psychosoziale Kosten"). Diese beziehen sich auf Aspekte der Lebensqualität (z. B. Schmerzen, Belastungen, Leiden, Depressionen) der Patienten und ihrer Angehörigen, das heißt auf monetär nicht messbare Effekte, die mit Behandlungsalternativen verbunden sein können. Aufgrund erheblicher Probleme bei der Erfassung und Bewertung derartiger „Kosten" wird allerdings häufig dafür plädiert, auf der Kostenseite auf ihre Erhebung zu verzichten (Hessel et al. 1999); dennoch wird im Allgemeinen ihre Berücksichtigung bei der Interpretation der Ergebnisseite angeraten.

In der Regel wird empfohlen, die entstehenden Ressourcenverbräuche weitestmöglich auf der Ebene direkter und indirekter Kosten zu erfassen und diese monetär zu bewerten (Hessel et al. 1999).

Ergebnismessung

Auch bei der Abbildung der Ergebnisseite von gesundheitsbezogenen Interventionen kann unterschiedlich vorgegangen werden. Ergebnisse psychosomatisch-psychotherapeutischer Interventionen können in verschiedener Weise definiert werden (Kordy u. Kächele 1996; Lyons et al. 1997; Schmidt et al. 2000; Schulte 1993). Von Interesse sind monetäre und nicht-monetäre Dimensionen. Monetär messbare Nutzeneffekte sind zum Beispiel Kosteneinsparungen (aufzeigbar im Vorhernachher-Vergleich von direkten Krankheitskosten) oder volkswirtschaftliche Produktivitätsgewinne (aufzeigbar im Vorher-nachher-Vergleich von indirekten Krankheitskosten), die mit den untersuchten Interventionen verbunden sind. Im Mittelpunkt klinischer Ergebnisstudien stehen demgegenüber eher nicht-monetäre Wirkungen, was auch der eigentlichen Zielsetzung dieser Maßnahmen entspricht (z. B. Veränderungen des Gesundheitszustandes und der Lebensqualität von Patienten). Diese Zielgrößen, die häufig auf mehrdimensionalen Konstrukten basieren, sind normalerweise nicht in Geldeinheiten bewertbar. Erfolgsparameter gesundheitsbezogener Interventionen leiten sich aus klinischen Zielsetzungen, gesundheitspolitischen und/oder kostenträgerbezogenen Vorgaben ab. Für die Ergebnismessung im Bereich der Psychosomatik/Psychotherapie steht inzwischen ein breites Repertoire an Verfahren und Messinstrumenten zur Verfügung (Fydrich et al. 1996; Grawe u. Braun 1994; Lambert 1994; Newman u. Ciarlo 1994; Schulte 1995). Eine Übersicht über krankheitsspezifische und generische Instrumente zur Beschreibung und Messung der Lebensqualität, die häufig in gesundheitsökonomischen Studien Verwendung finden, gibt beispielsweise Leidl (1998).

Die Ergebnisse von psychosomatisch-psychotherapeutischen Interventionen können also unterschiedlich operationalisiert und gemessen werden. Es resultieren daraus unterschiedliche Typen von Ergebnismaßen:
- Ergebnis als monetärer Nutzen,
- Ergebnis als Effektivität,
- Ergebnis als Nutzwert,

die in verschiedenen Typen von Kosten-Ergebnis-Analysen Verwendung finden.

3.4 Studientypen

Abgeleitet aus den in Abbildung 3-1 dargestellten Hauptkomponenten von Kosten-Ergebnis-Analysen können drei Studientypen (Grundmodelle) unterschieden werden, die nachfolgend in vereinfachter Form kurz skizziert werden:
- Kosten-Nutzen-Analysen
- Kosten-Effektivitäts-Analysen
- Kosten-Nutzwert-Analysen

So genannte Kosten-Kosten-Analysen (auch Kosten-Minimierungs-Analysen genannt; vgl. Tab. 3-1), in denen Alternativen mit klinischer Ergebnisgleichheit auf ihre Kosten hin verglichen werden, stellen Kosten-Ergebnis-Analysen im weiteren Sinne dar, da hierbei die Ergebnisgleichheit vorausgesetzt wird und eine Effektmessung im Rahmen der Untersuchung nicht stattfindet. Sie werden hier nicht weiter thematisiert.

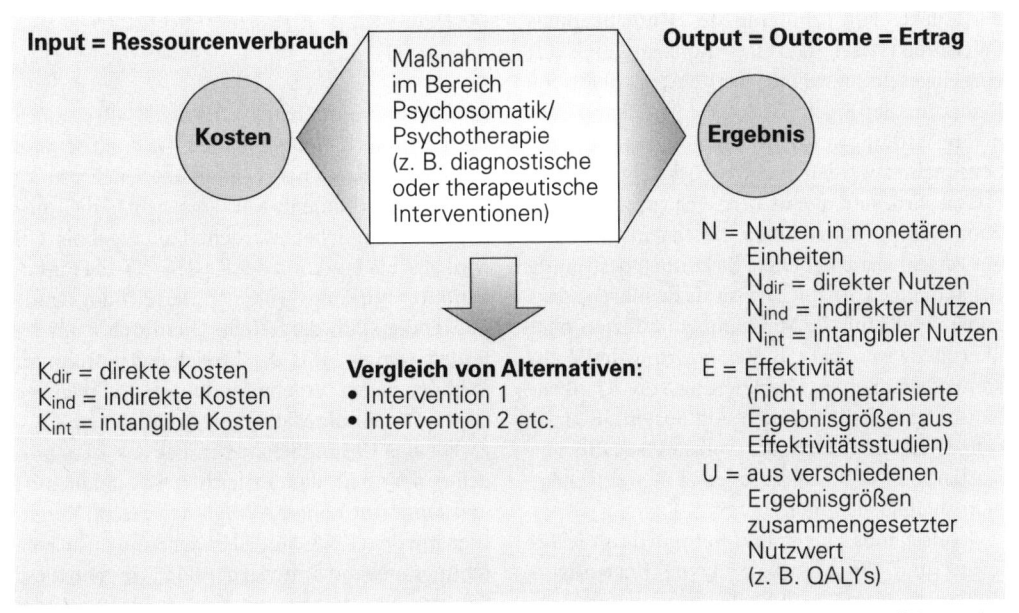

Abb. 3-1 Hauptkomponenten von Kosten-Ergebnis-Analysen (nach Drummond et al. 1987; Schöffski u. Uber 2000).

Kosten-Nutzen-Analyse (KNA)

Die KNA (engl.: cost-benefit analysis) stellt die klassische Form einer ökonomischen Evaluation dar. Oft wird der Begriff sehr allgemein verwendet, häufig als Oberbegriff für alle Formen von Kosten-Ergebnis-Analysen (Schöffski u. Uber 2000). Hauptkennzeichen der klassischen KNA ist der Versuch, sämtliche Ressourcenverbräuche (= Kosten) und den gesamten Nutzen (= Ergebnis) von zu evaluierenden Behandlungsalternativen zu monetarisieren, das heißt in Geldeinheiten zu bewerten. Ziel ist somit – bei jeder Behandlungsalternative – die Gegenüberstellung zweier Geldbeträge, wobei verschiedene **Kennwerte** ermittelt werden können. Die einfachste Methode ist die Saldo-Bildung, das heißt die Gesamtkosten vom Gesamtnutzen zu subtrahieren, um den Nettonutzen einer Alternative zu bestimmen:

(1) $(N_{dir} + N_{ind} + N_{int}) - (K_{dir} + K_{ind} + K_{int})$
(Gesamtnutzen − Gesamtkosten)

Für Vergleiche verschiedener Therapiealternativen verwendet man oft das Verhältnis von Nutzen und Kosten, um den Einfluss des Aufwands auf die Höhe des Nutzens konstant zu halten:

(2) $(N_{dir} + N_{ind} + N_{int}) : (K_{dir} + K_{ind} + K_{int})$
(Gesamtnutzen : Gesamtkosten)

Im umfassendsten Fall bedeutet dies, auf der Kostenseite auch intangible Kosten (K_{int}) und auf der Ergebnisseite intangible Nutzenkomponenten (N_{int}) mit einzubeziehen (Schöffski u. Uber 2000). Die meisten Gesundheitsökonomen plädieren allerdings dafür, die Kostenermittlung auf direkte und indirekte Kosten zu beschränken (Hessel et al. 1999; Leidl 1998).

Das Hauptproblem der KNA ist fraglos die vollständige Monetarisierung der Ergebnisseite. Das monetäre Ergebnis (der Nutzen) einer Maßnahme kann einerseits über monetäre Einsparungen (tangible Nutzenkomponenten), die mit ihr verbunden sind, andererseits auch über nichtmonetäre Effekte (intangible Nutzenkomponenten), die dann in geeigneter Form monetär transferiert werden, ermittelt werden. Bei der Monetarisierung der Ergebnisseite wird auf unterschiedliche Konzepte zurückgegriffen (Hessel et al. 1999). Sie basieren entweder auf der Zahlungs-/Akzeptanzbereitschaft (Willingness-to-pay-Ansatz) von Patienten in Bezug auf die erzielten Effekte (Weinstein et al. 1980) oder auf dem Beitrag der Effekte zur Erhöhung des Humankapitals (Weisbrod 1961). Letzteres Konzept impliziert eine eingeschränkte Form der KNA, das heißt eine Reduktion der Ergebnisseite auf „greifbare" monetäre Wirkungen (Wirkungen etwa auf die Lebensqualität werden nicht berücksichtigt). Was erfasst wird, sind die im Vergleich zurzeit vor der Behandlung entstandenen Kosteneinsparungen auf verschiedenen Ebenen. So können bestimmte Behandlungen beispielsweise dazu führen, dass andere medizinische Maßnahmen reduziert oder überflüssig werden (z. B. Verringerung der Medikamenteneinnahme, Verkürzung von Krankenhausaufenthalten, geringere Arztkosten). Einsparungen können auch die volkswirtschaftlichen Kosten von Krankheit betreffen (z. B. weniger Arbeitsunfähigkeitszeiten).

Kritisch muss angemerkt werden, dass die Relevanz und Durchführbarkeit von Kosten-Nutzen-Analysen im Gesundheitswesen sehr umstritten ist (Schöffski u. Uber 2000). Die Wirkungen gesundheitsbezogener Maßnahmen können vielfältig und komplex sein. Dem Versuch, alle wichtigen Effekte in Geldeinheiten zu bewerten, stehen ethisch-moralische Grenzen und vielfältige methodische Probleme gegenüber. In der Praxis hat dies zur Entwicklung von weiteren Varianten der Kosten-Ergebnis-Analyse geführt, die auf eine Monetarisierung der Ergebnisseite verzichten.

Kosten-Effektivitäts-Analyse (KEA)

Bei der KEA (auch: Kosten-Wirksamkeits-Studie; engl.: cost-effectiveness analysis) werden nur die Kosten von Therapiealternativen in Geldeinheiten bewertet. Als Ergebnisindikatoren werden einzelne Effektparameter (E = Maße der Effektivität) herangezogen, wie sie im Rahmen von klinischen Effektivitätsstudien üblicherweise erhoben werden (z. B. Anzahl der erfolgreich behandelten Fälle, Senkung des Blutdrucks, Lebensverlängerung in Jahren, Veränderung der Depressivität oder der gesundheitsbezogenen Lebensqualität). Die Kosten von Interventionen (K) werden dann zu diesen nicht-monetarisierten Erfolgsgrößen (E) in Relation gesetzt:

(3) $(K_{dir}) : E$ (Kosten-Effektivitäts-Relation A) oder

(4) $(K_{dir} + K_{ind}) : E$ (Kosten-Effektivitäts-Relation B)

Maßzahlen sind Kosten-Effektivitäts-Relationen für bestimmte Interventionen (z. B. Kosten in Euro je erfolgreicher Behandlung oder pro kg gesenktem/erhöhtem Körpergewicht), die miteinander verglichen werden. Das Ergebnis (E) wird also als Funktion der Kosten (K), die für bestimmte Wirkungs- oder Zielerreichungsgrade notwendig sind, dargestellt. Hierdurch kann ermittelt werden, was die Erreichung bestimmter therapeutischer Ergebnisse kostet. Der kleinste Quotient stellt die Maßnahme der Wahl dar.

Für das Gesundheitswesen hat das KEA-Modell den Vorteil, dass es leichter verständlich ist und somit eine höhere Akzeptanz erreicht. Verglichen mit dem KNA-Modell ist der zusätzliche Forschungsaufwand sehr viel geringer, weshalb diese Studienform derzeit am häufigsten verwendet wird. Ein Problem besteht allerdings darin, dass Interventionen in der Regel mehrere relevante Effekte haben (Mehrdimensionalität der Ergebnisseite) und dass unterschiedliche Effektparameter (E) zu unterschiedlichen Kosten-Effektivitäts-Relationen führen können. Nur die Resultate von verschiedenen KEAn mit dem gleichen Effektparameter (E) sind miteinander vergleichbar (Leidl 1998).

Kosten-Nutzwert-Analyse (KUA)

Die KUA (auch: Kosten-Utilitäts-Analyse; engl.: cost-utility analysis) stellt eine Erweiterung der KEA dar, die mittlerweile als eigenständige Variante der Kosten-Ergebnis-Analyse betrachtet wird. Es wird versucht, mehrere Ergebnisdimensionen zu einem Ergebnisindex zu verknüpfen (Hinzpeter et al. 1997). Aus verschiedenen Ergebnisgrößen (z.B. Lebensdauer und Lebensqualität) werden so genannte Nutzwerte (U = utility) ermittelt, die den Kosten gegenübergestellt werden:

(5) $(K_{dir}) : U$ (Kosten-Nutzwert-Relation A) oder

(6) $(K_{dir} + K_{ind}) : U$ (Kosten-Nutzwert-Relation B)

Diese Kosten-Nutzwert-Relation wird jeweils für alle zu bewertenden Interventionen gebildet, der kleinste Quotient stellt die Maßnahme der Wahl dar (Schöffski u. Uber 2000). Der gegenwärtig in der Forschung am häufigsten verwendete Nutzwert ist das so genannte QALY (quality-adjusted life years), das Ergebnis solcher KUA sind dann „Kosten pro gewonnenem qualitätskorrigiertem Lebensjahr" (Leidl 1998; Schöffski u. Greiner 2000).

3.5 Forschungsstand und Verbreitung im Bereich Psychosomatik/Psychotherapie

Mit den Varianten der Kosten-Ergebnis-Analyse wird es – sowohl retrospektiv als auch prospektiv – möglich, alternative Diagnose- und Behandlungsverfahren hinsichtlich ihrer Kosten und Effekte zu überprüfen. Diese Verfahren haben ihre Wurzeln in der Wirtschaft. In den USA hat ihre Anwendung bereits eine längere Tradition in verschiedensten Politik-, Sozial- und Gesundheitsbereichen (Rossi et al. 1988; Wittmann 1985). Hasenbring (1996) berichtet von einer Literaturrecherche, die zum Stichwort „Kosten-Nutzen-Analyse" in den letzten 15 Jahren international über 2000 Literaturstellen hervorbrachte. Obwohl seit einigen Jahren in Deutschland immer häufiger derartige Evaluationen durchgeführt werden (Hoffmann et al. 2000), sind solche Studien im deutschen Gesundheitswesen vergleichsweise selten (Hinzpeter et al. 1997). Zwischen der öffentlichen Beschwörung des Effizienzdenkens bei Allokations- und Maßnahmenentscheidungen und der geringen Anzahl vorhandener Kosten-Ergebnis-Studien existiert ein erklärungsbedürftiges Missverhältnis. Die Gründe für die Zurückhaltung dürften vielfältig sein: Einerseits sind diese in Ängsten und Interessenkonflikten bei Beteiligten, andererseits in fehlenden Ressourcen (Geld), fehlendem Know-how, uneinheitlicher Methodik und Datenerhebungsproblemen zu finden. Zudem kann bemängelt werden, dass die Studienqualität in der Vergangenheit häufig zu wünschen übrig ließ, was für die Akzeptanz von Kosten-Ergebnis-Analysen sicherlich nicht förderlich war.

Richtlinien beziehungsweise Empfehlungen zur Durchführung gesundheitsökonomischer Evaluationen sind jedoch mittlerweile in vielen Ländern vorhanden, was ihre Etablierung weiter begünstigen könnte. Eine aktuelle Übersicht über die Standardisierung der Methodik im In- und Ausland stammt von Hoffmann und Koautoren (2000). Für Deutschland liegen etwa die Empfehlungen der Hannoveraner Konsens Gruppe vor, die sich inhaltlich auf die Aspekte Studiendesign, Studienformen, Perspektive, Validität und Datenquellen, Kostenermittlung, Erhebung der Ergebnisparameter, Zeithorizont, Diskontierung, Sensitivitätsanalyse und Publikation der Ergebnisse beziehen (Hoffmann et al. 2000). Die vergleichende Übersicht von Hoffmann et al. (2000) zeigt, dass über grundlegende Elemente gesundheitsökonomischer Studien zwar ein Konsens herrscht, aber die Methodik in einigen Bereichen noch uneinheitlich ist. Die Autoren folgern daher, dass nach wie vor noch kein optimaler Standard existiert, weder auf nationaler und erst recht nicht auf europäischer beziehungsweise internationaler Ebene.

Wie sieht es mit Kosten-Ergebnis-Analysen im Psychosomatik-/Psychotherapiebereich aus? Eine Sekundäranalyse von Baltensperger und Grawe (2001) erhebt den Anspruch, alle bis Mitte 1995 vorliegenden gesundheitsökonomischen Studien auf dem Gebiet der Psychotherapie berücksichtigt zu haben. Insgesamt wurden 124 Einzelstudien einbezogen, die zumeist aus den USA, vereinzelt aus England und Deutschland stammen. Nach Baltensperger und Grawe (2001) liegen Kosten-Nutzen-Untersuchungen zum Einsatz der Psychotherapie allein oder in Kombination mit einer medizinischen Behandlung aufgrund des analysierten Datenmaterials für rund 80 000 Patienten und verschiedenste Diagnosegruppen und Therapieansätze vor. Am besten untersucht sei die Kosten-Ergebnis-Relation von kognitiv-behavioralen Therapiemethoden; die wenigen Kosten-Nutzen-Belege für die psychodynamischen und humanistischen Therapierichtungen sowie die Hypnose zeigen ebenfalls positive Resultate. Nach Ansicht der Autoren belegen die Studien, dass Psychotherapie im Vergleich zu routinemäßig eingesetzten medizinischen Behandlungsmaßnahmen nicht nur wirksamer, sondern auch kostengünstiger ist. Weitere Übersichten über Kosten-Ergebnis-Analysen im psychosomatisch-psychotherapeutischen Bereich stammen zum Beispiel von Bühringer und Hahlweg (1984 u. 1988), Frasch und Neumann (1999) und Neumer und Margraf (1996). Ziel des systematischen Literaturüberblicks von Frasch und Neumann (1999) war, die Übertragbarkeit anerkannter ökonomischer Evaluationsmethoden auf psychotherapeutische Prozedere zu überprüfen. Die Autoren konnten insgesamt 21 Arbeiten (16 KNA, 4 KEA, 1 KUA) identifizieren, die gemäß Drummond und Jefferson (1996) klassifiziert und hinsichtlich ihrer Qualität bewertet wurden. Eine Schlussfolgerung ist, dass sich die allgemein in der Medizin anerkannte Methodik von Kosten-Ergebnis-Überlegungen zwar auf psychotherapeutische Interventionen übertragen lässt, jedoch im Vergleich zu anderen Behandlungsmethoden wenige methodisch einwandfreie Arbeiten vorliegen. Bekannte Beispiele für in Deutschland durchgeführte Kosten-Nutzen-Analysen sind die Studie von Zielke (1993 u. 1999) zur stationären Verhaltenstherapie und die Studie von Margraf und Schneider (1996) zur ambulanten kognitiven Verhaltenstherapie bei Patienten mit schweren Angstkrankheiten (in beiden Fällen wurde leider keine Behandlungsalternative untersucht) (Neumer u. Margraf 1996).

3.6 Kritische Würdigung und Ausblick

Ökonomische Bewertungen im Bereich der Psychosomatik/Psychotherapie sind vom betroffenen Fachpublikum in der Vergangenheit bisweilen mit großer Skepsis, Ablehnung, ja sogar offener Feindseligkeit aufgenommen worden (Wittmann 1985). Dies hat sich, wie es scheint, zwischenzeitlich geändert, nicht zuletzt wohl auch infolge knapper Gelder und wegen des fortwährenden Druckes, die Daseinsberechtigung bestimmter Angebote zu legitimieren.

Die Versorgung von Patienten mit psychischen und psychosomatischen Störungen ist in Deutschland durch unterschiedliche Betreuungsformen (ambulante, teilstationäre, stationäre Maßnahmen), unterschiedliche Zielakzente (Maßnahmen der Akutbehandlung und der Rehabilitation) und unterschiedliche Therapieansätze (z. B. verhaltenstherapeutische und psychodynamische Maßnahmen) gekennzeichnet. Die zur Auswahl stehenden therapeutischen Möglichkeiten, die primär darauf abzielen, den Gesundheitszustand und die Lebensqualität der Patienten zu verbessern, sind nicht selten mit deutlich unterschiedlichen Kosten verbunden. Während die Effektivität vieler Therapiealternativen als beforscht und weit gehend gesichert betrachtet werden kann (Grawe et al. 1994), liegen die Kosten-Ergebnis-Relationen der Therapiealternativen – zumindest was die konkrete Situation in Deutschland betrifft – vielfach im Dunkeln. Hier ist ein eklatantes Forschungsdefizit zu beklagen.

Vor dem Hintergrund knapper Ressourcen im Gesundheits- und Sozialwesen sollte die Relevanz von Kosten-Ergebnis-Analysen eigentlich evident sein. Wer in Zeiten knapper Mittel den Anspruch hat, kosteneffektive Versorgungsangebote zu bevorzugen, diese zu fördern und weiterzuentwickeln, muss die Wirtschaftlichkeit der vorhandenen Alternativen, das heißt das Verhältnis zwischen Kosten und Erträgen, überprüfen. Die Grundmodelle der Kosten-Ergebnis-Analyse stellen hierfür ein Instrumentarium zur Verfügung, das allerdings methodisch sorgfältig eingesetzt und weiterentwickelt werden muss. Bisher sind diese Modelle im deutschen Psychosomatik-/Psychotherapiebereich aber zu selten und wenn, dann zu selten fachgerecht eingesetzt worden. Darüber hinaus liegen bisher auch wenige vergleichende Effizienz-Studien vor (um die Resultate von Kosten-Ergebnis-Studien aussagekräftig zu gestalten, müssen immer Behandlungsalternativen berücksichtigt werden). Vor allem die Möglichkeiten methodisch hochwertiger Kosten-Effektivitäts- (KEA) und Kosten-Nutzwert-Analysen (KUA) sollten stärker genutzt werden.

Kritisch muss jedoch eingeräumt werden, dass Kosten-Ergebnis-Analysen kein Allheilmittel für die Probleme des Gesundheitswesens sind und dass es bei der Konzeption und Durchführung dieser Studien gravierende methodische Probleme gibt. Dies war, wie angedeutet, für die bisherige Durchführungsbereitschaft eher abträglich. Zwar sind die Grundmodelle in den letzten Jahrzehnten weiterentwickelt und verfeinert worden, doch gelten Kosten-Ergebnis-Analysen aufgrund der vielfältigen Probleme bei vielen Forschern noch immer als nicht ausgereift (Rossi u. Freeman 1993). Umso mehr ist bei der Durchführung dieser Untersuchungen ein interdisziplinäres Forscherteam, bestehend aus Psychotherapeuten, Medizinern, (Gesundheits-)Ökonomen und Sozialwissenschaftlern, dringend geraten. Nur dadurch kann die Einhaltung der national und international geforderten Standards gesichert und nur so können die vielfältigen inhärenten Methodenprobleme fachgerecht bewältigt werden.

Trotz aller Abstriche erscheint die prinzipielle Tauglichkeit von Kosten-Ergebnis-Analysen, die allerdings ein sehr spezifisches Know-how erfordern, auch für den Psychosomatik-/Psychotherapiebereich unbestreitbar. Bei der Bewertung von Maßnahmen sollten Kosten-Ergebnis-Analysen allerdings nicht als ein Ersatz anderer Bewertungskriterien, sondern als eine Ergänzung von Effektivitäts- und/oder Qualitätsanalysen verstanden werden. Weiterhin sind diese Konzepte nicht dazu geeignet, über die Behandlung einzelner Patienten zu entscheiden, weil es zunächst „nur" um allgemeine Allokationsentscheidungen geht (Schöffski u. von der Schulenburg 2000). Speziell für Kosten-Nutzen-Analysen (KNA) gilt zudem, dass sich nur ein Teil des „Nutzens" psychosomatisch-psychotherapeutischer Maßnahmen in Geldeinheiten ausdrücken lässt. Nutzen ist auch immer individuell und subjektiv. Wo dies augenscheinlich wird, darf die Kostenberechnung kein alleiniges Entscheidungskriterium sein. Eine Stärke hochwertiger Kosten-Ergebnis-Analysen liegt jedoch darin, dass sie eine explizite Formulierung ökonomischer Annahmen und Fragestellungen erzwingen, statt sie unterschwellig in Entscheidungsprozesse einfließen zu lassen (Rossi et al. 1988).

Literatur

Baltensperger C, Grawe K (2001). Psychotherapie unter gesundheitsökonomischem Aspekt. Z Klin Psychol Psychother; 30: 10–21.
Bapst L (1986). Die mehrdimensionale Kosten-Nutzen-Analyse als Evaluationsinstrument im Gesundheitswesen. In: Horisberger B, van Eimeren W (Hrsg). Die Kosten-Nutzen-Analyse. Berlin: Springer; 2–49.
Bühringer G, Hahlweg K (1984). Kosten-Nutzen-Aspekte psychologischer Behandlung. Psychol Rundsch; 37: 1–19.
Bühringer G, Hahlweg K (1988). Kosten-Ergebnis-Analysen im Gesundheitswesen. Einführung in die Methodik und in die Analyse psychotherapeutischer Interventionen. In: Lösel F, Skowronek H (Hrsg). Beiträge der Psychologie zu politischen Planungs- und Entscheidungsprozessen. Weinheim: Deutscher Studien Verlag; 98–104.
Drummond MF, Jefferson TO (1996). Guidelines for authors and peer reviewers of economic submissions to the BMJ. BMJ; 313: 275–83.
Drummond MF, Stoddart GL u. Torrance GW (1987). Methods for the economic evaluation of health care programmes. Oxford: Oxford University Press.
Frasch K, Neumann NU (1999). Ökonomische Aspekte psychotherapeutischer Verfahren in Psychosomatik und Psychiatrie. Ein systematischer Literaturüberblick. Nervenarzt; 70: 387–90.
Fydrich T, Laireiter AR, Saile H, Engberding M (1996). Diagnostik und Evaluation in der Psychotherapie: Empfehlungen zur Standardisierung. Z Klin Psychol Psychother; 25, 2: 161–8.
Grawe K, Donati R, Bernauer F (1994). Psychotherapie im Wandel. Von der Konfession zur Profession. Göttingen: Hogrefe.
Grawe K, Braun U (1994). Qualitätskontrolle in der Psychotherapiepraxis. Z Klin Psychol Psychother; 23, 4: 242–67.
Greiner W (2000). Die Berechnung von Kosten und Nutzen im Gesundheitswesen. In: Schöffski O, von der Schulenburg JMG (Hrsg). Gesundheitsökonomische Evaluationen. 2. Aufl. Berlin: Springer; 159–73.
Greiner W, Schöffski O (2000). Grundprinzipien einer Wirtschaftlichkeitsuntersuchung. In: Schöffski O, von der Schulenburg JMG (Hrsg). Gesundheitsökonomische Evaluationen. 2. Aufl. Berlin: Springer; 205–29.
Hasenbring M (1996). Kosten-Nutzen-Analyse in der Schmerztherapie. Beispiel Rückenschmerz. Praxis der Klinischen Verhaltensmedizin und Rehabilitation; 9: 182–5.
Hessel F, Kohlmann T, Krauth C, Nowy R, Seitz R, Siebert U, Wasem J (1999). Gesundheitsökonomische Evaluation in der Rehabilitation. Teil I: Prinzipien und Empfehlungen für die Leistungserfassung. Dtsch Rentenversicher; 16: 106–93.
Hinzpeter B, Troche CJ, Pfeiffer M, Lauterbach KW (1997). Zur Bedeutung von Kosten-Nutzen-Analysen im Gesundheitswesen. Gesundheitsökonomie und Qualitätsmanagement; 2: 145–50.
Hoffmann C, Schöffski O, von der Schulenburg JMG (2000). Die Standarisierung der Methodik im In- und Ausland. In: Schöffski O, von der Schulenburg JMG (Hrsg). Gesundheitsökonomische Evaluationen. 2. Aufl. Berlin: Springer; 421–70.

Horisberger B, van Eimeren W (1986). Die Kosten-Nutzen-Analyse. Berlin: Springer.

Kordy H, Kächele H (1996). Ergebnisforschung in Psychotherapie und Psychosomatik. In: Adler RH, Herrmann JM, Köhle K, Schonecke OW, von Uexküll T, Wesiack W (Hrsg). Psychosomatische Medizin. 5. Aufl. München: Urban & Schwarzenberg; 490–501.

Lambert MJ (1994). Use of psychological tests for outcome assessment. In: Maruish ME (ed). The Use of Psychological Testing for Treatment Planning and Outcome Assessment. Hillsdale, New Jersey: Lawrence Erlbaum; 75–97.

Lamprecht F (1996). Die ökonomischen Folgen von Fehlbehandlungen psychosomatischer und somatopsychischer Erkrankungen. Psychother Psychosom Med Psychol; 46: 283–91.

Lauterbach K, Hinzpeter B (1997). Effizienz-Analysen – Eine ethische Notwendigkeit. Dtsch Arztebl; 94, 51 u. 52.

Leidl R (1998). Der Effizienz auf der Spur: Eine Einführung in die ökonomische Evaluation. In: Schwartz FW, Badura B, Leidl R, Raspe H, Siegrist J (Hrsg). Das Public Health Buch. München: Urban & Schwarzenberg; 346–69.

Linden M, Maier W, Achberger M, Herr R, Helmchen H, Benkert O (1996). Psychische Erkrankungen und ihre Behandlung in Allgemeinarztpraxen in Deutschland. Nervenarzt; 67: 205–15.

Lyons JS, Howard KI, O'Mahoney MT, Lish JD (1997). The measurement and management of clinical outcomes in mental health. New York: Wiley.

Neumer S, Margraf J (1996). Kosten-Effektivitäts- und Kosten-Nutzen-Analyse. In: Margraf J (Hrsg). Lehrbuch der Verhaltenstherapie. Berlin: Springer; 1: 39–47.

Newman FL, Ciarlo JA (1994). Criteria for selecting psychological instruments for treatment outcome assessment. In: Maruish ME (ed). The use of psychological testing for treatment planning and outcome assessment. Hillsdale, New Jersey: Lawrence Erlbaum; 98–110.

Robinson R (1993): Economic evaluation and health care. What does it mean? BMJ; 307: 670–3.

Rossi PH, Freeman HE, Hofmann G (1988). Programm-Evaluation. Einführung in die Methoden angewandter Sozialforschung. Stuttgart: Enke.

Rossi PH, Freeman HE (1993). Evaluation. A systematic approach. 5. ed. Newbury Park: Sage.

Schmidt J, Karcher S, Steffanowski A, Nübling R, Wittmann WW (2000). Die EQUA-Studie – Erfassung der Ergebnisqualität stationärer psychosomatischer Rehabilitationsbehandlungen. In: Bengel J, Jäckel WH (Hrsg). Zielorientierung in der Rehabilitation. Regensburg: S. Roderer; 109–18.

Schöffski O, von der Schulenburg JMG (Hrsg) (2000). Gesundheitsökonomische Evaluationen. 2. Aufl. Berlin: Springer.

Schöffski O, Greiner W (2000). Das QALY-Konzept zur Verknüpfung von Lebensqualitätseffekten mit ökonomischen Daten. In: Schöffski O, von der Schulenburg JMG (Hrsg). Gesundheitsökonomische Evaluationen. 2. Aufl. Berlin: Springer; 367–99.

Schöffski O, Uber A (2000). Grundformen gesundheitsökonomischer Evaluationen. In: Schöffski O, von der Schulenburg JMG (Hrsg). Gesundheitsökonomische Evaluationen. 2. Aufl. Berlin: Springer; 175–203.

Schulte D (1993). Wie soll Therapieerfolg gemessen werden? Z Klin Psychol Psychother; 22, 4: 374–93.

Schulte D (1995). Vorschlag einer Testliste für die Messung von Therapieerfolg. Arbeitspapier. Bochum: Psychologisches Institut der Ruhr-Universität.

Tress W, Kruse J, Heckrath C, Schmitz N, Alberti L (1997). Psychogene Erkrankungen in hausärztlichen Praxen. Z Psychosom Med; 43: 211–32.

Weinstein MC, Shephard DS, Pliskin JS (1980). The economic value of changing mortality probabilities: a decision-theoretic approach. Q J Econ; 94: 374–96.

Weisbrod BA (1961). The valuation of human capital. J Polit Econ; 69: 425–36.

Wittmann WW (1985). Evaluationsforschung. Aufgaben, Probleme und Anwendungen. Berlin: Springer.

Yates BT (1996). Analyzing costs, procedures, processes, and outcomes in human services. Applied social research methods series. Thousand Oaks, USA: Sage; 42.

Zielke M (1993). Wirksamkeit stationärer Verhaltenstherapie. München: Psychologie Verlags-Union.

Zielke M (1999). Kosten-Nutzen-Aspekte in der Psychosomatischen Rehabilitation. Psychother Psychosom Med Psychol; 49: 361–7.

4 Case-Management in der psychosozialen Versorgung

Wolf Rainer Wendt

Zusammenfassung
Überblicken wir die Erfahrungen mit dem Einsatz von Case-Management in der psychosozialen Versorgung, tritt einerseits die integrative lebenspraktische Funktion des Verfahrens hervor: Es versetzt die fachlichen Sichten und Praktiken in den Alltagszusammenhang der Bewältigung und Lösung von Problemen, die Menschen haben. In diesem Zusammenhang ist bei geteilter Verantwortung zu kooperieren, wobei die formellen und informellen Beiträge der Beteiligten in ihrer Zweckmäßigkeit darzustellen sind. Damit leistet das Verfahren zugleich eine Systemsteuerung auf Effektivität und Effizienz hin. Das Case-Management erlaubt, ökonomisch betrachtet, in der Gliederung und Verkettung des Vorgehens fallbezogen einen Ausweis der Kostenstellen und der *Wertschöpfung* in der psychosozialen Arbeit: In der Zugangsklärung durch das Erreichen der Zielgruppe und begründete Entscheidungen in der Auswahl von Patienten; im Assessment per Herstellung von Durchsicht und Einsicht in eine zu bewältigende Situation; in der Planung durch angemessene Klärung, welche Ressourcen zur Behandlung oder Unterstützung zur Verfügung stehen; im Monitoring durch Qualitätssicherung; in der Evaluation durch Bewertung der Leistungserbringung im Hinblick auf den Ertrag (outcome) während des Einsatzes von Diensten und nach ihm (Watson 2001).

Die übersichtliche und bewegliche Gestaltung von Maßnahmen im Einzelfall und die Flexibilisierung der Versorgungsstrukturen bedingen einander. In einer ökonomischen Steuerung der Humandienstleistungen sind die Aufwendungen in einem Versorgungsbereich mit dem Leistungsbedarf in einer Menge von Einzelfällen (die sich Fallgruppen zuordnen und so finanzieren lassen) abzustimmen.

Als Verfahren zur Steuerung von Abläufen der Behandlung und Unterstützung im Einzelfall ist das Case-Management in Humandiensten eingeführt. Es organisiert ein möglichst bedarfsgerechtes und zielwirksames Vorgehen. Das Konzept Case-Management wird inzwischen in vielen Feldern des Sozial- und Gesundheitswesens zur Reform des Versorgungssystems herangezogen. Der Beitrag gibt einen Überblick über das Verfahren in seinen einzelnen Dimensionen und erörtert sein Verhältnis zur Therapie, den Koordinierungs- und Vernetzungsauftrag und Fragen der Fallführung speziell im sozialpsychiatrischen Kontext.

4.1 Ein Konzept rationaler Fallführung

Die Ökonomie der Leistungserbringung im Gesundheitswesen hat nicht nur die Art und Weise der Versorgung zu berücksichtigen, sondern auch die Ökonomie des Gesundheitsverhaltens in der Bevölkerung. Das Individuum ist der Produzent seiner Gesundheit; es investiert in sie und sollte darin unterstützt werden (Schönpflug 1990; Siegenführ 1993). Die Regulation des Gesundheits-

zustandes von Menschen erfolgt in ihrem Lebensfeld zunächst und zumeist ohne Intervention von Therapeuten. Greifen diese ein, bekommen sie es mit einem komplexen Bedingungsgefüge zu tun, mit dem die psychosozialen Probleme einzelner Menschen in ihrer jeweiligen Lebenslage verwickelt sind. Begibt sich umgekehrt jemand „in Behandlung", lässt er sich auf ein dienstliches und professionelles System ein, das er nicht ohne weiteres durchschauen und für sich nutzen kann. Er weiß nicht, was er vorzubringen hat, und ihm gegenüber ist das Versorgungssystem nicht auf die jeweils individuelle Lebenslage eingestellt. Bei
- einem biopsychosozialen Grundverständnis des gesundheitlichen Befindens einerseits
- und der komplexen Behandlungsaufgabe bei Erkrankung, insbesondere psychischer und psychosomatischer, andererseits

wird die ganze Lebenssituation und Lebensführung bedeutsam, wenn effektiv bei rationaler Ressourcenallokation gehandelt werden soll. Eine nutzerorientierte und aktivierende Versorgung braucht deshalb eine Vorgehensweise, welche Transparenz schafft, den Zusammenhang des Handelns der Beteiligten herstellt, eine rationale, überprüfbare Abstimmung zwischen ihnen ermöglicht und die Bewertung des Handelns und seiner Arrangements einschließt. Eine derartige Methodik ist das **Case-Management**.

Der Komplexität der Aufgabe in Humandiensten entspricht das Case-Management mit einer rationalen und transparenten Steuerung des Prozesses bei durchgehender Koordination und Kontrolle des Handelns der im Einzelfall Beteiligten. „Integrierte Versorgung im Einzelfall", so könnte man mit einem Schlagwort der Gesundheitsreform die Aufgabenstellung von Case-Management personenbezogen wie organisationsbezogen bezeichnen. Man erwartet eine Vernetzung der Dienstleister. Das Fallmanagement überbrückt den fragmentarischen Charakter einzelner Behandlungen, Hilfen, formeller und informeller Dienstleistungen, stellt den Zusammenhang des zeitlich und räumlich verteilten Versorgungsgeschehens mit der persönlichen und familiären Lebensführung eines Betroffenen her und bewerkstelligt mit ihm zusammen nach Möglichkeit einen effektiven Behandlungs-, Unterstützungs- und Eingliederungsverlauf.

Bevor ich näher auf das Verfahren eingehe, sei zum grundsätzlichen Ansatz dieses individualisierten Managements in einem Versorgungssystem betont, dass „case" hier nicht für den Menschen steht, sondern für seine problematische Situation, die es – im Ganzen und im Detail – zu bewältigen gilt. Sie ist der „Fall" und Gegenstand der ziel- und lösungsorientierten professionellen Bemühung. Sie ist auch Gegenstand des Bewältigungsverhaltens (coping behaviour) und der Selbsthilfe der Person, die sich in eine Therapie begibt, Gegenstand des Bewältigungsverhaltens von Angehörigen und der Mitwirkung von anderen Helfern oder Behandelnden. Jemand kann selber seinen Fall vortragen – und hat dann gewiss eine Meinung, was zu seinem Fall gehört und welche Abhilfe nötig wäre. Wenn er Selbstzahler ist, wird er seine Situation auch ökonomisch betrachten (hingegen wartet der Behandelnde vielleicht auf einen diesen Blickwinkel ausschaltenden Leidensdruck beim Betroffenen). Gefragt ist Kunden- beziehungsweise Patientensouveränität und deren Förderung. Im ganzen Verlauf des personbezogenen Case-Managements wird die subjektive Fallauffassung von Betroffenen mit der mehr oder minder objektiven Fallauffassung beteiligter Fachkräfte abgeglichen. Die gemeinsame Reflexion und Verständigung darüber, *was der Fall ist*, führt zur Zusammenarbeit der Beteiligten. Man verstieße gegen die Autonomie einer Person und missachtete ihre Selbstsorge und mündige Mitwirkung, betrachtete man die Person als Fall. Im Case-Management wird der Prozess der Bewältigung beziehungsweise der Weg zur Lösung einer Problematik „gemanagt". Was der Fall ist, lässt sich immer nur ad hoc feststellen und bleibt individuell. Gegenstand des Case-Managements ist auf der Ebene des Einzelfalles dessen gemeinsame Bearbeitung, wobei sie eine Therapie und verschiedene Maßnahmen der Unterstützung, der Patienten- und Angehörigenschulung, der Psychoedukation sowie individueller und gemeinsamer Selbsthilfe einschließen kann.

Was insgesamt getan wird, lässt sich gesundheitsökonomisch analysieren. Zwar ist die Gesundheitsökonomie nicht Sache des Patienten, aber er tritt als Akteur in gesundheitsökonomischen Zusammenhängen auf. Umso mehr, wenn er hinreichend informiert und aufgeklärt ist. Da oft verschiedene Versorgungsangebote infrage kommen, schätzt er seine darauf bezogenen Kosten und seinen Nutzen selber ab und macht sich in gewisser Hinsicht zum Case-Manager in eigener Sache. In der unten beschriebenen Ablauforganisation eines professionellen Case-Managements wird dem Nutzer bei jedem Schritt eine eigene Überprüfung und eigenverantwortliche Entscheidung nahe gelegt. Andererseits greifen Leistungs- und Kostenträger mit dem Hinweis auf das Interesse der Solidargemeinschaft beziehungsweise der Steuerzahler vermehrt zum Case-Management (das sie auch gerne „Gesundheitsmanagement" nennen), um bei andauernden und besonders kostenträchtigen Behandlungsfällen eine steuernde Funktion wahrnehmen zu können. Schließlich erlaubt das Verfahren den leistungserbringenden Humandiensten, ihr Handeln und dessen Organisation auf Angemessenheit im Detail, auf Stärken und Schwächen hin zu analysieren und anschließend im Detail zu optimieren.

Im Verlauf einer psychosozialen Beratung, Behandlung, Erziehung oder Pflege erfolgt eine Wertschöpfung, die sich auf einzelne Momente des Geschehens verteilt. Man kann von einer Leistungskette sprechen, in der, bezogen auf den Nutzen des „Kunden", eine Reihe von Tätigkeiten und Funktionen zielwirksam ist und qualitativ etwas beiträgt zum erwünschten Resultat. Das Konzept der Leistungskette

„... *bildet die Grundlage für operatives und strategisches Management, denn es erlaubt*
- *die Analyse des Produktionsprozesses als Prozess, um hieran Überlegungen zur Optimierung, das heißt effektivere beziehungsweise kostengünstigere Gestaltung, einzelner Teilprozesse anzuschließen;*
- *die Analyse der Verknüpfung einzelner Teilprozesse, um eventuelle Reibungsverluste an den 'Schnittstellen' zwischen den Teilprozessen feststellen zu können;*
- *strategische Überlegungen zur Ausgliederung einzelner Teilprozesse, die nicht selbst organisiert werden sollen."* (Reis 1997, S. 322)

Die Aufgliederung personenbezogener psychosozialer Dienstleistungen in eine Leistungskette und damit in einzelne Erfolgsfaktoren macht eine spezifizierende Leistungs- und Kostenrechnung möglich und trägt in der Steuerung der Leistungserbringung insgesamt zu einer „dezentralen Ressourcen- und Ergebnisverantwortung" bei. Einzelne Momente im Leistungsprozess können kritisch betrachtet, evaluiert und im Hinblick auf die Wertschöpfung verbessert werden.

Die Gliederung sozial- und gesundheitsdienstlicher Prozesse in überprüfbare und bewertbare Teilprozesse ist besonders wegen der Schnittstellenproblematik wichtig, die bei diesen Dienstleistungen auftritt: Es sind verschiedene Fachkräfte, verschiedene Stellen der Versorgung in ambulanten, stationären und teilstationären Einrichtungen beteiligt und verbinden sich mit Momenten der Selbstversorgung von Nutzern. Das Case-Management steuert die Leistungserbringung fallbezogen „im Verbund"; es koordiniert Verfahrensabläufe und sorgt in Kooperation der Beteiligten für die Erschließung möglichst optimaler Wege im System der sozialen und gesundheitlichen Versorgung.

Überblick über das Verfahren

Es soll an dieser Stelle nicht auf die Herkunft und internationale Entwicklung und auf alle technischen Aspekte der Arbeitsweise im Case-Management eingegangen werden (Wendt 2001). Hinzuweisen ist aber darauf, dass – im Zuge der Deinstitutionalisierung – die Versorgung zuvor stationär untergebrachter chronisch psychisch kranker Menschen mit ambulanten Hilfen ab den siebziger Jahren des vorigen Jahrhunderts in den USA ein Anlass für die Einführung des Case-Managements gewesen ist. Um diesem Personenkreis ein Leben im Gemeinwesen zu ermöglichen, musste ein Netz begleitender Dienstleistungen aufgebaut und den Betroffenen zugänglich gemacht werden. Auch für andere Zielgruppen schien es geboten, das Versorgungssystem im Einzelfall personenzentriert und situationsbezogen zu erschließen. Verschiedene Berufsgruppen nahmen sich des Verfahrens an. Case-Management wird inzwischen in vielen Bereichen des Sozialwesens und des Gesundheitswesens eingesetzt. Es ist so vielseitig anwendbar, weil das Grundkonzept neutral gegenüber den Besonderheiten derjenigen Praxis bleibt, in der es zum Zuge kommt.

Angestrebt wird mit dem Case-Management eine kontinuierliche, integrierte Bearbeitung einer personen- und situationsbezogenen Problemstellung auf vereinbarte Ziele hin. Das Verfahren wird als ein Management bezeichnet, weil ein Prozess der Unterstützung, Behandlung und Bewältigung in der Versorgungskette zu organisieren und in Koordination des Ressourceneinsatzes sowie in Kooperation mehrerer Beteiligter durchzuführen ist. „Gemanagt" wird ein verteiltes, zielgerichtetes Vorgehen unter Berücksichtigung gegebener und zu erwartender Umstände. Es wird *fallbezogen* gehandelt, das heißt sachwaltend in Beziehung auf die Lage (und Probleme) eines Menschen und auf Problemlösungen, die in seiner Situation angezeigt sind. Bei der psychosozialen Beratung von Eltern sind vielleicht kindliche Verhaltensstörungen der Anlass, und zu dem eigentlichen Fall kommen die elterliche Unsicherheit in der Erziehung, negative Reaktionen der sozialen Umwelt, Zeitmangel wegen Berufstätigkeit und vieles andere mehr. Ein Case-Management beschränkt sich dann nicht auf die Einleitung oder Durchführung psychotherapeutischer oder heilpädagogischer Maßnahmen, sondern rückt diese, sofern man sich für sie entscheidet, in den Rahmen von Veränderungen in der familiären Lebensführung und des darauf bezogenen Unterstützungsprogramms. Bei Suchtkranken, um ein anderes Beispiel zu nehmen, ist die Abhängigkeit, der Kontrollverlust „der Fall" und die damit gegebene individuelle körperliche, psychische, soziale und wirtschaftliche beziehungsweise finanzielle Problemsituation. Zur Problemlösung sind im Einzelfall verschiedene Dienste, Hilfen und Maßnahmen angebracht; sie werden im Case-Management auf das Verhalten, die Defizite, aber auch auf eigene Stärken und Selbsthilfepotenziale des Suchtkranken als Subjekt seines eigenen Lebens abgestimmt. Nicht der Mensch wird hier „gemanagt"; Gegenstand des Managements ist die problematische Situation und mit der daraus resultierenden Notwendigkeit zur Zusammenarbeit, die auf eine Bewältigung und Besserung der Lebenslage beziehungsweise auf eine Daseinserweiterung gerichtet ist. Gegenstand des Managements ist, mit anderen Worten, die individuelle Rehabilitation insgesamt als ein in Kooperation erfolgender Prozess.

Bei akuten und kurzfristigen Behandlungsmaßnahmen und Hilfen ist ein Case-Management in der Regel nicht indiziert. Das Verfahren hebt auf einen längeren Zeitverlauf ab, für den eine Ausgangssituation geklärt wird, ein Bedarf festzustellen ist, ein planmäßiges Vorgehen angebracht ist und der Verlauf überwacht wird. Personenbezogen ist ein Case-Management nicht generell bei jeder psychosozialen Problematik, sondern in ausgewählten Fällen in Betracht zu ziehen, bei denen es für den Erfolg auf die Ablauforganisation und die abgestimmte Begleitung der Versorgung – auch in akuten Krisen und über Brüche hinweg – ankommt. Allerdings gehört in einem Versorgungssystem die Entscheidungsfindung, in welchen Fällen ein Case-Management erfolgt und in welchen nicht, generell selber zum Case-Management-Programm. Folgerichtig wird eine Organisation, die örtlich oder regional für die psychosoziale Versorgung von bestimmten Problemgruppen zuständig ist, auch das Case-Management auf ihre Klientel insgesamt beziehen. Nur so kann die Erfüllung des Versorgungsauftrags transparent gemacht und detailliert dargestellt werden.

Im Einzelfall entspricht dem Case-Management das individuelle Management in der Lebensführung (life management): Die professionelle Vorgehensweise knüpft an die Lebensbewältigung einer Person oder Familie an beziehungsweise setzt dort an, wo diese Bewältigung nicht gelingt oder unzureichend bleibt. In unseren Beispielen: Verhaltensstörungen bei einem Kind, die man fachlich einem Aufmerksamkeitsdefizit-Syndrom zuordnen mag, sind ein Problem in der Schule und für die Eltern. Deren Bewältigungsweise ist zu sondieren und Unterstützungsmaßnahmen sind auf sie abzustellen, wenn man sich denn entschließt, in diesem Rahmen medikamentös mit der Gabe von Ritalin zu helfen. Süchtige versagen gegenüber psychoaktiven Drogen; sie sind von ihnen abhängig, und das hat weit reichende Folgen (Beziehungsabbrüche, Isolation, Schulden, Arbeitslosigkeit, Wohnungsverlust, Delinquenz) und verschiedene Gründe (psychische Instabilität, Komorbidität, Lebenskrisen usw.). Mit der Abhängigkeit leben oder sie überwinden – dieser persönlichen Aufgabe kommt das Case-Management seitens der Dienste in schrittweiser Bearbeitung des ganzen Problemzusammenhangs unter planmäßiger Hinzuziehung formeller und informeller Ressourcen nach.

Von seinem Einsatz im Einzelfall und als methodisches Konzept auf der personalen Handlungsebene muss das Case-Management als Organisations- oder Systemkonzept in administrativer Funktion unterschieden werden. Um im Einzelfall verschiedene nahe liegende oder entferntere Ressourcen nutzen zu können, ist ein Netzwerk von Kooperationsbeziehungen erforderlich, dessen Einrichtung und Unterhalt zur Realisierung des Konzepts Case-Management gehört. Die vielen Einzelfälle der Behandlung werden in die Gestaltung der Versorgung in einem Dienst, in einer Einrichtung oder in einem Versorgungsgebiet organisatorisch einbezogen. Der Einzelfall kann so in ein Verhältnis zu den Standards seiner Behandlung gesetzt werden. Im Blick auf die Optimierung einer Versorgung lassen sich allgemeine Behandlungsprogramme heranziehen, die in jedem Schritt eine Kontrolle von Qualität, Kosten und Wirksamkeit ermöglichen. Sie müssen nicht unter den Begriff Case-Management gebracht werden, auch wenn sie ähnlich strukturiert sind (Kusch 2001; Kusch et al. 2001).

Auf der Ebene der Versorgungsgestaltung wie auf der Ebene des Einzelfalles geht es um die wirksame Handhabung und Gestaltung von Prozessen. Wer nun auf der Organisationsebene von Case-Management spricht, meint nicht ohne weiteres die professionelle Methodik und den Handlungsablauf im Management eines Einzelfalles, worin bei einer möglichst weit gehenden Abstimmung mit dem Nutzer planmäßig, koordiniert und kontrolliert vorgegangen wird. Hat man andererseits die personenbezogene Methode Case-Management im Blick, ist zu bedenken, dass sie in Humandiensten nur dann erfolgreich eingesetzt werden kann, wenn sie mit einer Organisationsentwicklung verbunden ist, welche die Strukturen der humandienstlichen Versorgung auf die prozessualen Anforderungen des Case-Managements abstimmt und ihm das Netzwerk zur Koordination und Kooperation der beteiligten Stellen und Fachkräfte schafft. Case-Management ist hier ein Konzept der Systemsteuerung. Es wird herangezogen zur Optimierung der Leistungsstrukturen. Mit dem Verfahren wird geprüft, inwieweit die Dienste und ihre Leistungserbringung bedarfsgerecht sind und die Qualität gesichert ist, wie die Pfade der Versorgung (Kunden- bzw. Patientenpfade und klinische Pfade) am besten gestaltet werden können. Bezogen auf die Organisation und Infrastruktur einer lokalen psychosozialen Versorgung lässt sich hier auch von einem „internen Case-Management" sprechen, wie das beispielsweise in den **Sozial- und Gesundheitssprengeln** in Österreich geschieht (Saischek 2000).

Für das Steuerungssystem der Versorgung auf der Makroebene ist eigentlich eher der – oft mit Case-Management gleichgesetzte – Begriff **Care-Management** angebracht. Für analoge Konzepte der Steuerung der Gesundheitsversorgung hat bekanntlich der amerikanische Begriff „managed care" international Verbreitung gefunden. Er wird auch für die „integrierte Gesundheitsversorgung" – seit längerem schon in der Schweiz (Müller 1997) und nach und nach in Deutschland – in Anspruch genommen (Amelung u. Schumacher 1999; Baumberger 2001). Managed care ist ein Konzept, zu dem Case-Management oftmals in Beziehung gesetzt wurde und wird. Gleiches gilt für den Begriff **Disease-Management**. Er wird in der Medizin nicht selten einfach mit dem Case-Management identifiziert und zusammen mit ihm als Element von managed care aufgefasst. Der schärfere Blick, der international von den Kostenträgern seit einigen Jahren auf die Prozesse der Krankenbehandlung gerichtet wird, hat dazu geführt, für schwerwiegende und andauernde Krankheiten optimale Abläufe der Behandlung unter Einbeziehung aller Aspekte der notwendigen Versorgung zu entwickeln. Dargestellt werden Musterverläufe mit einer Beschreibung aller dazugehörenden Schritte, Verknüpfungen und Anschlüsse. Patientenbezogen heißen die optimierten Wege **klinische Pfade** (clinical pathways). Disease-Management bezeichnet die Steuerung der Behandlung bestimmter häufig vorkommender Krankheiten. Dieses „Krankheitsmanagement" soll den Behandlungsprozess in allen Aspekten seines Ablaufs optimieren. Dazu scheidet es unnötige und unwirksame Maßnahmen aus und konzentriert sich auf ein regelhaftes, dem Stande der Medizin nach Erfolg versprechendes Vorgehen.

Die klinischen Pfade werden in Behandlungsleitlinien beschrieben. Man hat besonders chronische Krankheiten wie Diabetes, Bluthochdruck oder Asthma herausgegriffen, bei denen ein hohes Selbsthilfepotenzial besteht und Fachkräfte verschiedener Disziplinen beteiligt sind. Tacke und Lauterbach definieren: *„Disease-Management ist eine umfassende und integrative medizinische Ver-*

sorgungsform, die die klinischen, patientenorientierten und ökonomischen Ergebnisse von Prozessen in der Medizin bezogen auf einzelne Erkrankungen oder Symptomenkomplexe zur Steuerung der Ressourcen einsetzt. Durch Erfassung und Auswertung dieser populationsbezogenen Daten der medizinischen Versorgung sollen Leitlinien erstellt und angewendet werden. Ein kontinuierliches Monitoring von Prozessen, Ergebnissen und Leitlinien soll zu einer kontinuierlichen Verbesserung der Ergebnisse der medizinischen Versorgung führen." (Tacke u. Lauterbach 1997, S. 159)

Ein Ziel dabei ist die Bewältigung und Überwindung von „kognitiver Dissonanz" zwischen den Systemen (der Leistungsträger, der Dienste, Berufsgruppen und ihrer Disziplinen). Die Versicherung will überzeugt sein, dass ein optimaler Behandlungsweg beschritten wird; der Rolle der unterschiedlichen Fachkräfte ist zu definieren; alle Beteiligten können sich an einer standardisierten Vorgehensweise orientieren, in der die einzelnen ärztlichen und die weiteren Interventionen ihren begründeten Platz haben. Sie lassen sich in Flussdiagrammen darstellen und in differenzierten Protokollen und Manualen festhalten.

Es sollte aber deutlich bleiben, dass sich das Case-Management im Unterschied zum Disease-Management nicht auf ein (für eine Patientengruppe vorgegebenes) Behandlungsprogramm beschränkt, sondern darüber hinaus die ganze Lebenssituation und Problembewältigung von Menschen erfasst und in der Strategie der Unterstützung und Behandlung insbesondere deren Selbsthilfe und die Mitwirkung von Angehörigen und anderen Unterstützern einbezieht.

4.2 Dimensionen im Verfahren

Ob nun primär personen- oder organisationsbezogen; um seinen Zweck erfüllen zu können, gehören zum Case-Management, unabhängig davon, in welchem Versorgungsbereich des Sozial- und Gesundheitswesens es eingesetzt wird, stets die Komponenten:
- Feststellung einer Aufgabe
- Einschätzung der Lage
- eine Zielvereinbarung
- die Planung des Vorgehens
- eine kontrollierte Ausführung vereinbarten Handelns
- die Prüfung und Bewertung seines Erfolges
- eine Rechenschaftslegung

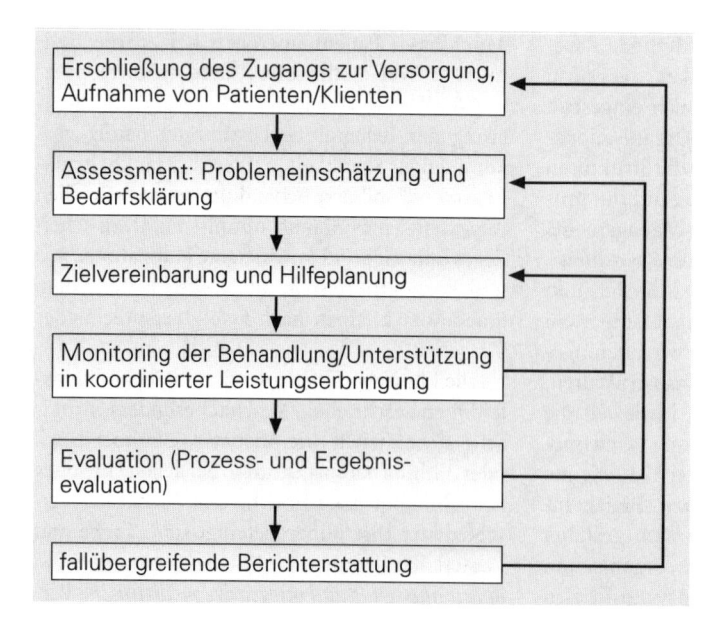

Abb. 4-1 Die Organisation des Ablaufs im Case-Management.

In der Terminologie des Verfahrens lässt sich danach das Ablaufschema in der Abbildung 4-1 skizzieren.

Es bleibt zunächst offen, wer dienstlich und fachlich für welche Momente im Case-Management zuständig ist beziehungsweise die Fallführung übernimmt. Aber die Natur des Verfahrens impliziert, dass von der Ausgangssituation im Hilfeprozess bis zu seinem (vorläufigen) Abschluss ein Zusammenhang mit Rückbezügen besteht und überblickt werden kann. Case-Management vermeidet eine bruchstückhafte Leistungserbringung und sorgt im Regelkreis seines Ablaufs für Behandlungskontinuität. Diese muss nicht unbedingt von einer einzelnen Person, die zum Case-Manager bestimmt wird, gesichert werden: Die Ordnung des Verfahrens selber und die Informationsverarbeitung in ihm erhalten den Zusammenhang aufrecht.

Betrachten wir in den eingeführten Begriffen des Verfahrens etwas näher, was mit den einzelnen Dimensionen oder Phasen im Case-Management inhaltlich angesprochen wird:

- **Vorfeldklärung** (outreach) in Wahrnehmung eines Versorgungsauftrags (Wie weit erreicht ein Dienst seine Zielgruppe bzw. wie erreichen potenzielle Nutzer den Dienst? Kann auf ein Netzwerk der Versorgung zurückgegriffen werden?) – zu klären ist der Zugang (access) für die Nutzer. Sie sind zu identifizieren beziehungsweise auszuwählen. Die Kontaktaufnahme mit ihnen und das Engagement in einem Fall sind zu gestalten (intake nach Klärung der Zugangsberechtigung und Zuständigkeit, Fallaufnahme als Beginn der Dokumentation, Vereinbarung des Vorgehens, Herstellen einer Arbeitsbeziehung).
- **Assessment** als der Prozess der Situationseinschätzung, der Klärung der Problemlage unter Hinzuziehung von Fachdiensten und ihrer Diagnostik, wonach sich eine Bedarfsfeststellung mit den Beteiligten ergibt. Für die Organisation der Versorgung erfolgt eine Zuordnung des Einzelfalles zu einer Fallgruppe (bzw. zu einer „diagnosis related group" in der stationären medizinischen Versorgung).
- **Planung** als Gesamtplanung (Zielvereinbarung und darauf bezogene Absprachen und Kontrakte zum Vorgehen unter Nutzung formeller Behandlungs- und Rehabilitationsmöglichkeiten wie informeller Unterstützung) – das Ergebnis der Planung kann Grundlage für Entscheidungen von Kostenträgern und von Vereinbarungen mit hinzuzuziehenden Dienstleistern sein.
- **Monitoring** in Begleitung des Behandlungs- und Unterstützungsprozesses (kontrollierte Umsetzung der Planung nach Aufgabenverteilung bei koordinierter Leistungserbringung einschließlich Überwachung des Nutzerverhaltens) – hierher gehört auch das Beschwerdemanagement.
- **Evaluation** (regelmäßige Fallüberprüfung, Prozess- und Ergebnisbewertung) als Einschätzung der Wirksamkeit der Versorgung und gegebenenfalls die Revision des Vorgehens mit **Re-Assessment** und neuen Vereinbarungen – die Bewertung des Geleisteten (output) und des Erreichten (outcome) hat objektive und subjektive Seiten, die in der Regel, zum Beispiel in der Feststellung einer verbesserten Lebensqualität, zusammengehören.
- **Entpflichtung** nach Erfüllung der Aufgabe und fallübergreifende Rechenschaftslegung (accountability) als verantwortliche Berichterstattung im Versorgungssystem und gegenüber Leistungsträgern sowie der interessierten Öffentlichkeit.

Wenn diese Dimensionen im Verfahren nicht vorhanden sind, kann fachlich nicht von einem Case-Management gesprochen werden. In der Praxis hört man oft das Argument: Was im Case-Management vorgesehen sei, das mache man doch schon längst. Man prüfe eine Leistungsberechtigung, stelle den Hilfebedarf fest, plane, koordiniere die Arbeit und bewerte die Ergebnisse. Nur geschieht das meistens nicht systematisch in einem durchgängigen, auf seine Zielstrebigkeit und Wirksamkeit hin reflektierten Prozess, der als ganzer die Bezeichnung Case-Management verdient. Dieses organisiert den Zusammenhang von Handlungen. Deshalb kann mit deren vereinzeltem Vorkommen nicht gut argumentiert werden.

Die Handlungsstruktur von Case-Management ist zugleich organisations- beziehungsweise systembezogen und personenbezogen. **Ökonomisch betrachtet** wird einerseits entschieden, bei welcher Klientel beziehungsweise bei welchen Patienten(gruppen) sich Versorger auftragsgemäß in größerem oder geringerem Umfang unter Gesichtspunkten der Kosteneffizienz engagieren. So hat in der ersten der oben genannten Dimensionen eine humandienstliche Organisation zu klären, für welche Zielgruppe und in welchen Fällen sie tätig wird und in welchen Fällen an andere Dienste verwiesen wird. Das Entscheidungsverhalten sollte dienstintern bekannt sein und von allen Mitarbeitern vertreten werden können. Der Effekt der stattfindenden Selektion ist durch den ganzen Verlauf einer Versorgung zu verfolgen und zum Abschluss eines jeden Falles gehört die Überprüfung, ob die Zielsetzung, mit der per Auswahlentscheidung angefangen wurde, richtig war und sich das ganze „setting" im Case-Management bewährt hat. Andererseits kann ein Nutzer, sofern er über hinreichende Kundensouveränität verfügt, in jeder Phase des Case-Managements selbst (nach Beratung) entscheiden, in welcher Art und in welchem Ausmaß er eine gesundheitliche und psychosoziale Versorgung in Anspruch nimmt. Entscheidungen werden im positiven wie im negativen Fall dokumentiert und belegt, um jederzeit nachvollziehen zu können, woran die Versorgung in Erfolg und Misserfolg gebunden ist.

4.3 Das Verhältnis zur Therapie

Gleichgültig in welchen Bereichen ein Case-Management durchgeführt wird: Es organisiert und strukturiert den Ablauf des Handelns in den oben genannten Dimensionen. Es bestimmt als Verfahren nicht inhaltlich über die Art der Hilfe, der Unterstützung oder der Behandlung, stellt somit selber keine Behandlungsform dar und ist nicht auf eine bestimmte Pädagogik, Psychologie oder Heilkunst festgelegt. Oft kann ein Fachdienst für sich allein schon deshalb kein Case-Management durchführen, weil er für eine bestimmte Behandlungsmethode oder einen bestimmten Behandlungsabschnitt zuständig ist. Das Management eines Falles hat das ganze personenbezogene Behandlungs- oder Unterstützungsgeschehen zum Gegenstand, das in seinen Einzelheiten fachspezifisch und von der jeweils ausführenden Stelle zu verantworten ist.

Diese Aussage ist sehr bedeutsam für das Verständnis von Case-Management. Es leistet in der Regel *nicht direkt* und bei akutem Bedarf einen Dienst am Menschen, sondern organisiert und steuert fallbezogen für eine Person den Prozess einer länger dauernden Problembewältigung. An ihr können nacheinander und nebeneinander mehrere Personen, Dienststellen und Einrichtungen beteiligt sein. Case-Management organisiert einen Versorgungszusammenhang (continuum of care), koordiniert den Einsatz der Beteiligten in ihm, sodass eine zielgerichtete und zielwirksame Zusammenarbeit erfolgt. Eine intensive Beziehung zum Adressaten psychosozialer Hilfen ist damit keineswegs ausgeschlossen. Insbesondere dann nicht, wenn einem Patienten nach Vereinbarung mit ihm ein Case-Manager zugeordnet wird, der sachwaltend und lösungsorientiert mit ihm arbeitet. Der Case-Manager berät in einem solchen Falle den Patienten und wirkt auch in die Behandlung hinein. Er sollte hinreichend in der Beratung und in der Therapie kompetent sein.

Das Case-Management lässt sich in dieser intensiven Form mit einer integrativ-therapeutischen Vorgehensweise vereinbaren, in der die nach Klaus Grawe (1998) empirisch gesicherten Wirkkomponenten einer psychotherapeutischer Behandlung zum Tragen kommen:

- **Ressourcenaktivierung,** wobei im Case-Management die Betonung bei diesem Wirkfaktor auf den extrapsychischen Ressourcen liegt – mit Anknüpfung an die Stärken, die eine Person mitbringt, statt an ihre Defizite
- **problemspezifische Interventionen** als aktive Hilfen zur Problembewältigung, die im Case-Management in den nachhaltig bedeutsamen Belangen ebenfalls berücksichtigt werden
- **Veränderung motivationaler Schemata, therapeutische Klärungsarbeit und korrektive Erfahrungen:** Das klärende, transparente Vorgehen in allen Phasen des Case-Managements fördert eine kritische Distanz zur eigenen Erlebnisweise und psychischen Erlebnisverarbeitung.

Der Inkongruenz, die der allgemeine Gegenstand einer psychologischen Therapie ist, begegnet ein Case-Management mit einem Abstimmungsprogramm, das in den Phasen des Assessments, der

Zielvereinbarung und Hilfeplanung und der Evaluation abgearbeitet wird. Es ist möglich, nicht im Vorweg, sondern erst im Verlauf des Case-Managements eine Entscheidung über die Form der Psychotherapie zu treffen, sie ist somit flexibel zu gestalten und auch abschnittsweise einzusetzen.

In der Befähigungs- und Bewältigungsarbeit hat ein intensives Case-Management viel mit dem Verfahren der Psychoedukation zu tun. Diese Behandlungsform hat sich bekanntlich aus der Familientherapie bei schizophrenen Patienten entwickelt (Anderson 1985). Psychoedukation findet in der psychiatrischen Behandlung (Kieserg u. Hornung 1996; Wienberg 1994), bei chronischen Erkrankungen wie Diabetes oder Epilepsie (Wohlfahrt u. Schneider 1999) und in der psychosozialen Behandlungsmotivation und Begleitung Alkohol- und Drogenabhängiger (Petry 1993) Anwendung. Die Psychoedukation beinhaltet eine Wissensvermittlung zur Erkrankung und zum Umgang mit ihr sowie ein systematisches, meist lerntheoretisch fundiertes Vorgehen zur Verhaltensmodifikation (Hornung 2000). Die Selbsthilfe wird erlernt und die Selbstsicherheit im Umgang mit der Krankheit gestärkt. Eine Therapie geht hier in die Didaktik über und es wird deutlich, *„wie dicht die Arbeitsfelder des Psychotherapeuten, des Sozialpädagogen und des Psychopädagogen nebeneinander liegen oder sich sogar überschneiden"* (Bosshard et al. 1999, S. 310). Die Handlungsansätze zu verbinden und planmäßig aufeinander abzustimmen gehört zum Management des Vorgehens im Einzelfall. Hier bedingen im Case-Management die Anforderung, interdisziplinär zu kooperieren, und die Anforderung, die Zusammenarbeit zu koordinieren, einander.

Für den professionellen Helfer in der psychosozialen Versorgung bedeutet das Prinzip der koordinierten Kooperation, auf die Einheit von helfender Beziehung und Fallzuständigkeit zu verzichten (sofern er nicht gerade selber als Case-Manager direkt und intensiv mit dem Patienten arbeitet) und die eigene Leistung in die im Versorgungszusammenhang zu erbringende Gesamtleistung einzuordnen. Case-Management funktioniert in **Vernetzung**. Es ist in dem Maße angebracht, in dem in und mit einem Netzwerk von Diensten und Einsatzstellen gearbeitet wird, entweder im Behandlungsverbund eines Trägers oder in einem trägerübergreifenden Verbundsystem. Fallweise kommuniziert ein Case-Manager intern mit beteiligten Fachkräften und koordiniert die Leistungserbringung. Extern kooperiert er mit anderen Einrichtungen, ambulanten Diensten, Sozialamt, Arbeitsamt und so weiter, nicht zuletzt mit den Angehörigen von Patienten. Case-Management stellt ein Management im Netz der Versorgung, Unterstützung oder Behandlung dar. Diese erfolgt an verschiedenen Orten und zu verschiedenen Zeiten. An jeder Stelle und in jedem Stadium sollte man wissen, wer beteiligt ist, welche Verabredungen getroffen wurden und wie weit man mit ihrer Durchführung gekommen ist. Was in dem (örtlich und zeitlich) verteilten Geschehen erfolgt, bedarf folglich einer systematischen Dokumentation – als Anforderung auch an eine informationstechnologische Unterstützung.

Den Nutzer (den Klienten oder Patienten) fordert ein Case-Management zur aktiven Beteiligung am Prozess der Problembewältigung auf. In allen Phasen wird das Engagement des Betroffenen „in eigener Sache" verlangt. Da ebenfalls mehr oder minder stark betroffen, sind auch Angehörige oder Betreuer hierzu aufgerufen. Mit gemeinsamer Situationseinschätzung, Planung, Wahl der Therapiealternativen, darauf bezogenen Kontrakten, mit der Dokumentation und der regelmäßigen Überprüfung des Verlaufs sichert das Case-Management den Versorgungszusammenhang auch bei schwankender Compliance, nachlassender Beteiligung und Unzuverlässigkeit von Patienten gegen Ausflüchte und Rückfälle ab. Prinzipiell ist von der Zuständigkeit einer Person für ihre selbstverantwortliche Lebensführung und Problembewältigung auszugehen. Das Verfahren erinnert ständig an die Eigenverantwortung und ihre Stärkung ist ein Ziel des schrittweisen Vorgehens. In Fällen von schweren und chronischen psychosozialen Beeinträchtigungen ist eine intensive Begleitung geboten, in der therapeutische Aspekte in jedem Fall zu berücksichtigen sind.

Case-Management ermöglicht ein differenziertes Vorgehen im Einzelfall, da dies mit der persönlichen Situation (im Assessment) begründet wird, in der Behandlungs- und Hilfeplanung ausgelegt, in der Umsetzung kontrolliert und mit dem Betroffenen evaluiert wird. Das einheitliche und allgemeine Konzept Case-Management ist dazu da, das bereichs- und problemspezifisch unterschiedliche Vorgehen auf einen gemeinsamen Nenner zu bringen.

4.4 Koordinieren und Vernetzen

Case-Management verbindet, was ohne es Stückwerk bliebe. **Personenbezogen** hat die Notwendigkeit von Case-Management ihren Grund in der Komplexität der Probleme, die gesundheitlich, psychisch, sozial und in der wirtschaftlichen Lebensführung zu bewältigen sind. **Systembezogen** hat das Case-Management seinen Grund in der Tatsache, dass die vielen vorhandenen Dienste und Einrichtungen jeweils für sich allein tätig sind und die Versorgung fragmentarisch übernehmen. Gefragt sind aber Komplexleistungen, bei deren Erbringung das Zusammenwirken von einzelnen Maßnahmen bewerkstelligt werden muss. Die Koordinierungs- und Vernetzungsarbeit erfolgt in jeder Dimension des Verfahrens.

Im Vorfeld fallbezogenen Handelns soll bereits mit der Zugangseröffnung (outreach) für eine Problemgruppe sichergestellt werden, dass potenzielle Nutzer die Hilfen erreichen, die sie brauchen. Dazu ist Information und Werbung nötig. Dienststellen und Fachkräfte, die außerhalb eines speziellen Versorgers personelle und institutionelle Ressourcen der psychosozialen Arbeit darstellen, sind aufzusuchen und zur Kooperation zu veranlassen. Um zielgruppengerecht zu arbeiten und nicht eine nur angebotsinduzierte Nachfrage zu erzeugen, muss man im Versorgungsgebiet das Vorkommen und die Entwicklung der Problematik ermitteln, der abgeholfen werden soll. Man hat einen (zugewiesenen oder selbst gestellten) Auftrag abzuarbeiten und sollte ihn zunächst klären. Wie kann man ihm (am besten) nachkommen? Diese Sondierung erlaubt einem einzelnen Leistungsanbieter oder Dienst, sich in der Versorgungslandschaft zu positionieren, seine Kernkompetenz in Beziehung auf den örtlich festgestellten und anderweitig nicht gedeckten Versorgungsbedarf zu bestimmen. Außerdem kann in Kenntnis der Bedarfslage entschieden werden, wo – bei rechtzeitigem Einsetzen einer Versorgung – diese besonders effektiv zum Zuge kommen kann. Das Case-Management erfüllt in der Dimension der Zugangseröffnung auch eine präventive Funktion.

Zur Zugangseröffnung gehört eine personenbezogene Motivationsarbeit. Sie findet im Case-Management nicht isoliert statt, sondern als Schritt auf dem Weg der Behandlung und Unterstützung, dessen Gangbarkeit dem Patienten oder Klienten klar werden soll. Im Assessment, bei der Planung, in der laufenden Begleitung und bei Gelegenheit von einer Prozess- und Erfolgsbeurteilung (Evaluation) wird daran erinnert, was der Beweggrund der Bemühungen ist. Die Klarstellung gleich zu Beginn einer Maßnahme, dokumentiert für deren weiteren Verlauf, kann auch verhindern, dass der einzelne Klient oder Patient auf seinem Weg durch das System an verschiedenen Behandlungsstellen lernt, sich an vermutete fachlich-professionelle Erwartungen anzupassen und „therapeutisch korrekt" über sich und seine Situation zu äußern, wobei er sich selber und seine innere Verfassung verleugnet.

Ein gut dokumentiertes Assessment unterrichtet die Beteiligten und insbesondere den Patienten über seine Situation. Der Rahmen des Case-Managements, der auf Transparenz und Sachlichkeit abgestellt ist, erlaubt es auch psychisch und sozial besonders belasteten Menschen, sich zu ihrer Lage nach eigener Einschätzung zu äußern. Sie erfahren, dass bei interdisziplinärer Betrachtung eines Falles verschiedene Perspektiven gefragt sind und dass die persönliche Sicht der Dinge unbedingt dazu gehört. Und sie können dadurch verstehen, dass zu einer vernetzten Zusammenarbeit der Austausch zwischen den beteiligten Stellen und Fachkräften gehört. Selbst Abhängigkeitskranke, von denen man erwartet, dass sie ihre Situation verleugnen, sind meistens bereit, die nötigen Informationen anzugeben, und darüber hinaus einverstanden, dass diese intern per EDV transportiert und archiviert werden. Mit dem Datenschutz argumentieren vor allem Dienste und Mitarbeiter, die (noch) nicht in das Case-Management einbezogen sind. Ohne feste Vereinbarungen zur Kooperation weigern sich manche Stellen, trotz vorliegender Entbindung von der Schweigepflicht seitens des Betroffenen, Auskünfte zu geben.

In der Phase der Hilfeplanung geht es um das bedarfs- und situationsgerechte Abstecken von Zielen, die sich stufenweise kurz- und längerfristig erreichen lassen. In der Planung kommt man auf die Motivation des Patienten und seine Compliance zurück. Der Hilfeplan schafft Verbindlichkeit und ist ein Instrument der Qualitätssicherung. Die Planung betrifft die Gesamtheit der möglichen Veränderungen beim Patienten, umfasst also auch dessen Lebensplanung in den wesentlichen Bereichen der Familie, der Erwerbstätigkeit und des Einkommens, des Wohnens und der sozialen Beziehungen. Hier sind verbindliche Absprachen und auch schriftliche Kontrakte anzustreben, deren Einhaltung dann im weiteren Verlauf zu prüfen ist. Das Wann, Wo und Wie von medizinischen oder psychotherapeutischen Behandlungen und komplementären Maßnahmen wird in die Planung einbezogen. Unberührt bleibt die fachliche Therapieplanung. Das Case-Management koordiniert zwar Behandlungen, führt sie aber nicht durch und ist auch nicht für sie zuständig.

In den Dimensionen des Monitoring, der Evaluation und der Rechenschaftslegung geht es im Wesentlichen um die Prozessoptimierung und die Qualitätssicherung der Leistungserbringung. Man kontrolliert, bewertet und prüft das Vorgehen nicht nur im Interesse des einzelnen Klienten oder Patienten, sondern zugleich im Interesse der Dienstleister beziehungsweise des psychosozialen Versorgungssystems, das sich in vielen Einzelfällen zu bewähren hat und bedarfsgerecht entwickeln muss. Systembezogen kann das Case-Management hier in doppelter Weise zum Zuge kommen: einerseits beim Auftraggeber, der überwacht und prüft, ob und wie vereinbarungsgemäß vorgegangen wird, und andererseits beim Dienstleister, der per eigener Kontrolle sichern will, dass in seiner Praxis gute Arbeit geleistet wird.

Fallführung im System

Auf organisatorischer Ebene besteht die Stärke des Case-Managements in der bewerkstelligten Wegleitung durch das System der Versorgung. Die Fallführung im Verfahren kann durch einen einzelnen Case-Manager erfolgen, durch ein Team, das sich in Fallkonferenzen abstimmt, oder durch eine Verteilung der Zuständigkeit für einzelne Schritte des Verfahrens auf mehrere Fachkräfte, die dann allerdings in der Abfolge von Behandlungen, Hilfen und anderen Maßnahmen in Verbindung und im Austausch bleiben müssen. Im administrativen Modell von Case-Management ist nicht festgelegt, ob es im Team verantwortet oder ob es ganz oder teilweise einem Case-Manager übertragen wird. Die praktische Anwendung wirft deshalb regelmäßig die Frage nach den Zuständigkeiten im Case-Management auf. Die Antwort hängt von den Strukturen der Versorgung ab. Von außen setzt vielleicht eine Versicherung als Kostenträger einen Case-Manager ein, um die Versorgung in chronischen Fällen möglichst kosteneffektiv zu steuern. In einem Verbundsystem, das eine breite Palette von psychosozialen Hilfen anbietet, kann einem individuellen Case-Manager die Begleitung eines Patienten von der Aufnahme bis zur Nachsorge übertragen werden. Alternativ bleibt er unabhängig vom Leistungserbringer wie vom Kostenträger und ist zum Beispiel bei einer Beratungsstelle angesiedelt, die ein Case-Management als eigenständige Leistung vorsieht.

Die integrierende Funktion einer Fallführung in der psychosozialen Versorgung wird allerdings – das ist eine internationale Erfahrung – durch die verbreitete Trennung des medizinischen Systems (selber geschieden in stationäre und ambulante Strukturen) und des sozialen Versorgungssystems behindert. Ein Case-Management beispielsweise von einem Krankenhaus hat bei der Überleitung in anschließende Heilbehandlungen Mühe, soziale Dienste heranzuziehen und einzubinden. Eine Fallführung seitens einer psychosozialen Beratungsstelle hat es schwer, die Barrieren zum medizinischen Sektor zu überwinden, der eine wirkliche Kooperation mit außermedizinischen Fachstellen nicht etabliert hat.

Welche Kompetenzen hat überhaupt ein Case-Manager? Ist er, soweit dienstlich in den Behandlungskontext eingebunden, dem professionell Behandelnden unter-, über- oder nebengeordnet? Bei Unterordnung passiert es leicht, dass seine Funktion auf Vorbereitungs- und Nachbereitungsaufgaben eingeschränkt wird. Eine Überordnung kommt insoweit nicht infrage, als das Case-Management kein Therapiekonzept beinhaltet und insbesondere bei medizinischen und psychotherapeutischen Leistungen die ärztliche oder klinisch-psychologische Behandlungsführung nicht infrage stellt. Im Versorgungsablauf sind die Kompetenzen eines Case-Managers administrativer Natur und berühren fachliche Zuständigkeiten nicht. Allerdings nimmt er eine Schnittstellenfunktion wahr, vermittelt zwischen den Beteiligten, vertritt das System der Versorgung gegenüber dem Patienten und regelt sie für ihn. Es ist daher in einem Verbundsystem angebracht, die Fallführung zu Beginn des Behandlungsweges festzulegen.

Dem einzelnen Patienten oder auch einer betroffenen Familie einen Case-Manager an die Seite zu stellen, lohnt sich umso mehr, als dass das Versorgungssystem nicht einheitlich organisiert ist und seine Funktionen ohnehin nicht koordiniert ablaufen. Der Case-Manager sorgt für eine Abstimmung der beteiligten Dienste, Stellen und Fachkräfte neben- und nacheinander und, wenn es angebracht ist, entweder für eine Straffung oder Lockerung von Therapiemaßnahmen und sonstigen Hilfen.

Im Einzelfall kann er einen Behandlungszusammenhang überhaupt erst herstellen und versuchen, diesen für einen unsteten und wenig verlässlichen Patienten durchzuhalten. Der Case-Manager behält den Überblick über dessen gesamte Lebensführung. Zudem übersetzt er die Erfordernisse des Behandlungssystems in den Kontext des Alltags und in die persönliche Perspektive eines jeden Patienten. Empirische Studien, die Gruppen von Abhängigkeitskranken mit oder ohne Case-Manager im gleichen Behandlungsprogramm vergleichen, weisen die positiven Effekte der Begleitung durch einen Case-Manager nach (McLellan et al. 1999; Mejta et al. 1997).

Will man im System der psychosozialen Versorgung weniger auf stationäre Behandlungen und mehr auf ambulante Rehabilitations- und Eingliederungsmöglichkeiten setzen, empfiehlt sich zur Berücksichtigung der komplexen Umfeldbedingungen ein Case-Management. Deshalb nimmt sich die Sozialpsychiatrie zunehmend des Verfahrens an. Es wird eingesetzt im Komplementärbereich zur Anstaltsversorgung. Seine Ausgestaltung legt im Gegensatz zur institutionszentrierten Gestaltung der Versorgung eine personenzentrierte Fallführung nahe. Die verschiedenen Angebote im Komplementärbereich operieren zunächst jeweils für sich nach eigenen Maßgaben und mit nicht selten ausgrenzenden Betreuungskonzepten, ohne sich nutzerorientiert darum zu kümmern, welche anderen Hilfen im Einzelfall angebracht sind und von anderer Seite geleistet werden oder geleistet werden sollten. Um das einrichtungszentrierte Angebot umsteuern zu können, sollte der individualisierte Bedarf geklärt und eine Planung mit einer integrierten Behandlung und Betreuung im Sinne des Case-Managements stattfinden. Die von Peter Kruckenberg geleitete Kommission „Personalbemessung im komplementären Bereich psychiatrischer Versorgung" hat zur *„zielorientierten personenzentrierten Problemlösung"* eine Gesamtplanung ins Auge gefasst und für sie den Begriff *„integrierter Behandlungs-, Rehabilitations- und Eingliederungsplan"* gewählt (Kruckenberg et al. 1999; Gromann 2001). Bei der Planung seien vorrangig zu erfassen *„... die aktivierbaren Ressourcen der betroffenen Person, ihrer Bezugspersonen und des Umfeldes, vor den nicht-psychiatrischen Hilfen im Umfeld, vor den dann noch notwendigen psychiatrischen Hilfen."* (Kruckenberg et al. 1999, S. 21)

Die hier gemeinten Hilfen sind auf die Lebenssituation zuzuschneiden und beschreiben sozialpsychiatrische Leistungen in den Bereichen Wohnen, Arbeiten, Wirtschaften, Kontaktgestaltung und Teilnahme am öffentlichen Leben sowie die Unterstützung der Angehörigen und Krisenhilfe. Angemessene Maßnahmen und Hilfen sollen hier nicht dem Angebot von Diensten entnommen, sondern im Alltag und in der Lebenswelt der psychisch kranken Menschen gesucht und personenbezogen entwickelt werden (Obert 2000). Um die vorhandenen Möglichkeiten nutzen und einsetzen zu können, ist eine **fallunspezifische Ressourcensuche** nötig. Ein systematisches Case-Management kümmert sich darum, indem es ein Netzwerk knüpft und über die Partner im Netz die lokalen, formellen und informellen Ressourcen erreicht, um sie bei Bedarf heranzuziehen.

Die bereits erwähnte „Kommission zur Personalbemessung im komplementären Bereich" spricht bei Durchführung des Behandlungsprogramms von einer *„Koordination durch eine therapeutische Bezugsperson"* (Kruckenberg et al. 1999, S. 168). Sie soll auch bei Fortschreibung eines Hilfeplans die personelle Kontinuität gewährleisten. Es wird angemerkt: *„Die Kommission hat den Begriff ‚casemanagement' für diese Aufgabe bewusst* nicht *verwendet, da er in der Literatur vieldeutig benutzt wird. Case-Management-Funk-*

tionen im Sinne der persönlichen Unterstützung bei der Regelung der Lebensverhältnisse nimmt beispielsweise auch ein gegebenenfalls bestellter gesetzlicher Betreuer ein, bei der Nutzung von sozialrechtlich abgesicherten Leistungsansprüchen eine Beratungsperson des Leistungsträgers. Deren Funktionen sind von der therapeutischen Bezugsperson in die Koordination des integrierten Behandlungs-/Rehabilitationsplans einzubeziehen.

Die Funktion der therapeutischen Bezugsperson entspricht am ehesten dem ‚clinical casemanagement', wobei die Aufgabe der koordinierenden Begleitung eine psychotherapeutische und soziotherapeutische Basiskompetenz sowie die Einbindung in die ‚Abstimmung im Verlauf' erfordert." (Kruckenberg et al. 1999, S. 169)

Nun wird bei dieser Argumentation die doppelte Rolle des Case-Managements übersehen, nämlich sowohl Arrangements für eine und mit einer Person zu treffen als auch im System der Versorgung die Leistungserbringung zu steuern. Das „klinische Case-Management" ist angewiesen auf eine organisierte Zusammenarbeit im ganzen Leistungsbereich, hier also unter den Beteiligten am „sozialpsychiatrischen Komplexleistungsprogramm". Ohne strukturelle und prozessuale Verankerung dieses Programms bleibt die „therapeutische Bezugsperson" mit ihm isoliert. Sie kann die Elemente des Programms nicht ohne Zusammenarbeit anderer Stellen und Personen ausführen. Der konkrete Rahmen eines Komplexleistungsprogramms wird von einer „therapeutischen Bezugsperson" weder geschaffen noch durch sie aufrechterhalten, sondern sie wird erst zu dessen Ausführung eingesetzt. In diesem Fall erfolgt schon im Vorfeld, was im Case-Management in den Phasen Zugang (Auftragsklärung), Assessment und Planung vorgesehen ist. Im Bericht zum Projekt „Personalbemessung im komplementären Bereich der psychiatrischen Versorgung" heißt es: *„Die Erarbeitung eines Komplexleistungsprogramms ist ein Prozess, in dem vielfältige anamnestische und situative Informationen, unterschiedliche diagnostische Einschätzungen, Ziele und Erwartungen des Klienten und seines Umfeldes und schließlich auch unterschiedliche Vorstellungen hinsichtlich der Realisierbarkeit gewünschter Entwicklungen integriert werden müssen. Hierzu bedarf es eines strukturierten Vorgehens ..."* (Kauder 1999, S. 31) Das Programm soll bei Kranken mit chronischen psychischen Störungen den Kriterien genügen (Kunze u. Kruckenberg 1999):

- zielorientierte Behandlungs-, Rehabilitations- und Eingliederungsplanung
- Koordination durch eine therapeutische Bezugsperson
- regelmäßige beziehungsweise in besonderen Situationen erfolgende Abstimmungen im Verlauf
- Selbsthilfeorientierung
- Normalisierung der Lebensverhältnisse
- Multiprofessionalität
- Festlegung von Leistungsspektrum und Leistungsumfang
- Festlegung des Zeitrahmens (Bewilligungs- und Überprüfungszeiträume)

Die Gemeinsamkeiten von personenzentrierter Hilfe(planung) im gemeindepsychiatrischen Verbund und der Hilfeplanung sind von Bosshard, Ebert und Lazarus (1999) dargestellt worden.

Die Leistungen für eine Person müssen dem sich ändernden Bedarf entsprechend flexibel gehandhabt und „dosiert" werden. Das ist eine professionelle, per Case-Management zu erfüllende Aufgabe. Der Patient ist gewöhnlich nicht in der Lage, selber aus dem Komplex von Maßnahmen und Hilfestellungen nach- oder nebeneinander die für ihn angebrachten auszuwählen, also selber Koordinator seiner Behandlung zu sein. Hilfeplanung stellt somit eine eigene Dienstleistung dar. Als solche ist sie auch gesetzlich vorgesehen (vgl. § 46 des Bundessozialhilfegesetzes). Mit der Formulierung eines Plans werden Erwartungen fixiert, deren Erfüllung anschließend zu beobachten ist. Kruckenberg und Koautoren (1999) haben den Beitrag der Hilfepläne zum Einhalten von Standards in der ambulanten psychiatrischen Versorgung betont. Der Hilfeplan ermöglicht *„eine gemeinsame Sprache"*; er erleichtert *„Evaluation und Monitoring von Behandlungs-, Rehabilitations- und Eingliederungsprozessen"* und sorgt für eine Transparenz unter den Beteiligten (Kruckenberg et al. 1999, S. 234). Die Hilfeplanung bietet Gelegenheit, den Klienten und wichtige Bezugspersonen sowie andere Therapeuten und Dienste, die mit dem Klienten zu tun haben, einzubeziehen. Die Hilfeplanung hält zur *„vorrangigen Berücksichtigung nichtpsychiatrischer und* *nichtprofessioneller Ressourcen"* an (Kruckenberg et al. 1999, S. 236). Die Autoren haben eine „Anleitung zur Erarbeitung des integrierten Behandlungs- und Rehabilitationsplans" vorgelegt, in der auf einige wesentliche Momente im Verfahren gleichsinnig denen des Case-Managements hingewiesen wird:

> *„Ausgangspunkt für das Tätigwerden einer Fachkraft ist ein Auftrag. Gerade im psychiatrischen Bereich ist es jedoch häufig so, dass die von einem Klienten beziehungsweise einer Klientin, von Angehörigen oder auch von anderen Diensten und Einrichtungen vorgetragenen Anliegen einerseits unabweisbar deutlich machen, dass ‚etwas' zu tun ist, andererseits aber sowohl das Problem wie auch das Ziel der Hilfe eher allgemein und diffus beschrieben wird.*
>
> *Eine wichtige Voraussetzung für ein zielorientiertes Arbeiten besteht daher in aller Regel darin, dieses ‚Etwas', was zu tun ist, zu präzisieren. Hierzu ist auf den aus allen Bereichen sozialer und medizinischer Hilfen bekannten und auch in der klinischen Behandlung psychisch kranker Menschen als Grundlage verwendeten ‚Problemlösezirkel' zurückzugreifen. Dabei geht es um vier Schritte:*
> - ***Problemdefinition:*** *die möglichst genaue Erfassung und Beschreibung des ‚Problems'.*
> - ***Zieldefinition:*** *die Ermittlung und Abstimmung eines angestrebten (und realisierbaren) ‚Hilfeziels', das innerhalb eines überschaubaren und zu vereinbarenden Zeitraums erreicht werden soll.*
> - ***Mittel zur Zielerreichung:*** *die Festlegung von geeigneten und notwendigen ‚Maßnahmen zur Zielerreichung'.*
> - ***Überprüfung der Zielerreichung:*** *als Abschluss eines Problemlösezirkels zum Abschluss einer Maßnahme beziehungsweise zum Ende eines vereinbarten Zeitraumes als Grundlage für den (nächsten) Problemlösezirkel.*
>
> *Zur Strategie der Behandlungsplanung gehört es, das (zunächst) diffus definierte Gesamtproblem in konkret definierten und machbaren Schritten (mehrere Problemlösezirkel) aufzuarbeiten."* (Kruckenberg et al. 1999, S. 384)

Eine wesentliche Komponente einer integrierten, Behandlung und Rehabilitation psychisch Kranker verbindenden Versorgung könnte künftig die Soziotherapie sein. Bekanntlich ist sie – nach einem 1995 begonnenen Modellversuch der Krankenkassen (Melchinger 1999) – mit der GKV-Gesundheitsreform 2000 in den sozialrechtlichen Leistungskatalog aufgenommen worden. Mit der ambulanten Soziotherapie soll chronisch psychisch kranken Menschen eine begleitende Unterstützung und Handlungsanleitung geboten werden, mit der sie in die Lage versetzt werden, die für sie notwendigen und in einem individuellen Behandlungs- oder Rehabilitationsplan aufgestellten Hilfen in ihrem direkten Lebensumfeld wahrzunehmen. Dadurch sollen ständig wiederkehrende Krankenhausaufenthalte vermieden und erhebliche Kosteneinsparungen erreicht werden.

> *„Mit Beziehungsherstellung zum Therapeuten, Motivierung und psychischer Mobilisierung zur Überwindung sozialer Ängste soll die Integration in das soziale Umfeld hergestellt werden, angefangen mit der Fähigkeit zur Teilnahme am lebenspraktischen Training zur Inanspruchnahme der verordneten medizinischen Maßnahmen bis hin zur Arbeitsaufnahme auf dem allgemeinen Arbeitsmarkt. Soziotherapie übernimmt eine Brückenfunktion zwischen ärztlichem Behandlungsprogramm und Angeboten außerhalb der Leistungspflicht der Krankenkassen, indem sie darauf abzielt, dem Patienten die Nutzung solcher Angebote zu erschließen."* (Melchinger 1999, S. 73)

Zugleich soll damit die Information im Hilfesystem verbessert und mehr Kooperation und Koordination der aufeinander abgestimmten Hilfeangebote beziehungsweise eine effizientere Nutzung vorhandener Ressourcen erreicht werden.

Wenn es heißt, *„durch Soziotherapie soll die Informationsvernetzung zwischen unterschiedlichen Leistungserbringern und die Koordination der verordneten Leistungen im Einzelfall optimiert und dadurch eine effizientere Nutzung der vorhandenen Ressourcen erreicht werden"* (Melchinger 1999, S. 73), so ist das Verfahren ein Case-Management. Ein mit der Angebotsorientierung in Humandiensten verbundenes Grundproblem zeigt sich allerdings auch hier: Soziotherapie soll in Form von „Therapieeinheiten verordnet" werden. Der Bundesausschuss der Ärzte und Krankenkassen hat in seinen jüngst erstellten Soziotherapie-Richtlinien die Voraussetzungen, die Art und den Umfang der anzubietenden Soziotherapie leider sehr restriktiv gestaltet.

Literatur

Amelung V, Schumacher H (1999). Managed Care. Neue Wege im Gesundheitsmanagement. Wiesbaden: Gabler.

Anderson CM (1985). Ein psychopädagogisches Modell zur Familientherapie bei Schizophrenie. In: Stierlin H, Wynne LC, Wirsching M (Hrsg). Psychotherapie und Soziotherapie bei Schizophrenie. Heidelberg: Springer; 263–73.

Baumberger J (2001). So funktioniert Managed Care. Anspruch und Wirklichkeit der integrierten Gesundheitsversorgung in Europa. Stuttgart: Thieme.

Bosshard M, Ebert U, Lazarus H (1999). Sozialarbeit und Sozialpädagogik in der Psychiatrie. Bonn: Psychiatrie-Verlag.

Grawe K (1998). Psychologische Therapie. Göttingen: Hogrefe.

Gromann P (2001). Integrierte Behandlungs- und Reha-Planung. Bonn: Psychiatrie-Verlag.

Hornung WP (2000). Psychoedukative Interventionen. In: Krausz M, Naber D (Hrsg). Integrative Schizophrenietherapie. Basel: Karger; 113–47.

Kauder V (Hrsg) (1999). Personenzentrierte Hilfen in der psychiatrischen Versorgung. Bonn: Psychiatrie-Verlag.

Kieserg A, Hornung WP (1996). Psychoedukatives Training für schizophrene Patienten (PTS). Tübingen: DGVT-Verlag

Kruckenberg P, Kunze H, Brill KE, Crome A, Gromann P, Hölzke R, Krüger U, Stahlkopf D (1999). Von institutions- zu personenzentrierten Hilfen in der psychiatrischen Versorgung. Schriftenreihe des Bundesministeriums für Gesundheit. Baden-Baden: Nomos; 116, 1.

Kunze H, Kruckenberg P (Hrsg) (1999). Von institutions- zu personenzentrierten Hilfen in der psychiatrischen Versorgung. Schriftenreihe des Bundesministeriums für Gesundheit. Baden-Baden: Nomos; 116, 2.

Kusch M (2001). Behandlungsprogramme für die psychosoziale Versorgung. Landau: Verlag Empirische Pädagogik.

Kusch M, Kanth E, Labouvie H (2001). Das Case-Service-Science-Konzept: Ein Beitrag zur Verbindung von Versorgung, Management und Forschung in der Pädiatrie. In: Frank R, Mangold B (Hrsg). Psychosomatische Grundversorgung bei Kindern und Jugendlichen. Kooperationsmodelle zwischen Pädiatrie und Kinder- und Jugendlichenpsychiatrie. Stuttgart: Kohlhammer; 197–213.

Melchinger H (1999). Ambulante Soziotherapie. Evaluation und analytische Auswertung des Modellprojektes „Ambulante Rehabilitation psychisch Kranker" der Spitzenverbände der gesetzlichen Krankenkassen. Schriftenreihe des Bundesministeriums für Gesundheit. Baden-Baden: Nomos; 115.

McLellan AT, Hagan TA, Levine M, Meyers K, Gould F, Bencivengo M, Durell J, Jaffe J (1999). Does clinical case management improve outpatient addiction treatment? Drug Alcohol Depend; 55: 91–103.

Mejta CL, Bocos PJ, Maslar EM, Mickenberg J, Senay E (1997). The effectiveness of case management in working with intravenous drug users. In: Tims FM, Inciardi JA, Fletcher BW, MacNeill Horton A (eds). The effectiveness of innovative approaches in the treatment of drug abuse. Westport, CT: Greenwood Press; 101–14.

Müller K (1997). Integriertes Leistungsmanagement in der medizinischen Versorgung. Gründe und Grundlagen für umfassende Behandlungs- und Rehabilitationsketten bei chronischen Krankheiten. Muri, Schweiz: SGGP.

Obert K (2000). Sozialpsychiatrisches Handeln: Alltags- und lebensweltorientiert. Kerbe; 18, 1: 12–5.

Petry J (1993). Behandlungsmotivation. Grundlagen und Anwendungen in der Suchttherapie. Weinheim: Beltz.

Reis C (1997). „New public management" im Rahmen der Produktion von Dienstleistungen. Nachrichtendienst des Deutschen Vereins; 77: 318–23.

Saischek W (2000). Modell Projekt Case Management des Sozial- und Gesundheitssprengels in Innsbruck-Stadt. In: Bundesministerium für Familie, Senioren, Frauen und Jugend (BMFSFJ) (Hrsg). Case Management – Erfahrungen aus neun Ländern. Materialband und Workshop-Diskussion. Stuttgart: Kohlhammer; 189, 3: 415–55.

Schönpflug W (1990). Ökonomie im Gesundheitsverhalten. In: Schwarzer R (Hrsg). Gesundheitspsychologie. Göttingen: Hogrefe; 71–8.

Siegenführ T (1993). Optimale Gesundheitsinvestitionen in das Humankapital: eine mikroökonomisch-dynamische Analyse. Heidelberg: Physika-Verlag.

Tacke J, Lauterbach KW (1997). Disease Management. Ein Überblick. In: Arnold M, Paffrath D (Hrsg). Krankenhaus-Report '97. Stuttgart: Gustav Fischer; 157–64.

Watson DE (2001). Evaluating costs and outcomes. Demonstrating the value of rehabilitation services. Bethesda, MD: The American Occupational Therapy Association.

Wendt WR (2001). Case Management im Sozial- und Gesundheitswesen. 3. Aufl. Freiburg/Breisgau: Lambertus.

Wienberg G (1994). Schizophrenie zum Thema machen. Psychoedukative Gruppenarbeit für schizophren und schizoaffektiv erkrankte Menschen. Bonn: Psychiatrie-Verlag.

Wohlfahrt R, Schneider D (1999). Psychoedukatives Training zur Verbesserung der Selbsthilfefähigkeiten von Menschen mit Epilepsie. Tübingen: DGVT-Verlag.

Methoden

5 Methoden zur vergleichenden ökonomischen Evaluation von Maßnahmen im Gesundheitswesen – Einführung, Vorteile und Risiken

Franz Hessel, Jürgen Wasem, Stefan Greß

Zusammenfassung
Die Ergebnisse der gesundheitsökonomischen Evaluation medizinischer Maßnahmen und Technologien können Entscheidungen der Ressourcenallokation im Gesundheitswesen mit beeinflussen. Für diese Anwendung sind Konzepte zum indikations- und sektorübergreifenden Vergleich sinnvoll.

Der Beitrag stellt die gegenwärtig verfügbaren Konzepte und Methoden vor, diskutiert ihre Reichweite und grenzt ihre Anwendungsgebiete ab. Ein Schwerpunkt liegt dabei auf dem Konzept der so genannten qualitätsadjustierten Lebensjahre und den daraus abgeleiteten QALY league tables. Es werden erste internationale Erfahrungen zusammengefasst und der Stellenwert im gesundheitspolitischen Entscheidungsprozess diskutiert.

Der Nutzen bereichsübergreifender gesundheitsökonomischer Evaluationen liegt in erster Linie darin, Diskussionen auszulösen und rationale ökonomische Elemente in Entscheidungen zur Ressourcenallokation einfließen zu lassen. Diesem möglichen Nutzen stehen jedoch erhebliche Probleme gegenüber, die sowohl in methodisch-konzeptioneller als auch in ethischer Hinsicht zu sehen sind. Sie lassen eine systematische flächendeckende Anwendung von bereichsübergreifenden ökonomischen Evaluationskonzepten als Grundlage der Ressourcenallokation im Gesundheitswesen im Moment noch als unrealistisch erscheinen.

5.1 Einführung

„Begrenzte Ressourcen und der Grundsatz der Beitragsstabilität erfordern bei einer sich weiter entwickelnden Medizin und einer alternden Bevölkerung die Ausgrenzung unnötiger Leistungen und die Mobilisierung von Wirtschaftlichkeitsreserven." (SVR KAG 1990)

Diese Feststellung des Sachverständigenrats für die Konzertierte Aktion im Gesundheitswesen ist im Kontext der Beobachtung zu sehen, dass die dynamischen Kräfte im Gesundheitswesen dann zu einem im Vergleich zum Bruttosozialprodukt überproportionalen Wachstum der Ausgaben für Gesundheitsleistungen führen, wenn nicht eine kontinuierliche Gegensteuerung seitens der Gesundheitspolitik praktiziert wird. Dieser scheinbar steigende Bedarf an Gesundheitsleistungen ist unter anderem bedingt durch die demografische Entwicklung in Richtung einer Zunahme der älteren Bevölkerungsanteile und durch den technischen Fortschritt in der Medizin, der zunehmend aufwendigere und teurere Technologien zur Verfügung stehen lässt, die sich bei Vollversicherungsschutz rasch am Gesundheitsmarkt durchsetzen können (Weisbrod 1991). Finanzierungsprobleme erwachsen auch durch die rückläufige Einnahmenbasis der gesetzlichen Krankenversicherung (GKV), die durch politische Verschiebebahnhöfe, aber auch durch den Rückgang der Lohnquote bedingt sind.

Neben der allgemeinen Ausgabendynamik ist ebenfalls zu thematisieren, dass nicht allen Ausgaben für Gesundheitsleistungen ein entsprechender Ertrag gegenübersteht. Dies betrifft nicht – wie zum Teil diskutiert wird – nur die so genannten alternativmedizinischen Verfahren. Namhafte Pharmakologen vertreten seit längerem die Auffassung, dass im Arzneimittelbereich zahlreiche völlig wirkungslose Verordnungen zulasten der gesetzlichen Krankenversicherungen abgegeben werden (Schwabe u. Paffrath 1995). Auch außerhalb der Arzneimitteltherapie ist für einen erheblichen Anteil der Therapien bislang nicht nachgewiesen, dass sie einen Nutzen haben. Dies gilt umso mehr für die Gegenüberstellung von Kosten und Nutzen, also die Frage der Relation des Einsatzes von Mitteln und erzielbarem Ertrag.

Bei begrenzten Ressourcen, steigenden Anforderungen und einem vielfach nicht nachgewiesenen Nutzen ergibt sich verstärkt die Notwendigkeit, Ausgaben und Ertrag der einzelnen Gesundheitsleistungen systematisch zu messen und gegenüberzustellen. Mögliche Methoden dazu liefert die gesundheitsökonomische Evaluation. Auf der Grundlage entsprechender Ergebnisse kann eine Bevorzugung zugunsten kosteneffektiver Maßnahmen erfolgen – und im Umkehrschluss zuungunsten der weniger kosteneffektiven oder gar unnötigen Leistungen und Verfahren, die als mögliche Konsequenz aus dem Katalog der erstattungsfähigen Leistungen genommen werden könnten.

Die Forderung nach einer rationalen Allokation der knappen Ressourcen unter Berücksichtigung der Kosteneffektivität ist nahe liegend und erscheint auch aus Public-Health-Gesichtspunkten geboten (Schwartz 1998). Auch der Gesetzgeber hat dies erkannt. Er hat einerseits den Bundesausschuss der Ärzte und Krankenkassen damit beauftragt, neue Verfahren auf Nutzen und Wirtschaftlichkeit auch im Vergleich zu bestehenden Verfahren zu untersuchen. Andererseits hat er mit dem Gesetz über ein Informationssystem zur Bewertung medizinischer Technologien die Deutsche Agentur für Health Technology Assessment (DAHTA) beim Deutschen Institut für medizinische Dokumentation und Information (DIMDI) beauftragt, eine Datenbank des Health-Technology-Assessment (HTA) aufzubauen und dazu Forschungsaufträge zu vergeben.

Kann aber ein effizienter Einsatz der begrenzt vorhandenen Mittel eine problematische Rationierungsdebatte – also die Frage der Zuteilung von Leistungen und des Ausschlusses von notwendigen Leistungen – im Gesundheitswesen weit gehend vermeiden? Dazu wären mehrere Voraussetzungen notwendig. Erstens muss eine solide Vergleichsbasis geschaffen werden, das heißt, es müssen Methoden vorhanden sein, die ökonomische Effizienz von Gesundheitsleistungen valide, reliabel und in verschiedenen Bereichen des Gesundheitswesens vergleichbar zu messen. Zweitens müssen die Rationalisierungspotenziale, die mittels gesundheitsökonomischer Analysen identifiziert werden, ausreichend sein, um den aus den oben beschriebenen Gründen wachsenden Bedarf an Mitteln ausgleichen zu können. Dies erscheint fraglich. Es mag zwar zu einer Verzögerung der Rationierungsproblematik kommen, jedoch nicht zu einer Lösung (Björk 1996; Fozouni u. Güntert 2000). Zum anderen muss aber auch ein Konsens bestehen, welchen Stellenwert die ökonomische Effizienz der einzelnen Gesundheitsmaßnahmen im Rahmen der Prioritätensetzung einnehmen kann und ob der Schritt, die in der Theorie perfekt bestimmbare Kosteneffizienz als alleiniges Kriterium der Ressourcenallokation anzuwenden, ethisch vertretbar erscheint.

5.2 Methoden zur indikationsübergreifenden gesundheitsökonomischen Evaluation

Gesundheitsökonomische Analysen können als Entscheidungshilfe für eine rationale Ressourcenallokation im Gesundheitswesen dienen. In gesundheitsökonomischen Evaluationsstudien werden die Kosten und Erträge (Outcomes) definierter medizinischer Leistungen einander gegenübergestellt. Es wird so nicht nur die medizinische Wirksamkeit, sondern auch die Kosteneffektivität der jeweiligen Maßnahmen abgeschätzt und verglichen. Nicht nur die Kosten, sondern auch die Outcomes können auf verschiedene Weise gemessen werden.

5.2 Methoden zur indikationsübergreifenden gesundheitsökonomischen Evaluation

Zunächst einmal nahe liegend ist der Vergleich verschiedener Behandlungsmöglichkeiten bei ein und derselben Erkrankung, wie beispielsweise unterschiedlicher blutdrucksenkender Maßnahmen oder einer konservativen Behandlung mit einer Operation. Einen entscheidenden weiteren methodischen Schritt unternimmt man, wenn indikationsübergreifende Vergleiche mehrerer – in der konsequenten Weiterverfolgung des Konzeptes: aller – kurativer Verfahren im Gesundheitswesen angestellt werden. Sodann können die Ergebnisse in einer Rangreihe entsprechend der ökonomischen Effizienz gegenübergestellt werden, was in der gesundheitsökonomischen Forschungslandschaft als league table bezeichnet wird. Derartige methodische Konzepte, insbesondere das QALY-League-Table-Konzept, werden in diesem Beitrag thematisiert.

So genannte QALY league tables sind im Zusammenhang mit der indikationsübergreifenden Evaluation und der Forderung nach einer rationaleren Grundlage für die Ressourcenallokation im Gesundheitswesen seit den 80er Jahren des letzten Jahrhunderts verschiedentlich diskutiert worden. Diese Diskussion spielte sich nicht nur auf rein akademisch-wissenschaftlicher Ebene in Form der Konzeption und Weiterentwicklung von Instrumenten ab. Auch ein Einfluss auf die praktische Steuerung im Gesundheitssystem ist zu beobachten. Die konsequenteste Umsetzung fand bisher im Rahmen des viel diskutierten Rationierungskonzeptes von Oregon statt, das sich zunächst in der ersten Diskussionsphase in weiten Strecken am QALY-League-Table-Konzept orientierte (Ganiats 1996). Im bundesdeutschen Gesundheitssystem wurde mit den gesetzlichen Aufträgen an die Bundesausschüsse zur Spezifizierung des Leistungskataloges auf der Basis von Nutzen und Wirtschaftlichkeit neuer und bestehender Verfahren eine indikationsbezogene Berücksichtigung der ökonomischen Effizienz implementiert. Ein indikationsübergreifendes Priorisierungskonzept findet derzeit zumindest noch keine explizite Zustimmung.

Mögliche Outcome-Maße gesundheitsökonomischer Evaluationen

Das Ergebnis einer gesundheitsökonomischen Evaluationsstudie stellt eine Kosten-Outcome-Relation, also die Kosten pro gewonnener Outcome-Einheit, dar. Am häufigsten werden dabei für die jeweilige Fragestellung und Indikation die nahe liegenden klinischen Effektparameter verwendet. Mit den Ergebnissen dieser so genannten Kosten-Wirksamkeits- oder Kosten-Effektivitäts-Analysen (cost-effectiveness analysis) kann im Regelfall jedoch kein indikationsübergreifender Vergleich angestellt werden. Darüber hinaus spiegeln die hier verwendeten klinischen Parameter oft nur bedingt das subjektive Befinden der Patienten wider.

In Kosten-Nutzen-Studien (cost-benefit analysis; CBA) werden die Kosten zu dem jeweiligen in Geldeinheiten bewerteten Gesundheitszustandspfad in Relation gesetzt. Die Größe des rein monetären Nettonutzens (Nutzen abzüglich Kosten) kann auf zwei Arten ermittelt werden: Entweder über die Bestimmung der Zahlungsbereitschaft (willingness to pay; WTP) in der Bevölkerung für eine definierte Verbesserungen des Gesundheitszustandes – in etwa: „Was ist es Ihnen wert, frei von dieser Erkrankung zu sein?" (Ahrens u. Güntert, Kap. 7) – oder anhand des möglichen Produktivitätsgewinns, den die Intervention durch eine Verringerung der Arbeits- und Erwerbsunfähigkeit der Patienten bewirkt (sog. Humankapitalansatz) (Schmidt, Kap. 3). Letzterer ist häufiger angewendet worden, während der Zahlungsbereitschaftsansatz, der näher an den klassischen ökonomischen Theorien – wie der Wohlfahrtstheorie – ist, einen höheren Stellenwert bei den Ökonomen genießt (Pauly 1995).

Primär wird in Kosten-Nutzen-Analysen der Wert einer bestimmten einzelnen Gesundheitsleistung abgeschätzt – die Investition wird empfohlen, wenn ihr ein positiver Nettonutzen zugesprochen wird. Denkbar ist jedoch auch ein indikations- und bereichsübergreifender Vergleich, bei dem dann die Maßnahmen mit dem größten Gewinn an Nettonutzen vorzuziehen wären. Die monetäre Bewertung des Gutes Gesundheit und das Aufwiegen des Effektes einer medizi-

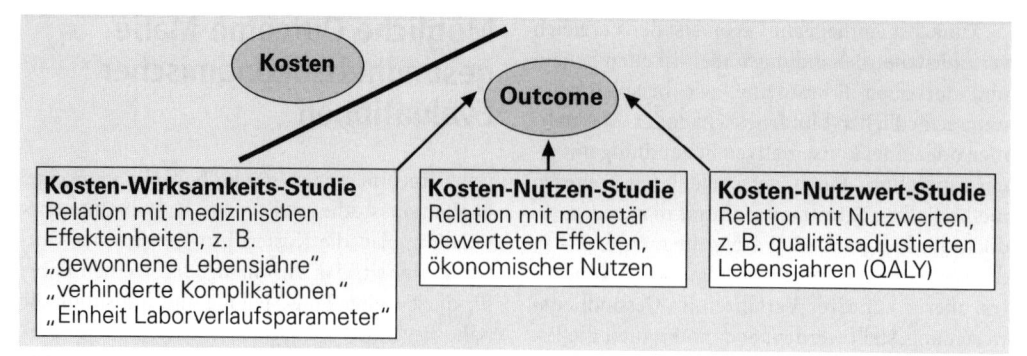

Abb. 5-1 Arten der gesundheitsökonomischen Evaluation.

Kosten

Outcome

Kosten-Wirksamkeits-Studie
Relation mit medizinischen Effekteinheiten, z. B.
„gewonnene Lebensjahre"
„verhinderte Komplikationen"
„Einheit Laborverlaufsparameter"

Kosten-Nutzen-Studie
Relation mit monetär bewerteten Effekten, ökonomischer Nutzen

Kosten-Nutzwert-Studie
Relation mit Nutzwerten, z. B. qualitätsadjustierten Lebensjahren (QALY)

nischen Intervention in Geld ist beim Humankapitalansatz problematisch, beim Zahlungsbereitschaftsansatz gut umsetzbar und bei beiden nicht unumstritten. Die entsprechenden Verfahren sind noch im Entwicklungsstadium und die meisten veröffentlichten Analysen gehen über Machbarkeitsstudien nicht hinaus. Einschlägige Richtlinien zur Durchführung gesundheitsökonomischer Evaluationen (CCOHTA 1997; Gold et al. 1996) empfehlen daher, andere Studienarten der Kosten-Nutzen-Analyse vorzuziehen (vgl. Abb. 5-1).

Seit den 80er Jahren des letzten Jahrhunderts sind zunehmend mehr Outcome-Parameter für gesundheitsökonomische Evaluationsstudien entwickelt worden, die

- indikations- und bereichsübergreifende Vergleiche ermöglichen und
- die subjektive Lebensqualität der Patienten widerspiegeln.

Gehen diese Parameter in gesundheitsökonomische Studien ein, liegen so genannte „Kosten-Nutzwert-Studien" (cost-utility analysis; CUA) vor, da die Parameter den Nutzwert (utility) für den Patienten widerspiegeln sollen. Der bekannteste Outcome-Parameter in diesem Studientyp sind die so genannten qualitätsadjustierten oder qualitätsbereinigten Lebensjahre (QALYs). Bevor diese eingehender erläutert werden, sollen kurz „Verwandte" der QALYs, die weitere indikationsübergreifende Outcome-Parameter darstellen, erwähnt werden.

DALY (disability adjusted life year)

Das von der WHO entwickelte und beispielsweise auch von der Weltbank aufgegriffene DALY-Konzept (Homedes 1996; Worldbank 1993) beruht auf den Überlegungen der WHO zur Krankheitslast bei verschiedenen zugrunde liegenden Erkrankungen beziehungsweise Behinderungen („burden of disease"). Dieses Konzept beabsichtigt, die Krankheitslast von Populationen und die Beeinflussung dieser durch kosteneffektive Therapien zu messen. DALYs sind dabei ein Indikator für die Zeit, die in einem bestimmten eingeschränkten Gesundheitszustand, zum Beispiel Blindheit, verbracht wird, und für die durch einen vorzeitigen krankheitsbedingten Tod verlorenen Lebensjahre. Die behinderungsspezifischen Gewichtungen beziehungsweise die Abschläge von der Zeit in optimaler Gesundheit wurden bislang auf der Basis von Expertenurteilen gebildet, gegenwärtig laufende Forschungsarbeiten zielen allerdings auf eine Präferenzbasierung in der Bevölkerung ab.

HYE (healthy year equivalent)

Ebenso wie beim QALY- oder DALY-Konzept wird die in einem bestimmten Gesundheitszustand verbrachte Lebenszeit im Verhältnis zu der in optimaler Gesundheit und Lebensqualität verbrachten Zeit gesehen. Bei der Kalkulation von HYEs (Mehrez u. Gafni 1991) werden jedoch im Gegensatz zu QALYs gesamte Krankheitsverläufe, so genannte Gesundheitszustandspfade, bewertet. Dies, ebenso wie ihre spezifische Technik zur Ermittlung, unterscheidet HYEs von QALYs, bei denen sich die Bewertung auf jeweils genau einen spezifischen Gesundheitszustand beschränkt. Die Diskussion, ob HYEs näher am traditionellen ökonomischen Theoriegebäude angesiedelt sind als QALYs, ist noch nicht abgeschlossen (Johannesson et al. 1993; Loomes 1995).

SAVE (saved young life equivalent)

Das von Nord (1992) entwickelte Konzept will nicht statische Gesundheitszustände, sondern Veränderungen der Gesundheit messen und vergleicht diese Einschätzungen mit der Lebensdauer und der Lebensqualität gesunder, „geretteter" junger Menschen. Bisher wurden SAVEs in empirischen Analysen vergleichsweise selten eingesetzt.

Das Konzept der qualitätsadjustierten Lebensjahre (QALYs)

In den 70er Jahren des letzten Jahrhunderts hat sich das QALY-Konzept vor dem Hintergrund der wachsenden Bedeutung der so genannten gesundheitsbezogenen Lebensqualität in der Medizin und der Entwicklung diesbezüglich eigenständiger Messinstrumente aus der Gesundheitsindikator-Forschung in den Sozialwissenschaften und aus dem beschriebenen Interesse der Gesundheitsökonomie an einem indikations- und bereichsübergreifenden Outcome-Maß heraus entwickelt. Nachdem zunächst verschiedene Bezeichnungen für ein und dasselbe Konstrukt verwendet wurden, hat sich schließlich der erstmals von Zeckhauser und Shephard (1976) benutzte Begriff des QALY einheitlich durchgesetzt.

Um als indikationsübergreifendes Outcome-Maß in gesundheitsökonomischen Evaluationsstudien Verwendung zu finden, müssen QALYs (wie auch die verwandten Konzepte) zwei wesentliche Merkmale besitzen. Sie müssen mittels generischer, also nicht krankheitsspezifischer, Instrumente erhoben werden, und sie müssen einen eindimensionalen Indexwert bilden. Dies ist insofern von Bedeutung, da die überwiegende Zahl der Instrumente zur Erfassung der gesundheitsbezogenen Lebensqualität diese beiden Kriterien nicht erfüllt. Zum einen existieren nur wenige wirklich krankheitsübergreifende, das heißt für alle Krankheiten gleich geeignete Instrumente. Zum anderen beinhaltet das Konzept der gesundheitsbezogenen Lebensqualität im herkömmlichen Sinn ein multidimensionales psychologisches Konstrukt, das den Schwerpunkt auf die vier auch getrennt zu bewertenden Dimensionen „psychisches Befinden", „körperliche Verfassung", „soziale Beziehungen" und „funktionelle Alltagskompetenz" legt, wobei zahlreiche unterschiedliche Gewichtungen möglich sind (Guyatt et al. 1996). Um in gesundheitsökonomischen Evaluationsstudien eine Relation mit den Kosten zu bilden, ist die methodisch und konzeptionell anspruchsvolle Bildung eines Gesamt-Indexwertes nötig, von dem gefordert wird, die verschiedenen Dimensionen ausgewogen abzubilden.

In die Bestimmung des Nutzwertes einer gesundheitsbezogenen Maßnahme fließt neben der Lebensqualität auch die (Rest-)Lebenszeit ein. Beide Größen werden entweder getrennt erhoben und zu einer Maßzahl, dem QALY, aggregiert oder in einem Schritt bestimmt. Der Nutzwert einer Maßnahme wird umso höher eingeschätzt, je mehr sie zu einer Lebensverlängerung und einer Verbesserung der Lebensqualität führt. Dem Tod wird ein Nutzwert von Null zugesprochen; ein Zustand, der subjektiv „schlimmer als der Tod" empfunden wird, kann per Definition nicht mit einem negativen Nutzwert bewertet werden. Ein Jahr in optimaler Lebensqualität entspricht einem QALY. Auf diese Weise kann die Anzahl der QALYs mit und ohne eine medizinische Maßnahme und damit das Inkrement, also der QALY-Gewinn (oder -Verlust) durch die Maßnahme, bestimmt werden. Mathematisch lässt sich dies als die Funktion von Lebensqualität und Restlebenszeit ausdrücken (s. Abb. 5-2).

Die Abschätzung der gesundheitsbezogenen Lebensqualität geschieht mittels standardisierter Befragungsinstrumente. Dabei bestehen durchaus Unterschiede bezüglich der Zielgruppe. Neben der nächstliegenden (und auch am häufigsten befragten) Gruppe, den von der jeweiligen Krankheit betroffenen Patienten, kommen auch Patienten, die an der gleichen oder einer ähnlichen Erkrankung gelitten haben, ein repräsentativer oder selektierter Bevölkerungsquerschnitt sowie Experten aus dem Gesundheitsbereich wie Ärzte/Ärztinnen oder Krankenpflegepersonal infrage. Insbesondere bei Kindern oder Patienten mit psychischen Störungen muss vielfach auf Fremdbeurteilungen zurückgegriffen werden.

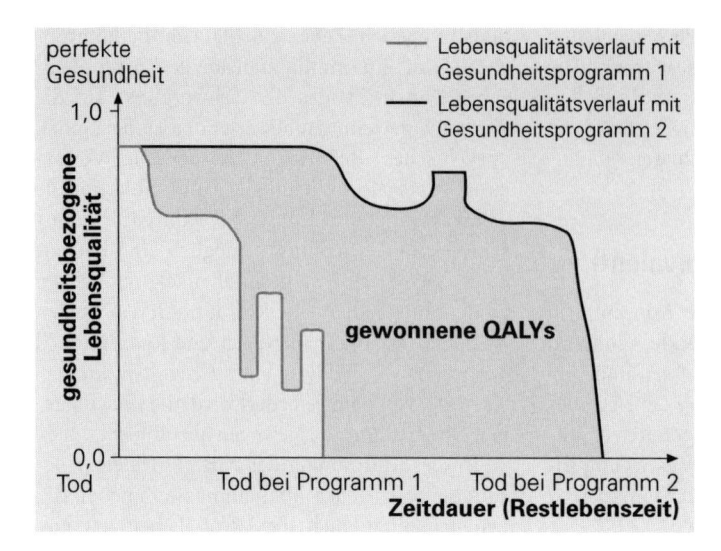

Abb. 5-2 Kosten-Nutzwert-Analyse: Darstellung der gewonnenen QALYs. Die Flächen unter den Kurven entsprechen den jeweiligen QALYs, die Fläche zwischen den Kurven den gewonnenen QALYs (eigene Darstellung nach Drummond et al. 1997).

Zur praktischen Zuordnung beziehungsweise Bestimmung der jeweiligen Lebensqualität zu den einzelnen Gesundheitszuständen und Zustandspfaden und zur letztendlichen Bildung von QALYs haben sich verschiedene Methoden herausgebildet, die sich konzeptionell und erhebungstechnisch erheblich unterscheiden. Im Folgenden sollen fünf dieser Verfahren kurz angesprochen werden (Torrance 1986; Kaplan 1995).

Rating scale
Das wohl am häufigsten und insbesondere von Medizinern angewendete Instrument ist das „Rating-Scale-Verfahren", bei dem die Probanden die jeweiligen Gesundheitszustände auf einer vorgegebenen Skala einordnen sollen. Beim verbreiteten EuroQol-Fragebogen (deutsche Version EQ-5D: von der Schulenburg 1998) geschieht dies auf einer visuellen Analogskala (ähnlich der eines Thermometers) von 0 bis 100. Wird ein Gesundheitszustand beispielsweise mit einem Wert von 60 eingeschätzt, entspricht ein Jahr in diesem Zustand dem Nutzwert von 0,6 QALYs.

Die Verwendung einer rating scale für die Ableitung des Nutzwertes ist wenig aufwendig, aber konzeptionell nicht unproblematisch. Der einfachen Handhabung stehen eine begrenzte theoretische Fundierung und eingeschränkte externe Validierungsmöglichkeit gegenüber (Greiner u. Uber 2000; Kerim-Sade et al. 2000).

Magnitude estimate
Das „Magnitude-Estimate-Verfahren", das zum Beispiel der bekannten Rosser-Matrix zugrunde liegt, besteht in der Zuordnung von relativen Lebensqualitäten zu Paaren von Gesundheitszuständen, beispielsweise: Die Lebensqualität ist in Zustand X dreimal höher als in Zustand Y. Wird dies bei einer großen Zahl von Paaren durchgeführt und die jeweiligen Ergebnisse auf einer Skala von 0 bis 1 (der Tod entspricht 0, optimale Lebensqualität 1) angeordnet, können daran, entsprechend der rating scale, QALYs abgeleitet werden.

Person trade-off
Ein weiteres von Rosser und Kind (1978) entwickeltes Verfahren spiegelt die typische Entscheidungssituation in der Gesundheitspolitik wider. Es wurde später als „person trade-off" wieder aufgegriffen (Nord 1992). Hierbei sollen sich die Probanden ein hypothetisches Szenario vorstellen, in dem ein begrenztes Budget nur die Behandlung der beiden Krankheiten X und Y erlaubt. Können mit diesem Budget zum Beispiel 100 Personen mit der Krankheit X behandelt werden, sollen die Probanden angeben, wie viele Personen mit der Krankheit Y behandelt werden müssten, um das Budget genauso nutzbringend zu verwenden. Aus den sich hieraus ergebenden Relationen der Personenzahlen lässt sich wiederum eine Rangfolge

erstellen, aus der nach der Übertragung auf eine rating scale QALYs ermittelt werden können.

Time trade-off
Bei dem von Torrance (1986) entwickelten Verfahren des „time trade-off" werden die Probanden vor die Wahl gestellt, eine definierte Restlebenszeit in einem eingeschränkten Gesundheitszustand oder eine kürzere Restlebenszeit in vollkommener Gesundheit zu verbringen. Wird beispielsweise eine Restlebenszeit von 6 Jahren in vollständiger Gesundheit gleichwertig angesehen wie eine Zeit von 10 Jahren in einem durch eine bestimmte Erkrankung eingeschränkten Gesundheitszustand, so kann daraus die Relation von 6:10 abgeleitet werden. Damit lassen sich aus einem in diesem eingeschränkten Gesundheitszustand verbrachten Jahr 0,6 QALYs ableiten.

Standard gamble
Das letzte hier vorgestellte Verfahren basiert auf den Axiomen der Nutzentheorie, die sich auch in entscheidungs- und spieltheoretischen Ansätzen widerspiegeln (von Neumann u. Morgenstern 1953). Hierbei werden dem Befragten zwei mögliche Alternativen im Falle eines chronischen Gesundheitszustandes, der als weniger schlimm als der Tod angesehen wird, zur Auswahl gestellt: Die eine Alternative ist, sich einer Behandlung, zum Beispiel einer Operation, zu unterziehen, die mit einer gewissen Wahrscheinlichkeit sofort zum Tod führt, aber mit der Gegenwahrscheinlichkeit eine sofortige dauerhafte Heilung bewirkt. Die andere Alternative besteht darin, den chronischen eingeschränkten Gesundheitszustand auf Dauer beizubehalten. Die Überlebenswahrscheinlichkeit der ersten Alternative wird nun so lange variiert, bist der Proband indifferent zwischen der Durchführung der Maßnahme und dem Verzicht darauf ist. Aus dem auf diese Weise gewonnenen Indifferenzpunkt, beispielsweise bei einer Überlebenswahrscheinlichkeit von 60%, lassen sich die entsprechenden 0,6 QALYs errechnen.

Das Standard-Gamble-Verfahren ist bei Ökonomen aufgrund der unmittelbaren Ableitung aus der die Disziplin prägenden Nutzentheorie besonders beliebt. In der praktischen Anwendung ergeben sich aber teilweise Probleme, da die Probanden die komplexen Entscheidungssituationen und Wahrscheinlichkeitsannahmen nicht immer ausreichend erfassen und artikulieren können. Die daran angelehnte, jedoch vereinfachte Entscheidungssituation im Time-Trade-off-Verfahren erwies sich in manchen Fällen als das praktikablere Instrument (Böhmer u. Kohlmann 2000).

Das QALY-League-Table-Konzept

Outcome-Einheiten wie QALYs, DALYs, HYEs oder SAVEs ermöglichen nicht „nur" den Vergleich verschiedener Interventionen bei ein und demselben Krankheitsbild, wie beispielsweise eine Gegenüberstellung einer analytischen Psychotherapie, Verhaltenstherapie und tiefenpsychologisch fundierten Psychotherapie bei einem bestimmten Krankheitsbild. Die Konzepte können vielmehr für unterschiedlichste medizinische Maßnahmen gleichermaßen angewendet werden und liefern als Ergebnis jeweils formal identische Kosten-Nutzwert-Relationen. Damit ist es zumindest in der Theorie möglich, ein durch eine psychiatrische Intervention gewonnenes qualitätsadjustiertes Lebensjahr neben ein solches zu stellen, das durch Brustkrebs-Screening oder eine herzchirurgische Operation gewonnen wurde.

Das zentrale Element der indikationsübergreifenden gesundheitsökonomischen Evaluation ist die Bildung so genannter league tables. Damit wird in der gesundheitsökonomischen Diskussion die Bildung einer Rangreihe zu unterschiedlichen medizinischen Interventionen gehörender Kosten-Nutzwert-Relationen nach dem Kriterium der Höhe der Kosten pro gewonnener Nutzwerteinheit bezeichnet. Am weitaus häufigsten wurde dies für QALYs diskutiert, wobei auch andere league tables denkbar sind. Konkrete Beispiele dafür sind bisher vor allem im Rahmen der methodischen Diskussion veröffentlicht worden (Maynard 1991; Williams 1985). Eine umfangreiche Sammlung der Ergebnisse von Kosten-Nutzwert-Analysen, die jedoch explizit auf eine Rangreihung verzichtet, ist in der CUA Database der Harvard University enthalten (Harvard University 2001).

Im Rahmen des eingangs erwähnten Oregon Health Plan existiert zwar immer noch eine jährlich aktualisierte Rangliste der von Medicaid finanzierten Leistungen, aber der ursprüngliche Gedanke, diese Liste nach dem alleinigen Kriterium der Kosteneffektivität der einzelnen Leistungen zu erstellen, ist – nach heftigen Kontroversen – vor der erstmaligen praktischen Einführung verworfen worden.

Das in Tabelle 5-1 wiedergegebene Beispiel einer QALY league table von Maynard (1991) fasst eine Reihe von Ergebnissen publizierter Kosten-Nutzwert-Analysen zusammen, ohne methodische Unterschiede der Studien oder die Verschiedenartigkeit der untersuchten Populationen zu berücksichtigen.

Diese Form der Gegenüberstellung und die Idee der praktischen Umsetzung bei der Ressourcenallokation im Gesundheitswesen hat verschiedentlich nicht nur Gesundheitsökonomen fasziniert. Wenn als Ziel gewählt wird, bei gegebenem Budget die Zahl der QALYs zu maximieren, wäre die konsequente gesundheitspolitische Umsetzung darin zu sehen, zunächst die jeweilige Anzahl von Personen zu bestimmen, die eine bestimmte Gesundheitsmaßnahme benötigen, und dann, beginnend mit der Maßnahme mit der günstigsten Kosten-QALY-Relation, den league table von oben abzuarbeiten, bis das Budget erschöpft ist.

Bei ex ante nicht begrenzten Budgets könnte die Grenze der gesellschaftlichen Zahlungsbereitschaft für ein QALY ermittelt werden, und es würden nur die Leistungen in den Erstattungskatalog aufgenommen werden, die unter dieser Grenze liegen (Weinstein 1995).

Auch Alan Williams, der als einer der Ersten eine league table aufstellte, schlug vor:

„Procedures should be ranked so that activities that generate more gains to health for every pound

Tab. 5-1 Beispiel einer QALY league table (Maynard 1991).

Maßnahme	Kosten je QALY (in £, Preise von 1990)
Cholesterintest und Diät (40–69 Jahre)	220,–
neurochirurgische Intervention bei Kopfverletzung	240,–
hausärztlicher Rat mit dem Rauchen aufzuhören	270,–
neurochirurgische Intervention bei Subarachnoidalblutung	490,–
antihypertensive Therapie zur Schlaganfallprävention (45–64 Jahre)	940,–
Herzschrittmacher-Implantation	1 100,–
Totalendoprothese des Hüftgelenks	1 180,–
Cholesterintest und medikamentöse Cholesterinsenkung	1 480,–
Koronar-Bypass (linker Hauptstamm, schwere Angina pectoris)	2 090,–
Nierentransplantation	4 710,–
Brustkrebs-Screening	5 780,–
Herztransplantation	7 840,–
Heim-Nierendialyse	17 260,–
Koronar-Bypass (linker Hauptstamm, moderate Angina pectoris)	18 830,–
kontinuierliche ambulante Peritonealdialyse	19 870,–
Nierendialyse im Krankenhaus	21 970,–
Anämiebehandlung von Dialysepatienten mit EPO (Annahme 10% Mortalitätsreduktion)	54 380,–
neurochirurgische Intervention bei malignem intrakranialem Tumor	107 380,–
Anämiebehandlung von Dialysepatienten mit EPO (Annahme keine Mortalitätsreduktion)	126 290,–

of resources take priorities over those that generate less; thus the general standard of health in the community would be higher." (Williams 1985, S. 329)

Für die USA wird vielfach eine Grenze der gesellschaftlichen Zahlungsbereitschaft bei 50 000,– US-Dollar postuliert (Weinstein 1995). Das britische NICE (National Institute for Clinical Excellence) hat implizit die Grenze bei 30 000,– Pfund gesetzt. Für Deutschland ist nach Kenntnis der Autoren kein Schwellenwert für die Kosteneffektivität medizinischer Technologien im Sinne einer gesellschaftlichen Zahlungsbereitschaft publiziert (Wasem u. Siebert 1999). Dies wurde in einem Survey bestätigt, bei dem dreißig deutsche Experten aus dem Bereich der Gesundheitsökonomie befragt wurden (Siebert et al. 2002). Aus diesem Grunde ist die Kosteneffektivität einer Technologie anhand der berichteten Kosten-Effektivitäts-Verhältnisse von jedem Entscheidungsträger selbst im jeweiligen Kontext zu beurteilen (Leidl 1998).

5.3 Chancen und Grenzen von Konzepten zur indikationsübergreifenden gesundheitsökonomischen Evaluation

Die Notwendigkeit, die Allokation der begrenzten Ressourcen im Gesundheitswesen auf eine rationale Basis zu stellen, ist zweifellos vorhanden. Angesichts des tendenziell ansteigenden Bedarfs an Gesundheitsleistungen in Deutschland und dem politisch gewollten Primat der Beitragssatzstabilität erscheint – zumal bei erodierender Einnahmenbasis der GKV – ein möglichst effektiver Einsatz der Mittel umso mehr geboten. Dazu gehört zunächst ein Ausschluss wirkungsloser Verfahren und Arzneimittel aus dem Erstattungskatalog der gesetzlichen Krankenversicherungen.

Darüber hinaus ist aber auch ein indikations- und bereichsübergreifendes Konzept der Gegenüberstellung von Kosten und outcomes, dessen Ergebnisse als Basis für Allokationsentscheidungen dienen können, durchaus als Chance zu sehen. Es erscheint nicht unwahrscheinlich, dass bei einer konsequenten Verteilung der Mittel entsprechend dem QALY-League-Table-Konzept bei einem gleich bleibenden Gesamtbudget insgesamt mehr QALYs erzielt werden können, als es heute der Fall ist, die Volksgesundheit gemehrt werden könnte. Allein der Ausschluss nutzloser Verfahren – konsequenterweise würden diese gar nicht in die league table aufgenommen werden, da der Nenner ihres Kosten-Nutzwert-Quotienten Null und daher nicht definiert ist – würde zu einer Verbesserung führen. Bei gleich bleibendem Budget könnten damit mehr Leistungen erstattet und somit mehr QALYs abgedeckt werden.

Ein weiterer Vorteil einer Verwendung des QALY-League-Table-Konzeptes für die Ressourcenallokation liegt in der damit erzwungenen öffentlichen Diskussion darüber, welche Leistungen in einem GKV-System kollektiv finanziert werden sollen. Diese Diskussion erscheint derzeit auch durch die lange bestehenden Traditionen und verständlichen Interessen der Akteure im Gesundheitswesen verhältnismäßig intransparent und unflexibel. Auch wenn das ursprüngliche Konzept des Oregon Health Plan, einer konsequent auf ökonomischer Effizienz basierenden Ressourcenallokation, nicht realisiert werden konnte, führte der erste Bericht zu fruchtbaren Diskussionen dieser Thematik (Fox u. Leichter 1991).

Den Chancen und Vorteilen einer praktischen Umsetzung der Ergebnisse indikations- und bereichsübergreifender gesundheitsökonomischer Evaluationen stehen jedoch erhebliche Grenzen und Probleme gegenüber. Zunächst sei hier auf einige technisch-methodische Aspekte eingegangen.

Die Generierung von QALYs wird (wie beschrieben) mittels verschiedener Verfahren durchgeführt. Es ist jedoch offen, ob die unterschiedlichen Verfahren zu ein und demselben Ergebnis führen. Erst dann wäre es gerechtfertigt, sie in einer gemeinsamen league table gegenüberzustellen.

In mehreren Studien sind die fünf oben beschriebenen Verfahren sowie die Ermittlung der Zahlungsbereitschaft in unterschiedlichen Kombinationen parallel bei ein und demselben Gesundheitszustand angewendet worden. Krabbe und Mitarbeiter (1997) geben an, dass die mittels rating scale, standard gamble oder time trade-off gewonnenen Ergebnisse gut korrelieren und leicht ineinander überführt werden können. Dagegen ergaben sich in anderen Studien nur geringe Korrelationen zwischen den Ansätzen von Zahlungsbereitschaft, time trade-off und standard gamble (Blumenschein u. Johannesson 1998) und überwiegend keine Korrelationen bis hin zu extremen Unterschieden, die auch nicht durch mathematische Transformationen ineinander überführt werden konnten (Drummond et al. 1993). Dies legt die Vermutung nahe, dass mit den verschiedenen Verfahren auch verschiedene Parameter gemessen werden (Johannesson 1996). Dies erscheint nicht überraschend, da auch unterschiedliche kognitive Prozesse bei den Probanden ausgelöst werden.

Teilweise ist nicht nur die externe, sondern auch die interne Validität einzelner Verfahren umstritten (Kerim-Sade et al. 2000). So bestehen bereits Zweifel, ob die Ergebnisse, die mit dem gleichen Erfassungsinstrument, jedoch bei verschiedenen zugrunde liegenden Erkrankungen gewonnen wurden, direkt miteinander vergleichbar sind (Greiner 1999).

Für einen umfassenden methodologisch-theoretischen und empirischen Überblick sei beispielsweise auf Dolan (2000) verwiesen.

Auch bezüglich der prinzipiellen Frage, welches Verfahren geeignet ist oder gar als optimaler Standard dienen könnte, ist in der gesundheitsökonomischen Diskussion keine Einigkeit festzustellen. Von Psychometrikern wird das Rating-Scale-Verfahren präferiert, da es einfach in der Durchführung ist und mit gängigen psychometrischen Verfahren validiert werden kann. Dagegen geben Ökonomen dem time trade-off und, noch mehr, dem standard gamble aufgrund ihrer nutzentheoretischen Fundierung den Vorzug. Am nächsten an der realen gesundheitspolitischen Entscheidungssituation ist der person trade-off positioniert.

Solange den Verfahren keine größere Validität zugeschrieben werden kann, erscheint es einerseits nicht möglich, einer bestimmten Methode den Vorzug zu geben (Dolan 2000) und andererseits ist es auch nicht verantwortbar, Allokationsentscheidungen im Gesundheitswesen auf die Ergebnisse von QALY league tables zu stützen. Eine andere Situation würde bestehen, wenn in eine league table nur Ergebnisse aufgenommen werden, die mit demselben Verfahren und an derselben oder vergleichbaren Populationen bestimmt wurden.

Ein weiterer konzeptionell problematischer Punkt bei der Bildung von QALY league tables ergibt sich aus der Tatsache, dass jedes QALY unabhängig von allen anderen Variablen identisch gewichtet wird. Ein zusätzliches QALY bei einer Person mit einem Ausgangszustand von 25 QALYs vor einer Therapie wird genauso gewichtet wie bei einer Person mit einem Ausgangszustand von 1 QALY. Ebenso wird ein Gewinn von 25 QALYs bei einer Person gleichgesetzt mit einem Gewinn von je einem QALY bei 25 Personen. Dies kann im Widerspruch zu gesellschaftlichen Gerechtigkeitsvorstellungen stehen.

Diese Diskussion ist auch im Kontext der ökonomischen Theorie, insbesondere dem Risikonutzen beziehungsweise Grenznutzen nach von Neumann und Morgenstern (1953), nicht unproblematisch. Übertragen auf die hier bestehende Situation besagt dieses Theorem, dass die Wertschätzung eines QALY bei sonst identischen Bedingungen mit zunehmend besserem Gesundheitszustand abnehmen würde.

Eine weitere bisher ungelöste Diskussion wird zwischen Anhängern und Gegnern der Wohlfahrtstheorie geführt. Erstere vertreten die Ansicht, dass jedes einzelne Individuum die Quelle des eigenen Gesundheitszustandes ist und daher ein und derselbe Gesundheitszustand nicht für alle Individuen den gleichen Wert darstellen kann. So werden objektiv gleiche Gesundheitszustände von verschiedenen Menschen durchaus unterschiedlich bewertet, was interpersonelle Vergleiche erheblich erschwert (Sen 1987; Meyerowitz 1983). Beispielsweise können Handverletzungen je nach erlerntem Beruf sehr unterschiedlich bewertet werden.

Ebenfalls nur unzureichend berücksichtigt wird die Messung und Wertschätzung langfristiger Erträge und Kosten im Vergleich zu kurzfristigen. Gerade beim Vergleich sehr unterschiedlicher Gesundheitsmaßnahmen ist die Erfassung von Langzeitwirkungen entscheidend. Die Laufzeiten klinischer Studien sind jedoch meist weit entfernt von dem hier angestrebten lebenslangen Zeithorizont. Es müssen daher modellgestützte Prognosen wie Entscheidungsanalysen oder Markov-Modelle zum Einsatz kommen, deren wissenschaftliche Aussagekraft oft mangels verfügbarer Daten im Vergleich zu randomisierten prospektiven kontrollierten Studien begrenzt bleibt.

Unzweifelhaft unliebsame Dinge wie Kosten oder Beeinträchtigungen des Gesundheitszustandes werden subjektiv als weniger schlimm empfunden, je weiter entfernt in der Zukunft sie liegen, wogegen sofort eintretende positive Effekte höher geschätzt werden als der gleiche Nutzen, der erst in zwanzig Jahren eintritt. Daher wird allgemein ab einem Betrachtungszeitraum von einem Jahr ein Abdiskontieren zukünftiger Erträge und Kosten empfohlen. Es ist jedoch nach wie vor umstritten, welcher Zinsfuß hierbei Verwendung finden soll (Lipscomb et al. 1996; Viscusi 1995; van Hout 1998; Gyrd-Hansen u. Sogaard 1998). Obwohl individuelle Zeitpräferenzen zentral mit Gesundheitszuständen verknüpft sind, existieren dazu kaum empirische Erkenntnisse (Bleichrodt u. Gafni 1996).

Falls QALY league tables als Entscheidungsgrundlage gesundheitspolitischer Prioritätensetzung verwendet werden, besteht die Notwendigkeit, die Realbedingungen im Gesundheitssektor abzubilden. Die Einzelergebnisse einer league table entstammen jedoch überwiegend klinischen Studien. Die hier bestehenden Behandlungsbedingungen bilden die Wirksamkeit (efficacy) ab. Sie entsprechen jedoch vielfach nicht der Situation im klinischen Alltag (effectiveness). Der Übergang von der efficacy zur effectiveness einer Intervention kann einerseits zu einer Verschlechterung der Wirkung einer Maßnahme durch weniger motiviertes und weniger geschultes Personal im klinischen Alltag führen (Detsky 1995) und andererseits durch die ökonomische Anreizwirkung auf die Leistungserbringer einen höheren Anteil nicht indizierter Leistungen bedingen, falls die Intervention nicht mehr unter Studienbedingungen durchgeführt wird. Beide Effekte lassen eine tendenziell schlechtere Kosten-QALY-Relation in der tatsächlichen Routine-Gesundheitsversorgung vermuten als in der Studie abgebildet.

Ein nicht zu unterschätzendes Problem bei der Erstellung einer QALY league table liegt schließlich im Aufwand für die systematische Erstellung der eingehenden Kosten-Nutzwert-Analysen. Wollte man Allokationsentscheidungen ausschließlich oder auch nur teilweise an einer league table orientieren, müssten konsequenterweise alle infrage kommenden Leistungen evaluiert werden. Falls relevante Unterschiede der Kosten-Nutzwert-Relationen bei bestimmten Subgruppen – beispielsweise verschiedenen Altersgruppen, Schweregraden der Erkrankung oder Risikopatienten – zu erwarten sind, wären jeweils einzelne Evaluationen durchzuführen. Auch würde eine einmalige Evaluation aller bestehenden Maßnahmen und eine darauf folgende Beschränkung auf neu hinzukommende nicht ausreichen, da laufende institutionelle Veränderungen, der technische Fortschritt, ein wechselnder Bedarf und andere Veränderungen ein ständiges Aktualisieren der Vergleiche notwendig machen. Sicherlich sind eine gewisse Arbeitsteilung und ein Übertragen der Studienergebnisse über Landesgrenzen und Populationen hinweg denkbar. Da jedoch die Morbiditätsspektren, Behandlungsziele und institutionellen Ausgestaltungen der Gesundheitswesen und damit auch die Kosten variieren, sind die Anforderungen an eine Übernahme von ausländischen Studienergebnissen in das jeweilige nationale Gesundheitssystem hoch (Welte u. Leidl 1999). Gerard und Mooney (1993) äußern bereits für eine Übertragung der Ergebnisse von einer britischen Region in eine andere erhebliche Bedenken und auch Mooney und Olson (1992) halten einen Transfer der Ergebnisse für äußerst problematisch.

Neben den angesprochenen methodisch-technischen Fragen, die allein den Einsatz von QALY league tables zur Ressourcenallokation im Gesundheitswesen zweifelhaft erscheinen lassen, stellen sich zusätzlich erhebliche normativ-ethische Probleme dar.

Die menschlichen Wünsche und Bedürfnisse sind insgesamt – dies ist eine uralte Erfahrung – größer als die zur Verfügung stehenden Ressourcen. Daher ist eine Auswahl erforderlich. Die Entscheidung über die Ressourcenallokation im Gesundheitswesen kann als eine Identifikation der Grenzen gesehen werden, in denen die Gesamtsumme aller verfügbaren Ressourcen verteilt wird – unter der Prämisse, den Forderungen und Ansprüchen aller, die die Gesundheitsleistungen empfangen, möglichst gerecht zu werden. Aber wie definieren sich diese Forderungen und Ansprüche? Eine Umfrage bei norwegischen Ärzten hat ergeben, dass Ärzte den Schweregrad einer Erkrankung, den Notfalleinsatz und eine gleichmäßige gerechte Verteilung von Gesundheitsleistungen über das Ziel stellen, möglichst viel Gesundheit möglichst effizient zu produzieren (Björk 1996; Fredriksen u. Arnesen 1993). Auch Gesundheitsökonomen vertreten überwiegend die Ansicht, dass die ökonomische Effizienz nicht als alleinige Entscheidungsgrundlage für die Prioritätensetzung im Gesundheitswesen herangezogen werden darf. Sie sollte im Kontext ethischer Überlegungen und des medizinischen Bedarfs und Nutzens der einzelnen Leistung gesehen werden. Ergebnisse gesundheitsökonomischer Evaluationen und des Health-Technology-Assessments können die politischen Prozesse unterstützen, sie allein sind jedoch nicht ausreichend, die in demokratischen Prozessen notwendig erscheinende Prioritätensetzung zu bestimmen (Fozouni u. Güntert 2000).

In diesem Zusammenhang wird beispielsweise die „rule of rescue" genannt, das heißt die Regel, dass lebensrettende Notfallmaßnahmen nicht aus rein ökonomischen Überlegungen ausgeschlossen werden dürfen. Sie liefert ein Argument gegen die Tendenz, sich bei der bereichsübergreifenden Evaluation medizinischer Maßnahmen rein auf die ökonomische Effizienz zu stützen (Hadorn 1991).

Eine konsequente Orientierung an der ökonomischen Effizienz würde nicht nur zu einem Vorziehen langfristig wirkender kostengünstiger Maßnahmen gegenüber wenig aussichtsreichen Notfallmaßnahmen bei schwer kranken Personen führen, sondern auch zu einer Präferenz für kurative Maßnahmen vor der Behandlung chronisch Kranker. Aus dem Blickwinkel der rein ökonomischen Effizienz heißt das, dass „alles, was nur billig ist und lange wirkt, auch gut wegkommt" (Mason u. Julnes 1990).

Der schwedische Gesundheitsökonom Stefan Björk beschreibt den Stellenwert der bereichsübergreifenden gesundheitsökonomischen Evaluation folgendermaßen:

„Mehr Effizienz im Gesundheitswesen ist keine Lösung des Rationierungsdilemmas. Sie würde nur vorschlagen, dass wir tun sollen, was am effizientesten ist, nicht, was wir für richtig halten. ... Effizienz ist ein Mittel, nicht das Ziel in der Gesundheitsversorgung. ... Gesundheit ist das Ziel. Das bedeutet, dass ökonomische Betrachtungen im Sinne von Effizienz (z.B. als ökonomisch nachweisbarer Effekt entsprechend der ökonomischen Theorie) den Werten des Gesamtziels der Gesundheitsversorgung untergeordnet werden. Ökonomische Betrachtungen sind damit aber nicht redundant; im Gegenteil, sie haben einen starken Einfluss auf die Ressourcenallokation bei kurativen Leistungen. Darüber hinaus gilt es als unethisch, die vorhandenen Ressourcen nicht effizient einzusetzen." (Björk 1996, S. 735)

Will man diese zentrale Frage, ob die ökonomische Effizienz als maßgebliche Grundlage für die Priorisierung im Gesundheitswesen dienen kann, dennoch mit ja beantworten, schließt sich die weitere Frage an, ob QALYs das anerkannte Maß für die gesundheitsbezogene Wohlfahrt der Gesellschaft darstellen. Selbst ohne die Idee der kollektiven Finanzierung von Gesundheitsleistungen über staatlich gesteuerte Systeme wie Krankenkassen zu verlassen sind neben dem Ziel der Maximierung von QALYs durchaus auch andere Kriterien denkbar, die Allokationsentscheidungen zugrunde gelegt werden können. So könnte die Gesellschaft das Ziel verfolgen, mit einem gegebenen Budget nicht die Anzahl der QALYs, sondern die Zahl der behandelten Patienten zu maximieren und allen Versicherten bei einer Erkrankung über das kollektiv finanzierte System gleichermaßen Gesundheitsleistungen zu bieten. Fragen der Kosteneffektivität, ob leicht oder schwer erkrankt oder ob an einer seltenen oder einer häufigen Erkrankung leidend, treten in den Hintergrund (Potts 1992).

Ein anderes Vorgehen wäre, von den Maßnahmen mit nachgewiesener positiver Wirkung primär kostenintensive Maßnahmen zu erstatten und kostenmäßig günstige Leistungen auszugrenzen. Dahinter steckt der Gedanke, dass kostenmäßige Bagatellen auch von finanzschwachen Personen aus eigener Tasche finanziert werden könnten (SVR KAG 1994).

Die Gesellschaft könnte ebenfalls das Ziel verfolgen, grundsätzlich den Maßnahmen der Krankheitsvermeidung und Prävention den Vorrang vor krankheitsbehandelnden Maßnahmen zu geben, auch wenn letztere kosteneffektiver wären (Troschke et al. 1996; WHO 1986).

Keine der vorgestellten Regeln zur Ressourcenallokation im Gesundheitswesen kann als alleinige Richtlinie verfolgt werden. Es erscheint auch nicht erstrebenswert, in einer pluralistischen Gesellschaft, die multiplen Zielvorstellungen folgt, die Ressourcenverteilung nach ausschließlich einer Regel vorzunehmen. Setzt man die Existenz multipler Ziele voraus, müsste sich in einem gesellschaftlich-gesundheitspolitischen Diskurs und im politischen Einigungsprozess eine repräsentative Gewichtung dieser (und auch anderer) Ziele herausbilden. Dieser Weg erscheint sinnvoller als die schematische Anwendung eines einzelnen Kriteriums. Und nicht zuletzt ist es notwendig, die Bevölkerung weit gehend einzubeziehen und zu beteiligen (WHO 1986).

Welchen Platz hat nun die indikations- und bereichsübergreifende Evaluation von Gesundheitsleistungen im gesundheitspolitischen Entscheidungsprozess? Sie kann (noch?) nicht als alleinige Entscheidungsgrundlage dienen, aber ihr keinerlei Raum zuzugestehen wäre auch eine Fehleinschätzung. Zum einen ist es unzweifelhaft sinnvoll, erwiesenermaßen unwirksame Leistungen aus dem Katalog der zu erstattenden Leistungen zu streichen, und auch beim Vergleich von Maßnahmen, die einen annähernd gleichen medizinischen Outcome, jedoch große Kostenunterschiede zeigen, sollte bedacht werden, wie viel mehr Ertrag für einen höheren Kostenaufwand erkauft wird. Ein Einfließen der Ergebnisse gesundheitsökonomischer Evaluationsstudien innerhalb einzelner Indikationen und Erkrankungen wird zunehmend gefordert (SVR KAG 1990). Damit erscheint auch eine Gegenüberstellung mehrerer methodisch vergleichbarer Evaluationsstudien zur gleichen Indikation und mit vergleichbaren Outcome-Maßen im Sinne einer league table vertretbar. Eine bereichsübergreifende gesundheitsökonomische Evaluation

„... erzwingt eine weit gehend vollständige Problemdarstellung, deckt Informationslücken auf und ermöglicht zumindest eine Abschätzung von Größenordnungen für den Vergleich zwischen alternativen Maßnahmen sowie zwischen Aufwand und Wirkung. Zumindest eine ungefähre Vorstellung davon sollte Allokationsentscheidungen über die Verwendung knapper Mittel im Gesundheitswesen zugrunde gelegt werden." (Laaser et al. 1993, S. 201)

Bereichsübergreifende gesundheitsökonomische Evaluationen haben ihre klaren Grenzen, aber sie sind auch als Chance zu verstehen. Die Wahrnehmung und Beurteilung bestimmter gesundheitsökonomischer Ergebnisse mit methodischem Sachverstand und deren Berücksichtigung im Entscheidungskontext würde zu einer verbesserten Rationalität der Mittelverwendung führen.

Literatur

Björk S (1996). Ethical and medical basis of health care rationing. In: Spilker B (ed). Quality of life and pharmacoeconomics in clinical trials. 2. ed. Philadelphia: Lippincott-Raven; 729–40.

Bleichrodt H, Gafni A (1996). Time preference, the discounted utility model and health. J Health Econ; 15: 49–66.

Blumenschein K, Johannesson M (1998). Relationship between quality of life instruments, health state utility and willingness to pay in patients with asthma. Ann Allergy Asthma Immunol; 80: 189–94.

Böhmer S, Kohlmann T. (2000). Verfahren zur Bewertung von Gesundheitszuständen und Lebensqualität. In: Ravens-Sieverer U, Cieza A (Hrsg.) Lebensqualität und Gesundheitsökonomie in der Medizin. Landsberg: Ecomed; 53–72.

CCOHTA (Canadian Coordinating Office for Health Technology Assessment) (1997). Guidelines for economic evaluation of pharmaceuticals: Canada. 2. ed. Ottawa: Canadian Coordinating Office for Health Technology Assessment.

Harvard University (2001). CUA Database. http://www.hsph.harvard.edu/organizations/hcra/cuadatabase.

Detsky AS (1995). Evidence of effectiveness: Evaluating its quality. In: Sloan FA (ed). Valuing health care: Costs, benefits, and effectiveness of pharmaceuticals and other medical technologies. Cambridge: Cambridge University Press; 15–30.

Dolan P (2000). The measurement of health-related quality of life for use in resource allocation decisions in health care. In: Culyer AJ, Newhouse JP (eds). Handbook of Health Economics. Amsterdam: Elsevier; 1: 1724–60.

Drummond M, Torrance G, Mason T (1993). Cost-effectiveness league tables: More harm than good? Soc Sci Med; 37: 33–40.

Drummond MF, O'Brien BO, Stoddart GL, Torrance GW (1997). Methods for the economic evaluation of health care programmes. 2. ed. Oxford: Oxford University Press.

Fozouni B u. Güntert B (2000). Prioritätensetzung im deutschen Gesundheitswesen – die Triade zwischen Rationierung, Rationalisierung und rationaler Allokation. Gesundheitswesen; 62: 559–67.

Fox DM, Leichter HM (1991). Rationing care in Oregon: The new accountability. Health Aff; 10: 7–25.

Fredriksen S, Arnesen T (1993). Is the main goal of the health care services to produce health? Tidsskr Nor Laegeforen; 27: 3375–7.

Ganiats TG, Kaplan RM (1996). Priority setting: The Oregon example. In: Schwartz FW, Glennerster H, Saltman RB (eds). Fixing health budgets. Chichester: Wiley; 21–48.

Gerard K, Mooney G (1993). QALY league tables: handle with care. Health Econ; 2: 59–64.

Gold MR, Siegel JE, Russell LB, Weinstein MC (1996). Cost-effectiveness in health and medicine. New York: Oxford University Press.

Greiner W (1999). Ökonomische Evaluation von Gesundheitsleistungen. Fragen, Methoden und Grenzen dargestellt am Beispiel der Transplantationsmedizin. Baden Baden: Nomos.

Greiner W, Uber A (2000). Gesundheitsökonomische Studien und der Einsatz von Lebensqualitätsindices am Beispiel des LQ-Index EQ-5D (EuroQol). In: Ravens-Sieverer U, Cieza A (Hrsg). Lebensqualität und Gesundheitsökonomie in der Medizin. Landsberg: Ecomed; 336–51.

Guyatt GH, Jaeschke R, Feeny DH, Patrick DL (1996). Measurements in clinical trials: Choosing the right approach. In: Spilker B (ed). Quality of Life and Pharmacoeconomics. 2. ed. Philadelphia: Lippincott Williams and Wilkins; 41–8.

Gyrd-Hansen D, Sogaard J (1998). Discounting lifeyears: Whither time preference? Health Econ; 7: 121–7.

Hadorn DC (1991). Setting health care priorities in Oregon, cost-effectiveness meets the rule of rescue. J Am Med Assoc; 17: 2218–25.

Homedes N (1996). The disability-adjusted life year (DALY). Definition, measurement, and potential use. Human capital development working papers. Washington: Worldbank; 68.

van Hout BA (1998). Discounting costs and effects: A reconsideration. Health Econ; 7: 581–94.

Johannesson M, Pliskin JS, Weinstein MC (1993). Are healthy-years equivalents an improvement over quality-adjusted life years? Med Decis Making; 13: 281–6.

Kaplan RM (1995). Utility assessment for estimating quality-adjusted life years. In: Sloan FA (ed). Valuing health care. Costs, benefits, and effectiveness of pharmaceuticals and other medical technologies. Cambridge: Cambridge University Press; 31–60.

Kerim-Sade C, Crispin A, Wasem J (2000). An external control of validity of the German EuroQol-5D questionnaire. In: Badia X, Herdman M, Roset M (eds). EuroQol. An instrument to value health. 16th Plenary Meeting of the EuroQol Group. Discussion Papers. Barcelona; 189–203.

Krabbe PFM, Essink-Bot ML, Bonsel GJ (1997). The comparability and reliability of five health state valuation methods. Soc Sci Med; 45: 1641–52.

Laaser U, Hurrelmann K, Wolters P (1993). Prävention, Gesundheitsförderung und Gesundheitserziehung. In: Hurrelmann K, Laaser U (Hrsg). Gesundheitswissenschaften. Handbuch für Lehre, Forschung und Praxis. Weinheim: Beltz; 176–207.

Leidl R (1998). Der Effizienz auf der Spur. Einführung in die ökonomische Evaluation. In: Schwartz FW, Badura B, Leidl R, Raspe H, Siegrist J (Hrsg). Das Public Health Buch. München: Urban & Schwarzenberg; 346–69.

Lipscomb J, Weinstein, MC, Torrance GW (1996). Time Preference. In: Gold MR, Siegel JE, Russel LB, Weinstein MC (eds). Cost-effectiveness in health and medicine. New York: Oxford University Press; 214–46.

Loomes G (1995). The myth of the HYE. J H Econ; 14: 1-7.

Mason T, Julnes T (1990). Oregon's list is a deadly prescription. Health Week; 21: 18.

Maynard A (1991). Developing the health care market. Econ J: 101: 1277–86.

Mehrez A, Gafni A (1991). The healthy-years equivalents: How to measure them using the standard gamble approach. Med Decis Making; 11: 140–7.

Meyerowitz BE (1983). Postmastectomy coping strategies and quality of life. Health Psychol; 2: 117–32.

Mooney G, Olsen JA (1992). QALYs: Where next? In: McGuire A, Fenn P, Mayhew K (eds). Providing health care: The economics of alternative systems of finance and delivery. Oxford: Oxford University Press; 120–41.

von Neumann J, Morgenstern O (1953). Theory of games and economic behaviour. New York: Wiley.

Nord E (1992). An alternative to QALYs: The saved young life equivalent (SAVE). Br Med J; 305: 875–7.

Pauly MV (1995). Valuing health care benefits in money terms. In: Sloan FA (ed). Valuing health care. Costs, benefits, and effectiveness of pharmaceuticals and other medical technologies. Cambridge: Cambridge University Press; 99–124.

Potts SG (1992). The QALY and why it should be resisted. In: Matthews E, Menlowe M (eds). Philosophy and health care. Aldershot: Avebury; 44–63.

Rosser R, Kind P (1978). A scale of valuations of states of illness: Is there a social consensus? Int J Epidemiol; 7: 347–58.

Schwabe U, Paffrath D (Hrsg) (1995). Arzneiverordnungsreport 1995. München: Urban & Schwarzenberg.

Schwartz FW (1998). Public Health: Zugang zu Gesundheit und Krankheit der Bevölkerung, Analysen für effektive und effiziente Lösungsansätze. In: Schwartz FW, Badura B, Leidl R, Raspe H, Siegrist J (Hrsg). Das Public Health Buch. Gesundheit und Gesundheitswesen. München: Urban & Schwarzenberg; 2–7.

Sen A (1987). On ethics and economics. New York: Basil & Blackwell.

Siebert U, Sroczynski G, Voigt K, Gibis B, Aidelsburger P, Engel J, Hillemanns P, Wasem J, Goldie S, Hölzel D (2002). Computergestützte Untersuchung von Zervixabstrichen – Ökonomische Evaluation – Systematische Entscheidungsanalyse. Baden-Baden: Nomos.

von der Schulenburg JMG, Claes C, Greiner W, Uber A (1998). Die deutsche Version des EuroQol-Fragebogens. Z Gesundheitswissensch; 6: 3–20.

SVR KAG (Sachverständigenrat für die Konzertierte Aktion im Gesundheitswesen) (1990). Herausforderungen und Perspektiven der Gesundheitsversorgung. Baden-Baden: Nomos.

SVR KAG (Sachverständigenrat für die Konzertierte Aktion im Gesundheitswesen) (1994). Gesundheitsversorgung und Krankenversicherung 2000. Eigenverantwortung, Subsidiarität und Solidarität bei sich ändernden Rahmenbedingungen. Sachstandsbericht 1994. Baden-Baden: Nomos.

Torrance GW (1986). Measurement of health state utilities for economic appraisal. A review. J Health Econ; 5: 1–30.

Troschke J, Reschauer G, Hoffmann-Markwald A (Hrsg) (1996). Die Bedeutung der Ottawa Charta für die Entwicklung einer New Public Health in Deutschland. Freiburg: Koordinierungsstelle für Gesundheitswissenschaften.

Viscusi WK (1995). Discounting health effects for medical decisions. In: Sloan FA (ed). Valuing health care: Costs, benefits, and effectiveness of pharmaceuticals and other medical technologies. Cambridge: Cambridge University Press; 125–48.

Wasem J, Siebert U (1999). Gesundheitsökonomische Parameter einer evidence-based medicine. Z Arztl Fortbild Qualitatssich; 93: 427–36.

Welte R, Leidl R (1999). Übertragung ausländischer Studienergebnisse aus dem Bereich der ökonomischen Evaluation auf Deutschland: Probleme und Lösungsansätze. In: Leidl R, von der Schulenburg JMG, Wasem J (Hrsg). Ansätze und Methoden der ökonomischen Evaluation – eine internationale Perspektive. Baden-Baden: Nomos; 81–112.

Weinstein MC (1995). From cost-effectiveness ratios to resource allocation: where to draw the line? In: Sloan FA (ed). Valuing health care: Costs, benefits, and effectiveness of pharmaceuticals and other medical technologies. Cambridge: Cambridge University Press; 77–98.

Weisbrod B (1991). The health care quadrilemma: An essay on technological change, insurance, quality of care, and cost containment. J Econ Perspect; 29; 523–52.

WHO (World Health Organization) (1986). Ottawa Charter for Health Promotion. International Conference on Health Promotion. Ottawa: WHO.

Williams A (1985). Economics of coronary artery bypass grafting. Br Med J; 291: 326–9.

Worldbank (1993). Investing in health. Washington: Worldbank.

Zeckhauser RJ, Shephard DS (1976). Where now for saving lives? Law Contemp Probl; 40: 5–45.

6 Methodische Probleme und Lösungsansätze der Kostenerfassung und der Kostenanalyse in der psychiatrischen Versorgung am Beispiel der Kosten der Schizophreniebehandlung

Reinhold Kilian, Christiane Roick, Matthias C. Angermeyer, Thomas Becker

Zusammenfassung

In diesem Beitrag werden die zentralen Probleme der Kostenerfassung und der Kostenanalyse psychiatrischer Behandlungsmaßnahmen dargestellt und an dem konkreten Beispiel der Schizophreniebehandlung illustriert. Im Einzelnen werden dabei die Probleme und Lösungsansätze der Erfassung psychiatrischer Versorgungskosten in fragmentierten Versorgungssystemen, die Probleme der Gewinnung repräsentativer Patientenstichproben, die Behandlung von Verteilungsanomalien bei medizinischen Kostendaten und die Analyse von Kostendaten im Längsschnitt behandelt. Die Grundlage der beschriebenen Beispiele bildet das Forschungsprojekt Kosteneffektivität psychiatrischer Versorgungssysteme, das vom Bundesministerium für Bildung und Forschung gefördert und im Rahmen des sächsischen Forschungsverbundes Public Health von 1998 bis 2001 in Leipzig durchgeführt wurde. In einer prospektiven Beobachtungsstudie mit fünf Messzeitpunkten wurden die Häufigkeiten und die Kosten stationärer psychiatrischer Behandlungen, die Form der Neuroleptikabehandlung sowie die klinischen und sozialen Merkmale von 307 Patienten mit schizophrenen Erkrankungen (ICD-10: F20.0) über einen Zeitraum von zweieinhalb Jahren erfasst. Um europäische Vergleiche zu ermöglichen, wurden zur Kosten- und Outcome-Erfassung international standardisierte Erhebungsverfahren eingesetzt, deren teilweise deutschsprachige Adaptation ebenfalls im Rahmen des Projektes erfolgte. Zur Auswertung der gewonnenen Kostendaten wurde eine Reihe von komplexen statistischen Verfahren eingesetzt, die im Rahmen dieses Beitrags diskutiert und deren Ergebnisse vorgestellt werden.

6.1 Einleitung

Die gesundheitsökonomische Evaluation medizinischer Leistungen hat sich in den letzten Jahren immer mehr zu einer notwendigen Voraussetzung für eine effiziente Steuerung des Gesundheitssystems entwickelt (Roick et al. 2001a u. 2001b). Die wachsende Anzahl der entsprechenden Studien zeigt, dass auch die Evaluation bestehender oder die Konzeption neuer medizinischer oder psychosozialer Interventionsstrategien für schizophrene Erkrankungen ohne die Berücksichtigung gesundheitsökonomischer Aspekte kaum noch vorstellbar ist (Byford et al. 2001; Crown et al. 2001; Cuffel et al. 1999; Dermovsek et al. 2001; Dickey et al. 1997; Dixon et al. 2001 u. 2002; Fenton et al. 2003; Garattini et al. 2001; Glazer u. Johnstone 1997; Goldberg et al. 1998; Grazier et al. 1999; Greene 2003; Haro et al. 1998; Hay 1999; Kissling et al. 1999; Knapp et al. 1998 u. 2002; Langley-Hawthorne 1997; Lecomte et al. 2000; Lehman et al. 1999; Lewis et al. 2001; McCrone et al. 1998; Salize u. Rössler 1996 u. 1998; von der Schulenburg et al. 1998; Tarricone et al. 2000; Wooldridge 2002). Die Ergebnisse gesund-

heitsökonomischer Analysen gewinnen damit sowohl für die Gestaltung als auch für den Zugang zu gesundheitlichen Versorgungsleistungen und damit für das Schicksal vieler von einer psychischen Erkrankung betroffener Menschen eine erhebliche Bedeutung. Ein hohes Maß an methodischer Sorgfalt und eine Standardisierung methodischer Grundlagen erscheint deshalb nicht allein aus einer wissenschaftlichen, sondern auch aus einer ethischen Perspektive unerlässlich (Pinkerton et al. 2002). Eine kritische Bewertung der gegenwärtig vorliegenden nationalen wie auch internationalen gesundheitsökonomischen Studien zur psychiatrischen Versorgungsforschung zeigt sowohl im Hinblick auf die Erfassung gesundheitsökonomisch relevanter Faktoren als auch auf die angewendeten Analyseverfahren eine sehr große Heterogenität, die eine Vergleichbarkeit der präsentierten Untersuchungsergebnisse anzweifeln lässt (Kilian et al. 2001, 2002a, 2002b u. 2003; Roick et al. 2001a u. 2001b). In diesem Beitrag soll versucht werden, einige der zentralen Probleme von Kostenanalysen im Bereich der psychiatrischen Versorgung und so weit möglich angemessene Formen der Problembehandlung aufzuzeigen. Die Auswahl der behandelten Problembereiche erfolgt auf der Basis der Erfahrungen, die die Autoren mit der Studie der Kosten-Effektivitäts-Analyse psychiatrischer Versorgungssysteme im europäischen Vergleich im Rahmen des Forschungsverbundes Public Health Sachsen in Leipzig gesammelt haben (Kilian et al. 2001 u. 2003). Als ein Resultat der Erfahrungen lassen sich die folgenden Problembereiche besonders hervorheben:
- die Erfassung von Behandlungs- und Versorgungskosten
- die Repräsentativität von Patientenstichproben
- die Behandlung von Verteilungsanomalien bei Kostendaten
- die Analyse von Wirkungszusammenhängen im Längsschnitt

Die nachfolgende Darstellung dieser methodischen Probleme und ihrer Lösungsmöglichkeiten versteht sich dabei nicht als Handlungsanweisung für den Forscher, sondern soll als Informationsgrundlage für eine kritische Analyse gesundheitsökonomischer Publikationen dienen.

6.2 Die Erfassung psychiatrischer Behandlungs- und Versorgungskosten

Die Erfassung der Kosten der psychiatrischen Versorgung ist in Deutschland aus verschiedenen Gründen schwierig. Zum einen umfasst die psychiatrische Versorgung eine Vielzahl von Leistungen, die sich weit über den eigentlichen medizinischen Bereich hinaus auf nahezu alle Lebensbereiche der betroffenen Personen erstrecken und deshalb von unterschiedlichen Leistungsträgern angeboten und über unterschiedliche Kostenträger finanziert werden (Rössler et al. 1998; Salize u. Rössler 1996 u. 1998). Zum anderen werden auch die eigentlichen medizinischen Versorgungsleistungen, wie die ambulante und die stationäre psychiatrische Behandlung sowie die ambulant verordneten Medikamente, über unterschiedliche Abrechnungssysteme und von unterschiedlichen Kostenträgern abgerechnet (s. Tab. 6-1).

Eine zentrale Erfassung personenbezogener psychiatrischer Versorgungskosten, wie sie zum Beispiel in den USA seit der Einführung der „behavioral managed care systems" praktiziert wird (Buck 2002; Goldberg et al. 1998; Grazier et al. 1999; Sharfstein 1997), ist gegenwärtig sowohl aus organisatorischen als auch aus datenschutzrechtlichen Gründen in Deutschland nicht möglich. Grundsätzlich lassen sich die personenbezogenen Kostendaten hier nur auf zwei verschiedene Arten ermitteln. Zum einen besteht die Möglichkeit, den Weg eines Patienten durch die verschiedenen Versorgungseinrichtungen mittels der Informationen der Leistungsträger zu verfolgen. Zu diesem Zweck muss der Patient zunächst seine Einwilligung erteilen, dass die von ihm in Anspruch genommenen Einrichtungen Informationen über die von ihnen erbrachten Leistungen weitergeben dürfen. Darüber hinaus muss ein Meldesystem eingerichtet werden, über das die Wissenschaftler von der jeweiligen Inanspruchnahme der Leistungen unterrichtet werden. Dies setzt ein hohes Maß an Kooperation durch die Mitarbeiter psychiatrischer Versorgungseinrichtungen voraus.

Ein derartiges System zur Kostenerfassung wurde von Salize und Rössler im Rahmen ihrer

Untersuchung entwickelt und erfolgreich umgesetzt (Rössler et al. 1998; Salize u. Rössler 1996 u. 1998). Das von Salize und Rössler verwendete Kostenerfassungssystem bietet den Vorteil, dass Angaben über die Art und Häufigkeit der in Anspruch genommenen Leistungen objektiv und in der Regel zuverlässig sind. Der Nachteil besteht in dem hohen organisatorischen Aufwand für die Einrichtungen und in den daraus resultierenden Fehlerquellen, beispielsweise durch vergessene Mitteilungen.

Eine Verbesserung der Möglichkeit zur zentra-

Tab. 6-1 Leistungs- und Kostenträger psychiatrischer Versorgungsleistungen in Deutschland.

Leistung	Leistungsträger	Kostenträger	Abrechnungssystem
stationäre psychiatrische Behandlung	• psychiatrische Kliniken • psychiatrische Abteilungen	• gesetzliche Krankenversicherung (GKV) • private Krankenversicherung (PKV) • Patient	• Pflegesätze • private Zuzahlung
teilstationäre psychiatrische Behandlung	• psychiatrische Kliniken • psychiatrische Abteilungen • gemeindepsychiatrische Einrichtungen	• GKV • PKV • Patient • Kommune	• Pflegesätze • private Zuzahlung
ambulante psychiatrische Behandlung	• niedergelassene Fachärzte • Institutsambulanzen • gemeindepsychiatrische Einrichtungen	• GKV • PKV • Kommune	• Gebührenabrechnung nach dem Einzelleistungsprinzip im Rahmen der Kassenärztlichen Vereinigung • Fallpauschalen
ambulante Medikamente	• Apotheken	• GKV • PKV • Patient	• Listenpreise • private Zuzahlung
Wohnbetreuung	• Pflegeheime • Wohnheime • Wohnprojekte • Selbsthilfeprojekte	• Sozialhilfeträger • Kommunen • Spenden • Patient • Wohlfahrtsvereine	• Pflegesätze • Fallpauschalen • private Zuzahlung • Budgetfinanzierung
berufliche Rehabilitation	• Arbeitsämter • Behindertenwerkstätten • Rehabilitationszentren	• Arbeitsämter • GKV/PKV • Rentenversicherungsträger • Kommune • Sozialhilfeträger • Spenden • Wohlfahrtsvereine	• Tagessätze • Fallpauschalen • Budgetfinanzierung
Tagesstrukturierung	• gemeindepsychiatrische Einrichtungen • Patientenclubs • Begegnungszentren	• Kommunen • Spenden • Sozialhilfeträger • Wohlfahrtsvereine	• Budgetfinanzierung
gesetzliche Betreuung	• Berufsbetreuer • Angehörige • Laienhelfer	• Sozialhilfeträger	• Stundensätze

len Erfassung personenbezogener Kostendaten über die Leistungsträger könnte sich aus der Einführung von elektronischen Dokumentationssystemen ergeben (Kluge et al. 2002). Bisherige Erfahrungen mit diesen Systemen zeigen jedoch, dass einer möglichen Zusammenführung der Daten unterschiedlicher Einrichtungen sowohl technische als auch organisatorische und datenschutzrechtliche Probleme entgegenstehen.

Neben der Erfassung von Informationen über die Inanspruchnahme psychiatrischer Leistungen über die Leistungsträger können derartige Informationen auch über die Leistungsempfänger gewonnen werden. Grundsätzlich ist der Patient als Leistungsempfänger am besten über alle von ihm in Anspruch genommenen Leistungen informiert. Allerdings bietet dies keine Garantie dafür, dass der Patient eine zuverlässige Informationsquelle darstellt. Einerseits besteht die Möglichkeit, dass der Patient die Komplexität der in Anspruch genommener Leistungen nicht im nötigen Umfang begreift. Dies könnte insbesondere bei den medizinischen Leistungen der Fall sein. Andererseits ist es denkbar, dass der Patient nicht über alle in Anspruch genommenen Leistungen Auskunft geben möchte. Hinzu kommt, da eine Erfassung der Inanspruchnahme von psychiatrischen Leistungen über den Leistungsempfänger immer nur retrospektiv, für mehr oder weniger lange Zeitperioden, möglich ist, das Problem der Zuverlässigkeit des Erinnerungsvermögens.

Mit dem Client Sociodemographic and Service Receipt Inventory (CSSRI) wurde ein Instrument zur Kostenerfassung über den Leistungsempfänger entwickelt, mit dem der Versuch unternommen wurde, diese Probleme angemessen zu berücksichtigen (Chisholm et al. 2000). Das CSSRI zielt darauf ab, durch eine Befragung des Patienten, retrospektiv für einen Zeitraum von sechs Monaten, alle von einem Leistungsempfänger in Anspruch genommenen psychiatrischen (stationäre, teilstationäre, ambulante psychiatrische Behandlung, ambulante Medikamente) und sonstigen medizinischen Leistungen (Arztkontakte, Klinikaufenthalte, Medikamente), alle komplementärpsychiatrischen Leistungen (Wohnbetreuung, berufliche Rehabilitation, Psychotherapie, Ergotherapie, Tagesstrukturierung) sowie alle im Zusammenhang mit der psychischen Erkrankung angefallenen nicht psychiatrischen Leistungen (Polizei-/Justizkontakte) zu erfassen. Da die Inanspruchnahme psychiatrischer Versorgungsleistungen von dem regionalen Versorgungsangebot abhängt, wurde das CSSRI flexibel gestaltet, sodass es an die jeweilgen regionalen Versorgungsstrukturen angepasst werden kann. Mit der Anwendung des CSSRI als Instrument zur Kostenerfassung wird der organisatorische Aufwand von der Versorgungseinrichtung auf den Wissenschaftler verlagert. So muss zur Erfassung der Versorgungskosten für ein Jahr jeder Leistungsempfänger zweimal im Abstand von sechs Monaten befragt werden. Probleme stellen hierbei unter anderem die wiederholte Erreichbarkeit der Patienten, deren unterschiedliches Erinnerungsvermögen beziehungsweise ihre unterschiedliche Auskunftsbereitschaft dar.

6.3 Ein Vergleich der Ergebnisse verschiedener Verfahren zur Kostenerfassung

In den letzten Jahren wurden in Deutschland vier Studien zur Erfassung der Kosten von Schizophreniebehandlungen durchgeführt. Salize und Rössler (1996 u. 1998) ermittelten für eine Population von insgesamt 66 Patienten, die zwischen 1992 und 1993 bei ihrer Entlassung aus einer stationären beziehungsweise teilstationären Behandlung im Raum Mannheim rekrutiert wurden, durchschnittliche Kosten von 27 566,– DM pro Patient für einen Zeitraum von zwölf Monaten (Rössler et al. 1998). Ungefähr für den gleichen Zeitraum kommen Osterheider et al. (1998) als Ergebnis ihrer Top-down-Berechnung auf Kosten von insgesamt 3,6 Milliarden DM bei der Schizophreniebehandlung in Deutschland für das Jahr 1993. Bei einer geschätzten Zahl von 310 000 behandelten Patienten entspricht das durchschnittlichen jährlichen Kosten von circa 11 613,– DM pro Patient. Als Ergebnis ihrer Studie kommen von der Schulenburg und Koautoren (1998) für eine Stichprobe von 180 in verschiedenen Versorgungssettings rekrutierten Patienten auf durchschnittliche jährliche Behandlungskosten von 27 781,– DM für den Zeitraum von 1995 bis 1996

Tab. 6-2 Berechnungsgrundlagen und Kosten einzelner Versorgungsleistungen für einen Zeitraum von zwölf Monaten pro Inanspruchnehmer.

Studie	Salize und Rössler 1998		Schulenburg et al. 1998		Kilian et al. 2001	
	Berechnungs-grundlage	Kosten pro Inanspruchnehmer	Berechnungs-grundlage	Kosten pro Inanspruchnehmer	Berechnungs-grundlage	Kosten pro Inanspruchnehmer
stationäre Behandlung	mittlerer Pflegesatz 295,50 DM	17 189,60 DM	mittlerer Pflegesatz 310,– DM	58 900,– DM	mittlerer Pflegesatz 345,– DM	22 155,09 DM
ambulante psychiatrische Behandlung	EBM-Punktwert 0,11 DM	1 145,91 DM	EBM-Punktwert 0,08 DM	1 020,– DM	EBM-Punktwert 0,06 DM	542,96 DM
ambulante Medikamente	Rote Liste 1994	1 628,– DM	Rote Liste 1995		Rote Liste 1999	2 309,79 DM
Wohnbetreuung Heim	mittlerer Pflegesatz 98,– DM	35 090,– DM	nicht bekannt	1 402,50 DM	mittlerer Pflegesatz 112,50 DM	42 971,79 DM
berufliche Rehabilitation	Tagessatz 49,95 DM	1 295,– DM	Tagessatz 218,– DM	42 515,– DM	Tagessatz 25,38 DM	1 992,40 DM
Patientenclubs	Kosten für einen Patientenbesuch 17,97 DM	358,– DM	–	5 659,– DM	Kosten für einen Patientenbesuch 10,41 DM	615,18 DM
ambulante Ergotherapie	Stundensatz 70,40 DM	818,– DM	–	–	Stundensatz 61,15 DM	2 962,38 DM
ambulante Psychotherapie	Stundensatz 121,– DM	892,– DM	–	–	Stundensatz 130,– DM	135,57 DM
Durchschnittskosten		27 566,– DM		27 781,– DM		12 726,18 DM

(Kissling et al. 1999). Im Rahmen einer aktuelleren Untersuchung einer Stichprobe von 307 Patienten über einen Zeitraum von zweieinhalb Jahren kommen Kilian und Koautoren (2001) zu durchschnittlichen jährlichen Kosten von circa 13 000,– DM.

Wichtige Ursachen für die Ergebnisunterschiede dürften sowohl in den unterschiedlichen methodischen Untersuchungsansätzen als auch in den räumlichen und zeitlichen Abständen zwischen den Studien liegen. So haben Salize und Rössler (1999) gezeigt, dass die Unterschiede zwischen den von Häfner und an der Heiden (1989) für 1980 und den im Rahmen ihrer eigenen Studie für 1992/93 ermittelten Durchschnittskosten zumindest zum Teil durch die zwischenzeitlichen Veränderungen der gemeindepsychiatrischen Versorgung erklärt werden können (Salize, Kap. 12). Ein Vergleich der von Salize und Rössler (1998) für die einzelnen Versorgungsbereiche erfassten Kosten mit den von Kilian und Koautoren (2001) ermittelten Werten zeigt, dass die Unterschiede der durchschnittlichen Kosten pro Inanspruchnehmer jeweils eher gering sind (vgl. Tab. 6-2). So ermitteln Salize und Rössler (1998) für die stationäre Behandlung durchschnittliche Kosten von 17 377,–, Kilian und Koautoren (2001) dagegen 22 155,– DM. Für den Bereich der Wohnbetreuung liegen die von Salize und Rössler (1998) ermittelten Durchschnittskosten bei 35 090,– DM, in der Studie von Kilian und Koautoren (2001) dagegen bei 42 971,80 DM. Die insgesamt gravierendste Differenz findet sich für die Kosten der ambulanten ärztlichen Behandlung, für die Salize und Rössler (1998) circa 1 138,– DM, die Studie von Kilian und Koautoren (2001) dagegen nur 543,– DM ermittelt. Für die ambulante medikamentöse Behandlung liegen die Durchschnittskosten nach Salize und Rössler (1998) bei 1 628,– DM, bei Kilian und Koautoren (2001) dagegen bei 2 309,– DM. Berücksichtigt man allerdings die Veränderungen der allgemeinen Preisentwicklung beziehungsweise die Veränderungen der Pflegesätze und der Gebühren für ärztliche Leistungen, die in dem Zeitraum zwischen den beiden Untersuchungen stattgefunden haben, so relativieren sich die vorgefundenen Unterschiede erheblich. Am deutlichsten wird dies bei den Gebühren für ärztliche Leistungen. Während Salize und Rössler (1998) bei ihrer Berechnung der Kosten für die ambulante ärztliche Behandlung einen Punktwert von 0,11 DM zugrunde legten, liegt der bei Kilian und Koautoren (2001) verwendete Punktwert bei nur 0,06 DM. Würde

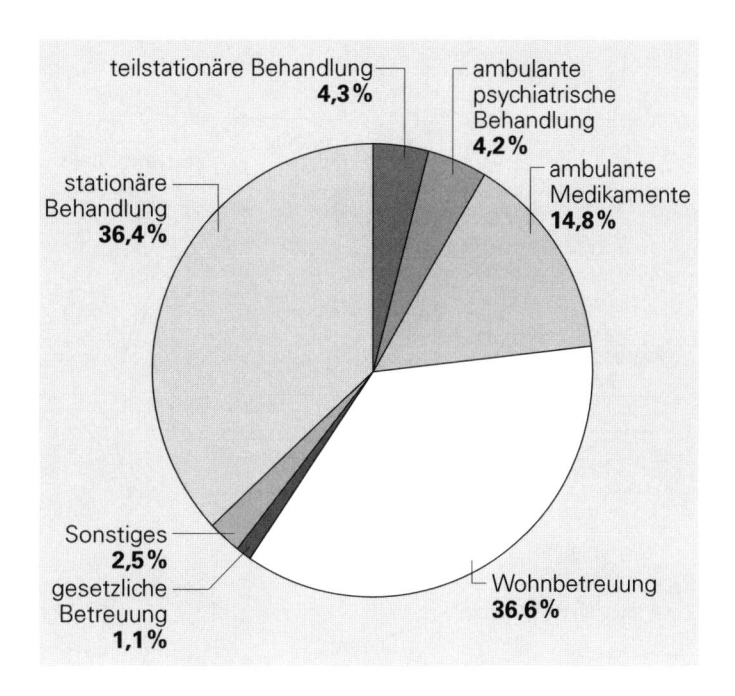

Abb. 6-1 Anteile einzelner Versorgungsbereiche an den direkten Kosten der Schizophreniebehandlung in Leipzig 1997/1998.

der von Salize und Rössler (1998) verwendete Punktwert bei der Studie von Kilian und Koautoren (2001) zugrunde gelegt, würden sich die ermittelten Kosten für die ambulante ärztliche Behandlung nahezu verdoppeln und damit weit gehend mit denen von Salize und Rössler übereinstimmen. Vergleicht man die im Rahmen der Studie von Kilian und Koautoren (2001) ermittelten Anteile der kostenintensivsten Versorgungsleistungen an den Gesamtkosten (s. Abb. 6-1) mit den von Salize und Rössler (1998) ermittelten Anteilen, so zeigt sich, dass die Kosten der stationären psychiatrischen Behandlung in der Studie von Kilian und Koautoren 36,4 % der direkten Kosten ausmachen, während der Anteil bei Salize und Rössler bei 37,8 % liegt.

Die Kosten für die Wohnbetreuung liegen bei Kilian und Koautoren (2001) bei 36,6 % der Gesamtkosten, während sie bei Salize und Rössler 38,1 % der Gesamtkosten ausmachen. Somit lässt sich für die beiden kostenintensivsten Versorgungsbereiche sowohl im Hinblick auf die durchschnittlichen Kosten pro Nutzer als auch im Hinblick auf die Anteile an den gesamten Versorgungskosten eine relativ hohe Übereinstimmung feststellen. Wegen der oben bereits angesprochenen Unterschiede bei der Berechnung der Kosten für die ambulante psychiatrische Behandlung kann auch die Tatsache, dass der Anteil der ambulanten Behandlungskosten in der Studie von Kilian und Koautoren (2001) nur 4,2 % der Behandlungskosten ausmacht, während er bei Salize und Rössler (1998) bei 10,4 % liegt, vernachlässigt werden. Bestehen bleibt dann noch der deutliche Unterschied für den Anteil der ambulanten Medikamente, der in der Studie von Kilian und Koautoren (2001) bei 14,8 % lag, während Salize und Rössler (1998) einen Anteil von nur 5,8 % ermittelten. Neben den Veränderungen von Preisen und Gebühren dürfte diese Differenz darauf zurückzuführen sein, dass in dem Zeitraum zwischen den beiden Untersuchungen eine Reihe neuer atypischer Neuroleptika eingeführt wurde, die im Vergleich zu den bis dahin im Rahmen der Schizophreniebehandlung eingesetzten Präparaten erheblich teurer sind. Die von Kilian und Koautoren (2001) im Vergleich zu Salize und Rössler (1998) ermittelten höheren Kosten für die ambulante medikamentöse Behandlung lassen sich mit hoher Wahrscheinlichkeit auf diese Entwicklung zurückführen. Für diese Vermutung spricht die in Abbildung 6-2 dargestellte Verteilung der Kosten der den Untersuchungsteilnehmern während des Untersuchungszeitraumes verordneten Medikamente.

Die Übersicht in Abbildung 6-2 zeigt, dass der prozentuale Anteil der atypischen Neuroleptika an den gesamten Kosten für die ambulante medikamentöse Behandlung bei fast 54 % liegt.

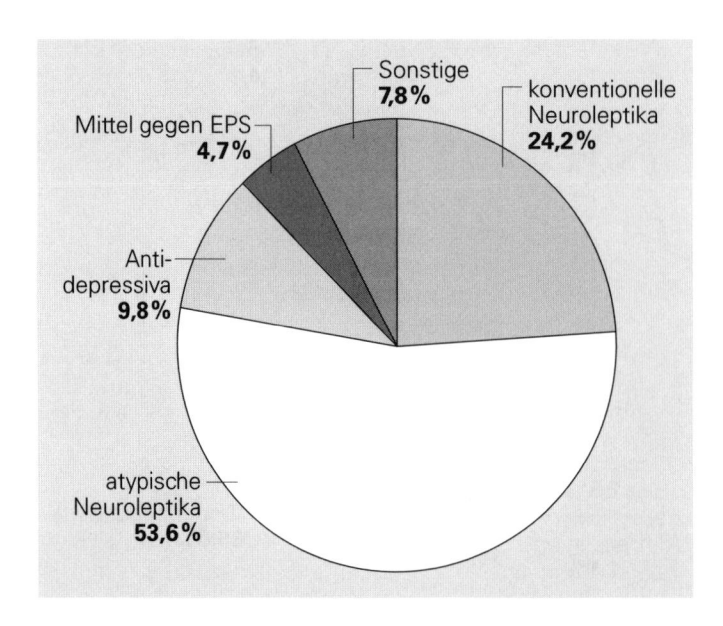

Abb. 6-2 Anteile verschiedener Psychopharmaka an den Kosten der ambulanten psychiatrischen Medikamente in Leipzig 1997/1998.

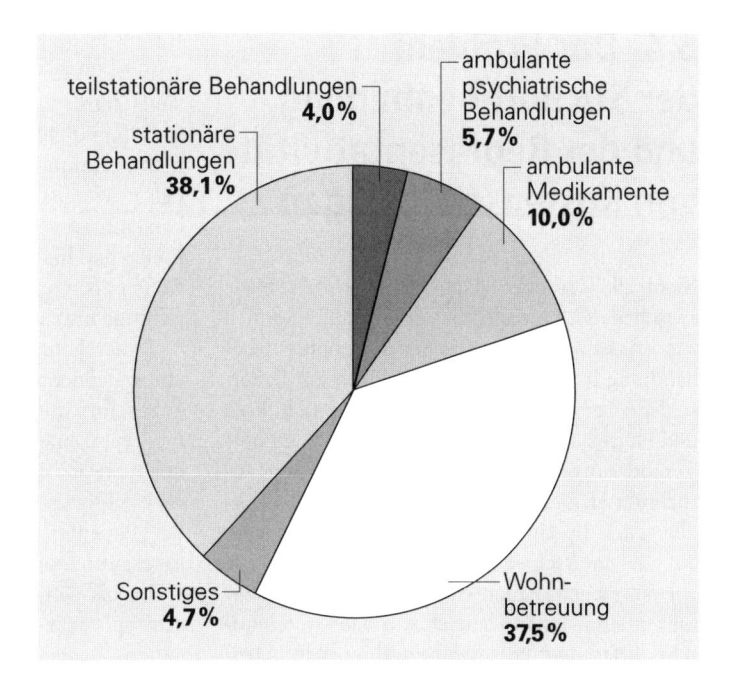

6.3 Ein Vergleich der Ergebnisse verschiedener Verfahren zur Kostenerfassung

Abb. 6-3 Prozentuale Verteilung der Versorgungskosten bei Patienten, die mit konventionellen Neuroleptika behandelt wurden.

- teilstationäre Behandlungen: 4,0 %
- stationäre Behandlungen: 38,1 %
- ambulante psychiatrische Behandlungen: 5,7 %
- ambulante Medikamente: 10,0 %
- Wohnbetreuung: 37,5 %
- Sonstiges: 4,7 %

Eine differenzierte Betrachtung der relativen Kostenanteile der einzelnen Versorgungsbereiche für Untersuchungsteilnehmer, die während des Befragungszeitraumes keine atypischen Neuroleptika erhalten haben, zeigt, dass der Anteil der Medikamentenkosten an den Gesamtkosten für diese Teilpopulation auf 10 % sinkt, während sich für die Patienten, die mit atypischen Neuroleptika behandelt werden, der Anteil der Medikamentenkosten auf circa 20 % erhöht (vgl. Abb. 6-3 u. 6-4).

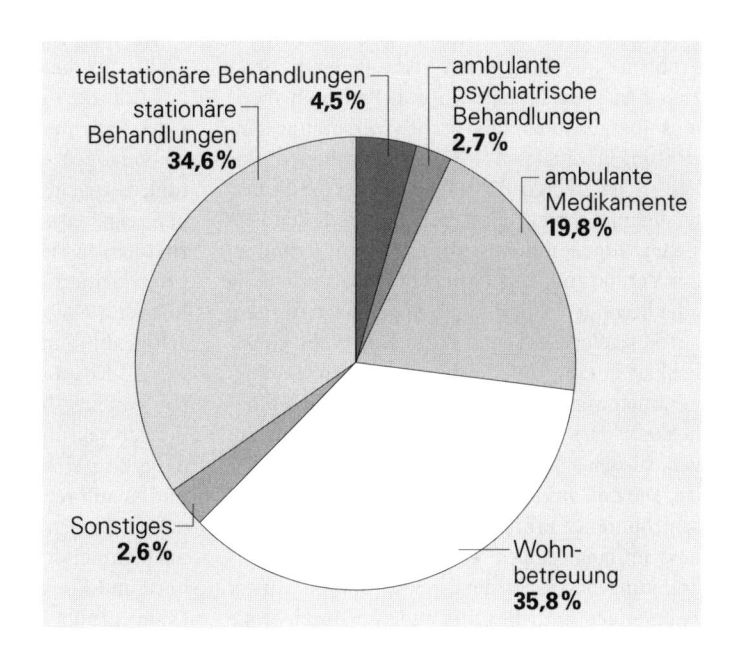

Abb. 6-4 Prozentuale Verteilung der Versorgungskosten bei Patienten, die mit atypischen Neuroleptika behandelt wurden.

- teilstationäre Behandlungen: 4,5 %
- stationäre Behandlungen: 34,6 %
- ambulante psychiatrische Behandlungen: 2,7 %
- ambulante Medikamente: 19,8 %
- Wohnbetreuung: 35,8 %
- Sonstiges: 2,6 %

6.4 Das Problem der Stichprobenbildung und der Repräsentativität von Kostenschätzungen

Nicht alle der oben dargestellten Unterschiede zwischen den Ergebnissen verschiedener Studien zur Erfassung der Kosten der Schizophreniebehandlung in Deutschland lassen sich auf Unterschiede bei den zugrunde liegenden Gebühren und Preisen beziehungsweise auf zeitlich bedingte Veränderungen der Behandlungspraktiken zurückführen. Es muss vielmehr angenommen werden, dass die Unterschiede zumindest teilweise auf die unterschiedlichen Verteilungsmerkmale der jeweiligen Patientenstichproben zurückzuführen sind. Da in Deutschland eine systematische Erfassung personenbezogener psychiatrischer Versorgungsdaten nicht möglich ist, erweist sich die Zusammenstellung repräsentativer Patientenstichproben als äußerst schwierig.

In der Regel werden die Untersuchungsteilnehmer von Studien zur Erfassung psychiatrischer Versorgungskosten über psychiatrische oder zumindest medizinische Versorgungseinrichtungen rekrutiert. Hinsichtlich der Repräsentativität der so gewonnenen Patientenstichproben wirft diese Form der Rekrutierung verschiedene Probleme auf. Zum einen verläuft der Kontakt zwischen Wissenschaftlern und Patienten meistens über die in psychiatrischen Versorgungseinrichtungen tätigen Ärzte oder Mitarbeiter. Das heißt, dass die eigentliche Auswahl der für die Untersuchung geeigneten Patienten von diesen Personen vorgenommen wird. Es besteht Grund zu der Vermutung, dass Patienten, die als schwierig oder besonders empfindlich eingeschätzt werden, auf diese Weise mit einer geringeren Wahrscheinlichkeit in eine Untersuchungsstichprobe aufgenommen werden. Zum anderen besteht die Möglichkeit, dass sich Patienten nicht zufällig auf verschiedene Versorgungseinrichtungen verteilen. Die Ergebnisse aktueller Studien zum Verlauf schizophrener Erkrankungen deuten darauf hin, dass im langfristigen Verlauf schizophrener Erkrankungen verschiedene relativ stabile Muster zu erkennen sind, die unter anderem durch große Unterschiede bei der Inanspruchnahme psychiatrischer Versorgungsleistungen charakterisiert sind (Häfner u. an der Heiden 1999; an der Heiden u. Häfner 2000). Es ist anzunehmen, dass zu einem bestimmten Zeitpunkt die Wahrscheinlichkeit größer ist, einen Patienten mit einem eher kostenintensiven Krankheitsverlauf in einem stationär-psychiatrischen Behandlungssetting anzutreffen als in einer ambulanten Behandlungseinrichtung und umgekehrt.

Daher kann die Rekrutierung von Untersuchungsteilnehmern über psychiatrische Versorgungseinrichtungen nur dann zu einer einigermaßen repräsentativen Stichprobe führen, wenn bei der Auswahl der Behandlungseinrichtungen berücksichtigt wird, wie sich die Grundgesamtheit der Patienten auf die verschiedenen Behandlungseinrichtungen verteilt.

Da bis dato keine Daten über die Verteilung schizophrener Patienten auf verschiedene Versorgungs- und Behandlungseinrichtungen vorlagen, führten Besthehorn und Koautoren (1999) für das Jahr 1997 eine Repräsentativbefragung von Behandlungseinrichtungen in Deutschland und, auf Basis der gewonnenen Informationen, eine Hochrechnung der Anteile schizophrener Patienten in den unterschiedlichen psychiatrischen Versorgungseinrichtungen durch. Die Ergebnisse dieser Hochrechnung sind in Tabelle 6-3 dargestellt.

Im Jahr 1998 führten Kilian und Koautoren (2001) für die Stadt Leipzig eine ähnliche Befragung durch, die als Grundlage zur Rekrutierung einer Patientenstichprobe schizophren erkrankter Personen diente. Ein Vergleich der einrichtungsbezogenen Patientenanteile in den Stichproben zeigt, dass Salize und Rössler ihre Stichprobe zu 100% in stationären Behandlungseinrichtungen rekrutiert haben (Rössler et al. 1998; Salize u. Rössler 1996 u. 1998), während sowohl von der Schulenburg und Koautoren (1998) als auch Kilian und Koautoren (2001, 2003) die jeweils größten Anteile ihrer Stichproben im ambulanten Bereich rekrutierten (Kissling et al. 1999). Allerdings zeigt sich, dass der bei von der Schulenburg und Koautoren (1998) ermittelte Anteil im stationären Bereich rekrutierter Patienten mit 20% noch immer deutlich höher ist als der von Besthehorn und Koautoren (1999) mit insgesamt 8,9%. Demgegenüber erweisen sich die sowohl bei Kili-

Tab. 6-3 Gegenüberstellung der Verteilung schizophrener Patienten auf Behandlungseinrichtungen und einrichtungsspezifische Rekrutierungsanteile verschiedener Studien zur Kostenerfassung.

	Verteilung schizophrener Patienten auf Versorgungsinstitutionen	Patientenrekrutierungen nach Versorgungsinstitutionen in neueren Studien zur Bestimmung der direkten Kosten der Behandlung schizophrener Erkrankungen mit einem Bottom-up-Ansatz		
Quelle	Besthehorn et al. 1999	Salize u. Rössler 1998	Schulenburg et al. 1998	Kilian et al. 2003
Region	Deutschland	Mannheim	Diverse	Leipzig
niedergelassene Psychiater, Neurologen, Nervenärzte und Institutsambulanzen	64,0 %	–	60,0 %	78,8 %
Wohnbetreuung	12,4 %	–	6,7 %	2,6 %
Pflegeheime	13,5 %	–	6,7 %	8,5 %
stationär (Verweildauer < 1 Jahr)	5,9 %	100,0 %	20,0 %	8,8 %
stationär (Verweildauer > 1 Jahr)	3,3 %	–	–	–
teilstationär	–	–	–	1,3 %
Rehaeinrichtungen	0,9 %	–	–	–
berufliche Rehabilitation	–	–	6,7 %	–

an und Koautoren (2001) als auch bei von der Schulenburg und Koautoren (1998) im Bereich des betreuten Wohnens rekrutierten Patientenanteile verglichen mit denen von Besthehorn und Koautoren (1999) als zu gering. Welche Konsequenzen sich aus der Rekrutierung von Patientenstichproben in verschiedenen Versorgungssettings für die Kostenkalkulation ergeben, zeigten bereits Kissling und Koautoren (1999) mit ihrem Untersuchungsergebnis, bei dem Patienten aus Praxen niedergelassener Nervenärzte durchschnittliche jährliche Kosten von 5 788,– DM, Pa-

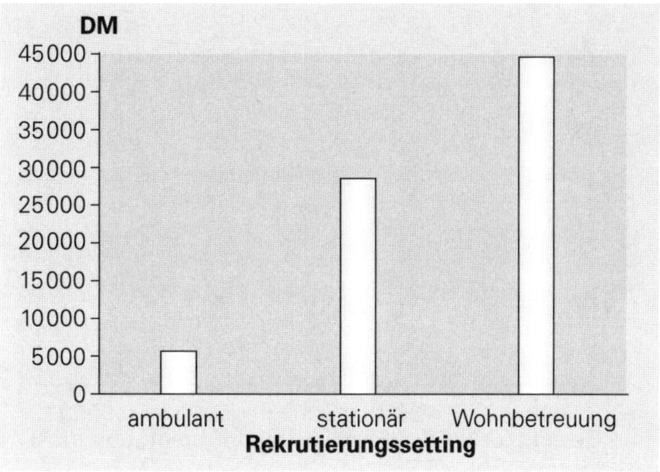

Abb. 6-5 Durchschnittliche jährliche Kosten der psychiatrischen Versorgung (in DM) in Leipzig 1997/1998 nach Rekrutierungssetting.

tienten aus dem stationären Bereich 64 661,– DM und Patienten aus dem Bereich des betreuten Wohnens 42 515,– DM verursachten.

Auch im Rahmen dieser Studie konnten für Patienten in Abhängigkeit von dem Rekrutierungssetting deutliche Unterschiede der durchschnittlichen jährlichen Versorgungskosten ermittelt werden. Abbildung 6-5 zeigt, dass Patienten aus ambulanten Versorgungseinrichtungen im Durchschnitt Leistungen in einem Umfang von 5 690,– DM in Anspruch nahmen, während die durchschnittlichen Kosten für stationär rekrutierte Patienten 28 456,– DM und für Patienten aus dem Bereich des betreuten Wohnens 44 782,– DM betrugen.

6.5 Die Behandlung von Verteilungsanomalien bei der statistischen Analyse von Kostendaten

Die statistische Auswertung von Kostendaten im Gesundheitswesen bereitet vor allem deshalb Probleme, weil die Verteilung derartiger Daten in der Regel dadurch gekennzeichnet ist, dass der größte Teil der Inanspruchnahmepopulation relativ niedrige Kosten verursacht, während wenige Patienten sehr hohe Kosten verursachen (Diehr et al. 1999). Eine typische Verteilung von Kostendaten im Gesundheitswesen hat deshalb die in Abbildung 6-6 dargestellte rechtsschiefe Form.

Die Verteilung der halbjährlichen Gesamtkosten in der Leipziger Studie weist einen Mittelwert von 6 228,21 DM und eine Standardabweichung von 10 544,15 DM auf. Die spezifische Form der Verteilung drückt sich in einer Schiefe von 2,32 und einem Exzess (Kurtosis) von 9,49 aus. Bei einer normalverteilten Variablen lägen die beiden Größen bei 0 und sollten den Wert 1 nicht übersteigen.

Zur Überprüfung von Verteilungsannahmen sollten neben der visuellen Inspektion der Häufigkeitsverteilung die Betrachtung des Quantil-Normalitätsplots (Q-Normplots) sowie die Anwendung entsprechender Testverfahren, wie zum Beispiel der Shapiro-Wilk-Test (Shapiro u. Wilk 1965), herangezogen werden. Beim Q-Normplot werden die Quantile der zu prüfenden Variable den Quantilen einer normalverteilten Variable mit dem gleichen Mittelwert und der gleichen Standardabweichung gegenübergestellt (Hamilton 2002). Durch die Markierung der Perzentile in den beiden Verteilungen lässt sich deren Abweichung in Abbildung 6-7 sehr gut erkennen. Es wird deutlich, dass die Verteilung besonders an ihren Rändern extrem von einer Normalverteilung mit dem gleichen Mittelwert und der gleichen Standardabweichung differiert.

Die Durchführung eines Shapiro-Wilk-Tests bestätigt eine signifikante Abweichung der empirischen Verteilung der Kostendaten von einer

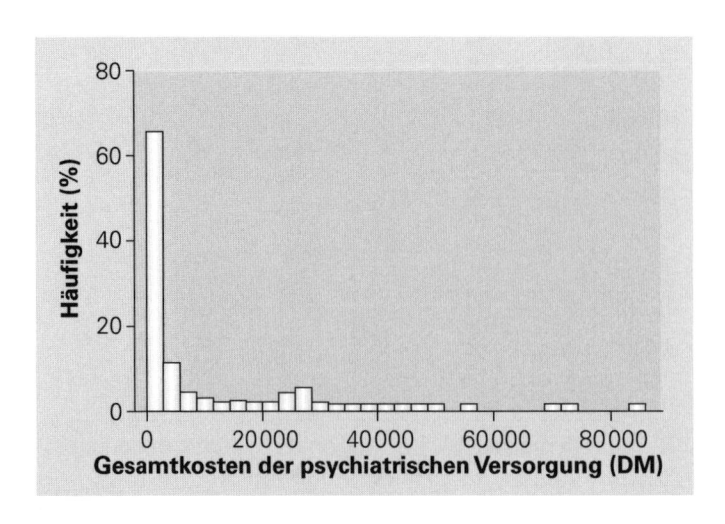

Abb. 6-6 Verteilung der halbjährlichen Kosten der Schizophreniebehandlung in Leipzig (für den Zeitraum von 1997–2001).

6.5 Die Behandlung von Verteilungsanomalien bei der statistischen Analyse von Kostendaten

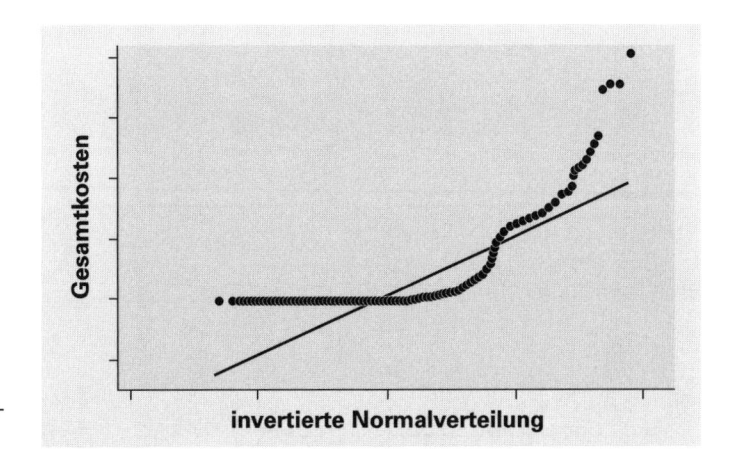

Abb. 6-7 Quantil-Normplot der Gesamtkosten der Schizophreniebehandlung.

Normalverteilung. Da die meisten inferenzstatistischen Prüfverfahren auf der Annahme einer Normalverteilung der Testvariablen in der Grundgesamtheit basieren, führt die Anwendung dieser Verfahren bei Variablen, deren Verteilung nicht dieser Annahme entspricht, zu einer unzuverlässigen Schätzung der Standardfehler und damit auch der Konfidenzintervalle.

Eine Möglichkeit zur Lösung der Verteilungsproblematik besteht in einer nichtlinearen Transformation der Kostenvariable (Kilian et al. 2002a u. 2002b; Wonnacott u. Wonnacott 1981). Die Auswahl einer geeigneten Transformation kann dabei nach dem Ladder-of-Power-(LoP-)Prinzip oder nach dem Box-Cox-(BC-)Prinzip erfolgen (Hamilton 2002). Bei der LoP-Transformation handelt es sich um eine Reihenfolge von nicht linearen Transformationen, deren Wirkung auf die Verteilung einer abhängigen Variable Y bekannt ist (s. Tab. 6-4).

Abbildung 6-8 zeigt die Ergebnisse der Anwendung des LoP-Prinzips zur Transformation der halbjährlichen Gesamtkosten der Schizophreniebehandlung in Leipzig. Die nach Augenschein beste Annäherung an eine Normalverteilung ergibt sich bei einer Logarithmierung. Dieser Eindruck wird durch die in Abbildung 6-9 dargestellten Quantil-Normplots für die verschiedenen Transformationen bestätigt.

Die Log-Transformation führt augenscheinlich zu der besten Annäherung der Quantile der Kostenvariable an die Normalverteilung. Allerdings hält diese Sichtprüfung einem statistischen Test nicht stand, der Shapiro-Wilk-Test zeigt

Tab. 6-4 Ladder-of-Power-Transformationen und ihre Wirkung auf die Verteilung von X.

Transformation	Effekt auf die Verteilung
$Y = Y^3$	Reduzierung starker negativer Schiefe
$Y = Y^2$	Reduzierung schwacher negativer Schiefe
$Y = Y$	kein Effekt
$Y = \sqrt{Y}$	Reduzierung geringer positiver Schiefe
$Y = \log(Y)$	Reduzierung positiver Schiefe
$Y = -(Y^{-0,5})$	Reduzierung starker positiver Schiefe
$Y = -(Y^{-1})$	Reduzierung sehr starker positiver Schiefe
$Y = -(Y^{-2})$	Reduzierung sehr starker positiver Schiefe
$Y = -(Y^{-3})$	Reduzierung sehr starker positiver Schiefe

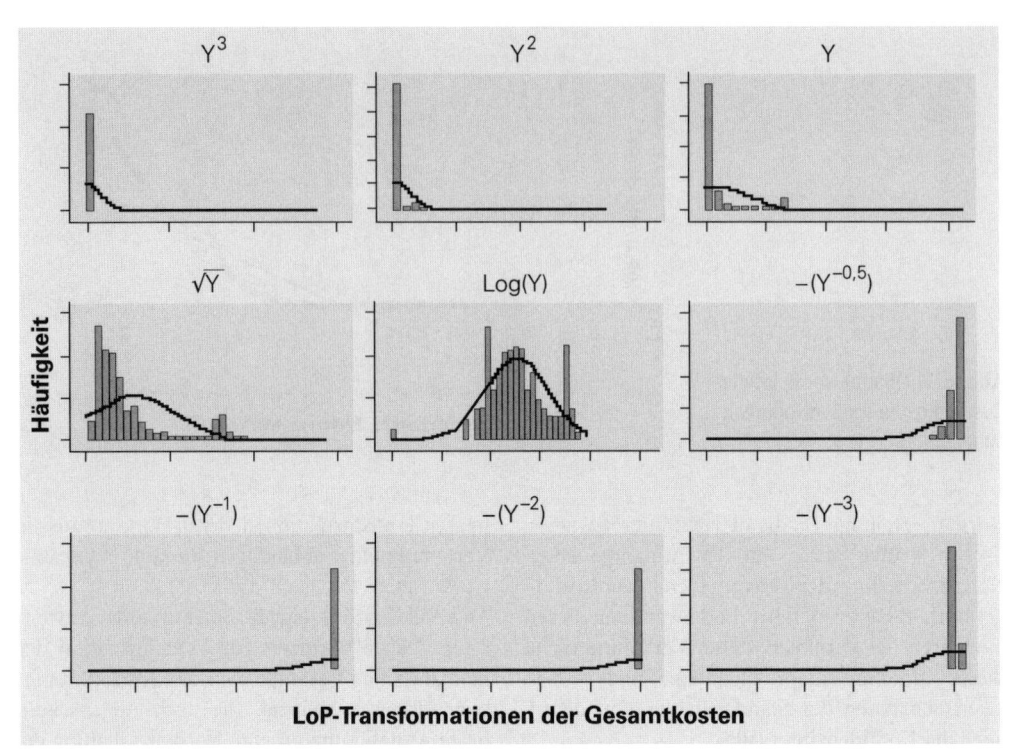

Abb. 6-8 Histogramme der Ladder-of-Power-(LoP-)Transformationen der Gesamtkosten nach Transformationsgrad für die Schizophreniebehandlung.

auch für die logarithmierte Kostenvariable eine signifikante Abweichung von einer Normalverteilung. Eine Möglichkeit wäre nun, in der Abbildung 6-8 und Abbildung 6-9 die beiden Verteilungsformen zu suchen, zwischen denen theoretisch eine Normalverteilung liegen müsste, und dann sukzessive alle möglichen Potenzen zwischen diesen beiden Transformationen auszuprobieren. Eine andere Möglichkeit besteht in der Anwendung der BC-Methode, bei der für die Transformation

(1) $\dfrac{y^\lambda - 1}{\lambda}$

der Wert für λ gesucht wird, bei dem die Schiefe der Verteilung von $Y^{(\lambda)} = 0$ wird. Für die vorliegende Kostenvariable ergibt sich ein $\lambda = -0{,}101$ und die entsprechende Transformation führt zu der Verteilung in Abbildung 6-10.

Der Q-Normplot der BC-transformierten Kostenvariable zeigt gegenüber der nach dem LoP-Prinzip logarithmisch transformierten Variable nur eine geringfügig veränderte Anpassung an die Normalverteilung und der Shapiro-Wilk-Test weist noch immer eine signifikante Abweichung von der Normalverteilung auf, obwohl die Schiefe nach der BC-Transformation bei Null liegt (vgl. Abb. 6-11). Die Ursache dieses unbefriedigenden Erfolges der Transformation der Kostenvariable liegt darin, dass durch die Transformation nur die Schiefe einer Variable beeinflusst wird, während andere Verteilungsanomalien wie eine zu stark ausgeprägte Breit- oder Mehrgipfligkeit unberücksichtigt bleiben. Die Ergebnisse der vorgenommen Transformationen zeigen, dass sich durch eine Transformation der Kostenvariable die Problematik der Abweichung von einer Normalverteilung nicht befriedigend lösen lässt.

Um zu einer Entscheidung zu gelangen, auf welche Weise die Verteilungsproblematik zu handhaben ist, müssen deshalb die Konsequenzen des jeweiligen Analyseverfahrens sorgfältig abgewogen werden. Unter Berücksichtigung dessen haben Kilian und Koautoren (2002) für die bei der Analyse von Kostendaten häufig angewende-

6.5 Die Behandlung von Verteilungsanomalien bei der statistischen Analyse von Kostendaten

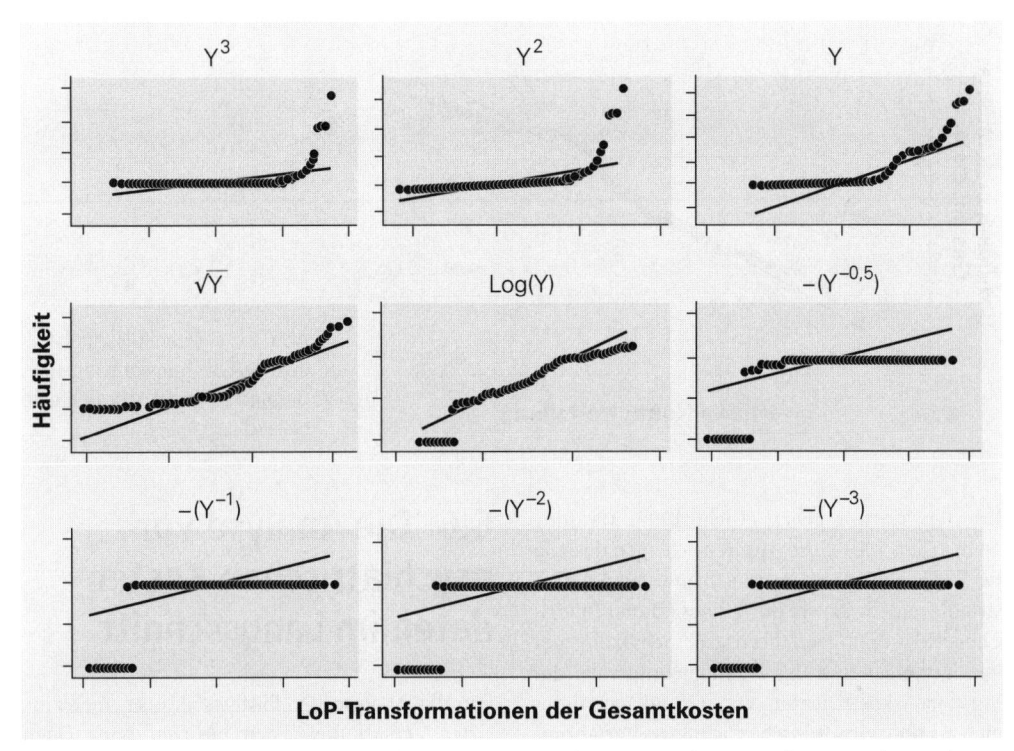

Abb. 6-9 Quantil-Normplots der Ladder-of-Power-(LoP-)Transformationen der Gesamtkosten nach Transformationsgrad für die Schizophreniebehandlung.

ten regressionsanalytischen Kostenfunktionen die geeignetste Form der Problembehandlung untersucht.

Die Transformation der Kostenvariable ist im vorliegenden Fall nicht zur Anpassung der Verteilungsschiefe der Kostenvariable geeignet, da diese Methode zum einen nicht zu einer befriedigenden Normalisierung der Verteilung führt (s. o.) und sich zum anderen Probleme bei der Rücktransformation der durch die Regressionsgleichung prä-

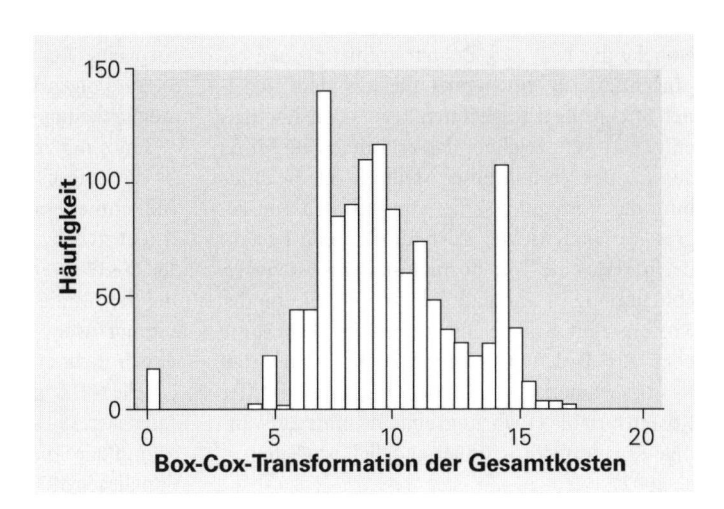

Abb. 6-10 Histogramm der Box-Cox-Transformation der Gesamtkosten für die Schizophreniebehandlung.

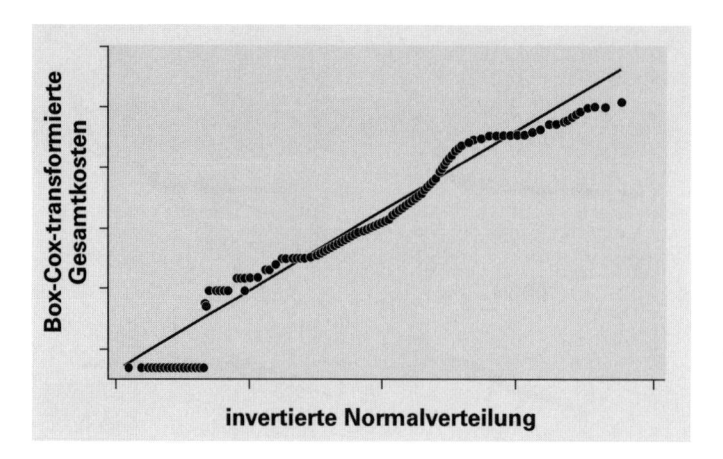

Abb. 6-11 Quantil-Normplot der Box-Cox-Transformation der Gesamtkosten der Schizophreniebehandlung.

dizierten Werte ergeben (Diehr 1999; Manning 1998; Kilian 2001). Die Autoren schlagen deshalb die Verwendung der untransformierten Kostenvariable und die Anwendung eines nonparametrischen Resamplingverfahrens zur Schätzung der Standardfehler und der Konfidenzintervalle der Regressionskoeffizienten vor. Grundlage dieses auch als **bootstrapping** bezeichneten Verfahrens ist die Ziehung einer Anzahl von k Stichproben der Größe n aus den Originaldaten mit dem Zurücklegen mittels einer Monte-Carlo-Simulation (Efron u. Tibshirani 1986). Die Schätzung der Standardfehler der Modellparameter erfolgt durch Berechnung der Varianz der Modellparameter über diese so genannten **bootstrap-samples** nach folgender Gleichung:

$$(2)\ \hat{se}_i = \left\{ \frac{1}{k-1} \sum_{i=1}^{k} (b_i^* - \overline{b^*})^2 \right\}^{\frac{1}{2}}$$

wobei i die 1, 2, ... k Bootstrap-Stichproben repräsentiert. b_i^* bezeichnet die aus den einzelnen Stichproben geschätzten Regressionskoeffizienten, $\overline{b^*}$ kennzeichnet das arithmetische Mittel aus b_i^*. Der Vorteil dieser Methode der Behandlung der Verteilungsschiefe im Rahmen von regressionsanalytischen Kostenfunktionen besteht darin, dass eine Transformation der Kostenvariable unnötig ist und dadurch eine Prädiktion der Kosten, zum Beispiel für zukünftige Zeiträume oder für Patientenstichproben mit bekannten Krankheitsmerkmalen, in der Originalmetrik der Kostenvariable (Währungseinheit) ohne aufwändige Rücktransformationen möglich ist (Kilian et al. 2002).

6.6 Die Analyse von psychiatrischen Kostendaten im Längsschnitt

Für die Analyse der Einflussfaktoren medizinischer Versorgungskosten besitzen reine Querschnittsdaten nur eine geringe Aussagekraft, da sie die Dynamik kausaler Zusammenhänge im Zeitablauf nicht abbilden können. Insbesondere die Analyse der Effekte von Interventionsmaßnahmen auf die medizinischen Versorgungskosten erfordert deshalb eine wiederholte Erfassung der abhängigen und der unabhängigen Modellvariablen in bestimmten Zeitabständen (Baltagi 2001; Greene 2003; Wooldridge 2002). Neben dem größeren Kostenaufwand bei der Datenerfassung ergibt sich aus einem derartigen Paneldatensatz auch eine Reihe von methodischen Problemen, die im Folgenden diskutiert und deren Lösungsmöglichkeiten vorgestellt werden sollen.

Eines der zentralen Probleme von Paneldaten ist die Tatsache, dass es nur selten gelingt, alle Teilnehmer einer Studie zu jedem Messzeitpunkt erneut zu befragen. Während ein Teil der Probanden aus den verschiedensten Gründen vollständig aus der Studie ausscheidet, bleiben andere Teilnehmer zwar bis zum Ende in der Studie, können jedoch nicht zu jedem Zeitpunkt befragt werden. Tabelle 6-5 zeigt das typische Muster eines Paneldatensatzes. Der Stichprobenumfang betrug zu Beginn der Studie 307 Untersuchungsteilnehmer. Von diesen 307 Teilnehmern konnten 185 zu allen

Tab. 6-5 Stichprobenausfälle bei einer Paneluntersuchung [a] 0 = keine Teilnahme).

Häufigkeit	%	Cum%	Muster der Stichprobenausfälle[a]
185	60,26	60,26	12 345
39	12,70	72,96	10 000
23	7,49	80,46	12 300
22	7,17	87,62	12 340
17	5,54	93,16	12 000
10	3,26	96,42	12 305
6	1,95	98,37	12 045
3	0,98	99,35	12 040
2	0,65	100,00	12 005
307	100,00		

fünf Messzeitpunkten befragt werden. 39 Personen nahmen nur am ersten Untersuchungszeitpunkt teil und schieden dann aus der Studie aus. 17 Personen konnten nur zu den ersten beiden Messzeitpunkten, 23 zu den ersten drei und 22 zu den ersten vier Zeitpunkten befragt werden. 10 Untersuchungsteilnehmer nahmen an den ersten drei Befragungen und dann erst wieder am fünften Zeitpunkt, 6 Teilnehmer an den ersten beiden Befragungen und dann erst wieder an der vierten und fünften Befragung teil. 3 Teilnehmer beteiligten sich nur an den ersten beiden und an der vierten Befragung und 2 Teilnehmer an den ersten beiden und an der fünften Erhebung.

Tabelle 6-6 zeigt die über das dargestellte Paneldesign erfassten Kostendaten für die kostenintensivsten Bereiche der Schizophreniebehandlung. Entsprechend dem in Tabelle 6-5 dargestellten Ausfallmuster nimmt die Studienpopulation von 307 Teilnehmern zum ersten Messzeitpunkt bis auf 203 Teilnehmer zum fünften Messzeitpunkt ab. Obwohl nur 185 Untersuchungsteilnehmer zu allen fünf Messzeitpunkten befragt werden konnten, zeigt die Stichproben-

Tab. 6-6 Mittelwerte (µ) und Standardabweichungen (SD) der halbjährlichen Kosten der Schizophreniebehandlung nach Versorgungsbereichen (in DM).

stationäre Behandlung	µ	2 399,12	2 283,32	1 270,40	2 178,21	1 940,00
	SD	7 299,95	7 492,402	5 111,38	6 249,17	7 657,83
Wohnbetreuung	µ	2 445,31	2 276,01	1 849,08	2 054,53	1 840,93
	SD	6 982,69	6 718,464	6 319,48	6 630,97	6 309,14
ambulante Behandlung	µ	262,68	267,25	256,72	245,51	260,46
	SD	140,90	160,57	136,12	126,55	158,92
ambulante Medikamente	µ	766,77	1 055,69	1 140,61	1 160,42	1 267,38
	SD	1 251,79	1 605,22	1 560,03	1 567,69	1 659,07
Gesamtkosten	µ	6 228,21	6 453,61	4 939,97	6 151,41	5 821,65
	SD	10 544,15	11 188,11	8 650,03	9 371,25	10 592,25
n		307	258	240	216	203

größe zu den einzelnen Messzeitpunkten, dass die Fallzahl nie unter 203 sinkt. Ein Analyseverfahren für den vorliegenden Datensatz muss also in der Lage sein, die vorgefundene Ausfallstruktur zu berücksichtigen, da sich ansonsten die Auswertung auf die 185 Fälle beschränken müsste, für die zu allen Messzeitpunkten Daten vorliegen.

Bei der Analyse von Paneldaten muss darüber hinaus berücksichtigt werden, dass die Daten zwei Formen der Varianz aufweisen: zum einen die Variation der Merkmale zwischen den Personen und zum anderen die Variation der Merkmale jeder einzelnen Person über die verschiedenen Messzeitpunkte. Die Zerlegung der Gesamtvarianz in diese beiden Varianzkomponenten ist eine weitere Voraussetzung, die ein angemessenes Analyseverfahren leisten muss.

Ein geeignetes statistisches Verfahren zur Analyse unbalancierter Paneldaten bieten so genannte Fehlerkomponentenmodelle (Baltagi 2001; Baltagi u. Wu 1999; Wooldridge 2002). Fehlerkomponentenmodelle für Paneldaten haben die allgemeine Form:

(3) $y_{it} = \alpha + x_{it}\beta + v_i + \varepsilon_{it}$

wobei $i = 1, 2, ... N$ die Untersuchungsteilnehmer und $t = 1, 2, ... T$ die Erhebungszeitpunkte repräsentieren. Der Fehlerterm v_i repräsentiert den auf die zeitinvarianten, unbeobachtbaren Unterschiede zwischen den Personen zurückgehenden Fehler, der Fehlerterm ε_{it} repräsentiert den Fehler des Gesamtmodells unter Einschluss des Zeitprozesses. Die Form der Varianzzerlegung und die Parameterschätzung in einem Fehlerkomponentenmodell hängt davon ab, welche Annahmen über die Modellstruktur vorliegen. Wird angenommen, dass die Veränderung der abhängigen Variable y_{it} primär durch die Unterschiede der erklärenden Merkmale x_i zwischen den Untersuchungseinheiten beeinflusst wird und nicht durch die Veränderungen dieser Merkmale über die Zeit, so ergibt sich das so genannte **Between-Effect-(BE-)Modell**:

(4) $\bar{y}_i = \alpha + \bar{x}_i\beta + v_i + \bar{\varepsilon}_i$

wobei $\bar{y}_i = \Sigma_t y_{it} : T_i$, $\bar{x}_i = \Sigma_t x_{it} : T_i$ und $\bar{\varepsilon}_i = \Sigma_t \varepsilon_{it} : T_i$. Das bedeutet, es werden für jede Untersuchungseinheit lediglich die Mittelwerte der Variablen über alle Zeitpunkte in die Analyse einbezogen, während die Veränderungen über die Zeit unberücksichtigt bleiben. Wird dagegen angenommen, dass y_{it} hauptsächlich durch die Veränderungen der unabhängigen Variablen über die Zeit beeinflusst wird, so ergibt sich durch eine Subtraktion der Gleichung (4) von Gleichung (3) das so genannte **Fixed-Effect-(FE-)Modell**:

(5) $(y_{it} - \bar{y}_i) = (x_{it} - \bar{x}_i)\beta + (\varepsilon_{it} - \bar{\varepsilon}_i)$

Wird angenommen, dass y_{it} sowohl von den zeitinvarianten Unterschieden zwischen den Untersuchungseinheiten als auch von den Veränderungen der Merkmale der Untersuchungseinheiten über die Zeit beeinflusst wird, so ergibt sich das so genannte **Random-** oder **Mixed-Effect-(RE-)-Modell**:

(6) $(y_{it} - \theta\bar{y}_i) = (1-\theta)\alpha + (x_{it} - \theta\bar{x}_i)\beta$
$+ \{(1-\theta)v_i + (\varepsilon_{it} - \theta\bar{\varepsilon}_i)\}$

wobei θ eine Funktion der Varianzen der Fehlerterme $\sigma_v^2 : \sigma_\varepsilon^2$ ist. Wird $\sigma_v^2 = 0$, so bedeutet dies, dass θ ebenfalls den Wert 0 annimmt, wodurch die Gleichung die Form eines einfachen **Ordinary-least-Squares-(OLS-)Modells** erhält. Ist $\sigma_\varepsilon^2 = 0$, so wird $\theta = 1$, wodurch die Gleichung die Form des FE-Modells annimmt und die Veränderung von y allein durch die Veränderung der Merkmale der Untersuchungseinheiten über die Zeit erklärt wird. Die Regressionsparameter des RE-Modells bilden eine gewichtete Kombination aus **Between- und Within-Effekten** (Stata Corporation 2001). Die Schätzung der Regressionsparameter für die dargestellten Modelle erfolgt mithilfe des **Generalized-least-Square-(GLS-)Verfahren**, welches eine Spezialform der **Weighted-least-Square-(WLS-)Schätzung** darstellt, bei der die Regressionsparameter mittels einer fallbezogenen Gewichtung geschätzt werden. Bei unbalancierten Paneldaten erfolgt dabei eine Gewichtung im Hinblick auf die Anzahl der Messzeitpunkte für den jeweiligen Fall (Baltagi 2001). Neben den Regressionskoeffizienten lassen sich mit dem Fehlerkomponentenmodell der insgesamt durch die unabhängigen Variablen erklärte Varianzanteil (R^2-overall), sowie die durch die Within-(R^2-within-) und die Between-(R^2-between-)Effekte erklärten Varianzanteile bestimmen (Stata Corporation 2001).

Neben den oben dargestellten Problemen muss bei der regressionsanalytischen Auswertung von Paneldaten beachtet werden, dass die

Fehlervarianz auch über die Messzeitpunkte hinweg homoskedastisch ist und dass die Fehlerterme auch über die Messzeitpunkte nicht mit den Merkmalsausprägungen der unabhängigen Modellvariablen korreliert sind (Baltagi 2001). Da bei einem Paneldesign, insbesondere bei dem Auftreten extrem schiefer Verteilungen der unabhängigen Variablen, immer mit dem Auftreten von Heteroskedastizität gerechnet werden muss, ist die Durchführung entsprechender Tests und – bei einem positiven Ergebnis – entweder die Transformation der unabhängigen Variablen oder die Anwendung robuster Verfahren zur Bestimmung der Standardfehler und der Konfidenzintervalle der Regressionskoeffizienten unbedingt notwendig (Kilian et al. 2002). Auch Autokorrelation tritt bei Paneldaten häufig auf und führt bei Nichtbeachtung zu einer Verzerrung der Standardfehler. Zur Überprüfung der Autokorrelation bei Panelregressionsmodellen eignet sich ein von Baltagi und Wu (1999) modifizierter **Durbin-Watson-Koeffizient** in Kombination mit dem vom gleichen Autor entwickelten **Locally-best-Invariant-(LBI-)Test**. Zur Demonstration des vorgestellten Verfahrens wurde mit den oben vorgestellten Daten folgendes Modell berechnet:

$$y_{it} = a + b_1 s_{1it} + b_2 s_{2it} + b_3 s_{3it} + b_4 x_{1it} + b_5 x_{2it} + b_6 x_{3it} + b_7 s_{4it} + b_8 s_{5it} + b_9 x_{4it} + b_{10} x_{5it} + b_{11} x_{6it} + b_{12} x_{7it} + b_{13} x_{7it} + b_{14} x_{8it} + b_{15} x_{9it} + v_i + \varepsilon_{it}$$

wobei

y_{it} = Gesamtkosten der psychiatrischen Versorgung für sechs Monate
a = Regressionskonstante
$b_1 s_{1it}$ = Regressionskoeffizient für das Geschlecht; 0 = weiblich, 1 = männlich
$b_2 s_{2it}$ = Regressionskoeffizient für das Alter zu Studienbeginn
$b_3 s_{3it}$ = Regressionskoeffizient für das Bildungsniveau zu Studienbeginn
$b_4 x_{1it}$ = Regressionskoeffizient für den Erwerbsstatus; 0 = nicht erwerbstätig, 1 = erwerbstätig
$b_5 x_{2it}$ = Regressionskoeffizient für die Lebenssituation; 0 = allein lebend, 1 = mit anderen lebend
$b_6 x_{3it}$ = Regressionskoeffizient für Partnerschaft; 0 = ohne Partner, 1 = mit Partner
$b_7 s_{4it}$ = Regressionskoeffizient für die Zahl der Zwangseinweisungen
$b_8 s_{5it}$ = Regressionskoeffizient für die Zahl der stationären Aufenthalte
$b_9 x_{4it}$ = Regressionskoeffizient für den PANS-Gesamtscore (positive and negative syndrome scale for schizophrenia)
$b_{10} x_{5it}$ = Regressionskoeffizient für den CDSS-Gesamtscore (Calgary depression scale for schizophrenia)
$b_{11} x_{6it}$ = Regressionskoeffizient für den GAF-Score (global assessment of functioning scale)
$b_{12} x_{7it}$ = Regressionskoeffizient für die Anzahl physischer Krankheitssymptome
$b_{13} x_{7it}$ = Regressionskoeffizient für die Zahl der Suizidversuche
$b_{14} x_{8it}$ = Regressionskoeffizient für Alkoholmissbrauch; 0 = nein, 1 = ja
$b_{15} x_{9it}$ = Regressionskoeffizient für die Anzahl kritischer Lebensereignisse
v_i = Fehlerterm für die Unterschiede zwischen den Untersuchungseinheiten
ε_{it} = Fehlerterm für die Veränderungen im Zeitverlauf

Tabelle 6-7 zeigt die Ergebnisse für das BE-Modell, bei dem angenommen wird, dass lediglich die Unterschiede zwischen den Untersuchungseinheiten zur Erklärung der Varianz der abhängigen Variablen beitragen.

Wegen der stark rechtsschiefen Verteilung der abhängigen Kostenvariablen wurden die Standardfehler und die Konfidenzintervalle der Regressionskoeffizienten über ein Resamplingverfahren mit 1 000 Replikationen bestimmt. Die Betrachtung der Regressionskoeffizienten zeigt einen negativen Effekt des Alters (b = –74,46), nach dem die Behandlungskosten mit jedem Lebensjahr um 74,46 DM sinken. Der Regressionskoeffizient für die Lebenssituation zeigt, dass Patienten, die mit anderen Personen zusammenleben, mit durchschnittlich 4 657,94 DM (b = 4 657,937) höhere Kosten verursachen als Patienten, die allein leben. Der Koeffizient für die Zahl der stationären Aufenthalte (b = 380,741) zeigt, dass mit jedem stationären Vorenthalt die Kosten der Schizophreniebehandlung um 380,74 DM steigen. Der Koeffizient für die mit dem PANSS-Gesamtscore erfasste Symptomatik (b = 228,131) zeigt, dass sich mit jeder Veränderung des PANSS-Scores um eine Einheit die Be-

Tab. 6-7 Between-Effect-Modell für die Kosten der Schizophreniebehandlung [a] Nonparametrisches Resamplingverfahren (bootstrapping) mit 1 000 Replikationen; [b] während der letzten 6 Monate).

Variable	b	Std. F.[b]	p	95%	Ki [a]
Geschlecht (männlich = 1, weiblich = 0)	−660,94	662,62	ns	−1 961,23	639,34
Alter (zu Studienbeginn)	−74,45	30,25	< 0,05	−133,82	−15,10
Schulbildung (zu Studienbeginn)	−333,84	216,99	ns	−759,68	91,98
Beruf (berufstätig/in Ausbildung = 1, sonst = 0)	−1 129,12	1 307,65	ns	−3 695,16	1 436,93
Lebenssituation (nicht allein = 1, allein = 0)	4 657,94	971,80	< 0,05	2 750,93	6 564,95
Partnerschaft (ja = 1, nein = 0)	−4 215,83	1 026,96	ns	−6 231,08	−2 200,58
Zwangseinweisungen (vor Studienbeginn)	−313,45	415,58	ns	−1 129,33	501,78
stationäre Aufenthalte (vor Studienbeginn)	380,74	87,16	< 0,05	209,69	551,78
PANSS	228,13	61,49	< 0,05	107,45	348,81
CDSS	−412,08	171,23	< 0,05	−748,09	−76,06
GAF	−54,98	46,45	ns	−146,14	36,18
physische Symptome	−170,12	566,81	ns	−1 282,39	942,16
Suizidversuch [b]	18 110,84	17 895,55	ns	−17 006,33	53 228,01
Alkoholmissbrauch [b]	8 610,03	4 005,95	< 0,05	748,98	16 471,08
Zahl kritischer Lebensereignisse [b]	−870,01	325,49	< 0,05	−1 508,73	−231,29
Konstante	4 103,34	5 513,03	ns	−6 747,60	14 954,27
R^2_{within}	0,006				
$R^2_{between}$	0,343				
$R^2_{overall}$	0,220				
F/Prob > F	15,288/0,000				
modifizierter Durbin-Watson-Test/LBI	1,85/2,35				
N	304				
mittlere Anzahl von Messzeitpunkten	3,9				

handlungskosten um 228,13 DM erhöhen. Für die mit dem CDSS-Gesamtscore erfasste Ausprägung der Depression zeigt sich dagegen, dass eine Verstärkung der Depression um eine Einheit zu einer Kostenreduzierung von 412,08 DM (b = −412,078) führt. Alkoholmissbrauch (b = 8 610,03) führt zu einer Erhöhung der Behandlungskosten um 8 610,− DM, während das Auftreten kritischer Lebensereignisse (b = −870,01) eher mit einer Verringerung der Kosten um 870,− DM verbunden zu sein scheint.

Die R²-Werte im unteren Teil der Tabelle zeigen, dass 22% ($R^2_{overall} = 0,220$) der Gesamtvarianz der Kosten von Schizophreniebehandlungen in einem Zeitraum von zweieinhalb Jahren durch Unterschiede zwischen den Untersuchungsteilnehmern erklärt werden können, ohne dass die individuellen Merkmalsveränderungen der Patienten über die Zeit berücksichtigt werden. Würde man die Varianz der Kosten über die Zeit unberücksichtigt lassen und nur die Gesamtmittelwerte für den zweieinhalbjährigen Zeitraum betrachten, so würde das BF-Modell 34% der Kostenvarianz erklären ($R^2_{between} = 0,343$).

Tabelle 6-8 zeigt die Ergebnisse des FE-Regressionsmodells. Da in diesem Modell die Mittelwertsunterschiede zwischen den Untersuchungseinheiten unberücksichtigt bleiben und nur die Varianz der Veränderungen über die Zeit einbezogen wird, werden für die Variablen, die über die

Tab. 6-8 Fixed-Effect-Modell für die Kosten der Schizophreniebehandlung [a] Nonparametrisches Resamplingverfahren (bootstrapping) mit 1 000 Replikationen; [b] während der letzten 6 Monate; [c] keine Parameterschätzung wegen zeitlicher Konstanz der Variablen).

Variable	b	Std. F.[b]	p	95%	Ki[a]
Geschlecht (männlich = 1, weiblich = 0)	–[c]	–[c]	–[c]	–[c]	
Alter (zu Studienbeginn)	–[c]	–[c]	–[c]	–[c]	
Schulbildung (zu Studienbeginn)	–[c]	–[c]	–[c]	–[c]	
Beruf (berufstätig/in Ausbildung = 1, sonst = 0)	–2 378,67	1 885,52	ns	–6 078,69	1 321,36
Lebenssituation (nicht allein = 1, allein = 0)	–334,89	1 419,01	ns	–3 119,49	2 449,69
Partnerschaft (ja = 1, nein = 0)	–[c]	–[c]	–[c]	–[c]	
Zwangseinweisungen (vor Studienbeginn)	–[c]	–[c]	–[c]	–[c]	
stationäre Aufenthalte (vor Studienbeginn)	–[c]	–[c]	–[c]	–[c]	
PANSS	85,62	68,78	ns	–49,35	220,59
CDSS	32,93	138,38	ns	–238,62	304,47
GAF	–105,19	40,29	< 0,05	–184,27	–26,11
physische Symptome	83,48	222,88	ns	–353,89	520,86
Suizidversuch [b]	8 053,69	8 868,66	ns	–9 349,66	25 457,03
Alkoholmissbrauch [b]	476,14	1 521,51	ns	–2 509,58	3 461,86
Zahl kritischer Lebensereignisse [b]	316,85	188,12	ns	–52,29	686,00
Konstante	4 103,34	5 513,03	ns	–6 747,60	14 954,27
R^2_{within}	0,050				
$R^2_{between}$	0,120				
$R^2_{overall}$	0,096				
F/Prob > F	9,878/0,000				
modifizierter Durbin-Watson-Test/LBI	1,85/2,35				
N	304				
mittlere Anzahl von Messzeitpunkten	3,9				

Zeit unverändert bleiben, keine Parameter geschätzt. Neben den Variablen, die nur zur Beginn der Studie erfasst wurden, erfolgte auch für die Variable Partner keine Parameterschätzung, da diese zwar zu jedem Erhebungszeitpunkt erfasst wurde, sich während des Untersuchungszeitraums jedoch nicht veränderte. Die Betrachtung der Regressionskoeffizienten zeigt, dass lediglich die Veränderung des Funktionsniveaus (GAF) einen signifikanten Effekt auf die Veränderung der Behandlungskosten hat (b = –105,19). Jede positive Veränderung des Funktionsniveaus um eine Einheit führt demnach zu einer Reduzierung der halbjährlichen Kosten um 105,19 DM.

Die R^2-Werte im unteren Teil von Tabelle 6-8 zeigen, dass das FE-Modell nur 10% der Gesamtvarianz der Behandlungskosten erklärt ($R^2_{overall}$ = 0,096). Allerdings erweist sich der auf die zeitliche Varianz der unabhängigen Variablen zurückgehende Erklärungsanteil (R^2_{within} = 0,050) mit 5% im Vergleich zu dem BE-Modell als deutlich höher. Obgleich der deutliche Verlust an erklärter Varianz darauf hindeuten könnte, dass das FE-Modell im vorliegenden Fall keine angemessene Lösung darstellt, so beweist die Überprüfung von $v_i = 0$ das Gegenteil.

Tabelle 6-9 zeigt die Ergebnisse des RE-Regressionsmodells, welches sowohl die Varianz

Tab. 6-9 Random-Effect-Modell für die Kosten der Schizophreniebehandlung [a] Nonparametrisches Resamplingverfahren (bootstrapping) mit 1 000 Replikationen; [b] während der letzten 6 Monate).

Variable	b	Std. F.[b]	p	95%	Ki[a]
Geschlecht (männlich = 1, weiblich = 0)	−98,18	667,61	ns	−1 408,26	1 211,90
Alter (zu Studienbeginn)	−88,73	36,10	< 0,05	−159,58	−17,88
Schulbildung (zu Studienbeginn)	−342,89	213,47	ns	−761,80	76,01
Beruf (berufstätig/in Ausbildung = 1, sonst = 0)	−1 294,49	1 340,10	ns	−3 924,23	1 335,25
Lebenssituation (nicht allein = 1, allein = 0)	2 813,76	926,53	< 0,05	995,59	4 631,94
Partnerschaft (ja = 1, nein = 0)	−3 710,99	853,64	ns	−5 386,14	−2 035,84
Zwangseinweisungen (vor Studienbeginn)	−356,92	402,15	ns	−1 146,09	432,24
stationäre Aufenthalte (vor Studienbeginn)	393,55	106,97	< 0,05	183,62	603,47
PANSS	116,39	48,39	< 0,05	21,42	211,36
CDSS	−112,62	123,85	ns	−355,66	130,42
GAF	−109,12	29,69	< 0,05	−167,40	−50,84
physische Symptome	−25,55	201,28	ns	−420,54	369,42
Suizidversuch[b]	8 990,84	8 629,48	ns	−7 943,15	25 924,85
Alkoholmissbrauch [b]	1 835,18	1 498,34	ns	−1 105,07	4 775,43
Zahl kritischer Lebensereignisse [b]	234,83	168,30	ns	−95,42	565,09
Konstante	11 957,54	3 970,83	< 0,05	4 174,86	19 740,23
R^2_{within}	0,039				
$R^2_{between}$	0,294				
$R^2_{overall}$	0,238				
F/Prob > F	166,68/0,000				
modifizierter Durbin-Watson-Test/LBI	1,85/2,35				
N	304				
mittlere Anzahl von Messzeitpunkten	3,9				

zwischen den Untersuchungseinheiten als auch die Varianz über die Messzeitpunkte berücksichtigt.

Die Betrachtung der Regressionskoeffizienten zeigt signifikante Effekte für das Alter (b = −88,73), die Lebenssituation (b = 2 813,76), die Zahl der stationären Voraufenthalte (b = 393,55), den PANSS-Gesamtscore (b = 116,39) und das Funktionsniveau (b = −109,12). Nach diesen Effekten sinken die halbjährlichen Kosten mit zunehmendem Alter pro Lebensjahr um 88,73 DM. Patienten, die mit anderen Personen zusammenleben, verursachen mit 2 813,76 DM höhere Kosten als Patienten, die allein leben. Mit jedem stationären Aufenthalt vor Beginn der Untersuchung steigen die halbjährlichen Versorgungskosten um 393,55 DM. Die Veränderung des PANSS-Gesamtscores um eine Einheit ist mit einer Erhöhung der halbjährlichen Kosten um 116,39 DM verbunden, während jede positive Veränderung des GAF-Gesamtscores um eine Einheit zu einer Reduzierung der halbjährlichen Kosten um 109,12 DM führt.

Die R^2-Werte im unteren Teil von Tabelle 6-9 zeigen, dass mit dem RE-Modell 24 % der Varianz der halbjährlichen Kosten der Schizophreniebehandlung erklärt werden ($R^2_{overall}$ = 0,238). Der

Anteil der durch die Veränderung der unabhängigen Variablen im Zeitverlauf erklärten Varianz beträgt 4% ($R^2_{within} = 0{,}039$) und der Anteil der durch die Unterschiede zwischen den Untersuchungseinheiten erklärten Varianz beträgt 29% ($R^2_{between} = 0{,}294$).

Der Vergleich der drei Regressionsmodelle zeigt, dass der größte Teil der Gesamtvarianz durch das RE-Modell erklärt wird, allerdings erweist sich der zusätzliche Erklärungsbeitrag gegenüber dem BE-Modell als nicht sehr groß. Wie bereits die Vergleiche der $R^2_{between}$- und der R^2_{within}-Werte gezeigt haben, bedeutet diese Relation, dass die Varianz der halbjährlichen Kosten der Schizophreniebehandlung im Verlauf von zweieinhalb Jahren primär durch Merkmalsunterschiede zwischen den Patienten und nur in geringem Umfang durch die Veränderungen der Patientenmerkmale im Zeitverlauf erklärt werden. Der Vergleich der Regressionskoeffizienten des BE-Modells und des FE-Modells zeigt, dass das über den GAF-Gesamtscore erfasste Funktionsniveau in dem FE-Modell einen fast doppelt so großen Effekt aufweist wie in dem BE-Modell. Diese Veränderung bedeutet, dass ein entscheidender Teil des Einflusses des Funktionsniveaus nicht auf die Unterschiede zwischen den Untersuchungsteilnehmern, sondern auf die Veränderungen des Funktionsniveaus im Zeitverlauf zurückzuführen ist. Auch die Symptomatik weist einen Veränderungseffekt auf. Der Vergleich der Koeffizienten dieser Variable in den verschiedenen Regressionsmodellen zeigt jedoch, dass der stärkste Effekt in dem BE-Modell auftritt und somit primär auf die Unterschiede der Symptomausprägung zwischen den Untersuchungseinheiten zurückgeht. Die Tatsache, dass die Kostenvarianz über den Zeitraum von zweieinhalb Jahren in erster Linie durch zeitinvariante Unterschiede zwischen den Personen und nur zu einem geringen Teil durch Veränderungen der Personenmerkmale über die Zeit erklärt wird, bedeutet, dass die Möglichkeiten zur Beeinflussung der Behandlungskosten bei Patienten mit schizophrenen Erkrankungen begrenzt sind (Kilian 2003).

6.7 Schlussbetrachtung

Die oben diskutierten Probleme der Erfassung und der Analyse von Kostendaten im Bereich der psychiatrischen Versorgung sowie die vorgestellten Lösungsansätze erheben nicht den Anspruch auf Vollständigkeit. So wurde beispielsweise bei der Kostenerfassung nicht die Frage behandelt, inwieweit die mit dem vorgestellten Verfahren erfassten direkten Kosten der Schizophreniebehandlung die wahren Kosten repräsentieren oder ob es sich nur um die Erfassung von staatlich subventionierten Preisen handelt. Bei der Behandlung der Repräsentativität von Patientenstichproben wurde nicht berücksichtigt, dass sich ein Teil der Patienten mit schizophrenen Erkrankungen möglicherweise ausschließlich in ambulanter Behandlung bei Allgemeinmedizinern befindet (Besthehorn et al. 1999). Bei der Behandlung der Verteilungsanomalien wurde das Hauptgewicht auf die Problembehandlung im Rahmen regressionsanalytischer Auswertungen gelegt. Bei der Behandlung der Längsschnittsanalyse wurde mit dem **one-way error component model** ebenfalls nur ein methodischer Zugang vorgestellt (Baltagi 2001; Greene 2003; Wooldridge 2002). Aufgrund dieser notwendigen Beschränkungen kann der obige Beitrag lediglich einen Einstieg in die methodischen Probleme der Analyse von Kostendaten der psychiatrischen Versorgung bieten und als Anregung zu einer weitergehenden Auseinandersetzung mit der Thematik dienen.

Literatur

Baltagi BH (2001). Econometric analysis of panel data. Chichester, New York: Wiley.

Baltagi BH, Wu PX (1999). Unequal spaced panel data regressions with AR(1) disturbances. Econometric Theory; 15: 814–23.

Besthehorn M, Tischer B, Glaser P, Mast O, Schmidt D (1999). Representative study on the distribution of schizophrenia patients to medical health care institutions in Germany. Fortschr Neurol Psychiatr Grenzgeb; 67: 487–92.

Buck JA (2002). Managed mental health care in medicaid: Dose the solution match the problem? Adm Policy Ment Health; 29: 177–80.

Byford S, Barber JA, Fiander M, Marshall S, Green, J (2001). Factors that influence the costs of caring for patients with severe psychotic illness. Br J Psychiatry; 178: 441–7.

Chisholm D, Knapp M, Knudsen HC, Amaddeo F, Gaite L, van Wijngaarden B, EPSILON Study Group (2000). Client Sociodemographic and Service Receipt Inventory – European Version. Br J Psychiatry; 177, 39: 28–33.

Crown WH, Neslusan C, Russo PA, Holzer S, Ozminkowski T, Croghan T (2001). Hospitalization and total medical costs for privately insured persons with schizophrenia. Adm Policy Ment Health; 28: 335–51.

Cuffel BJ, Goldman W, Schlesinger H (1999). Does managing behavioral health care serving increase the cost of providing medical care? J Behav Health Serv Res; 26: 372–80.

Dermovsek MZ, Rupel VP, Rebolj M, Tavcar R (2001). Quality of life and treatment costs in schizophrenic outpatients, treated with depot neuroleptics. Eur Psychiatry; 16: 474–82.

Dickey B, Fisher W, Siegel C, Altaffer F, Azeni H (1997). The cost and outcomes of community-based care for the seriously mentally ill. Health Serv Res; 32: 599–614.

Diehr P, Yanez D, Ash A, Hornbrook M, Lin DY (1999). Methods for analyzing health care utilization and costs. Am Rev Public Health; 20: 125–44.

Dixon L, Hoch JS, Clark R, Bebout R, Drake R, McHugo G, Becker D (2002). Cost-effectiveness of two vocational rehabilitation programs for persons with severe mental illness. Psychiatr Serv; 53: 1118–24.

Dixon L, Lyles A, Smith C, Hoch JS, Fahey M, Postrado L, Lucksted A, Lehman A (2001). Use and costs of ambulatory care services among medicare enrollees with schizophrenia. Psychiatr Serv; 52 : 786–92.

Efron B, Tibshirani R (1986). Bootstrap methods for standard errors, confidence intervals, and other measures of statistical accuracy. Statistical Sciences; 1: 54–77.

Fenton WS, Hoch JS, Herrel JM, Mosher L, Dixon L (2003). Cost and cost-effectiveness of hospital vs residential crisis care for patients who have serious mental illness. Arch Gen Psychiatry; 59: 357–64.

Garattini L, Rossi C, Tediosi F, Cornaggia C, Covelli G, Barbui C, Parazzini F, Gruppo di Studio SCORE (2001). Direct costs of schizophrenia in italian community psychiatric services. Pharmacoeconomics; 19: 1217–25.

Glazer WG, Johnstone BM (1997). Pharmacoeconomic evaluation of antipsychotic therapy for schizophrenia. J Clin Psychiatry; 58: 50–4.

Goldberg W, McCulloch J, Sturm R (1998). Costs and use of mental health services before and after managed care. Health Aff; 17: 40–52.

Grazier KL, Eselius LL, Hu TW, Shore KK, G'Shell WA (1999). Effects of a mental health carve-out on use, costs and payers: A four-yaer study. J Behav Health Serv Res; 26: 381–9.

Greene WH (2003). Econometric analysis. 5. ed. Upper Saddle River: Prentice Hall.

Häfner H, an der Heiden W (1989). Effectiveness and cost of community care for schizophrenic patients. Hosp Community Psychiatry; 40: 59–63.

Häfner H, an der Heiden W (1999). The course of schizophrenia in the light of modern follow-up studies: The ABC and WHO studies. Eur Arch Psychiatry Clin Neurosc; 249, 4: 14–26.

Hamilton L (2002). Statistics with STATA. London: Duxbury.

Haro JM, Salvador-Carulla L, Cabases J, Madoz V, Vazques-Barquero JL, PSICOST Group (1998). Utilisation of mental health services and costs of patients with schizophrenia in three areas of spain. Br J Psychiatry; 173: 334–40.

Hay J (1999). Health care costs and outcomes: How should we evaluate real world data. Value Health; 2: 417–9.

an der Heiden W, Häfner H (2000). The epidemiology of onset and course of schizophrenia. Eur Arch Psychiatry Clin Neurosci; 250: 292–303.

Kilian R, Matschinger H, Löffler W, Roick C, Angermeyer MC (2002a). Regressionsanalytische Kostenfunktionen in der psychiatrischen Versorgungsforschung: Ein Methodenvergleich am Beispiel der Kosten der Schizophreniebehandlung. Gesundheitsökonomie und Qualitätsmanagement; 7: 36–42.

Kilian R, Roick C, Angermeyer MC (2003). Die Einflüsse des Studiendesigns und der Stichprobenauswahl auf die Berechnung psychiatrischer Versorgungskosten. Nervenarzt; 74: 561–70.

Kilian R, Roick C, Matschinger H, Bernert S, Mory C, Angermeyer MC (2001). Die Analyse von Kostenstrukturen im Bereich der Schizophreniebehandlung mit einem standardisierten Instrumentarium. (The analysis of cost structures of the treatment of schizophrenia by means of standardized assessment instruments). Psychiatr Prax; 28, 2: 102–8.

Kilian R, Matschinger H, Löffler W, Roick C, Angermeyer MC (2002b). A comparison of methods to handle skew distributed cost variables in the analysis of the resource consumption in schizophrenia treatment. J Ment Health Policy Econ; 5: 21–31.

Kissling W, Höffler J, Seemann U, Müller P, Rüther E, Trenckmann U, Uber A. von der Schulenburg JMG, Glaser P, Mast O, Schmidt D (1999). Die direkten und indirekten Kosten der Schizophrenie. Fortschr Neurol Psychiatr Grenzgeb; 67: 29–36.

Kluge H, Hülsmann S, Kopf A, Angermeyer MC, Becker T (2002). Stationäre psychiatrische Behandlungsdauer. Eine statistische Analyse auf Grundlage der Basisdokumentation. (Length of stay in a psychiatric university department. Statistical analysis using a routine clinical documentation system.). Krankenhauspsychiatrie; 13: 104–10.

Knapp M, Chisholm D, Astin J, Lelliott P, Audini B (1998). Public, private and voluntary residential mental health care: is there a cost difference? J Health Serv Res Policy; 3: 141–8.

Knapp M, Chisholm D, Leese M, Amaddeo F, Tansella M, Schene A, Vazques-Barquero JL, Knudsen HC, Becker T, EPSILON Study Group (2002). Comparing pattern and costs of schizophrenia care in five European countries: The EPSILON study. Acta Psychiatr Scand; 105: 42–54.

Langley-Hawthorne C (1997). Modeling the lifetime costs of treating schizophrenia in Australia. Clin Ther; 19: 1470–95.

Lecomte P, De Hert M, van Dijk M, Nuijten M, Nuyts G, Persson U (2000). A 1-year cost-effectiveness model for the treatment of chronic schizophrenia with acute exacerbations in Belgium. Value Health; 3: 1–11.

Lehman AF, Dixon L, Hoch JS, de Forge BR, Kernan E, Frank R (1999). Cost-effectiveness of assertive community treatment for homeless persons with severe mental illness. Br J Psychiatry; 174: 346–52.

Lewis M, McCrone P, Frangou S (2001). Service use and costs of treating schizophrenia with atypical antipsychotics. J Clin Psychiatry; 62: 749–56.

Manning WG (1998). The lodged dependent variable, heteroscedasticity, and the retransformation problem. J Health Econ; 17: 283–93.

McCrone P, Johnson S, Thornicroft G (2001). Predicting the costs of community care for individuals with severe mental illness in South London. Schizophr Bull; 27: 653–60.

Osterheider M, Franken-Hiep K, Horn R (1998). Gesamtkosten der Schizophrenie und monetäre Bewertung einer Rezidivprohylaxe am Beispiel eines Standard-Depot-Neuroleptikums (Flupentixoldecanoat). Psychiatr Prax; 25: 38–43.

Pinkerton SD, Johnson-Masotti AP, Derse A, Layde PM (2002). Ethical issues in cost-effectiveness analysis. Eval Program Plann; 25: 71–83.

Roick C, Kilian R, Angermeyer MC (2001a). Die indirekten Kosten schizophrener Psychosen. Eine Untersuchung der Komponenten und Berechnungsmöglichkeiten krankheitsbedingter Ressourcenverluste. (The indirect cost of schizophrenia. An investigation of the elements and calculation methods for illness related ressource loss). Gesundheitsökonomie und Qualitätsmanagement; 6: 36–43.

Roick C, Kilian R, Matschinger H, Bernert S, Mory C, Angermeyer MC (2001b). Die Deutsche Version des Client Sociodemographic Service Receipt Inventory (CSSRI-EU). (German adaptation of the Client Sociodemographic and Service Receipt Inventory). Psychiatr Prax; 28, 2: 84–90.

Rössler W, Salize HJ, Knapp M (1998). Die Kosten der Schizophrenie. Fortschr Neurol Psychiatr Grenzgeb; 66: 496–504.

Salize HJ, Rössler W (1996). The cost of comprehensive care of people with schizophrenia living in the community. A cost evaluation from a German catchment area. Br J Psychiatry; 169: 42–8.

Salize HJ, Rössler W (1998). Kosten- und Kosten-Wirksamkeit der gemeindepsychiatrischen Versorgung von Patienten mit Schizophrenie. Berlin, Heidelberg: Springer.

Salize HJ, Rössler W (1999). Steigen die Versorgungskosten von Patienten mit Schizophrenie überproportional? Nervenarzt; 70: 817–22.

von der Schulenburg JMG, Uber A, Höffler J, Trenckmann U, Kissling W, Seemann U, Müller P, Rüther E (1998). Untersuchungen zu den direkten und indirekten Kosten der Schizophrenie. Gesundheitsökonomie und Qualitätsmanagement; 3: 81–7.

Shapiro S, Wilk M (1965). An analysis of variance test for normality (complete samples). Biometrika; 52: 591–611.

Sharfstein SS (1997). Cost-effectiveness of psychiatric care. Am J Psychiatry; 154: 723–4.

Stata Corporation (2001). Stata reference manual. College Station: Stata Press; 7.

Tarricone R, Gerzeli S, Montanelli R, Frattura L, Percudani M, Racagni G (2000). Direct and indirect costs of schizophrenia in community psychiatric services in Italy. The GISIES study. Health Policy; 51: 1–18.

Wonnacott T, Wonnacott R (1981). Regression: A second course in statistics. New York: Wiley.

Wooldridge JM (2002). Econometric analysis of cross section and panel data. Cambridge: MIT Press.

7 Der Einbezug der Zahlungsbereitschaft (willingness to pay) in Kosten-Nutzen-Analysen – eine gesundheitswissenschaftliche Betrachtung

Dieter Ahrens, Bernhard J. Güntert

Zusammenfassung

Der Zahlungsbereitschaftsansatz gewinnt im Rahmen von Kosten-Nutzen-Analysen im Gesundheitswesen zunehmend an Bedeutung. Theoretisch können alle Ressourcenverbräuche und Konsequenzen gesundheitsbezogener Interventionen bewertet werden. Somit steht den Entscheidungsträgern im Gesundheitswesen ein umfassendes Instrument zur Entscheidungsunterstützung zur Verfügung. Verschiedene Versuche des Einsatzes von Zahlungsbereitschaftsmethoden offenbarten jedoch eine erhebliche Varianz, sodass die Zuverlässigkeit dieses Verfahrens angezweifelt werden kann. Darüber hinaus zeigen gesundheitspsychologische Konzepte, dass Individuen aus verschiedenen Gründen nicht in der Lage sind, Gesundheitszustände und Effekte gesundheitsbezogener Interventionen zuverlässig zu bewerten. Bislang ist die Eignung des Zahlungsbereitschaftsansatzes im Rahmen von Kosten-Nutzen-Analysen im Gesundheitswesen nicht belegt, sodass der Einsatz dieses Verfahrens als problematisch zu bewerten ist.

7.1 Die Zahlungsbereitschaft und Kosten-Nutzen-Analysen

In den letzten Jahren ist in der gesundheitsökonomischen Evaluation ein zunehmendes Interesse an Kosten-Nutzen-Analysen festzustellen (Klose 2002). Bei diesem Studientyp werden alle Ressourcenverbräuche und Effekte gesundheitsbezogener Interventionen in monetären Einheiten erfasst (Gafni 2001). Im Gegensatz zu anderen gesundheitsökonomischen Studientypen ist es somit möglich, sowohl den Nettonutzen einzelner Programme als auch den ökonomischen Vorteil einzelner gesundheitsbezogener Interventionen im Vergleich zu anderen Investitionen im Gesundheitswesen und anderen volkswirtschaftlichen Sektoren zu analysieren.

Die Kosten-Nutzen-Analyse basiert auf dem wohlfahrtstheoretischen Prinzip der potenziellen Pareto-Verbesserung. Hiernach wird eine Gesundheitstechnologie als wohlfahrtserhöhend bezeichnet, wenn die Summe ihrer geldwerten Vorteile (benefits) die Summe der Kosten übersteigt (Hajen et al. 2000).

Es lassen sich zwei Ansätze zur Messung des Nutzens unterscheiden: der den Ressourcenverbrauch messende kosten- oder einkommenstheoretische Ansatz und der Zahlungsbereitschaftsansatz. Der kostentheoretische Ansatz misst den Nutzen an den durch eine Maßnahme vermiedenen Kosten einer Erkrankung. Analog zur Systematik der Kosten werden direkte und indirekte Nutzen unterschieden. Die direkten Nutzen umfassen die Einsparungen der mit einer bestimmten Maßnahme verbundenen direkten Kosten, die indirekten Nutzen ergeben sich aus dem Wert der vermiedenen Minderungen des Humankapitals, zum Beispiel in Form von reduzierter Arbeitsunfähigkeit. Zusätzlich sind auf der Nutzenseite intangible Effekte zu berücksichtigen, die in diesem Ansatz gesondert ausgewiesen werden müssen, da sie sich im Regelfall einer Monetarisierung entziehen (Hajen et al. 2000).

Der kostentheoretische Ansatz wird oft kritisiert, da er den Wert der Gesundheit und des Lebens durch die Verwendung des Humankapitalansatzes (bzw. der Weiterentwicklung in Form des Friktionskostenansatzes) auf ihren produktiven Wert reduziert. Andere Aspekte, wie etwa die vermiedenen psychischen Belastungen und Funktionsstörungen bleiben, soweit sie nicht die Erwerbstätigkeit berühren, unberücksichtigt (Hajen et al. 2000). Darüber hinaus konzentriert sich sowohl der Humankapital- als auch der Friktionskostenansatz auf die Gruppe der Arbeitnehmer. Andere gesellschaftliche Gruppen, die entweder nicht abhängig, nicht mehr oder noch nicht beschäftigt sind, bleiben in diesem Ansatz unberücksichtigt. Eine gewisse Abhilfe könnte der Einsatz von Hilfsgrößen, wie etwa die Bewertung der Hausarbeit mit einem Durchschnittslohn für Fremdhilfe oder gar die Verwendung eines einheitlichen Durchschnittslohns für alle krankheitsbedingten Ausfallzeiten, schaffen (Leidl 1998). Ähnliche Lösungsversuche zu dieser Problematik erörtern auch Kohlmeier und Koautoren (1993). Sie schlagen beispielsweise vor, das Sozialprodukt auf sämtliche potenziell Beschäftigte zu verteilen, um auf diese Weise eine Diskriminierung zu verhindern. „Die Vermeidung von Diskriminierung geht aber dann zulasten des Ziels, den Produktionsausfall zu messen." (Leidl 1998, S. 356)

Ein im Sinne der Wohlfahrtstheorie methodisch exakterer Ansatz ist die Analyse der Zahlungsbereitschaft (Olsen u. Smith 2001). Dieses Verfahren wird häufig als Alternative zum Humankapitalansatz genannt, da mit diesem auch eine monetäre Bewertung des Nutzens von Personen, die nicht im Erwerbsleben stehen, wie Rentner, Arbeitslose und Hausfrauen (bzw. -männer), möglich erscheint (von der Schulenburg u. Greiner 2000).

Im Zahlungsbereitschaftsansatz (auch: Willingness-to-pay-Ansatz) wird die Nutzenänderung am Geldbetrag gemessen, den eine Person für eine individuelle Wohlfahrtsmessung (z. B. eine positive Änderung des Gesundheitsstatus bzw. der Lebenserwartung) höchstens zu zahlen bereit ist (WPT; willingness to pay) oder für eine Wohlfahrtsverschlechterung mindestens als Kompensation verlangt (willingness to accept) (Hajen et al. 2000; von der Schulenburg et al. 1998).

Die mit dem Zahlungsbereitschaftsansatz gemessenen Nutzenänderungen können den Wert geretteter Leben (value for life), die Änderung des Gesundheitszustands, den Informationswert von Diagnosen sowie den externen Nutzen Dritter umfassen. Als zu befragende Gruppen lassen sich folgende differenzieren:
- Patienten, die bezüglich ihrer Heilung befragt werden
- Bevölkerungsstichproben, die bezüglich fiktiver Szenarien hinsichtlich ihrer eigenen Heilung befragt werden
- Bevölkerungsstichproben, die bezüglich fiktiver Szenarien hinsichtlich der Heilung anderer befragt werden

Exemplarisch beschreiben Hajen und Koautoren (2000) den Value-for-Life-Ansatz wie folgt:

„Wenn es gelingt, durch eine Therapie die jährliche Sterbewahrscheinlichkeit von 1 000 Menschen, die von demselben Krankheitsrisiko bedroht sind, jeweils um 0,1 % zu senken, dann lässt sich sagen, dass statistisch ein Leben gerettet wurde. Daraus folgt, dass die aggregierte Zahlungsbereitschaft der 1 000 Personen für die Reduktion dieses Risikos um 0,1 % dem Wert eines geretteten (statistischen) Lebens entspricht. Die aggregierte Zahlungsbereitschaft ist das Produkt aus der Zahl der Personen und dem Betrag (z. B. 200,– EUR jährlich), den diese für die Reduktion des Risikos zu zahlen bereit wären (1 000 × 200,– = 400 000 EUR)." (Hajen et al. 2000, S. 224).

Bei der Ermittlung der Geldbeträge stützt sich der Value-for-Life-Ansatz zum einen auf direkte Messungen durch Befragungen, in denen die Befragten die Bewertungen auf der Grundlage von fiktiven Alternativsituationen vorzunehmen haben (Contingent-Valuation-Ansatz). Zum anderen werden die Werte indirekt aus dem Marktverhalten der von einem bestimmten Risiko Betroffenen abgeleitet (Revealed-Preference-Ansatz) (Hajen et al. 2000).

Durch die Messung der Zahlungsbereitschaft werden die Präferenzen des Bürgers deutlich, inwieweit er bereit ist, einen bestimmten Geldbetrag für die eigene oder die Gesundheit anderer auszugeben und damit auf den Konsum von anderen Gütern oder Dienstleistungen zu verzichten. Dieser Ansatz basiert auf der subjektiven Wertlehre, indem er auf die Präferenzen der Individuen abzielt (Breyer u. Zweifel 1997). Er stellt eine Möglichkeit dar, den Nutzen gesundheitsbezogener Interventionen für den Einzelnen und für die Gesellschaft in Geldwerten zu messen (Rychlik 1999).

Durch die direkte Messung der Zahlungsbereitschaft (contigent valuation) soll der Befragte anhand hypothetischer Szenarien (z. B. Krankheitszustände), die ihm detailliert erläutert werden, einen Geldbetrag angeben, den er maximal zu zahlen bereit wäre, um diese Situation zu verbessern oder zumindest nicht zu verschlechtern. Beispielsweise könnte eine Gruppe von Probanden befragt werden, ob sie bereit wären, eine bestimmte Summe für die Einrichtung einer Gesundheitsleistung (z. B. ein Medikament) zu zahlen.

In Abbildung 7-1 ist ein fiktives Beispiel skizziert, bei dem nur 20 % der Befragten bereit sind, einen Preis von 800,- EUR für eine Gesundheitsleistung zu zahlen. Die mittlere Zahlungsbereitschaft liegt bei 500,- EUR, da hier 50 % der Probanden den Preis für die Gesundheitsleistung zahlen würden.

Die direkte Messung der Zahlungsbereitschaft lässt sich nicht nur auf unterschiedliche Gesundheitsleistungen, sondern auch auf verschiedene Gesundheitszustände anwenden. Hier werden den Probanden bestimmte Szenarien vorgelegt, bei denen zunächst ein bestimmter Gesundheitszustand beschrieben wird. Anschließend soll der Geldbetrag angegeben werden, der maximal gezahlt werden würde, um diese hypothetische gesundheitliche Situation durch bestimmte Maßnahmen zu erhalten oder zu verbessern.

Neben solchen offenen Fragestellungen nach der Zahlungsbereitschaft gibt es noch so genannte Auktionsverfahren (bidding game), in denen die Probanden gefragt werden, ob für die Veränderung der beschriebenen gesundheitlichen Situation die Zahlung eines bestimmten Geldbetrages noch akzeptabel ist. Die Entscheidung zwischen dem Ja oder Nein wird mit bestimmten Geldbeträgen so lange durchgeführt, bis die maximale Zahlungsbereitschaft ermittelt ist (von der Schulenburg u. Greiner 2000).

7.2 Ausgewählte Erfahrungen mit dem Zahlungsbereitschaftsansatz

Zahlungsbereitschaftsanalysen finden in der Literatur zunehmend Verbreitung (Diener et al. 1998; Gafni 2001; Olsen u. Smith 2001). Allerdings konnte in einigen Studien gezeigt werden, dass die

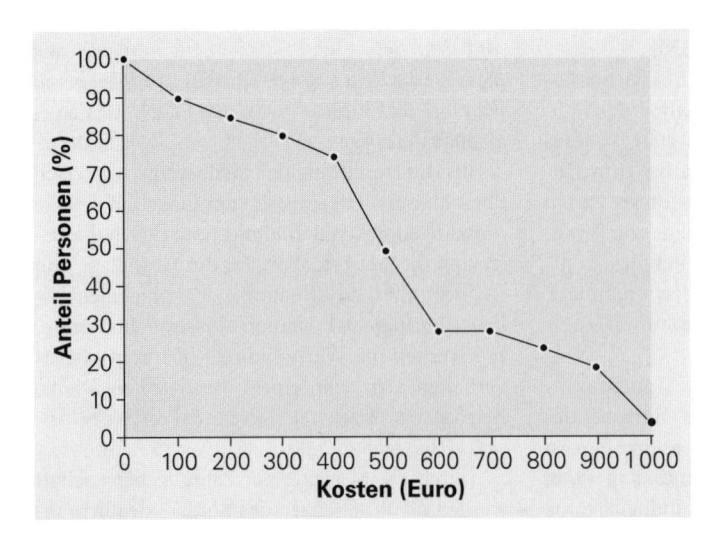

Abb. 7-1 Darstellung der Zahlungsbereitschaft bei einer beliebigen Gesundheitsleistung. Die mittlere Zahlungsbereitschaft entspricht den Kosten, die 50 % der Personen bereitwillig für die Gesundheitsleistung aufwenden (eigene Darstellung nach Schulenburg et al. 1998).

Zuverlässigkeit der Methode bis heute noch nicht ausreichend sichergestellt ist (Olsen u. Smith 2001). Nachfolgend werden zwei Beispiele gezeigt.

Thomas und Koautoren (2000) analysierten die Charakteristika von Probanden, die an einer Befragung zur Zahlungsbereitschaft teilnahmen beziehungsweise einzelne Fragen des Instruments nicht beantworteten. Insgesamt befragten sie 1 759 Frauen, die an einem Screening zur Knochendichtemessung teilnahmen. 1 223 (69,6 %) beantworteten ihren Fragebogen. Innerhalb der Untersuchung wurden zwei Items zur Zahlungsbereitschaft beziehungsweise Wartebereitschaft abgefragt. Diese wurden lediglich von 93,2 % respektive 81,5 % beantwortet. Die Autoren konnten zeigen, dass die Personen, die diese Fragen nicht beantworteten, überwiegend eine geringere Bildung aufwiesen und aus unteren Einkommensschichten stammten. Sie schlussfolgern, dass dieser Aspekt bei der Bewertung von WTP-Studien immer eine Berücksichtigung finden müsse. Darüber hinaus bestehen begründete Annahmen, dass diese Ergebnisse auch auf die anderen präferenzorientierten Bewertungsverfahren (standard gamble, time trade-off usw.), die zur Ermittlung der QALYs verwendet werden, zutreffen.

Albrecht und Koautoren (2000) berichten über die ersten Erfahrungen ihrer Studien zur gesundheitsökonomischen Evaluation zweier psychosomatischer Rehabilitationsangebote für Mütter. Neben den standardmäßig erfassten Kostendaten erheben sie vor allem Lebensqualitätsaspekte (Instrumente: SF-36, EuroQol und visuelle Analogskala) sowie die Zahlungsbereitschaft (selbst entwickeltes Instrument) und die Lebensqualität nach dem Time-Trade-off-Verfahren. Im Januar 2000 waren 43 Probanden in die Studie aufgenommen. Die ersten Ergebnisse zeigen, dass die Probanden grundsätzlich bei der Zahlungsbereitschaftsanalyse und dem Time-Trade-off-Verfahren kooperieren. Beim Time-Trade-off-Verfahren konnten einige Probanden aufgrund einer intellektuellen (fehlende Abstrahierungsfähigkeit) oder emotionalen (persönliche Betroffenheit) Überforderung die Befragung jedoch nicht wie erwartet absolvieren. Die Kooperation bei der Analyse der Zahlungsbereitschaft war teilweise ausweichend, insbesondere in Bezug auf Aspekte des verfügbaren Einkommens sowie der Einkommensverwendung. Die Zahlungsbereitschaft für beschwerdefreie Zeitspannen konnte umso schwieriger beantwortet werden, je länger der in Aussicht gestellte Zeitraum dauern sollte (Albrecht et al. 2000). Dies korrespondiert mit dem Problem der mangelnden Abstraktionsfähigkeit beim Time-Trade-off-Verfahren.

Die Beispiele verdeutlichen ein Problem, das in der Gesundheitsökonomie bislang zu wenig beachtet wurde, nämlich dass Probanden anhand bestimmter Szenarien von Gesundheitszuständen kaum in der Lage sind, ausreichend rationale Beurteilungen vornehmen zu können. Hier liefert die Psychologie einige hilfreiche Hinweise.

7.3 Zahlungsbereitschaft und Präferenzbildung unter erweiterter Perspektive

Die klassische ökonomische Theorie geht davon aus, dass die Konsumenten ihre Präferenzen kennen, dass sie versuchen, ihre Bedürfnisse entsprechend ihren Präferenzen zu maximieren und dass Marktpreise demzufolge ihre Zahlungsbereitschaften reflektieren (Greißinger 2000; Thaler 1987). Nach Auffassung von Drummond et al. (1997) kann die Zahlungsbereitschaft als Versuch angesehen werden, Wettbewerbsmärkte, die nicht oder nur unvollständig existieren, zu simulieren. Individuen äußern durch ihre Zahlungsbereitschaft somit Preisvorstellungen, die sie gegebenenfalls für den Kauf von Gesundheitsleistungen aufzuwenden bereit wären.

Die Preise von Konsumgütern wie CDs, Kinofilmen, Massagen und Ferien beschreiben diesem klassischen ökonomischen Ansatz folgend ihre zugrunde liegenden Werte, in diesem Fall den Genuss, den sich die Individuen vom Konsum versprechen. Diese Annahme über die so darstellbare Wertigkeit von Gütern und Dienstleistungen wird jedoch durch Forschungsarbeiten immer wieder infrage gestellt. Es zeigt sich, dass es ein hohes Maß an Beliebigkeit in den Bewertungen sogar der grundlegenden Konsumgüter gibt. In einer

Studie (Loewenstein 2001) verkauften die Forscher Konsumgüter, zum Beispiel eine drahtlose Tastatur, eine Computer-Maus und verschiedene Flaschen Wein an Studenten der Betriebswirtschaft. Die Studenten bekamen immer nur ein Produkt präsentiert und wurden gefragt, ob sie dieses zu dem Preis kaufen würden, der sich aus den letzten beiden Ziffern ihrer Sozialversicherungsnummer ergibt. Der Preis war somit zufällig gewählt. Endete die Sozialversicherungsnummer beispielsweise mit den Ziffern 3 und 4, so ergab sich daraus ein Preis von 34,– US-Dollar. Anschließend wurden die Probanden gefragt, welchen Preis sie höchstens bereit wären zu zahlen. Die Resultate der Befragung waren verblüffend. Obwohl die Studenten darauf hingewiesen wurden, dass ihre Sozialversicherungsnummer zufällig zustande kommt, konnte aufgezeigt werden, dass diejenigen Probanden mit einer hohen Ziffer deutlich mehr für die angebotenen Produkte zahlen wollten. Allerdings zeigte sich auch, dass die Studenten sehr wohl den relativen Wert der Produkte einschätzen konnten, da sie für die wertvolleren Produkte auch ein höhere Zahlungsbereitschaft äußerten. Eine realistische Bewertung der Produkte erwies sich jedoch als schwierig. Loewenstein (2001) bezeichnet dieses Phänomen als „kohärente Beliebigkeit". In einer weiteren Studie fragte er eine Gruppe von Studierenden, ob sie bereit wären, gegen eine Entlohnung von 10,– US-Dollar einem zehnminütigen Vortrag ihres Professors zuzuhören. Eine andere Gruppe von Studierenden wurde hingegen gefragt, ob sie bereit wären, für dieselbe Vorlesung einen Preis von 10,– US-Dollar zu zahlen. Die Antworten der Probanden waren jeweils abhängig von der Fragestellung. Jene, die zu einer Bezahlung der Vorlesung angehalten wurden, waren tatsächlich bereit, dafür einen Obolus zu entrichten, während diejenigen, die dafür eine Entlohnung bekommen sollten, diese auch tatsächlich einforderten. Und unabhängig davon, ob die Erfahrung des Zuhörens als positiv oder negativ eingeschätzt wurde, wurden für längeres Zuhören jeweils höhere Geldwerte genannt (Loewenstein 2001).

In der Entscheidungstheorie wird davon ausgegangen, dass Individuen rational handeln. Rationales Handeln wird in der Ökonomie mit Erwartungsnutzenmaximierung gleichgesetzt. Die vielfach gezeigten Abweichungen menschlichen Verhaltens vom traditionellen ökonomischen Rationalmodell (wie beispielhaft in den beiden obigen Studien aufgezeigt) lassen sich in fünf Gruppen aufteilen (Frey 1990):

- Informationsverarbeitung: Individuen verwenden vorhandene Informationen nicht in der Weise, wie in der ökonomischen Theorie angenommen wird. Bei der Schätzung von Wahrscheinlichkeiten benutzen sie nur einen Teil der relevanten Informationen.
- Kleine Wahrscheinlichkeiten: Individuen sind nicht in der Lage, kleine Wahrscheinlichkeiten realistisch einzuschätzen. Viele ziehen zwar eine 90 % Chance auf 2 500,– EUR Gewinn einer 45 % Chance auf 5 000,– EUR Gewinn vor, finden aber die Möglichkeit mit 0,2 % Wahrscheinlichkeit 2 500,– EUR zu gewinnen, weniger begehrenswert als eine 0,1 % Chance auf einen Gewinn von 5 000,– EUR.
- Absolute Sicherheit: Individuen gewichten sichere Gewinne weit höher als selbst hohe Wahrscheinlichkeiten wie 98 % oder 99 %. Sicherheit wird offenbar in eine andere Kategorie eingestuft als eine sehr hohe Wahrscheinlichkeit.
- Referenzpunkte: Individuen können Wahrscheinlichkeiten und Unsicherheit nur schlecht einschätzen. Sie berechnen Gewinne und Verluste darüber hinaus nicht absolut, sondern als Abweichung von einem Referenzpunkt. Verluste werden dabei höher als Gewinne gleicher Größe gewertet.
- Problempräsentation: Die Darstellung eines Problems oder einer Entscheidungssituation ist für die Handlungen der Individuen von großer Bedeutung. Die Entscheidung wird insbesondere dadurch beeinflusst, ob Verluste als entgangene Gewinne dargestellt werden. So entschieden sich Ärzte zwischen den Alternativen chirurgische versus radiologische Therapie häufiger für die chirurgischen Verfahren, wenn die Wirksamkeit als Überlebenschance und nicht in Form eines Vergleichs von Sterberaten dargestellt wurde.

Diese „Verhaltensanomalien" in Bezug auf Entscheidungsrationalitäten treffen auch auf Zahlungsbereitschaftsaussagen zu. Die in vielen Untersuchungen gezeigten erheblichen Varianzen lassen sich nach Auffassung von Frey (1990) nicht allein durch Einkommenseffekte erklären, sondern sind sicherlich auch darauf zurückzuführen, dass Probanden derartige Entscheidungen nicht rational treffen können.

Argumente für die Zweifel an rationalen Entscheidungen beziehungsweise rationalen Zahlungsbereitschaftsaussagen lassen sich ebenfalls aus der Diskussion bezüglich der Funktionsweise von Gesundheitsmärkten ableiten. Der Standardtheorie des Haushalts liegen gewisse Annahmen über den Haushalt, sprich die entscheidenden Individuen, zugrunde. Der Haushalt (Burger 1997)

- hat eine Präferenzordnung, das heißt, er weiß, was er will,
- wählt gemäß dieser Präferenzordnung rational und konsistent aus,
- trifft alle Entscheidungen unter Sicherheit, das heißt, er kennt die Konsequenzen seiner Wahl.

Im Gesundheitswesen sind einige dieser Annahmen nicht erfüllt, was zumindest theoretisch bereits zum Marktversagen führen kann. Vor allem die Informationsasymmetrien und die daraus resultierende mangelnde Konsumentensouveränität führen im Gesundheitswesen zum Marktversagen (Burger 1997). Weiter entwickelte Theorien erlauben zwar die Entscheidung unter Unsicherheit, bezweifeln aber insbesondere die stabile Präferenzordnung, die die Grundannahmen der rational handelnden Individuen insgesamt infrage stellen (Kühberger 1994).

Im Zusammenhang mit der Entscheidung über den Konsum von Gesundheitsdienstleistungen tritt zudem das Problem auf, dass im Regelfall Erfahrungswerte fehlen, das heißt, wesentliche Informationen zur Qualität, zum Preis sowie zum zu erwartenden Nutzen sind nicht vorhanden. Gesundheitsleistungen sind im Wesentlichen Glaubensgüter (credence goods), dies bedeutet, dass auch nach dem Konsum dieser Leistungen die Qualität der Leistungen nur schwer zu beurteilen ist. Dies gilt in den Fällen, in denen (Hajen et al. 2000)

- es sich um Krankheiten handelt, die für die Patienten einmalig, erstmalig oder nur gelegentlich auftreten, da der Patient dann keine Möglichkeit hat, eigene Erfahrungen zu sammeln,
- die medizinischen Zusammenhänge selbst dem informierten Laien verschlossen bleiben,
- Therapien auf spezifische individuelle Verhältnisse der Patienten abgestimmt werden müssen, Erfahrungswerte anderer Patienten somit nicht vorliegen,
- Nebenwirkungen nicht spürbar beziehungsweise bekannt sind,
- neue oder wechselnde Therapiekonzepte zur Anwendung kommen.

Der Patient (Konsument) kann die Wahrscheinlichkeit des Heilerfolges nur schwer beurteilen. Zudem ist oftmals unklar, ob der erzielte Erfolg auch wirklich auf die Intervention zurückzuführen ist (Burger 1997).

Darüber hinaus können die Patienten durch Immobilität, eingeschränktes Bewusstsein, Symptombelastung, Zeitdruck sowie diffuse Ängste in ihrer Informations- und Entscheidungsfähigkeit eingeschränkt sein. Der Patient ist regelmäßig nicht der Entscheider, sondern er handelt auf Anweisung des Arztes, um seine Krankheit zu bekämpfen. Diese Delegation der Entscheidung kann als rationales Verhalten betrachtet werden, da der Patient nicht wie in vielen anderen Situationen nach der Trial-and-Error-Methode verfahren kann, sondern in Bezug auf die Inanspruchnahme von Gesundheitsleistungen keine Fehlentscheidungen treffen darf (Hajen et al. 2000).

Im Rahmen der Diskussion über die Funktionsfähigkeit von Märkten im Gesundheitswesen wird also vielfach darauf verwiesen, dass Patienten nicht in der Lage sind, rationale Entscheidungen über den Konsum von Gesundheitsleistungen zu treffen. Zum einen fehlen ihnen die dafür notwendigen Erfahrungswerte, zum anderen sind sie aufgrund der besonderen Entscheidungssituation in ihrer Entscheidungsfindung eingeschränkt.

7.4 Beurteilung des Zahlungsbereitschaftsansatzes

Auf den ersten Blick erscheint die Analyse der Zahlungsbereitschaft ein geeignetes Verfahren zu sein, die Effekte gesundheitsbezogener Interventionen umfassend zu bewerten. Der Vorteil des Zahlungsbereitschaftsansatzes liegt darin, dass im Prinzip alle relevanten Effekte einer Gesundheitstechnologie erfasst werden können, einschließlich der intangiblen Nutzen (Hajen et al. 2000; von der Schulenburg u. Greiner 2000). Darüber hinaus entspricht der Zahlungsbereitschaftsansatz der ökonomischen Wohlfahrtstheorie, weil die Präferenzen der Individuen, wenn schon nicht explizit auf Märkten, zumindest auf der Basis von hypothetischen Marktentscheidungen Berücksichtigung finden (Neumann et al. 2000).

Auch wenn die Zahlungsbereitschaftsanalyse zunächst als Verfahren zur Bewertung sämtlicher Effekte gesundheitsbezogener Interventionen geeignet erscheint, zeigen sich bei detaillierter Betrachtung jedoch zum Teil gravierende Mängel, die die Aussagekraft derartiger Befragungen zweifelhaft erscheinen lassen. Zunächst werden ethische Bedenken genannt, da es prinzipiell immer um die Bewertung menschlichen Lebens (z. B. hinsichtlich des Potenzials von Interventionen zur Lebensverlängerung) geht (Gafni 2001).

Darüber hinaus ist die direkte Messung der Zahlungsbereitschaft mittels Befragung mit einer ganzen Reihe von methodischen Problemen konfrontiert, die die ermittelten Ergebnisse nicht unerheblich verzerren können. Indirekte Messmethoden gehen von der Annahme perfekt informierter Marktteilnehmer aus, deren Existenz gerade auf dem Gesundheitsmarkt äußerst zweifelhaft erscheint. Die Wahrscheinlichkeit des Marktversagens bei Gesundheitsgütern wird in der nationalen und internationalen gesundheitsökonomischen Literatur nahezu übereinstimmend bestätigt.

Bei der Betrachtung von Zahlungsbereitschaftsanalysen ist weiterhin zu beachten, dass die Ergebnisse von Befragungen schon deshalb variieren, weil einerseits gesunde Probanden und andererseits Patienten ihre Präferenzen äußern. Es konnte gezeigt werden, dass kranke Individuen aufgrund ihres Leidensdrucks eine höhere Zahlungsbereitschaft angeben als gesunde Personen (Kartman et al. 1996). Dieser Aspekt beeinträchtigt wesentlich den oben genannten Vorteil des Zahlungsbereitschaftsansatzes, bei dem Interventionen im Gesundheitswesen mit Investitionen außerhalb des Gesundheitswesens verglichen werden können.

Gegenüber einer mit dieser Methode durchgeführten Evaluation besteht darüber hinaus der Einwand, dass die ihr zugrunde liegenden Rationalitäts- und Informationsannahmen in empirischen Untersuchungen bisher nur wenig bestätigt werden konnten (Hajen et al. 2000). Offenbar sind vollkommene Informationen auf den Gesundheitsmärkten real nicht gegeben. Dies führt dazu, dass in den Konsumentenentscheidungen der Individuen weniger die Bewertung der tatsächlich vorhandenen Risiken, sondern stärker eine Beurteilung der subjektiv wahrgenommenen Risiken zum Ausdruck kommt. Die Ergebnisse der auf Präferenzäußerungen basierenden Studien haben eine erhebliche Streubreite (Greißinger 2000; Viscusi 1993). Der wesentliche Grund für die Varianz der Ergebnisse wird darin gesehen, dass Personen kaum in der Lage sind, Krankheitsrisiken beziehungsweise Erfolgsaussichten von Therapien realistisch einzuschätzen. Darüber hinaus veranschaulichen die Studien, dass der Umgang mit Wahrscheinlichkeiten offenbar sowohl für Experten als auch für Laien schwierig ist. Zudem sind die Entscheidungssituationen hypothetisch, sodass nicht zuletzt aus diesem Grund die ermittelten Werte variieren müssen (Kartman et al. 1996).

Der absolute Betrag, den Personen für die Inanspruchnahme von Gesundheitsleistungen zu zahlen bereit sind, korreliert mit dem Einkommen der Befragten. Dabei ist davon auszugehen, dass Personen mit unterschiedlichem Einkommen mit dem gleichen Geldbetrag nicht immer den gleichen Nutzen verbinden. Das Bewertungsverfahren würde also immer durch die Zahlungsfähigkeit der befragten Probanden beeinflusst, somit werden Gerechtigkeitsfragen nicht ausreichend berücksichtigt. Dieses Problem ließe sich theoretisch zumindest dadurch lösen, dass die Personen nicht die absoluten Beträge nennen, sondern einen relativen Anteil ihres Einkommens. Weiterhin wäre es denkbar, die genannten absoluten Beträge mit dem Einkommen der Befragten zu gewichten (Greißinger 2000). Durch eine geeignete Auswahl der Probanden hinsichtlich ihres sozio-ökonomischen Status könnten die unterschiedlichen individuellen Maßstäbe zumindest teilweise relativiert werden (McIntosh et al. 1999).

Die zum Teil starken Variationen in der Zahlungsbereitschaft könnten auch darin begründet sein, dass viele Menschen offenbar nicht mit Wahrscheinlichkeitsaussagen umgehen können.

Weiterhin wird vermutet, dass die Befragten nicht genügend motiviert sind, sich in hypothetische Situationen hineinzuversetzen, und dazu neigen, die vermeintlich erwünschten Ergebnisse zu nennen. Für die Bewertung der Veränderung von Gesundheitszuständen werden die gleichen methodischen Probleme angenommen (Breyer u. Zweifel 1997; Schumacher 1995; Viscusi 1993).

Blumenschein und Koautoren (2001) weisen darauf hin, dass die theoretische Zahlungsbereitschaft, die Probanden für hypothetische Situationen äußern, keineswegs mit der realen Zahlungsbereitschaft übereinstimmen muss. In einer Reihe von Experimenten konnte gezeigt werden, dass die theoretische Zahlungsbereitschaft häufig überschätzt wird. Diese Verzerrung wird als „hypothetischer Bias" bezeichnet (Blumenschein et al. 2001).

Weiterhin lassen sich einige methodische Probleme ausmachen, welche die Durchführung beziehungsweise Validität der Zahlungsbereitschaft infrage stellen können. Um zum Beispiel eigene Interessen zu verfolgen, könnte der Proband höhere oder niedrigere Werte angeben, als es seiner eigentlichen Zahlungsbereitschaft entspricht (strategischer Bias). Durch die Art der Fragestellung könnte ein Patient beispielsweise höhere Zuzahlungen für die von ihm benötigten Gesundheitsleistungen befürchten. Weiterhin kann der Interviewer beim „bidding game" durch die Wahl des Ausgangspunkts bereits Einfluss auf das Antwortverhalten der Probanden nehmen und sie auf bestimmte Größenordnungen festlegen (range bias) (von der Schulenburg u. Greiner 2000).

Die Verwendung der Kosten-Nutzen-Analyse im Rahmen der gesundheitsökonomischen Evaluation ist seit Jahrzehnten aufgrund sowohl der einkommenstheoretischen Ansätze der Bewertung des Humankapitals als auch der Verwendung von Zahlungsbereitschaftsanalysen umstritten. Die Monetarisierung der Effekte gesundheitsbezogener Interventionen erweist sich nach Auffassung von Thiemeyer (1977) immer als „Husarenstück". Dementsprechend wird in den internationalen Richtlinien zur Durchführung gesundheitsökonomischer Evaluationsstudien der Studientyp der Kosten-Nutzen-Analyse überwiegend abgelehnt.

Auch wenn viele Methoden der gesundheitsökonomischen Evaluation noch nicht ausreichend entwickelt sind, sollten derartige Analysen nicht von vornherein abgelehnt werden. Gesundheitsökonomische Evaluationen können Informationen über komplexe Wirkungszusammenhänge bieten und fördern generell die Transparenz bezüglich der Ressourcenverbräuche im Gesundheitswesen. Allerdings können sie politische Entscheidungen nicht ersetzen, sondern allenfalls unterstützen.

Literatur

Albrecht M, Krauth C, Rieger J, Lamprecht F, Kersting A, Schwartz FW (2000). Konzept zur gesundheitsökonomischen Evaluation kurz- und längerfristiger Kosten- und Wirksamkeitsparameter eines erweiterten ambulanten psychosomatischen Rehabilitationsprogramms. Gesundheitswesen; 62: 156–60.

Blumenschein K, Johannesson M, Yokohama K, Freeman P (2001). Hypothetical versus real willingness to pay in the health care sector: Results from a field experiment. J Health Econ; 20: 441–57.

Breyer F, Zweifel P (1997). Gesundheitsökonomie. Berlin: Springer.

Burger C (1997). Marktversagen bei Gesundheitsgütern. Jahrb Wirtschaftswissenschaften; 48: 89–112.

Diener A, O'Brien B, Gafni A (1998). Health care contingent valuation studies: A review and classification of the literature. Health Econ; 7: 313–26.

Drummond M, O'Brien B, Stoddart G, Torrance G (1997). Methods for the economic evaluation of health care programmes. Oxford: Medical Publications.

Frey B (1990). Entscheidungsanomalien: Die Sicht der Ökonomie. Psychol Rundsch; 41: 67–83.

Gafni A (2001). Willingness to pay: The new-old kid on the economic evaluation block. Can J Nurs Res; 33: 59–64.

Greißinger P (2000). Wirtschaftlichkeitsanalysen im Gesundheitswesen. Wiesbaden: Gabler.

Hajen L, Paetow H, Schumacher H (2000). Gesundheitsökonomie. Stuttgart: Kohlhammer.

Kartman B, Stalhammar N, Johannesson M (1996). Valuation of health changes with the contigent valuation method: A test of scope and question order effects. Health Econ; 5: 531–41.

Klose T (2002). Der Wert besserer Gesundheit. Frankfurt: Peter Lang.

Kohlmeier L, Kroke A, Pötzsch J, Kohlmeier M, Martin K (1993). Ernährungsabhängige Krankheiten und ihre Kosten, Schriftenreihe des Bundesministeriums für Gesundheit. Baden-Baden: Nomos.

Kühberger A (1994). Risiko und Unsicherheit: Zum Nutzen des Subjective Expected Utility-Modell. Psychol Rundsch; 45: 3–23.

Leidl R (1998). Der Effizienz auf der Spur: Eine Einführung in ökonomische Evaluation. In: Schwartz FW, Badura B, Leidl R, Raspe H, Siegrist J (Hrsg). Das Public Health Buch. München: Urban & Schwarzenberg; 346–69.

Loewenstein G (2001). Reflektieren Marktpreise „wahre" Werte? In: NZZ Online (Neue Zürcher Zeitung). Dossier „Psychologische Grundlagen der Ökonomie". http://www.nzz.ch/dossiers/ (12. Juni 2001).

McIntosh E, Donaldson C, Ryan M (1999). Recent advances in the methods of cost-benefit analysis in healthcare. Pharmacoeconomics; 15, 4: 357–67.

Neumann P, Goldie S, Weinstein M (2000). Preference-based measures in economic evaluation in health care. Annu Rev Public Health; 21: 587–611.

Olsen J, Smith, R. (2001). Theory versus practice: a review of willingness to pay in health and health care. Health Econ; 10: 39–52.

Rychlik R (1999). Gesundheitsökonomie. Stuttgart: Enke.

Schumacher H (1995). Die ökonomische Evaluation medizinischer Leistungen. Soz Fortschr; 4: 98–105.

von der Schulenburg JMG, Kielhorn A, Greiner W, Volmer, T (1998). Praktisches Lexikon der Gesundheitsökonomie. St. Augustin: Asgard-Verlag.

von der Schulenburg JMG, Greiner W (2000). Gesundheitsökonomik. Tübingen: Mohr-Siebeck.

Thaler R (1987). The psychology of choice and the assumptions of economics. In: Roth A (ed). Laboratory experimentation in economics. Cambridge: Cambridge University Press; 99–130.

Thiemeyer T (1977). Irrwege der Gesundheitsökonomik. Jahrb Kritische Med; 17: 35–46.

Thomas R, Donaldson C, Torgerson D (2000). Who answers „willingness to pay"-questions? J Health Serv Res Policy; 5, 1: 7–11.

Viscusi W (1993). The value of risks to life and health. J Econ Lit; 31: 1912–46.

8 Inanspruchnahme medizinischer Gesundheitsleistungen vor Beginn einer ambulanten Psychotherapie

Susanne Kraft, Bernd Puschner, Hans Kordy[1]

Zusammenfassung

Im Rahmen einer Evaluationsstudie, welche die Forschungsstelle für Psychotherapie Stuttgart in Zusammenarbeit mit der Deutschen Krankenversicherung (DKV) durchgeführt hat, wurden die Gesundheitskosten vor Beginn einer ambulanten Psychotherapie im Zusammenhang mit verschiedenen Patienten- und Therapievariablen untersucht. Bei der untersuchten Stichprobe ist in den drei Jahren vor der Entscheidung, eine Therapie zu beginnen, ein deutlicher Anstieg der Gesundheitskosten zu verzeichnen. Alter, körperliche Beschwerden und Somatisierungstendenzen weisen eine geringfügige Beziehung mit der Höhe der Inanspruchnahme im Jahr vor der ersten Anfrage auf. Eine Vorhersage der gewählten Therapieart war weder durch die im Vorfeld beobachtete Inanspruchnahme noch durch die erhobenen klinischen und soziodemografischen Variablen möglich. Resultierende Forschungsfragen sowie Implikationen für die Praxis werden diskutiert.

8.1 Einleitung

Psychotherapie ist wirksam (Bergin u. Garfield 1994; Grawe et al. 1994), aber sie hat auch ihren Preis. Vor dem Hintergrund knapper Kassen im Gesundheitswesen treten die Kosten psychotherapeutischer Behandlungen zunehmend in den Vordergrund. So kommt die Frage auf, ob Psychotherapie tatsächlich ihr Geld wert ist oder ob ähnliche Behandlungserfolge nicht auch günstiger erreicht werden können. Neben den direkten Behandlungskosten sollten bei derartigen Überlegungen jedoch auch die längerfristigen ökonomischen Auswirkungen psychotherapeutischer Behandlung beziehungsweise Nicht-Behandlung, beispielsweise auf die Arbeitsfähigkeit oder die Inanspruchnahme sonstiger medizinischer Leistungen, berücksichtigt werden.

So deuten empirische Untersuchungen darauf hin, dass psychisch Kranke im Vergleich zu Personen ohne eine psychische Erkrankung häufiger ihren Hausarzt aufsuchen (Hankin et al. 1983; Houpt et al. 1980; Katzelnick et al. 2001; Mechanic et al. 1982), diesen zeitlich mehr beanspruchen und mehr medizinische Untersuchungen (z. B. Labortests) in Anspruch nehmen (Houpt et al. 1980). Auch im stationären Bereich findet sich ein stärkeres Inanspruchnahmeverhalten durch psychisch Kranke in Form verlängerter Aufenthaltsdauern im Allgemeinkrankenhaus bei gleicher körperlicher Beeinträchtigung (Levenson et al. 1990; Verbosky et al. 1993). Entsprechend wurden bei affektiven Störungen und Angststörungen bis zu zweimal höhere Gesundheitskosten als bei psychisch Gesunden gefunden (Katzelnick et al. 2001; Simon et al. 1995a u. 1995b), bei Patienten

---

[1] Die Autoren danken der Deutschen Krankenversicherung für die großzügige finanzielle und personelle Unterstützung der Studie.

mit Somatisierungsstörung sogar bis zu neunmal so hohe (Smith 1994; Smith et al. 1986).

Studien zum so genannten „Offset-Effekt"[2] lassen darauf schließen, dass eine Psychotherapie möglicherweise zu einer Verringerung dieser hohen Gesundheitsausgaben führen kann (Baltensperger u. Grawe 2001; Chiles et al. 1999; Mumford et al. 1984). In einer aktuellen Metaanalyse zum Offset-Effekt wurde die durchschnittliche Reduktion der Kosten medizinischer Behandlungen durch Psychotherapie auf etwa 20% geschätzt (Chiles et al. 1999), wobei diese Einsparungen vorwiegend bei stationären medizinischen Behandlungen und bei älteren Menschen nachgewiesen wurden (Chiles et al. 1999; Mumford et al. 1984). Studien hierzu stammen vorwiegend aus dem angloamerikanischen Sprachraum, sodass aufgrund anderer Rahmenbedingungen (z. B. wesentlich kürzerer Therapiedauern) eine Übertragung auf deutsche Verhältnisse nur eingeschränkt möglich ist. Während deutsche Untersuchungen in der Regel ebenfalls eine Reduktion der Inanspruchnahme (v. a. in Form von Krankenhaus- und Arbeitsunfähigkeitstagen) feststellten (Deter 1986; Dührssen u. Jorswieck 1965; Keller et al. 2001; Leuzinger-Bohleber et al. 2001; Zielke 1993; vgl. auch Kächele et al. 1999), wurde in einer aktuellen schwedischen Studie (Sandell et al. 2001) dagegen ein Anstieg der Inanspruchnahme bei Psychoanalysepatienten gefunden. Insgesamt erschweren häufig methodische Mängel (z. B. fehlende Vergleichsgruppen, retrospektive Befragungen bzgl. der Anzahl der Arztbesuche) und mangelnde Information über die Qualität der psychotherapeutischen Behandlung eindeutige Schlussfolgerungen hinsichtlich der Existenz und des Ausmaßes eines Offset-Effektes.

Weit gehend ungeklärt ist zudem die Frage, welche Patientengruppen eine besonders hohe Inanspruchnahme aufweisen beziehungsweise welche Faktoren mit einer erhöhten Inanspruchnahme bei psychisch Kranken zusammenhängen. Ein wesentlicher Grund, ärztliche Hilfe zu suchen, dürfte das Vorliegen körperlicher Beschwerden sein. Die oben genannten Ergebnisse zur erhöhten Inanspruchnahme bei psychischen Störungen lassen zudem einen Einfluss psychischer Beschwerden vermuten. Studien zu dieser Fragestellung fanden jedoch nur einen geringen Zusammenhang zwischen dem Ausmaß der psychischen Beschwerden und der Aufenthaltsdauer in einem Allgemeinkrankenhaus (Saravay u. Lavin 1994; Saravay et al. 1991), der Anzahl der Arztbesuche (Mechanic et al. 1982) sowie der Höhe medizinischer Gesundheitskosten (Manning u. Wells 1992). In verschiedenen Studien wurde eine erhöhte Inanspruchnahme zum Beispiel bei Frauen und älteren Personen gefunden (Williams u. Wilkinson 1990). Die Befundlage ist hier jedoch uneinheitlich und lässt komplexe Interaktionen mit Erkrankungsschwere und anderen Variablen vermuten.

Anhand einer umfangreichen Untersuchung an Privatversicherten vor Beginn einer ambulanten Psychotherapie soll geklärt werden, welche krankheitsbezogenen und soziodemografischen Variablen mit der Höhe der medizinischen Behandlungskosten zusammenhängen. Zudem soll untersucht werden, ob sich die Wahl der Therapieart durch die Inanspruchnahme medizinischer Gesundheitsleistungen im Jahr vor der ersten Anfrage nach einer Psychotherapie oder durch andere krankheitsbezogene und soziodemografische Variablen vorhersagen lässt.

8.2 Datenbasis

Die Stichprobe bestand aus Teilnehmern der Studie „Mit Transparenz und Ergebnisorientierung zur Optimierung der psychotherapeutischen Versorgung: Eine Studie zur Evaluation ambulanter

---

[2] Als „Offset-Effekt" bezeichnet man die Begebenheit, dass Psychotherapie unter Umständen zu Einsparungen im Bereich der medizinischen Inanspruchnahme (Arztbesuche, Krankenhausaufenthalte usw.) führen kann (Schlesinger et al. 1980). Während nach einer breiteren Definition die Kosten der psychotherapeutischen Intervention bei der Berechnung des Offset-Effektes nicht berücksichtigt werden, wird nach einer strengeren Definition eine Reduktion der medizinischen Inanspruchnahme nur dann als Offset-Effekt bezeichnet, wenn die dadurch entstandenen Einsparungen die Kosten der Psychotherapie übersteigen, das heißt in Bezug auf die Inanspruchnahme sämtlicher Gesundheitsleistungen (somatischer und psychotherapeutischer) eine Einsparung zu verzeichnen ist (Fiedler u. Wight 1989).

Psychotherapie" (TRANS-OP), die von der Forschungsstelle für Psychotherapie Stuttgart (FS) in Zusammenarbeit mit der Deutschen Krankenversicherung (DKV) durchgeführt wurde. Bei jedem DKV-Versicherten, der zwischen Herbst 1998 und Frühjahr 2000 bei der DKV wegen der Erstattung einer ambulanten Psychotherapie angefragt und sich schriftlich bereit erklärt hatte, an der Studie teilzunehmen, wurden über einen Zeitraum von zwei Jahren wiederholt verschiedene klinische und soziodemografische Maße erhoben. Dies erfolgte mithilfe von Fragebögen, die den Teilnehmern per Post von der FS zugeschickt und im Rückumschlag an diese zurückgesandt wurden. Evaluiert wurden die von der DKV erstatteten Therapiearten: tiefenpsychologisch fundierte Therapie, Verhaltenstherapie und analytische Psychotherapie.

Im Rekrutierungszeitraum (01.09.1998 bis 28.02.2000) wurden von der DKV 3 804 Versicherte angeschrieben. Von diesen antworteten 3 115 (81,89%) Versicherte überhaupt auf die Bitte um eine Studienteilnahme, wobei 714 letztendlich einer Teilnahme zustimmten. Die Stichprobe für diese Untersuchung umfasste insgesamt 608 Teilnehmer, die den Fragebogen zum ersten Messzeitpunkt ausgefüllt hatten und im Jahr vor der ersten Anfrage bei der DKV versichert waren. Aus Tabelle 8-1 ist ersichtlich, dass der durchschnittliche Studienteilnehmer rund 40 Jahre alt und verheiratet war. Auffällig war der im Vergleich zu anderen Psychotherapiestudien relativ hohe Anteil an männlichen Teilnehmern (vgl. Kühn et al. 2001). Wie bei Privatversicherten zu erwarten, überwogen in der Stichprobe Personen mit hohem Bildungs- und Ausbildungsniveau

Tab. 8-1 Soziodemografische Angaben zur Untersuchungsstichprobe (SD = Standardabweichung, k. A. = keine Angaben).

		Anzahl der Personen (N)	Anteil in Prozent (%)
Geschlecht	männlich	282	46,4
	weiblich	326	53,6
Alter in Jahren	18–29	82	13,5
Mittelwert = 44,3	30–39	114	18,8
SD = 11,68	40–49	188	30,9
Median = 46	50–59	181	29,8
	60–69	35	5,8
	über 70	8	1,3
Familienstand	ledig	179	29,4
(k. A. = 1)	verheiratet	268	44,1
	verwitwet	15	2,5
	geschieden	91	15,0
	getrennt lebend	54	8,9
höchster Schulabschluss	Hauptschule	43	7,1
(k. A. = 2)	Realschule	103	16,9
	Abitur	442	72,7
	ohne Abschluss	3	0,5
	noch in der Schule	3	0,5
	sonstiger Schulabschluss	12	2,0
höchster Berufsabschluss	noch in Ausbildung	32	5,3
(k. A. = 11)	Lehre	66	5,3
	Meister/Fachschule	65	10,7
	Fachhochschule/Universität	365	60,0
	ohne Abschluss	26	4,3
	sonstiger Berufsabschluss	43	7,1

(vgl. Tab. 8-1). 310 Personen beabsichtigten eine tiefenpsychologisch fundierte Therapie, 185 Personen eine Verhaltenstherapie und 101 eine analytische Psychotherapie durchzuführen.

Alle für diese Untersuchung verwendeten klinischen und soziodemografischen Maße stammten aus dem ersten Fragebogen, der dem Versicherten unmittelbar nach seiner Einwilligung in die Studienteilnahme zugeschickt wurde (s. o.).

Psychische Beschwerden wurden anhand der Symptom-Check-Liste (SCL-90-R) erfasst, einem bewährten Instrument zur Selbstbeurteilung bezüglich der aktuellen Belastung durch verschiedene Symptome (Derogatis 1986; Franke 1995). Es umfasst 90 fünfstufige Items, die zu neun Subskalen (Somatisierung, Zwanghaftigkeit, soziale Unsicherheit, Depressivität, Ängstlichkeit, Aggressivität, phobische Angst, paranoides Denken und Psychotizismus) zusammengefasst werden. Zudem wurde ein Gesamtschwereindex (GSI) gebildet, der über das allgemeine Ausmaß der Beschwerden Auskunft gab.

Die Erfassung der **körperlichen Beschwerden** erfolgte anhand des Gießener Beschwerdebogens (GBB-24) (Brähler u. Scheer 1995). Dieser umfasst 24 fünfstufige Items zur Selbstbeurteilung des Patienten, die zu einer Summenskala zusammengefasst wurden.

Die Information über die beabsichtigte **Therapieart** war in dem Antrag auf Erstattung der Psychotherapie enthalten, der bei der DKV eingereicht wurde.

Die **Inanspruchnahme** medizinischer Gesundheitsleistungen wurde anhand der Rechnungsdaten der DKV erhoben. Da es sich um eine private Krankenversicherung handelte, wurden die Rechnungen in der Regel zunächst vom Versicherten selbst beglichen und anschließend bei der DKV zur Erstattung eingereicht und von dieser je nach Tarif oder Beihilfeberechtigung anteilig oder ganz erstattet. Für die Untersuchung der Inanspruchnahme wurden die eingereichten Rechnungen verwendet, wobei die für Medikamente anfallenden Kosten aus organisatorischen Gründen nicht erfasst werden konnten.[3] Prinzipiell könnten sehr niedrige Kosten auch durch Beitragsrückerstattungen zustande kommen, die die DKV den Versicherten gewährt, die über einen bestimmten Zeitraum keine Rechnungen einreichten. Diese kamen jedoch laut den Auskünften von DKV-Mitarbeitern in der hier untersuchten Klientel kaum vor, sodass diesbezüglich von keiner systematischen Unterschätzung der Kosten ausgegangen werden kann.

8.3 Ergebnisse

Wie in Abbildung 8-1 dargestellt, stiegen die Gesundheitsausgaben vor der Entscheidung, eine Psychotherapie zu beginnen, deutlich an. Während des dritten Jahres vor der ersten Anfrage zur Kostenerstattung einer ambulanten Psychotherapie (im Folgenden als „erste Anfrage" bezeichnet) betrugen die durchschnittlichen Gesundheitskosten 4 236,13 EUR (SD[4] = 8 453,71 EUR; Md[5] = 2 042,43 EUR), im zweiten Jahr davor bereits 4 936,05 EUR (SD = 9 485,37 EUR; Md = 2 471,97 EUR), und ein Jahr vor erster Anfrage 7 430,65 EUR (SD = 10 067,65 EUR; Md = 3 896,52 EUR). Die folgenden Berechnungen beziehen sich ausschließlich auf die Kosten im Jahr vor der ersten Anfrage.

Eine psychische Beeinträchtigung[6] lag bei 86 % der Studienteilnehmer vor, schwer beeinträchtigt waren etwa zwei Drittel der Teilnehmer. 60 % der Teilnehmer klagten über körperliche Beschwerden, etwa ein Viertel der Studienteilnehmer sogar über eine starke körperliche Beeinträchtigung (s. Tab. 8-2).

Zur Untersuchung der Frage, welche Variablen mit der Höhe der Gesundheitskosten im Jahr vor der ersten Anfrage zusammenhängen, führten wir eine multiple Regressionsanalyse durch. Als un-

---

3 Die entsprechend aufbereiteten und aggregierten Angaben wurden uns dankenswerterweise von der DKV zur Verfügung gestellt.

4 Standardabweichung.
5 Median.
6 Für den SCL-90-R-Gesamtschwereindex und die GBB-24-Summe wurde das 68. Perzentil der Normierungsstichprobe als Trennwert für die Unterscheidung zwischen dem nicht beeinträchtigten und beeinträchtigten Bereich gewählt. Für eine weitere Differenzierung zwischen dem beeinträchtigten und sehr beeinträchtigten Bereich wurde das 95. Perzentil verwendet.

Abb. 8-1 Gesundheitskosten vor der ersten Anfrage zur Kostenerstattung einer Psychotherapie. Die unterschiedlichen Stichprobengrößen in den drei Jahren vor der ersten Anfrage kommen dadurch zustande, dass es sich um eine konsekutive Stichprobe handelt, die Kostendaten aller Teilnehmer aber zu demselben Zeitpunkt erhoben wurden. Da die verwendeten Rechnungsdaten bei der DKV jeweils nach einigen Jahren gelöscht werden, reichen die vorliegenden Daten für die zuerst rekrutierten Teilnehmer nicht so weit zurück wie für die später aufgenommenen Teilnehmer.

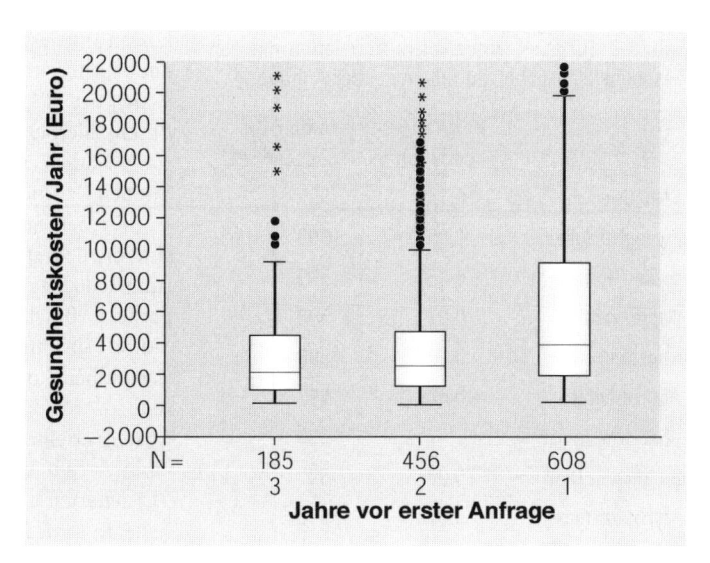

abhängige Variablen gingen die psychische und körperliche Beeinträchtigungsschwere, Alter, Geschlecht, Familienstand, höchster Schulabschluss und höchster Berufsabschluss in die Analyse ein. Die im Folgenden aufgeführten Variablen wurden für diesen Zweck dichotom gegliedert: die Variable Familienstand in „verheiratet" und „sonstiger Familienstand"; die Variable höchster Schulabschluss in „Abitur/Fachhochschulreife" und „sonstiger Schulabschluss"; die Variable höchster Berufsabschluss in „Universitäts-/Fachhochschulabschluss" und „sonstiger Berufsabschluss" (vgl. Tab. 8-1). Insgesamt fiel die Varianzaufklärung gering aus ($R^2 = 0{,}08$; $R^2_{korr} =$ 0,07)[7]. Die einzigen Variablen, die einen signifikanten Beitrag zur Varianzaufklärung lieferten, waren das Alter ($\beta = 0{,}21$)[8] und die körperlichen Beschwerden ($\beta = 0{,}16$)[9]. Da die globale psychische Beeinträchtigungsschwere (SCL-90-R, GSI) keine signifikante Beziehung zu den Gesundheits-

---

[7] R^2: Bestimmtheitsmaß; R^2_{korr}: korrigiertes Bestimmtheitsmaß.
[8] β: standardisierter Regressionskoeffizient.
[9] Der Zusammenhang der genannten Variablen mit der Veränderung der Inanspruchnahme (Jahr 3–Jahr 1 vor erster Anfrage) fiel noch geringer aus, daher stellen wir sie hier nicht im Einzelnen dar.

Tab. 8-2 Psychische (SCL-90-R) und körperliche (GBB-24) Beeinträchtigung der Untersuchungsteilnehmer (SD = Standardabweichung, k. A. = keine Angaben).

		Anzahl der Personen (N)	Anteil in Prozent (%)
SCL-90-R (Gesamtschwereindex) Mittelwert = 1,04 SD = 0,55 k. A. = 10	gesund (< 0,45) beeinträchtigt (≥ 0,45) sehr beeinträchtigt (≥ 0,75)	84 117 397	14,0 19,6 66,4
GBB-24 (Summe) Mittelwert = 27,24 SD = 15,89 k. A. = 13	gesund (< 22,02) beeinträchtigt (≥ 22,02) sehr beeinträchtigt (≥ 37,65)	238 210 147	40,0 35,3 24,7

Tab. 8-3 SCL-90-R Unterskalen: Korrelation mit den Gesundheitsausgaben im Jahr vor erster Anfrage.

	Korrelationskoeffizient (r)	Anzahl der Personen (N)
Somatisierung	0,18	599
Zwanghaftigkeit	0,05	598
soziale Unsicherheit	−0,05	599
Depressivität	0,02	598
Ängstlichkeit	0,08	598
Aggressivität	−0,04	597
phobische Angst	0,07	586
paranoides Denken	−0,02	597
Psychotizismus	0,01	598

kosten aufwies, führten wir außerdem eine Detailanalyse der Korrelationen der einzelnen Unterskalen der SCL-90-R mit den Gesundheitskosten durch. Hierbei zeigte die Unterskala „Somatisierungstendenzen" den höchsten Zusammenhang mit den Gesundheitskosten auf (Tab. 8-3).

In einer Streudiagramm-Matrix (Abb. 8-2) sind die Korrelationen der Variablen „Somatisierungstendenzen" (Unterskala SCL-90-R), „körperliche Beschwerden" (GBB-24-Summe) und „Alter" (in Jahren) untereinander und mit den Gesundheitskosten grafisch dargestellt. Wie bereits in Abbildung 8-1 ist eine stark rechtsschiefe Kostenverteilung erkennbar. Die Korrelationen könnten aufgrund einer geringen Anzahl von Versicherten zustande kommen, die besonders hohe Kosten aufwiesen. Wir führten daher getrennte Analysen für Teilnehmer mit besonders hohen Kosten (4. Quartil der Verteilung:

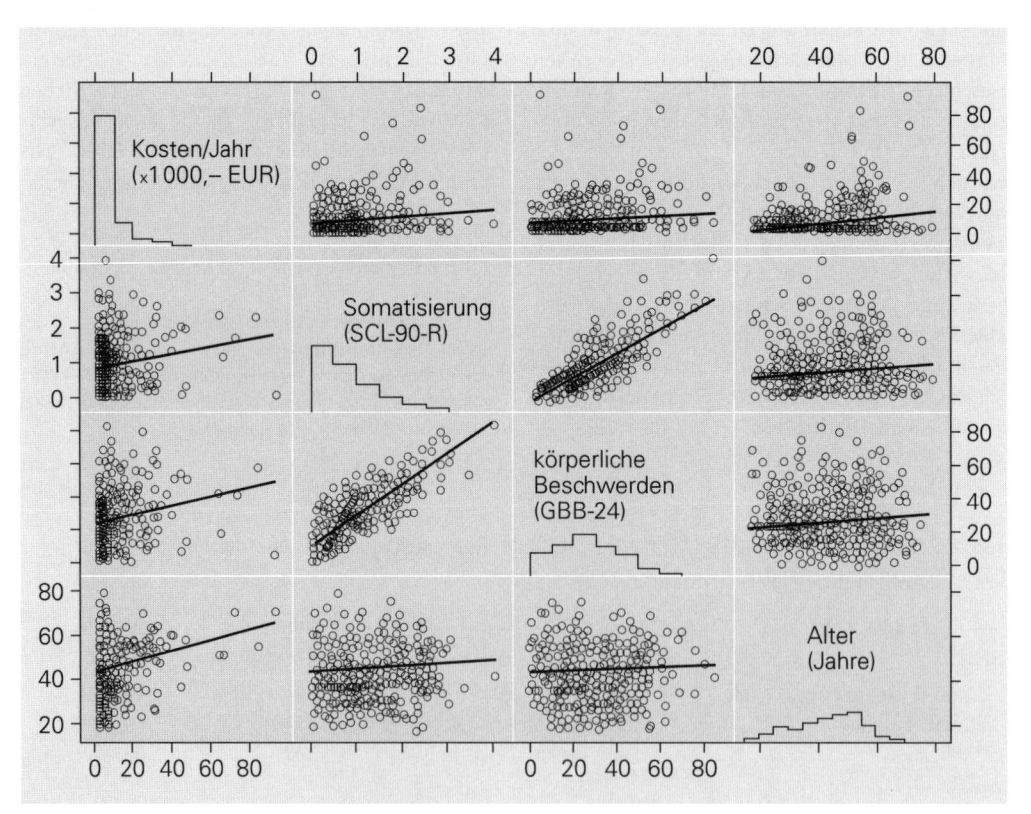

Abb. 8-2 Interkorrelation von Gesundheitskosten im Jahr vor erster Anfrage mit Somatisierungstendenzen (Subskala SCL-90-R), körperlichen Beschwerden (GBB-24-Summe) und Alter (in Jahren). In der Diagonalen finden sich die Histogramme der jeweiligen Häufigkeits-Verteilungen. Außerdem sind die Anpassungslinien aus der linearen Regression (least squares) eingezeichnet.

Tab. 8-4 Korrelation der Gesundheitskosten mit der körperlichen Erkrankungsschwere (GBB-24), Somatisierungstendenz (SCL-90-R) und dem Alter für hohe versus mittlere/geringe Gesundheitskosten.

	Korrelationskoeffizient (r)		
	Körperliche Erkrankungsschwere	Somatisierungstendenz	Alter
Gesamt (N = 608)	0,17	0,18	0,22
1.–3. Quartil (N = 456)	0,15	0,14	0,16
4. Quartil (N = 152)	0,03	0,12	0,27

> 9 154,70 EUR) und Personen mit durchschnittlichen bis niedrigen Kosten (1.–3. Quartil) durch (s. Tab. 8-4). Berücksichtigt man nur die Teilnehmer mit durchschnittlichen bis niedrigen Kosten und schließt die Teilnehmer mit überdurchschnittlichen Kosten aus, reduzieren sich die Korrelationen, werden aber nicht eliminiert.

Zur Beantwortung der Frage, ob die im Vorfeld beobachtete Inanspruchnahme und/oder andere Variablen mit der Wahl der Therapieart zusammenhängen, wurde eine multinomiale logistische Regression durchgeführt. Die Therapieart mit den Kategorien „tiefenpsychologisch fundierte Therapie", „Verhaltenstherapie" und „analytische Psychotherapie" ging als abhängige Variable in die Analyse ein. Die unabhängigen Variablen wurden für die multinomiale logistische Regression kategorisiert: Die Gesundheitsausgaben im Jahr vor erster Anfrage in die vier Quartile der Verteilung, die psychische (SCL-90-R, GSI) und körperliche Beeinträchtigungsschwere (GBB-24) in drei Kategorien mit dem 68. und 95. Perzentil der Verteilung als Trennwerte (vgl. Tab. 8-2), sowie das Lebensalter anhand des Medians (46. Lebensjahr). Die Varianzaufklärung durch die unabhängigen Variablen fiel sehr gering aus (Pseudo-R^2 = 0,04)[10], wobei keine der unabhängigen Variablen einen signifikanten Beitrag lieferte.

8.4 Diskussion

Eine erste Analyse der Gesundheitskosten zeigt, dass diese vor Beginn einer Psychotherapie deutlich ansteigen. Dies ist nicht verwunderlich, geht man davon aus, dass es bei unbehandelten psychischen Störungen nur bei weniger als einem Viertel der Fälle zu einer spontanen Besserung der Erkrankung kommt (Franz et al. 2000). Einhergehend mit einer persistierenden psychischen Symptomatik kann es zur Entstehung körperlicher Beschwerden (z. B. Schwindel, Magen-Darm-Probleme) beziehungsweise einem ungünstigen Verlauf körperlicher Erkrankungen kommen (Goldberg 1995). Dies stellt häufig den Anlass für wiederholte ärztliche Konsultationen dar. Da die zugrunde liegende oder komorbide psychische Erkrankung von allgemeinärztlicher Seite nicht immer erkannt wird (Schach et al. 1989), kann es zu unnötigen somatischen Behandlungen kommen, die wiederum körperliche und/oder psychische Folgeerkrankungen nach sich ziehen können. Eine zunehmende Erhöhung der Gesundheitskosten ist unter diesen Umständen durchaus plausibel. Leider sind unsere Informationen über probatorische Sitzungen, die möglicherweise schon vor der ersten Anfrage stattgefunden haben, unvollständig. Diese Sitzungen, von denen maximal acht zum Leistungsumfang der Krankenversicherung gehören und die dazu dienen, den Sinn einer Psychotherapie beziehungsweise die Zusammenarbeit von Patient und Therapeut zu prüfen, tragen vermutlich zum Kostenanstieg im Jahr vor der ersten Anfrage bei. Zu berücksichtigen ist ebenfalls die Inflation sowie die mit dem technischen Fortschritt einhergehende Einführung teurer Behandlungs- oder Diagnosetechniken. Das gesamte Ausmaß des Kostenan-

---

10 Pseudo-R^2 nach Nagelkerke: Maß für die Güte der Anpassung des logistischen Modells an die Daten, vergleichbar mit R^2 bei der linearen Regression (s. o.).

stiegs wird durch die genannten Faktoren jedoch nicht hinreichend erklärt.

Ein weiterer interessanter Befund ist der geringe Zusammenhang der psychischen und körperlichen Beeinträchtigungsschwere mit den Gesundheitskosten. Obwohl das primäre Ziel einer medizinischen Behandlung – neben präventiven und palliativen Maßnahmen – die Heilung somatischer Beschwerden darstellen dürfte, weist die medizinische Inanspruchnahme einen erstaunlich niedrigen Zusammenhang mit dem Ausmaß körperlicher Beschwerden auf. Im Hinblick auf psychische Beschwerden scheinen vorwiegend Somatisierungstendenzen eine Rolle zu spielen, was im Einklang mit früheren Ergebnissen steht (Smith 1994; Smith et al. 1986). Ebenso wie verschiedene frühere Studien (Manning u. Wells 1992; Mechanic et al. 1982; Saravay et al. 1991) konnten auch wir so gut wie keinen Zusammenhang der globalen psychischen Erkrankungsschwere mit den Gesundheitskosten feststellen. Dies ist dennoch überraschend, geht man von den oben ausgeführten Ergebnissen zur erhöhten Inanspruchnahme bei Menschen mit psychischen Störungen aus (z. B. Simon et al. 1995a). Offensichtlich scheint es weniger auf das Ausmaß der psychischen Beschwerden, sondern vielmehr auf das Vorhandensein bestimmter psychischer Charakteristika wie beispielsweise Somatisierungstendenzen anzukommen.

Zudem zeigte sich, dass ältere Menschen höhere Gesundheitskosten aufweisen als jüngere. Dies entspricht auch den oben genannten Befunden zum Offset-Effekt, die bei älteren Menschen infolge einer psychotherapeutischen Behandlung eine stärkere Kostenreduktion aufzeigen (Chiles et al. 1999; Mumford et al. 1984). Man könnte annehmen, dass das Ausmaß der berichteten körperlichen Beschwerden mit dem Alter zunimmt, was jedoch überraschenderweise nicht der Fall war. Ältere Menschen scheinen demnach andere Gründe zu haben, vermehrt medizinische Hilfe zu suchen. Möglicherweise spielt hier u. a. ein geringes Ausmaß an sozialer Unterstützung eine Rolle. Bezüglich des häufig gefundenen Geschlechtsunterschiedes wird vermutet, dass dieser durch die traditionell stärkere berufliche Belastung bei Männern zustande kommt, die das Entstehen einer „Krankenrolle", einschließlich häufiger Arztbesuche, verhindert (Marcus u. Siegel 1982).

Demzufolge könnte auch die Einschränkung beziehungsweise Aufgabe der Berufstätigkeit eine Ursache für die erhöhte Inanspruchnahme im höheren Alter darstellen. Ein Geschlechtsunterschied zeigte sich bei uns jedoch nicht. Im Sinne der oben genannten Hypothese wäre der hohe Anteil an berufstätigen Frauen (73%) in unserer Stichprobe eine mögliche Erklärung.

Die Gesundheitskosten stehen in keinem Zusammenhang mit der gewählten Therapieart. So könnte man annehmen, dass Versicherte mit hoher medizinischer Inanspruchnahme dazu tendieren, die Psychoanalyse als Therapieart mit hoher Sitzungszahl und -frequenz zu bevorzugen. Dies ist in unserer Stichprobe jedoch nicht der Fall.

Da unsere Stichprobe sich ausschließlich auf Privatversicherte beschränkt und vermutlich nicht repräsentativ für die Durchschnittsbevölkerung ist, kann eine Verallgemeinerung der Ergebnisse auf Versicherte der gesetzlichen Krankenversicherungen (GKVen) nur eingeschränkt stattfinden. Ein großer Vorteil unserer Studie ist jedoch, dass eine personenbezogene Zuordnung der Gesundheitskosten möglich ist. Im Gegensatz dazu sind bei anderen deutschen Studien, die auf GKV-Daten zurückgreifen, nur personenbezogene Informationen zu Krankenhaus- sowie Arbeitsunfähigkeitstagen erhältlich (z. B. Zielke 1993). Nicht von uns erfassbar sind allerdings Behandlungskosten, die zwar für den Versicherten anfallen, für die dieser aber keine Rechnung bei der DKV einreicht. Das dürfte jedoch eher selten der Fall sein und vorwiegend für Behandlungen gelten, deren Kosten von der DKV nicht erstattet werden.

Alter, körperliche Beschwerden und Somatisierungstendenzen weisen in unserer Untersuchung eine – wenn auch schwache – Beziehung mit der Höhe der Inanspruchnahme auf, erklären aber letztlich nur einen sehr geringen Anteil der beobachteten Varianz. Neben weiteren Personenvariablen (z. B. Wahrnehmung und Bewertung von Körpersymptomen, Ausmaß und Qualität sozialer Unterstützung, erlernter „Krankenrolle") dürften auch Merkmale der konsultierten Ärzte (z. B. Wissen über psychische Erkrankungen) sowie des Versorgungssystems (z. B. Zugang zu medizinischen oder alternativen Behandlungen) eine Rolle spielen.

Es gilt unter anderem, diejenigen Bedingungen zu identifizieren, unter denen eine Reduktion medizinischer Inanspruchnahme möglich und auch wünschenswert ist. So ist weder bei Personen, die bereits eine niedrige Inanspruchnahme aufweisen, noch bei Patienten mit einer ernsthaften körperlichen Erkrankung, bei denen die Inanspruchnahme zwar hoch, aber der Erkrankung angemessen ist, eine Reduktion zu erwarten beziehungsweise anzustreben. Finden jedoch unnötige somatische Behandlungen anstelle einer indizierten Psychotherapie statt, bedeutet dies sowohl eine mögliche Verlängerung individuellen Leidens als auch eine Fehlverteilung ohnehin knapper Ressourcen.

Die Identifizierung der Faktoren, die mit der Höhe der medizinischen Inanspruchnahme zusammenhängen, liefert darüber hinaus erste Anhaltspunkte für mögliche Mechanismen des Offset-Effektes. Aufgrund der geringen Beziehung mit der globalen psychischen Erkrankungsschwere wäre zum Beispiel anzunehmen, dass eine alleinige Verbesserung der psychischen Symptomatik nicht zu einer Reduktion der medizinischen Inanspruchnahme führt. Ebenso dürfte eine Verbesserung des körperlichen Beschwerdestatus im Zuge einer Psychotherapie in der Regel kaum zu einer nennenswerten Verminderung der Inanspruchnahme führen. Unter welchen Umständen es zu einem Offset-Effekt kommt und wodurch dieser bewirkt wird, sollte in zukünftigen Untersuchungen geklärt werden.

Literatur

Baltensperger C, Grawe K (2001). Psychotherapie unter gesundheitsökonomischem Aspekt. Z Klin Psychol Psychother; 30, 1: 10–21.

Bergin AE, Garfield SL (eds) (1994). Handbook of psychotherapy and behaviour change. 4. ed. New York: Wiley.

Brähler E, Scheer JW (1995). Der Gießener Beschwerdebogen (GBB): Testmappe und Handbuch; 2. Aufl. Bern: Huber.

Chiles JA, Lambert MJ, Hatch AL (1999). The impact of psychological interventions on medical cost offset: A meta-analytic review. Clin Psychol; 6, 2: 204–20.

Derogatis LR (1986). SCL-90-R: Self report symptom inventory. In: Scalarum CIP (Hrsg). Internationale Skalen für Psychiatrie. Weinheim: Beltz.

Deter HC (1986). Cost-benefit analysis of psychosomatic therapy in asthma. J Psychosom Res; 30: 173–82.

Dührssen AM, Jorswieck E (1965). Eine empirisch-statistische Untersuchung zur Leistungsfähigkeit psychoanalytischer Behandlung. Nervenarzt; 36: 166–9.

Fiedler JL, Wight JB (1989). The medical offset effect and public health policy: Mental health industry in transition. New York: Praeger.

Franke GH (1995). Die Symptom-Checkliste von Derogatis – Deutsche Version. Göttingen: Beltz Test.

Franz M, Häfner S, Lieberz K, Reister G, Tress W (2000). Der Spontanverlauf psychogener Beeinträchtigung in einer Bevölkerungsstichprobe über 11 Jahre. Psychotherapeut; 45: 99–107.

Goldberg RJ (1995). Psychiatry and the practice of medicine: The need to integrate psychiatry into comprehensive medical care. South Med J; 88, 3: 260–7.

Grawe K, Donati R, Bernauer F (1994). Psychotherapie im Wandel. Von der Konfession zur Profession. Göttingen: Hogrefe.

Hankin JR, Kessler LG, Goldberg ID, Steinwachs DM, Starfield BH (1983). A longitudinal study of offset in the use of nonpsychiatric services following specialized mental health care. Med Care; 21, 11: 1099–110.

Houpt JL, Orleans CS, George LK, Brodie KH (1980). The role of psychiatric and behavioral factors in the practice of medicine. Am J Psychiatry; 137, 1: 37–47.

Kächele H, Richter R, Thomä H, Meyer AE (1999). Psychotherapy services in the Federal Republic of Germany. In: Miller NE, Magruder KM (eds). Cost-effectiveness of psychotherapy. A guide for practitioners, researchers, and policymakers. New York: Oxford University Press; 334–44.

Katzelnick DJ, Kobak KA, DeLeire T, Henk HJ, Greist JH, Davidson JRT, Schneier FR, Stein MB, Helstad CP (2001). Impact of generalized social anxiety disorder in managed care. Am J Psychiatry; 158, 12: 1999–2007.

Keller W, Westhoff G, Dilg R, Rohner R, Studt HH (2001). Wirksamkeit und Inanspruchnahme von Krankenkassenleistungen bei Langzeitanalysen: Ergebnisse einer empirischen Follow-up-Studie zur Effektivität der (Jungianischen) Psychoanalyse und Psychotherapie. Anal Psychol; 32: 202–29.

Kühn A, Puschner B, Kordy H (2001). Who applies for mid- or long-term outpatient psychotherapy? Joint meeting of the Society for Psychotherapy Research

European and UK Chapters; 2001 March 7–10; Leiden: Society for Psychotherapy Research.

Leuzinger-Bohleber M, Stuhr U, Rüger B, Beutel ME (2001). Langzeitwirkungen von Psychoanalysen und Psychotherapien: Eine multiperspektivische, repräsentative Katamnesestudie. Psyche (Stuttg); 55, 3: 193–276.

Levenson JL, Hamer RM, Rossiter LF (1990). Relation of psychopathology in general medical inpatients to use and cost of services. Am J Psychiatry; 147, 11: 1498–503.

Manning W, Wells KB (1992). The effects of psychological distress and psychological well-being on use of medical services. Med Care; 30: 541–53.

Marcus A, Siegel JM (1982). Sex differences in the use of physician services: A preliminary test of the fixed role hypothesis. J Health Soc Behav; 23: 186–97.

Mechanic D, Cleary P, Greenley J (1982). Distress symptoms, illness behavior, access to care and medical utilization in a defined population. Med Care; 20, 4: 361–72.

Mumford E, Schlesinger H, Glass G, Patrick C, Cuerdon T (1984). A new look at evidence about reduced cost of medical utilization following mental health treatment. Am J Psychiatry; 141, 10: 1145–58.

Sandell R, Blomberg J, Lazar A, Carlsson J, Broberg J, Schubert J (2001). Unterschiedliche Langzeitergebnisse von Psychoanalysen und Langzeitpsychotherapien: Aus der Forschung des Stockholmer Psychoanalyse- und Psychotherapieprojekts. Psyche (Stuttg); 3: 277–310.

Saravay SM, Lavin M (1994). Psychiatric co-morbidity and length of stay in the general hospital: A critical review of studies. Psychosomatics; 35: 233–52.

Saravay SM, Steinberg MD, Weinschel B, Pollack S, Alovis BA (1991). Psychological co-morbidity and length of stay in the general hospital. Am J Psychiatry; 148, 3: 324–9.

Schach E, Schwartz FW, Kerek-Bodden HE (1989). Die EVaS-Studie. Eine Erhebung über die ambulante medizinische Versorgung in der Bundesrepublik Deutschland. Köln: Deutscher Ärzte-Verlag.

Schlesinger HJ, Mumford E, Glass GV (1980). Mental health services and medical utilization. In: VandenBos G (ed). Psychotherapy. Practice, research, policy. Beverly Hills, London: Sage; 71–102.

Simon G, Ormel J, von Korff M, Barlow W (1995a). Health care costs associated with depressive and anxiety disorders in primary care. Am J Psychiatry; 152, 2: 352–7.

Simon G, von Korff M, Barlow W (1995b). Health care costs of primary care patients with recognized depression. Arch Gen Psychiatry; 52: 850–6.

Smith G, Monson R, Ray D (1986). Patients with multiple unexplained symptoms: Their characteristics, functional health, and health care utilization. Arch Intern Med; 146: 69–72.

Smith GR (1994). The course of somatization and its effects on utilization of health care resources. Psychosomatics; 35: 263–7.

Verbosky LA, Franco KN, Zrull JP (1993). The relationship between depression and length of stay in the general hospital patient. J Clin Psychiatry; 54: 177–81.

Williams P, Wilkinson G (1990). The determinants of help-seeking for psychological disorders in primary health care settings. In: Sartorius N, Goldberg D, de Girolamo G, Costa e Silva JA, Lecrubier Y, Wittchen HU (eds). Psychological disorders in general medical settings. Toronto: Hogrefe; 21–33.

Zielke M (1993). Wirksamkeit stationärer Verhaltenstherapie. Weinheim: Psychologie Verlags Union.

9 Vernachlässigte Aspekte in der Kosten-Effektivitäts-Analyse: Behandlungsverlauf, Non-Compliance und Drop-out

Uwe Rose, Simon-Peter Neumer

Zusammenfassung

Die Anwender der Kosten-Effektivitäts-Analyse (cost-effectiveness analysis; CEA) stehen häufig vor dem Problem fehlender Standards für die Berechnung der Kosten, der Effektivität sowie der Kennwerte, in denen beide Informationen zusammengefasst werden. In diesem Beitrag wird ein möglicher Weg zur Durchführung einer CEA im Einzelnen aufgezeigt und an Zahlenbeispielen verdeutlicht. Im Zentrum der Aufmerksamkeit stehen zwei Aspekte, die in der CEA bislang wenig berücksichtigt wurden: Dazu zählt zum einen der Verlauf der Effektivität über die Zeit. In Bezug auf die Nachhaltigkeit einer Intervention lässt sich sowohl an fiktiven als auch realen Datensätzen belegen, wie die Wahl des Katamnesezeitpunktes das Ergebnis einer CEA beeinflusst. Zum anderen hängt die Erfassung des Interventionserfolges maßgeblich von dem Bezugsrahmen der Stichprobe ab, an dem der Erfolg relativiert wird. So sind zum Beispiel bei der Bestimmung von Erfolgsquoten und Durchschnittswerten auch die Probleme zu berücksichtigen, die sich aus unvollständigen Datensätzen oder einer Non-Compliance ergeben. Der Umgang mit diesen Problemen führt zur Verwendung unterschiedlicher Methoden bei der Effektivitätsbestimmung. Dies wird anhand der Berechnungskriterien der Deutschen Gesellschaft für Suchtforschung und Suchttherapie (DGSS) veranschaulicht und in die aktuelle Diskussion zu der Intention-to-treat-Analyse (ITT-Analyse) eingebettet. Abschließend werden praktische Hinweise zu dem Einsatz von Kosten-Effektivitäts-Analysen im Rahmen von Bewertungen und Entscheidungen im Gesundheitswesen gegeben.

9.1 Einleitung

Trotz der öffentlichen Diskussion über Kosten und Ansätze zur Kostenminimierung im Gesundheitswesen werden in die klinische Forschung der Medizin und Psychologie nur sehr zögerlich ökonomische Aspekte einbezogen. Die Forschungsanstrengungen beschränken sich dabei häufig auf den Nachweis eines Zusammenhangs zwischen medizinischen und/oder psychologischen Interventionen und den Wirkungen des jeweiligen therapeutischen Eingriffs. Der Verbrauch knapper Ressourcen spielt im Rahmen dieser Wirkungsforschung nur eine untergeordnete Rolle.

Überlegungen zur Effizienz von Interventionen, die beide Aspekte – sowohl die nachgewiesenen Effekte als auch die Kosten – in Beziehung zueinander setzen, halten erst langsam Einzug. Die folgenden Ausführungen zu Kosten-Effektivitäts-Analysen stellen genau diese Verbindung her und liefern eine praktische Bewertungshilfe bei der Evaluation klinischer Maßnahmen, Interventionen oder Programme. Als zentrales Vergleichskriterium für verschiedene Interventionen wird bei Kosten-Effektivitäts-Analysen (engl.: cost-effectiveness analysis; CEA) der Quotient (1) herangezogen:

(1) $\text{CEA} = \dfrac{\text{monetäre Kosten}}{\text{Effektivität}}$

Die folgenden Abschnitte liefern eine Beschreibung und Erweiterung dieser Grundidee anhand von Methoden zur Berechnung der Kosteneffektivität auf dem Stand gegenwärtiger Forschung. Dabei werden Methoden aus verschiedenen Bereichen wissenschaftlicher Forschung zu einem Verfahren verknüpft, das die Beurteilung des Verlaufs der Kosteneffektivität über einen längeren Zeitraum erlaubt. Darüber hinaus werden auch Probleme berücksichtigt, die sich aus unvollständigen Datensätzen oder Non-Compliance ergeben.

Nach dem Aufzeigen praktischer Möglichkeiten der Definition von Berechnungsgrundlagen der Effektivität erfolgt ein modellhafter Vergleich einzelner Interventionen bezüglich der Kosteneffektivität. Vor- und Nachteile der unterschiedlichen Vorgehensweisen werden illustriert und in ihren Konsequenzen mithilfe von bereits durchgeführten Analysen dargestellt.

9.2 Erfassung der Effektivität in Kosten-Effektivitäts-Analysen

Auswahl der Indikatoren für die Effektivität von Interventionen

Zu den ersten Schritten einer Kosten-Effektivitäts-Analyse zählt die Entscheidung, welche Indikatoren zur Beurteilung eines Interventionserfolges heranzuziehen sind. Die Auswahl dieser Indikatoren orientiert sich an den Zielen einer medizinischen und/oder psychologischen Intervention. Wird zum Beispiel eine Entwöhnungstherapie für Alkoholkranke durchgeführt, so ist die Anzahl der Abstinenten in einem definierten Zeitraum nach der Therapie ein geeigneter Indikator.

Im medizinisch-somatischen Bereich kann zum Beispiel die Anzahl geretteter Leben, die Reduktion der Anzahl (Menge) verbrauchter Medikamente oder die Reduktion der Anzahl ungeplanter Eingriffe, wie etwa nach Infektionen, als Erfolgskriterium herangezogen werden.

Bei der Auswahl von Indikatoren ist zu berücksichtigen, dass wichtige Aspekte eines Problembereichs des Patienten, des Arztes oder des Kostenträgers abgebildet werden. Die ausgewählten Aspekte sollen möglichst zuverlässig zu erheben sein, wenig Spielraum bei der Interpretation eines Indikators als Erfolgskriterium bieten und möglichst leicht bei der praktischen Datenerhebung zu erfassen sein (Pietsch-Breitfeld u. Selbmann 1997).

Ein einfach durchzuführendes Verfahren ist das Auszählen von Häufigkeiten. Dabei kann leicht ermittelt werden, wie häufig ein negativer Laborbefund auftritt, wie oft Beeinträchtigungen der Funktionsfähigkeit (z. B. Gehen, Sehen, Hören) wegfallen, wie häufig wieder Aufgaben und Rollen des täglichen Lebens (Arbeit, Familie, Freizeit) übernommen werden oder wie häufig beim Patienten psychische Probleme, die zu einer Beeinträchtigung führten, nicht mehr auftreten.

Die Häufigkeit, mit der ein Erfolgskriterium nach einer Therapie auftritt, muss nun in einem nächsten Schritt an der Gesamtzahl derjenigen relativiert oder normiert werden, die eine Behandlung durchlaufen.

Was unter diesem wichtigen Schritt zu verstehen ist, wird in Anlehnung an die Berechnungskriterien der Deutschen Gesellschaft für Suchtforschung und Suchttherapie (DGSS 1985 u. 1992) verständlich, die an dieser Stelle ausführlicher dargestellt werden, weil sie nicht nur für den Bereich der Suchtforschung relevant sind, sondern auch in anderen Bereichen des Gesundheitswesens Anwendung finden können.

Berechnung verschiedener Erfolgsraten nach den DGSS-Kriterien

Im Folgenden sind die DGSS-Kriterien zur Berechnung der Erfolgsraten von Behandlungen und Therapien kurz aufgeführt:
1. Die Auftretenshäufigkeit eines Erfolgsindikators wird durch die Gesamtzahl der Patienten/Klienten dividiert, die planmäßig eine Therapie durchlaufen und für die zu einer Nachun-

tersuchung (Katamnese) Informationen vorliegen.
2. Die Auftretenshäufigkeit wird durch die Gesamtzahl der Patienten/Klienten dividiert, die planmäßig eine Therapie durchlaufen, aber es werden diejenigen, für die keine Katamneseinformationen vorliegen, als „ungebessert" eingestuft.
3. Die Auftretenshäufigkeit wird nicht nur an der Anzahl der planmäßig durchgeführten Therapien relativiert, sondern auch an der Anzahl von planmäßig *und* irregulär entlassenen Patienten/Klienten (Drop-outs).
4. Die Auftretenshäufigkeit wird an allen planmäßig und irregulär entlassenen Patienten/Klienten relativiert. Diejenigen, für die keine Katamneseinformationen vorliegen, werden als „ungebessert" eingestuft.

Die vier DGSS-Kriterien führen zu ganz unterschiedlichen relativen Häufigkeiten für das Auftreten eines Erfolgsindikators. Nach dem ersten Kriterium ergeben sich günstigere Erfolgsraten für eine Einrichtung, da die Anzahl der erfolgreich Behandelten nur durch die Anzahl der planmäßig entlassenen Patienten dividiert wird. Aus dem letzten Kriterium, bei dem die Anzahl der erfolgreich Behandelten zu der größeren Anzahl der planmäßig und unplanmäßig entlassenen Patienten in Relation gesetzt wird, resultieren niedrigere Erfolgsraten.

Aus diesem Grund ist es empfehlenswert, Berechnungen nach verschiedenen Kriterien durchzuführen. Um ein Beispiel zu nennen: Wenn eine therapeutische Einrichtung häufiger als andere Einrichtungen mit besonders „schweren" Fällen und hohen Drop-out-Raten zu kämpfen hat, wird sie nach dem vierten Kriterium voraussichtlich schlechter abschneiden als eine Einrichtung, die „leicht" zu behandelnde Fälle therapiert. Dieser Erfolgsunterschied zwischen den Einrichtungen kann jedoch nach dem ersten Kriterium völlig anders ausfallen, sodass durch die unterschiedlichen Berechnungen eine gerechtere Würdigung der Leistungsfähigkeit gewährleistet wird.

DGSS-Kriterien und das Intention-to-treat-Prinzip

In den DGSS-Kriterien spiegelt sich ein zentrales Problem vieler Therapiestudien wider, das sich auch auf die Berechnungen zur Kosteneffektivität auswirkt. Es ist Teil des Alltags in der klinischen Praxis, dass Therapien nicht wie beabsichtigt verlaufen und dass die Patienten/Klienten nicht dem vorgesehenen Behandlungsplan folgen: So kann es vorkommen, dass sich Patienten nicht an die Regeln für die Medikamenteneinnahme halten, diese vergessen, missachten, die Einnahme aussetzen oder – zum Beispiel wegen der Nebenwirkungen – ganz absetzen. Diese Nichtbefolgung der (ärztlichen) Ratschläge und Verordnungen wird unter dem Begriff Non-Compliance zusammengefasst, ist aber nicht allein auf den medizinischen Bereich beschränkt: Auch im Rahmen einer Psychotherapie ist es denkbar, dass sich Klienten nicht an die im Therapiemanual festgelegte Behandlungsabfolge halten.

Eine klinische Behandlung mit oder ohne Medikamente kann möglicherweise zu Nebenwirkungen führen, die eine Weiterführung der Behandlung nicht vertretbar erscheinen lassen. Die Behandlung wird abgebrochen oder es erfolgt ein Wechsel in eine andere Behandlung(sgruppe), die zu Studienbeginn nicht vorgesehen war. In diesen Zusammenhang sind auch die Drop-outs zu stellen, die sich ganz aus der Studie zurückziehen und zur Alternative „do nothing" wechseln. In diesem Fall werden die Analysen zusätzlich durch das Problem unvollständiger Datensätze erschwert.

Die Beurteilung eines Behandlungserfolges beim Vergleich verschiedener Therapien kann erheblich durch diese Störvariablen verzerrt werden, wenn diese nach Interventionsbeginn in den Behandlungsgruppen unterschiedlich wirksam werden: So sind zwei Entwöhnungstherapien schwer miteinander zu vergleichen, wenn nur in einer der beiden Therapien wegen der Behandlungsnebenwirkungen eine hohe Drop-out-Rate auftritt und nur die Personen mit einer günstigen Prognose die Therapie fortführen. Dann stellt sich die Frage, auf welche Personenanzahl n die Berechnung einer Erfolgsrate oder eines Durchschnittswertes zu beziehen ist.

Es gibt verschiedene Vorgehensweisen, mit den Problemen Non-Compliance und Drop-outs umzugehen. Darunter fällt die Intention-to-treat-(ITT-)Analyse, die insbesondere in den letzten zwei Dekaden diskutiert wurde. Den Ausgangspunkt einer ITT-Analyse (Sheiner u. Rubin 1995; Davies 1999; Tillmann et al. 2001) bildet die ursprüngliche Gruppenzuordnung, zum Beispiel die randomisierte Zuordnung der Patienten/Klienten zu verschiedenen Behandlungen. Die Erfassung der Behandlungseffekte bezieht sich auf alle Personen, die einer Behandlung zugeordnet wurden. Das gilt auch dann, wenn Personen nicht dem Behandlungsplan folgen, während der Behandlung ausfallen oder gar zu einer anderen Behandlungsgruppe wechseln.

Für die Berechnung der Erfolgsraten unter verschiedenen Untersuchungsbedingungen hat dies zur Folge, dass die Anzahl der Erfolgreichen durch die Gesamtanzahl derjenigen dividiert wird, die der betreffenden Untersuchungsbedingung zu Beginn zugeordnet wurden. Das ITT-Prinzip findet sich also eher im dritten DGSS-Kriterium wieder.

Allerdings steht für denjenigen, der sich für dieses Vorgehen entscheidet, nicht die Frage, ob die Behandlung A zu besseren Ergebnissen als Behandlung B führt, im Zentrum der Aufmerksamkeit. Es geht vielmehr um die Frage: „Führt die Entscheidung, Behandlung A zu nutzen, im Durchschnitt zu besseren Ergebnissen als eine Entscheidung für die Behandlung B?" (Davies 1999). ITT-Analysen fokussieren die Beurteilung der Indikation und nicht die Beurteilung der Behandlungsmethode an sich (Sheiner u. Rubin 1995). Ist man jedoch daran interessiert, den Erfolg unterschiedlicher Behandlungsmethoden unter praxisnahen klinischen Bedingungen zu beurteilen, so wird der Erfolg eher nach den ersten beiden DGSS-Kriterien gemessen. Allerdings ist zur Kontrolle der genannten Störvariablen zu empfehlen, eine Randomisierung bei der Behandlungszuordnung vorzunehmen, zudem im Studienverlauf mögliche Ursachen und Indikatoren für Non-Compliance (z. B. Anzahl der teilgenommenen Therapiestunden, Anzahl tatsächlich eingenommener Medikamente) sowie für den Dropout-Prozess zu erheben und diese in späteren statistischen Analysen als Kontrollvariablen einfließen zu lassen (Pocock u. Abdalla 1998; Sato 2001; Sheiner u. Rubin 1995). Wenn diese verzerrenden Variablen nicht berücksichtigt werden, dann ist vor allem bei Berechnungen nach dem ersten DGSS-Kriterium zu erwarten, dass nach Ausschluss der Patienten/Klienten mit mangelnder Compliance oder schlechter Prognose eine Überschätzung des Behandlungserfolges bei der betreffenden Behandlungsform eintritt. Um diese Beurteilungsverzerrung zu vermeiden, ist es dann sinnvoller, den „worst case" anzunehmen und die Fälle, zu denen keine Informationen vorliegen, als nach dem zweiten DGSS-Kriterium „nicht gebessert" einzustufen.

Während ITT-Analysen mittlerweile über die Grenzen der Medizin hinaus auch Anhänger in der Psychotherapieforschung finden (Barlow et al. 2000), sind Anwendungsbeispiele, in denen Kosten-Effektivitäts-Analysen auf das ITT-Prinzip oder auf die genannten DGSS-Kriterien zurückgreifen, zurzeit nur begrenzt verfügbar (Honrado et al. 1999).

Katamnesezeitraum

Insbesondere für chronische Erkrankungen oder Erkrankungen mit wiederkehrender Symptomatik ist nicht nur die Feststellung eines Erfolges zu einem bestimmten Zeitpunkt wichtig, sondern auch dessen Dauer. Daher sind, wenn Kosten mit der Nachhaltigkeit von Interventionseffekten in ein Verhältnis gesetzt werden, im Längsschnitt zu verschiedenen Katamnesezeitpunkten Informationen über den Erfolgsindikator zu erheben. So können höhere Ausgaben für eine Entwöhnungstherapie im Alkoholismusbereich gerechtfertigt erscheinen, wenn eine kurzfristige oder eine mittelfristige Abstinenzdauer (6–12 Monate Abstinenz) als Konsequenz einer Therapie bewertet werden. Rückt jedoch eine dauerhafte Abstinenz (24 oder mehr Monate) als Langzeiteffekt ins Blickfeld des Erfolges, so kann dies zu einer gravierenden Verschlechterung der Kosten-Effektivitäts-Relation führen, da dieses Ziel nur mit einem erheblichen Kostenmehraufwand in einer Entwöhnungstherapie zu bewerkstelligen ist (Neumer 1998). Untersuchungen, die der Nachhaltigkeit einer Intervention Rechnung tragen (Backhaus et al. 2001; Coleman et al. 1999; Himle et al. 2001; Severens et al. 1999; Wilks et al. 2000), sind aufwendig. Daher liegen auch im Bereich Alkoholabhängigkeit nur wenige Studien vor, die eine Behandlungseffektivität über einen längeren Zeitraum und unter Einbeziehung des Drop-out-Problems (Sass et al. 1996) oder einer ITT-Analyse untersuchen (Tempesta et al. 2000).

Berechnung des Effektivitätszuwachses durch Vergleich verschiedener Interventionen

Folgt man Empfehlungen zur Berechnung von Kosten-Effektivitäts-Analysen im medizinischen Bereich (Cantor u. Ganiats 1999; Gold et al. 1996), so werden für einzelne Therapien nicht einzelne Erfolgskriterien erhoben und mit den Kosten der einzelnen Interventionen verrechnet, sondern es werden die Konsequenzen einer Intervention, wie etwa die relative Häufigkeit eines Erfolgskriteriums, mit denen einer anderen Interventionsalternative verglichen.

Dazu ein fiktives Beispiel: Bei einer Therapieeinrichtung mit einem neuen Konzept zur Alkoholentwöhnung findet sich ein Jahr nach Abschluss einer planmäßig durchgeführten Therapie eine Abstinenzrate von 80 %. Dieser Wert lässt sich nur beurteilen, wenn Alternativen zum Vergleich herangezogen werden. So könnte eine herkömmliche Behandlung (Status-quo-Gruppe) eine Abstinenzrate von 50 % erreichen, und selbst bei Personen, die nach der Entgiftung keine Therapie durchführen (Do-nothing-Alternative), kann eine Rate von 15 % auftreten.

Bei der Berechnung der Effektivität wird nun die neue Therapieform einer Vergleichsgruppe (Status-quo-Gruppe oder Do-nothing-Alternative) gegenübergestellt und der Zuwachs an Abstinenzlern gemessen. Die Effektivität wird danach über den Vergleich der positiven Konsequenzen verschiedener Alternativen und dem daraus resultierenden Zuwachs (2) ermittelt:

(2) Effektivität = Konsequenzen (Therapiegruppe) – Konsequenzen (Vergleichsgruppe)

Für dieses Beispiel ergeben sich Zuwachsraten von 30 und 65 %, die – wie später gezeigt wird – in Kosten-Effektivitäts-Analysen mit den berechneten Kostenunterschieden in Beziehung gesetzt werden können.

Zur Auswahl von Vergleichsgruppen bei den Effektivitätsberechnungen

Welche Therapien oder Maßnahmen sollen nun miteinander verglichen werden (Cantor u. Ganiats 1999)? Welche Daten sind heranzuziehen, um die Effektivität zu bestimmen?

Der optimale Weg besteht in der Durchführung eines Experiments, bei dem eine Therapieform, deren Kosteneffektivität überprüft werden soll, einer Vergleichsgruppe gegenübergestellt wird und die Versuchspersonen per Zufall den zu vergleichenden Gruppen zugeordnet werden (Rose 2000). Mit dieser Randomisierung steigt die Wahrscheinlichkeit, dass sich die Gruppen hinsichtlich möglicher Störvariablen nur noch zufällig unterscheiden. Das Vorgehen sorgt für gleiche Startbedingungen zu Interventionsbeginn und bildet die Grundlage für einen statistischen Gruppenvergleich. Dadurch steigt die Chance, dass die ermittelte Effektivität auf einen kausalen Effekt der Maßnahmen zurückzuführen ist und nicht auf beliebige andere Einflussgrößen, die mit diesen Maßnahmen korrelieren.

Nun sind solche Experimente häufig aus ökonomischen oder ethischen Gründen nicht durchführbar. Um dennoch zu einer Datenbasis zu gelangen, bietet sich die Verwendung von Daten aus bereits publizierten Studien zu bestimmten Therapieformen an. Für Therapiebereiche, die schon häufiger untersucht wurden, liegen zum Teil Metaanalysen vor, die Ergebnisse von mehreren Einzelstudien zusammenfassen und den durchschnittlichen Effekt berechnen. Ein Beispiel für den Alkoholismusbereich bildet die Metaanalyse von Süß (1995) zu Therapien bei Alkoholabhängigen, die einen Überblick zu den Erfolgsquoten aus 23 experimentellen und 21 nicht-experimentellen Einzelstudien liefert.

Eine andere Möglichkeit besteht darin, die in der Literatur genannten Konsequenzen einer Therapie als Vergleich(sgruppe) heranzuziehen und mit den Konsequenzen einer neuen Therapie, die zur Beurteilung ansteht, zu vergleichen. Das resultierende Effektivitätsmaß gibt dann darüber Auskunft, inwieweit der Erfolg der infrage stehenden Therapie über oder unter dem Durchschnitt herkömmlicher Therapieformen liegt.

Wenn auch dieser Weg nicht zur Verfügung steht, schlagen wir vor, auf Daten einzelner Einrichtungen zurückzugreifen, die in einem regional begrenzten Bereich, wie etwa einem Verwaltungsbereich eines Kostenträgers, unterschiedliche Therapien anbieten. Die Konsequenzen der verschiedenen Interventionsalternativen aus verschiedenen Einrichtungen können dann den Konsequenzen einer Vergleichsgruppe gegenüber-gestellt oder jeweils paarweise miteinander verglichen werden.

Allerdings ist bei allen Vorgehensweisen zur Bestimmung der Effektivität, bei denen die Patienten/Klienten nicht per Zufall den verschiedenen Interventionsalternativen zugeordnet werden, eine vorsichtige Interpretation des Begriffs „Effektivität" geboten. Bei diesen Vergleichen kann nicht sichergestellt werden, ob die vorgefundenen Unterschiede in den Konsequenzen und die daraus berechnete Effektivität tatsächlich auf kausalen Effekten der überprüften Therapien beruhen. Vielmehr sind vor Behandlungsbeginn Auswahlverzerrungen (selection bias) zu erwarten, die den Zusammenhang zwischen Behandlung und Ergebnis verfälschen. Daher soll der an dieser Stelle eingeführte Begriff der Effektivität nur die berechneten Unterschiede der Konsequenzen beschreiben und nicht als kausaler Zusammenhang zwischen Therapien und resultierenden Effekten ausgelegt werden.

9.3 Erfassung der Kosten in Kosten-Effektivitäts-Analysen

Das Berechnen und Vergleichen von Kosten bei verschiedenen Therapien setzt voraus, dass die Serviceeinheiten (service units) für die Berechnung von Kosten klar definiert sind. Dazu kann ein Gremium von Experten festlegen, welche Mengen an Ressourcenverbräuchen oder welche Einheiten für die Kostenberechnung ausgewählt werden. Dies können zum Beispiel komplette stationäre oder ambulante Behandlungen, einzelne Serviceleistungen sowie die korrespondierenden Gesamtkosten oder Kosten in einem Zeitintervall sein.

Die Kosten müssen aber nicht ausschließlich monetär erfasst werden: Der Aufwand einer Therapie lässt sich auch über die Zeit ermitteln, die für die Erbringung einer Leistung notwendig ist, oder über die Gesamtanzahl von Mitarbeitern, die für eine Leistungseinheit herangezogen werden.

Exakte Kostenberechnungen setzen voraus, dass für alle Fälle einer Stichprobe von Patienten/Klienten einer untersuchten Interventionsalternative die einzelnen Kostenaspekte zusammengefasst werden.

Empfehlenswert ist dabei eine Kostenanalyse, die aus verschiedenen Kostenperspektiven (Kostenträger, Arzt, Einrichtung, Klient) durchgeführt wird und nicht nur die Kosten aus einer Perspektive betrachtet.

Die Gesamtkosten für eine Serviceeinheit können dann über alle untersuchten Fälle gemittelt werden. Bei extremer Heterogenität der Kostenverteilung einer untersuchten Stichprobe kann auch der Median der Kostenverteilung als robuster Kennwert herangezogen werden. Das Ziel der Kostenberechnung ist die Berechnung der durchschnittlichen oder mittleren Kosten für eine Serviceeinheit, wie zum Beispiel die durchschnittlichen Kosten für einen Patienten, der eine komplette Therapie durchläuft. Diese durchschnittlichen Kosten pro behandeltem Patienten/Klienten werden dann den durchschnittlichen Kosten einer Vergleichsintervention gegenübergestellt.

Analog der Berechnung der Effektivität wird nun im nächsten Schritt der Kostenzuwachs (das Inkrement der Kosten) berechnet (3):

(3) Kostenzuwachs = Kosten (Therapiegruppe) − Kosten (Vergleichsgruppe)

Als Kosten werden dabei die durchschnittlichen oder mittleren Kosten pro Serviceeinheit (z. B. die durchschnittlichen Kosten einer Therapie) bezeichnet. Das Ergebnis dieser Berechnung beschreibt, wie viel mehr oder weniger an Geld, Zeit oder Mitarbeitern oder sonstigen Ressourcen bei einer Intervention im Vergleich zu einer Kontrollgruppe verbraucht wird.

Die Durchführung fallbezogener Kostenermittlungen für verschiedene Stichproben zur anschließenden Berechnung der gemittelten Kosten ist recht aufwendig. Daher werden häufig – im stationären Bereich – die durchschnittlichen Fallkosten approximativ über den Pflegesatz und die

Verweildauer berechnet. Grundlage dieses Ansatzes ist der Betriebskostenansatz (operation perspective) (Bühringer u. Hahlweg, 1986), der sich zum Beispiel in dem Produkt aus Pflegesatz und Verweildauer (4) niederschlägt:

(4) Fallkosten = Pflegesatz × Verweildauer

Weitere hilfreiche Hinweise zur Kostenberechnung sind den Arbeiten von Amaddeo et al. (1997), McCrone und Weich (1996), Miller und Magruder (1999), Scheytt und Koautoren (1996) sowie dem Beitrag der AG Reha-Ökonomie (Hessel et al. 1999) zu entnehmen.

9.4 Bewertungen von Interventionen durch Kennziffern der Kosteneffektivität

Liegen die Daten für Effektivität und Kostenzuwächse vor, so lässt sich nach Formel (5) der Quotient der Kosteneffektivität (Cantor u. Ganiats 1999; Gold et al. 1996; Hogan 1997) bilden.

Dazu ein Berechnungsbeispiel mit fiktiven Daten:

Aus einem regional begrenzten Bereich werden vier therapeutische Einrichtungen ausgewählt, die für Alkoholkranke nach der Entgiftung Entwöhnungsbehandlungen anbieten. Neben einer traditionellen Behandlungsform (Therapieeinrichtung A) sind vor allem drei weitere Einrichtungen (Behandlungsformen B bis D) von Interesse, da sie mit neuen Konzepten arbeiten.

Für alle Einrichtungen werden die durchschnittlichen Fallkosten in den Stichproben berechnet. Neben den Kosten werden in den jeweiligen Stichproben die Konsequenzen der Therapien erfasst. Als konservativer Erfolgsindikator wird die Anzahl der Personen berechnet, die nach sechs Monaten abstinent sind, und durch die Gesamtzahl aller Patienten dividiert, die in der betrachteten Stichprobe eine Therapie aufsuchten; das heißt, in diese Gesamtzahl gehen nicht nur die planmäßig entlassenen, sondern auch die irregulär entlassenen Patienten (Drop-outs) ein. Zusätzlich werden auch alle Patienten, für die zum Katamnesezeitpunkt keine Informationen vorlagen, als nach dem vierten DGSS-Erfolgskriterium „nicht gebessert" eingestuft.

Die Tabelle 9-1 listet den Kostenzuwachs auf, der mit der Therapie einhergeht. Als Vergleichsgruppe wird eine Entgiftungsgruppe ohne zusätzliche Therapie gewählt, für die keine weiteren stationären Therapiekosten anfallen. In der dritten Spalte sind die Abstinenzraten als Konsequenz der Intervention aufgeführt. Die vierte Spalte gibt den prozentualen Zuwachs an Abstinenzlern ge-

$$(5) \quad \text{Kosteneffektivität} = \frac{\text{Kosten (Therapiegruppe)} - \text{Kosten (Vergleichsgruppe)}}{\text{Konsequenzen (Therapiegruppe)} - \text{Konsequenzen (Vergleichsgruppe)}}$$

Tab. 9-1 Ergebnis einer fiktiven Kosten-Effektivitäts-Analyse nach dem vierten DGSS-Kriterium in der sechsmonatigen Katamnese.

Intervention	Zuwachs an Kosten pro Patient (DM)	Konsequenzen der Intervention (Abstinenzrate)	Effektivität: Zuwachs der Abstinenzrate im Vergleich zu „keine Therapie"	Kosteneffektivität: Kosten für einen erfolgreichen Fall (DM; gerundet)
keine Therapie		0,15		
Therapie A	18 000,–	0,50	0,35	51 429,–
Therapie B	28 000,–	0,60	0,45	62 222,–
Therapie C	24 000,–	0,65	0,50	48 000,–
Therapie D	22 000,–	0,55	0,40	55 000,–

Tab. 9-2 Ergebnis einer fiktiven Kosten-Effektivitäts-Analyse nach dem ersten DGSS-Kriterium in der sechsmonatigen Katamnese.

Intervention	Zuwachs an Kosten pro Patient (DM)	Konsequenzen der Intervention (Abstinenzrate)	Effektivität: Zuwachs der Abstinenzrate im Vergleich zu „keine Therapie"	Kosteneffektivität: Kosten für einen erfolgreichen Fall (DM; gerundet)
keine Therapie		0,15		
Therapie A	18 000,–	0,75	0,60	30 000,–
Therapie B	28 000,–	0,85	0,70	40 000,–
Therapie C	24 000,–	0,80	0,65	36 923,–
Therapie D	22 000,–	0,75	0,60	36 667,–

genüber der Vergleichsgruppe wieder. Dieser Zuwachs an Effektivität wird in der letzten Spalte in Beziehung zu den zusätzlichen Kosten gesetzt. Die Werte in der letzten Spalte beschreiben, wie viel an zusätzlichen Kosten für einen zusätzlichen Abstinenzler anfällt.

Therapie A, die eine traditionelle Behandlungsform darstellt, zeigt beim Abstinenzanteil einen Zuwachs von 35 % gegenüber der Vergleichsgruppe. Da aber die durchschnittlichen Kosten pro Fall in dieser Einrichtung mit 18 000,– DM geringer sind als in anderen Einrichtungen, resultiert eine Kosteneffektivität von

18 000,– DM : 0,35 = 51 429,– DM

für jeden „zusätzlichen" erfolgreich behandelten Fall.

Bei der Einrichtung mit der Therapieform B, die viel kostet, aber auch eine hohe Effektivität aufweist, ergibt sich ein ungünstigeres Verhältnis. Hier kann der Umstand vorliegen, dass die Einrichtung mit vielen „schweren" Fällen zu kämpfen hat, von denen viele die Therapie nicht beenden, sodass sich nach der konservativen DGSS-Berechnungsmethode die Therapie durch eine hohe Drop-out-Rate ungünstig darstellt. Daher wird eine weitere Analyse durchgeführt, bei der die Konsequenzen einer Intervention durch den Anteil der Abstinenzler an allen *planmäßig* Entlassenen relativiert werden. In der Tabelle 9-2 ist das Ergebnis mit der modifizierten Erfolgsberechnung nachzuvollziehen. Tatsächlich schneidet die Einrichtung mit der Therapie B nun im Bezug auf die Effektivität besser ab: Statt eines Zuwachses in der Abstinenzrate um 45 % liegt nun eine Effektivität von 70 % vor. Im Vergleich zu den anderen Therapieformen bleibt das Verhältnis von Kos-

Tab. 9-3 Ergebnisse einer fiktiven Kosten-Effektivitäts-Analyse nach dem vierten DGSS-Kriterium in der 2-jährigen Katamnese.

Intervention	Zuwachs an Kosten pro Patient (DM)	Konsequenzen der Intervention (Abstinenzrate)	Effektivität: Zuwachs der Abstinenzrate im Vergleich zu „keine Therapie"	Kosteneffektivität: Kosten für einen erfolgreichen Fall (DM; gerundet)
keine Therapie		0,15		
Therapie A	18 000,–	0,40	0,25	72 000,–
Therapie B	28 000,–	0,45	0,30	93 333,–
Therapie C	24 000,–	0,60	0,45	53 333,–
Therapie D	22 000,–	0,45	0,30	73 333,–

tenzuwachs und Effektivität weiter ungünstig. Jeder zusätzliche Abstinenzler kostet bei Therapie B 40 000,– DM mehr. Auch in dieser Analyse hat die traditionelle Therapie A das beste Kosten-Effektivitäts-Ergebnis.

Als Beispiel wurden Einrichtungen herangezogen, bei denen der Erfolg sechs Monate nach Beendigung der Therapie erfasst wurde. Aber wie sieht es mit der Nachhaltigkeit der Effekte aus? Kurzfristige Erfolge, die mit einem günstigen Quotienten für Kosteneffektivität einhergehen, sind wenig aussagekräftig, wenn das Problem nur aufgeschoben wurde und später erneut hohe Kosten in weitere Behandlungen investiert werden müssen. Die Tabelle 9-3 beschreibt eine Analyse, bei der die Erfolgsquoten zwei Jahre nach Beendigung der Therapie nach dem konservativen Berechnungsmodus erfasst werden. Die Analysen zeigen, dass Therapie C – trotz relativ hoher Fallkosten während der Therapie – im Vergleich zu den anderen Therapien zu einem nachhaltigeren Effekt führt und diesen daher vorzuziehen ist. Unter Einbeziehung der Abstinenzdauer ergibt sich ein Kostenzuwachs von 53 333,– DM für jeden zusätzlichen Abstinenzler, wenn die Therapieform C der Alternative „keine Therapie" gegenübergestellt wird. Dagegen zeichnen sich bei den anderen Therapien höhere Kostenzuwächse pro Patient ab, um zu einem Erfolg zu gelangen.

9.5 Anwendung der Kosten-Effektivitäts-Analysen

Der bislang nur an fiktiven Datensätzen beschriebene Ansatz wurde bereits von Neumer (1998) auf Effektivitätswerte aus Studien der Jahre 1982 – 1988 zur Wirksamkeit von Alkoholismustherapien (Süß 1995) und auf Fallkostenberechnungen aus dem Jahr 1991 angewendet. Die gemittelten Abstinenzraten, die sechs Monate nach dem Ende der Therapie erhoben wurden, schwankten zwischen 55% (nach dem vierten DGSS-Kriterium) und 81,4% (nach dem ersten DGSS-Kriterium). Bereits nach vierundzwanzig Monaten sanken diese Quoten auf 75,9% beziehungsweise 39,2%.

Nachdem die Dauer des Erfolges in Beziehung zu den Fallkosten gesetzt wurde, ergaben sich sechs Monate nach Abschluss der Therapie und nach dem ersten DGSS-Kriterium Fallkosten von 23 000,– DM pro erfolgreichem Fall und nach dem vierten DGSS-Kriterium Fallkosten von 37 000,– DM. Da die Zahl der Rückfälligen mit der Zeit nach der Therapie steigt und damit auch die Erfolgsquote insgesamt sinkt, ergeben sich vierundzwanzig Monate nach Abschluss höhere Fallkosten: 35 000,– DM für einen erfolgreichen Fall nach dem ersten DGSS-Kriterium und 66 000,– DM nach dem vierten DGSS-Kriterium. Diese Daten verdeutlichen, welchen Einfluss unterschiedliche Berechnungsverfahren für die Effektivität haben und wie sich die unterschiedlichen Zeitpunkte der Nachuntersuchung auf die Kennwerte in Kosten-Effektivitäts-Analysen auswirken.

Aus Gründen der Übersichtlichkeit wurde in diesen Beispielen mit Kostenbeträgen gearbeitet, ohne den Verlauf des Geldwertes über einen Zeitraum (discountingrate, Inflationsrate) in Adjustierungen zu berücksichtigen. Die Berechnungen in diesem Zusammenhang können Lipscomb und Koautoren (1996) entnommen werden.

Ähnliches gilt für die Unsicherheit der Effektivitäts- und Kostenschätzungen. Per Zufall können in eine Stichprobe Patienten gelangen, die schlechtere Voraussetzungen für eine Therapie mitbringen und dadurch zu schlechteren Erfolgsquoten führen. Um diese Schätzungsunsicherheiten zu berücksichtigen, bieten sich Sensitivitätsanalysen an. Beispiele für Sensitivitätsanalysen finden sich in Petitti (1994).

Kosten-Effektivitäts-Kennwerte liefern eine Entscheidungshilfe durch *Vergleich* mehrerer Alternativen. Schon bei der Berechnung der Effektivität muss sich der Anwender Gedanken darüber machen, welche Intervention er als Vergleichsbasis wählt. In den genannten Beispielen wurde die Alternative „do nothing" als Vergleichsgruppe gewählt, um die Effektivität anderer Maßnahmen zu berechnen. Es spricht nichts dagegen, auch die traditionelle Therapieform A, die den Status quo repräsentiert, auszuwählen. Effektivitätsberechnungen, die auf dem Vergleich mit dieser Gruppe basieren, beschreiben den Verlust oder Zuwachs an Kosteneffektivität bei Therapien, die mit dem Status quo verglichen werden. Damit gehen die Konsequenzen der Status-quo-

Gruppe als Sollwerte in die Berechnung ein, die ein Mindestanspruchsniveau für andere Interventionsformen bereitstellen.

Kosten-Effektivitäts-Analysen werden zu eindeutigeren Bewertungsverfahren, wenn für die Effektivität und den Kostenzuwachs Unter- und Obergrenzen als Sollwerte und als Bewertungsmaßstab festgelegt werden. Dabei eignet sich eine grafische Darstellungsweise, bei der für verschiedene Interventionen Kostenzuwächse auf der Abszisse und Effektivität auf der Ordinate abgetragen werden (Yates u. Newman 1980). In dieser grafischen Analyse werden dann diejenigen Interventionen ausgeschlossen, die zu hohe Kostenzuwächse aufweisen, das heißt über der Budgetobergrenze liegen, oder Interventionen, die unter dem gesetzten Mindestanspruchsniveau bezüglich der Effektivität liegen.

9.6 Schlussbetrachtungen

Die vorgestellte Form der Kosten-Effektivitäts-Analyse bietet eine einfache Entscheidungshilfe, wenn verschiedene Interventionen gegeneinander abzuwägen sind.

Hervorzuheben sind auch Grenzen dieses Verfahrens (Breyer u. Zweifel 1997), die sich folgendermaßen darstellen:

1) Die dargestellten Kosten-Effektivitäts-Analysen sind nicht dazu geeignet, mehrere Konsequenzen einer Intervention, das heißt multidimensionale Effekte, mit Kostenzuwächsen in Beziehung zu setzen. Möchte der Anwender im Falle einer Alkoholentwöhnung neben der Abstinenzdauer auch die Anzahl der geleisteten Arbeitstage und die Anzahl der beschwerdefreien Zeitintervalle erfassen, so wird er für jeden einzelnen Effekt eine eigene Kosten-Effektivitäts-Analyse durchführen müssen.

Einen Ausweg bieten die Kosten-Nutzwert-Analysen, bei denen verschiedenartige Konsequenzen in einem Nutzenindex wie etwa den bekannten QUALYs (qualitätsadjustierte Lebensjahre) zusammengefasst werden. Dabei ist aber zu berücksichtigen, dass diese zum Teil mit aufwendigen Erhebungstechniken verbunden sind, sodass ihr praktischer Wert eingeschränkt wird. Ein weiteres Problem stellt sich, wenn zur Bestimmung des Erfolgsindikators der Nutzen verschiedener Personen zu einem Nutzenindex aggregiert wird.

Wenn verschiedene Effektivitätsmaße für einzelne Erfolgsindikatoren mit Kostenzuwächsen in Beziehung gesetzt werden, so hat dies auch den Vorteil, dass verschiedene Interventionsformen ihre spezifischen Stärken und Schwächen präsentieren können, wenn sie für ausgewählte Erfolgsindikatoren eine hohe Effizienz an den Tag legen, für andere Bereiche jedoch weniger effizient abschneiden.

2) Kosten-Effektivitäts-Kennwerte geben keine Antwort auf die Frage, bei welchem Quotienten eine Intervention durchzuführen ist. Allein der Vergleich verschiedener Alternativen gibt eine Entscheidungshilfe, welche Maßnahme bei einem bestimmten Erfolgsindikator die „Rangliste" der kostengünstigen Interventionen anführt und daher auszuwählen ist.

Erst die Einführung von Untergrenzen oder Obergrenzen erlaubt eine rationale Bewertung einzelner Interventionen. So kann etwa für eine einzelne Interventionsform die Höhe des Budgets festgelegt und damit eine Kostenobergrenze definiert werden. Die Frage lautet dann, welche Intervention bei diesem Betrag ein Maximum an Effektivität bietet.

Als Effektivitätsuntergrenze können Werte der durchschnittlichen Effektivität, aber auch Werte von unterdurchschnittlichen oder herausragenden Interventionen herangezogen werden. Die Auswahl bemisst sich daran, welche Zielmarken als Untergrenzen in einer Kosten-Effektivitäts-Analyse anderen zu beurteilenden Interventionen zugrunde liegen.

Neben den Kosten und der Effektivität bieten sich auch Grenzwerte für den Quotienten der Kosteneffektivität an. Zur Auswahl stehen dann diejenigen Interventionen, die besonders kostengünstig sind.

Trotz der genannten Einschränkungen liefert die Kosten-Effektivitäts-Analyse eine geeignete Bewertungshilfe. Häufig werden Maßnahmen angeboten, die – um ihre volle Wirkung zu entfalten – viel Personal verlangen und hohe monetäre Kosten verursachen. Dabei ist häufig nicht klar, ob auch kostengünstigere Interventionsformen zu einem ähnlichen Effekt führen.

Kosten entstehen zudem oft durch eine Verlängerung der Therapiedauer oder durch eine höhere Stundenanzahl, ohne dass sichergestellt ist, dass dieser Mehraufwand auch zu besseren Effekten führt.

Neben diesen Interventionsinputs wird häufig die Nachhaltigkeit der Effekte vernachlässigt, sodass viele der eingesetzten Ressourcen ohne eine langfristige Wirkung verschwendet werden, wie die obigen Beispielanalysen demonstrieren.

Demgegenüber ist auch eine langfristige Zunahme von Erfolgsraten möglich und, zum Beispiel bei kognitiven Therapien von Depressionen, nachgewiesen. Im Gegensatz zur Alkoholismustherapie ist bei anderen Störungen durch die höhere Nachhaltigkeit der Interventionseffekte auch eine Erhöhung der Kosteneffektivität möglich.

Die vorgeschlagenen Kosten-Effektivitäts-Analysen hinterfragen kritisch, ob höhere Kosten auch immer mit einer langfristig höheren Leistung beziehungsweise Effektivität korrespondieren. Ergebnisse dieser Analysen bieten einen Beleg dafür, dass teure Interventionen nicht unbedingt auch die besseren Interventionen sind.

Literatur

Amaddeo F, Beecham J, Bonizzato P, Fenyo A, Knapp M, Tansella M (1997). The use of a case register evaluate the costs of psychiatric care. Acta Psychiatr Scand; 95: 189–98.

Backhaus J, Hohagen F, Voderholzer U, Riemann D (2001). Long-term effectiveness of a short-term cognitive-behavioral group treatment for primary insomnia. Eur Arch Psychiatry Clin Neurosci; 251: 35–41.

Barlow DH, Gorman JM, Shear MK, Woods SW (2000). Cognitive-behavioral therapy, imipramine or their combination for panic disorder: A randomized controlled trial. J Am Med Assoc; 283: 2529–36.

Breyer F, Zweifel P (1997). Gesundheitsökonomie. 2. Aufl. Berlin: Springer.

Bühringer G, Hahlweg K (1986). Kosten-Nutzen-Aspekte psychologischer Behandlung. Psychol Rundsch; 37: 1–19.

Cantor SB, Ganiats TG (1999). Incremental cost-effectiveness analysis: The optimal strategy depends on the strategy set. J Clin Epidemiol; 52: 517–22.

Coleman EA, Grothaus LC, Sandhu N, Wagner EH (1999). Chronic care clinics: A randomized controlled trial of a new model of primary care for frail older adults. J Am Geriatr Soc; 47: 775–83.

Davies HT (1999). Bias in treatment trials. Hosp Med; 60: 599–601.

DGSS (Deutsche Gesellschaft für Suchtforschung und Suchttherapie) (Hrsg) (1985). Standards für die Durchführung von Katamnesen bei Abhängigen. Freiburg: Lambertus.

DGSS (Deutsche Gesellschaft für Suchtforschung und Suchttherapie) (Hrsg) (1992). Dokumentationsstandards 2 für die Behandlung von Abhängigen. Freiburg: Lambertus.

Gold MR, Siegel JE, Russell LB, Weinstein MC (1996). Cost-effectiveness in health and medicine. New York: University Press.

Hessel F, Kohlmann T, Krauth C, Nowy R, Seitz R, Siebert U, Wasem J (AG Reha-Ökonomie im Förderschwerpunkt Rehabilitationswissenschaften) (1999). Gesundheitsökonomische Evaluation in der Rehabilitation. Teil I: Prinzipien und Empfehlungen für die Leistungserfassung. In: Verband Deutscher Rentenversicherungsträger (Hrsg). Förderschwerpunkt „Rehabilitationswissenschaften" – Empfehlungen der Arbeitsgruppen „Generische Methoden", „Routinedaten" und „Reha-Ökonomie". DRV-Schriften. Frankfurt am Main: VDR; 16: 103–93.

Himle JA, Rassi S, Haghighatgou H, Krone K, Nesse RM, Abelson J (2001). Group behavioral therapy of obsessive-compulsive disorder: Seven vs twelve-week outcomes. Depress Anxiety; 13: 161–5.

Hogan A (1997). Methodological issues in linking costs and health outcomes in research on differing care delivery systems. Med Care; 35: 96–105.

Honrado ER, Fungladda W, Kamoiratanaku P, Kitayaporn D, Karbwang J, Thimasarn K, Masngammueng R (1999). Cost-effectiveness analysis of artesunate and quinine – Tetracycline for the treatment of uncomplicated falciparum malaria in Chanthaburi, Thailand. Bull World Health Organ; 77: 235–43.

Lipscomb J, Weinstein MC, Torrance GW (1996). Time preference. In: Gold MR, Siegel JE, Russell LB Weinstein MC (eds). Cost-effectiveness in health and medicine. New York: Oxford University Press; 214–35.

McCrone P, Weich S (1996). Mental health care costs: Paucity of measurement. Soc Psychiatry Psychiatr Epidemiol; 31: 70–7.

Miller NE, Magruder KM (1999). Cost-effectiveness of psychotherapy. A Guide for practitioners, researchers and policy-makers. New York: Oxford University Press.

Neumer S (1998). Modell einer Kosten-Effektivitäts-Analyse für die stationäre Therapie Alkoholkranker in Deutschland. Verhaltenstherapie und psychosoziale Praxis; 30, 1: 91–100.

Petitti DB (1994). Meta-analysis, decision analysis and cost-effectiveness analysis. New York: Oxford University Press.

Pietsch-Breitfeld B, Selbmann HK (1997). Qualitätssicherung in der Medizin. In: Seelos HJ (Hrsg). Medizinische Informatik, Biometrie und Epidemiologie. Berlin: de Gruyter; 151–76.

Pocock SJ, Abdalla M (1998). The hope and the hazards of using compliance data in randomized controlled trials. Stat Med; 17: 303–17.

Rose U (2000). Grundbegriffe der Versuchsplanung bei klinischen Interventionsstudien. In: Jacobi F, Poldrack A (Hrsg). Klinisch-Psychologische Forschung.Göttingen: Hogrefe; 121–42.

Sass H, Soyka M, Mann K, Zieglgänsberger W (1996). Relapse prevention by acamprosate. Results from a placebo-controlled study on alcohol dependence. Arch Gen Psychiatry; 53: 673–80.

Sato T (2001). A method for the analysis of repeated binary outcomes in randomized clinical trials with non-compliance. Stat Med; 20: 2761–74.

Scheytt D, Kaiser P, Priebe S (1996). Behandlungsdauer und Fallkosten in unterschiedlichen stationären psychiatrischen Einrichtungen in Berlin. Psychiatr Prax; 23: 10–4.

Severens JL, Oerlemans HM, Weegels AJPG, van't Hof MA, Oostendorp RAB, Goris RAA (1999). Cost-effectiveness analysis of adjuvant physical or occupational therapy for patients with reflex sympathetic dystrophy. Arch Phys Med Rehabil; 80: 1038–43.

Sheiner LB, Rubin DB (1995). Intention-to-treat analysis and the goal of clinical trials. Clin Pharmacol Ther; 57: 6–15.

Süß HM (1995). Zur Wirksamkeit der Therapie bei Alkoholabhängigen: Ergebnisse einer Meta-Analyse. Psychol Rundsch; 46: 248–66.

Tempesta E, Janiri L, Bignamini A, Chabac S, Potgieter A (2000). Acamprosate and relapse prevention in the treatment of alcohol dependence: A placebo-controlled study. Alcohol Alcohol; 35: 202–9.

Tillmann HC, Sharpe N, Sponer G, Wehling M (2001). Does intention-to-treat analysis answer all questions in long-term mortality trials? Considerations on the basis of the ANZ trial. Int J Clin Pharmacol Ther; 39: 205–12.

Wilks J, Maw R, Peters TJ, Harvey I, Golding J (1999). Randomized controlled trial of early surgery versus watchful waiting for glue ear: The effect on behavioural problems in pre-school children. Clin Otolaryngol; 25: 209–14.

Yates BT, Newman FL (1980). Approaches to cost-effectiveness analysis and cost-benefit analysis of psychotherapy. In: Vandenbos GR (ed). Psychotherapy: Practice, research, policy. Beverly Hills: Sage; 103–62.

10 Der volkswirtschaftliche Nutzen der Psychotherapie[1]

Andreas Frei

Zusammenfassung

Eine Vielzahl von Studien belegt, dass in mehreren Indikationsbereichen durch die Psychotherapie Einsparungen im Bereich der medizinisch-somatischen Versorgung erzielt werden können. Diese beziehen sich jedoch immer auf den einzelnen Patienten. In dieser Pilotstudie wurde versucht, für die Schweiz abzuschätzen, welche Einsparungen im somatischen Bereich erzielt werden könnten, wenn die Psychotherapien gemäß den Kosteneinsparungsstudien eingesetzt würden.

Für die Indikationsbereiche Operationsvorbereitung, Alkoholmissbrauch, Angststörung, psychosomatische Störung, Schizophrenie und Depression wurden durch eine Auswertung internationaler Studien die Einsparungen pro Fall und Jahr berechnet, die durch die Psychotherapie im medizinisch-somatischen Bereich erzielt werden können. Diesen Einsparungen wurden die Kosten für die Psychotherapie gegenübergestellt, die mithilfe der Angaben über die Anzahl der Sitzungen und das eingesetzte Personal ermittelt wurden. Aus der Gegenüberstellung von Einsparungen und Kosten ergaben sich die durch die Psychotherapie erzielbaren Nettoeinsparungen. Diese wurden mit einer groben Abschätzung der Anzahl der behandlungsbedürftigen Fälle mit Therapiemotivation verknüpft, um das Ausmaß der Einsparungen, Kosten und Nettoeinsparungen in der Schweiz abzuschätzen. Ergänzend wurde die ungefähr erforderliche Anzahl Therapeuten ermittelt, die für eine entsprechende psychotherapeutische Versorgung erforderlich wäre.

Im Ergebnis könnten in der Schweiz gut 2 Milliarden Franken im somatisch-medizinischen Bereich eingespart werden. Davon dürften etwa 1 800 Millionen im Spital und 250 Millionen Franken in der ambulanten ärztlichen Behandlung anfallen. Die Kosten der hierfür erforderlichen Psychotherapie betragen etwa 960 Millionen Franken. Daraus ergeben sich Nettoeinsparungen von 1 090 Millionen Franken. Die Anzahl der zu behandelnden Patienten beträgt etwa 830 000, von denen 280 000 auf eine Operationsvorbereitung entfallen und 550 000 auf psychogene Erkrankungen. Allein zur Behandlung der Patienten ohne Operationsvorbereitung wären rund 8 500 Therapeuten erforderlich. Gegenwärtig stehen etwa 4 300 Therapeuten zur Verfügung. Alle Angaben sind aufgrund der vorliegenden Daten mit einer großen Unsicherheit behaftet. Dem wurde durch eine beste Schätzung, ergänzt mit einer unteren und oberen Schätzung, Rechnung getragen. Sowohl die Einsparungen als auch die Kosten der Psychotherapie sind vorsichtig geschätzt worden.

---

[1] Dieser Beitrag beruht auf einer Studie im Auftrag der Föderation der Schweizer Psychologinnen und Psychologen (FSP), Bern.

10.1 Hintergrund und Problemstellung

Die Wirksamkeit der Psychotherapie wurde in verschiedenen Indikationsbereichen erwiesen (Grawe et al. 1994; Smith et al. 1980). Aufgrund dessen wurden die Kostenfolgen der Psychotherapie in einer größeren Anzahl Studien untersucht. Laut einer vergleichenden Literaturanalyse von 58 Studien, die den Effekt der Psychotherapie auf Einsparungen bei der Inanspruchnahme der übrigen medizinischen Versorgung untersuchten, war bei 85% der Studien ein Rückgang der medizinischen Inanspruchnahme nach erfolgter Psychotherapie zu beobachten (Mumford et al. 1984). In einer weiteren Literaturrecherche über den Einfluss der Psychotherapie zur Behandlung von psychischen Störungen auf die medizinischen Kosten werteten Gabbard und Koautoren (1997) 18 Studien, die auf einem Kontrollgruppenvergleich beruhten und Angaben zu Einsparungen und Therapiekosten enthielten, aus. Davon waren 10 randomisierte, kontrollierte und 8 nicht randomisierte, kontrollierte Studien (Gabbard et al. 1997). Die Ergebnisse von 8 der 10 randomisierten und von allen 8 nicht randomisierten Studien zeigten eine Kosteneinsparung bei den medizinischen Behandlungskosten infolge der Psychotherapie auf. Die Autoren kamen zu dem Schluss, dass durch eine Psychotherapie insbesondere bei schweren psychischen Störungen wie Depression, Schizophrenie und Persönlichkeitsstörung Kosten im Gesundheitswesen eingespart werden können.

In ihrer Dissertation hat Baltensperger (1996) die Literatur von 124 Studien verarbeitet und die möglichen Kosteneinsparungen pro behandeltem Patienten für die Schweiz geschätzt. Dabei führte sie auch zwei Metaanalysen durch. Die eine erfasste 38 Studien vorwiegend von amerikanischen HMOs (Health Maintenance Organizations) über die Auswirkung der Psychotherapie auf die Inanspruchnahme medizinischer Einrichtungen, die andere 53 klinische Studien über die Auswirkung der psychologischen Operationsvorbereitung. Ferner analysierte Baltensperger 13 Studien über den Effekt der Psychotherapie im Bereich des Alkoholismus und zum Teil eine weit geringere Anzahl Studien in den Indikations- beziehungsweise Störungsbereichen Ängste, psychophysiologische Störungen, Schizophrenien und geriatrische Erkrankungen. Im Ergebnis zeigte sich, dass in einem breiten Spektrum häufiger und bedeutsamer Krankheiten durch den Einsatz der Psychotherapie Einsparungen bei den Kosten der medizinischen Behandlung der Patienten möglich sind. Von einem adäquaten Einsatz der Psychotherapie kann somit ein kostendämpfender Effekt auf die Kosten des Gesundheitswesens erwartet werden (Baltensperger 1996).

Das Ausmaß der dadurch auf Bevölkerungsebene erzielbaren Einsparungen und der dafür aufzuwendenden Kosten für die Psychotherapie ist noch nicht untersucht worden. Das liegt auch in der Schwierigkeit begründet, die Anzahl der psychotherapeutisch adäquat zu behandelnden Fälle abzuschätzen. Psychische Störungen sind sehr häufig. Nicht alle sind jedoch behandlungsbedürftig oder einer Psychotherapie zugänglich. Bedarfsanalysen im Bereich der Psychotherapie wurden erst in neuester Zeit durchgeführt. Vereinfacht sind für die Bedarfsanalyse und Ermittlung der Versorgungslage folgende Elemente zu unterscheiden: Prävalenz, Behandlungsnotwendigkeit, Therapiemotivation, Inanspruchnahme und Angemessenheit der erbrachten Therapie.

Prävalenz

Für die Bestimmung der Prävalenz ist das Vorliegen einer Diagnose einer psychischen Störung maßgebend. Zur Diagnose existieren verschiedene Diagnosesysteme, die teilweise erhebliche Unterschiede aufweisen. Die bekanntesten sind DSM-III und DSM-IV sowie ICD-10 und ICD-9. Für die wichtigsten psychischen Störungen liegen heute einigermaßen zuverlässige Prävalenzdaten vor.

Gemäß dem US Surgeon General beträgt die Jahresprävalenz aufgrund der zwei großen Surveys in den USA für alle psychischen Störungen ohne Suchterkrankungen etwa 20% bis 22% der Bevölkerung. Am häufigsten sind die Angststörungen mit etwa 16% und die affektiven Störungen mit etwa 7%. Da die einzelnen Störungen in Kombination auftreten können, ergibt die Summe aller einzelnen Störungen mehr als die oben genannten 22%. Vor allem zwischen Depression und Angststörungen besteht eine hohe Komorbidität (U.S. Department of Health and Human Services 1999). Zu wesentlich niedrigeren Jahresprävalenzraten kommt eine englische Studie, gestützt auf den Camberwell needs for care Survey, für Großbritannien. Ihre Prävalenzschätzung beträgt etwa 13 % (Bebbington et al. 1997). Dies liegt einerseits daran, dass ein engeres Spektrum an psychischen Störungen erfasst wurde. Andererseits sind auch die Prävalenzraten bei den einzelnen Störungen deutlich niedriger. Aufgrund einer Erhebung in Arztpraxen wurde in Italien die Punktprävalenz an psychischen Störungen nach ICD-10 auf 12,4 % geschätzt, zusätzlich zeigten 14 % der Patienten in den verschiedenen Störungsbereichen multiple Symptome, die jedoch nicht für die Vergabe einer ICD-10-Diagnose ausreichten (Pini et al. 1999). Für Deutschland wurden Einmonatsprävalenzraten von 20,9 % der Patienten in ärztlicher Behandlung, die eine ICD-Diagnose erhielten, und 8,5 % mit typischen Beschwerden, die nicht alle Kriterien einer ICD-Diagnose erfüllten, erhoben (Linden et al. 1996). In der kanadischen Provinz Ontario wurde eine Prävalenz von 18,6 % gefunden (Katz et al. 1997).

Die abweichenden Schätzungen in den internationalen Studien sind auf die vielfältigen und unterschiedlichen Instrumente und Kriterien zur Klassifizierung und Diagnosevergabe zurückzuführen. Die Schätzungen für die wichtigsten Störungen in internationalen Studien unterscheiden sich etwa um den Faktor 2 und weisen hiermit eine in diesem Bereich befriedigende Konsistenz auf (Soeder et al. 2001). Zusammenfassend kann man von folgenden Prävalenzraten ausgehen, die sich auch auf die schweizerische Bevölkerung übertragen lassen:

- Angststörungen: 9–12 %
- Depressionen: 7–8 %
- somatoforme Störungen: 0,2–2 %
- Schizophrenien: 1 %
- Persönlichkeitsstörungen: 2–3 %
- Summe psychischer Störungen: 19–21 %

Auch wenn diese Schätzungen im Großen und Ganzen relativ konsistent sind, bestehen in einzelnen Bereichen starke Abweichungen. Vor allem der Bereich der somatoformen Störungen wird höchst unterschiedlich erfasst und quantifiziert.

Behandlungsnotwendigkeit

Über die Behandlungsbedürftigkeit der diagnostizierten psychischen Störungen gehen die Meinungen weit auseinander (Soeder et al. 2001). Einige Studien setzten Prävalenz mit Behandlungsbedarf gleich. Erst in jüngerer Zeit setzte sich die Auffassung durch, dass die Behandlungsnotwendigkeit außer von der Diagnose von weiteren Faktoren wie der Persistenz, dem Schweregrad, der Belastung des Patienten, der Prognose und vielem mehr abhängt und von Experten einzuschätzen ist.

Die englische Studie von Bebbington und Koautoren (1997) beziffert die Prävalenz behandlungsnotwendiger psychischer Störungen auf 12,3 %, bei jungen Frauen mit Angststörungen beträgt sie 10,3 % (Soeder et al. 2001). Bezogen auf die deutsche Bevölkerung liegt die Prävalenz von Angststörungen bei 8,8 % (Margraf u. Poldrack 2000) und die Prävalenz der psychogenen Erkrankungen mit Behandlungsnotwendigkeit bei 15,6 % (Linden et al. 1996).

Therapiemotivation

Die Betroffenen beurteilen den Behandlungsbedarf teilweise anders als die Experten. Deshalb muss ebenfalls die Therapiemotivation der Patienten zur Bestimmung des Behandlungsbedarfs mit einbezogen werden.

In der Mannheimer Kohortenstudie über die Epidemiologie und Inanspruchnahme somatomedizinischer Leistungsangebote durch psychogen erkrankte Patienten waren 45 % der Fälle unmotiviert, 17 % motiviert und 38 % wurden als motivierbar für eine Psychotherapie eingestuft (Franz u. Schepank 1994). Von den motivierbaren Patienten lassen sich nach Einschätzung derselben Autoren etwa zwei Drittel tatsächlich zur Aufnahme einer indizierten Psychotherapie bewegen. Insgesamt nehmen nur etwa 35 % der Befragten ein konkretes Psychotherapieangebot an (Franz et al. 1990). Eine ähnliche Methode wird in der bereits mehrfach erwähnten englischen Prävalenzstudie eingesetzt (Bebbington et al. 1997). Diese unterscheidet zwischen gedecktem, ungedecktem und nicht zu deckendem Bedarf. Ein nicht zu deckender Bedarf liegt vor, wenn zwar die Experten eine Behandlungsnotwendigkeit feststellen, die Betroffenen jedoch nicht zu einer Psychotherapie bereit sind. Bei Frauen zwischen 18 und 25 Jahren mit einer behandlungsbedürftigen Angststörung betrug die Therapiebereitschaft 50% (Soeder et al. 2001). Diese Angaben ähneln der Größenordnung des selbst eingeschätzten Behandlungsbedarfs in einer vergleichenden Studie aus den USA und Kanada (Katz et al. 1997).

Inanspruchnahme

Verschiedene Studien haben die Inanspruchnahme der Leistungen des Gesundheitswesens untersucht (Kessler et al. 1999; Regier et al. 1993). Nur etwa 30–60% der Patienten mit der Diagnose einer psychischen Störung nehmen tatsächlich eine Behandlung in Anspruch. Besonders hoch ist die Inanspruchnahmerate bei der Somatisierungsstörung und bei der Schizophrenie.

In den USA nahmen 14,7% der Bevölkerung irgendeinen psychiatrischen oder psychotherapeutischen Dienst in Anspruch (Regier et al. 1993). Nicht alle dieser Patienten hatten jedoch eine psychische Störung. Von den 28,1% der Patienten mit psychischen Störungen wurden nur 8,1% versorgt, die übrigen 20% erhielten keine psychiatrische/psychotherapeutische Versorgung. Zusätzlich wurden die Dienste aber auch von 6,6% der Bevölkerung in Anspruch genommen, die gar keine psychische Störung hatten.

Ähnliche Verhältnisse wurden auch von Kessler und Mitarbeitern (1999) für die USA beschrieben. Die Inanspruchnahme betrug insgesamt 11,1%; 6,2% davon waren Patienten mit psychischen Störungen, 4,9% Patienten ohne psychische Störung. Von den Patienten mit psychischen Störungen erhielten 23,3% keine psychiatrische/psychotherapeutische Versorgung (Kessler et al. 1999).

Versorgungssituation

Aus dem oben angedeuteten Zusammenhang zwischen Prävalenz, Behandlungsbedarf, Therapiemotivation und Inanspruchnahme lassen sich erste Anhaltspunkte zur Beurteilung der Versorgungssituation gewinnen. Um die erforderliche Versorgungskapazität abzuschätzen, sind der gedeckte und der ungedeckte Bedarf relevant. Die Schätzungen des gedeckten Bedarfs schwanken zwischen 2% und 3,7% der Bevölkerung. Ein nicht gedeckter Bedarf, also eine Unterversorgung, besteht für 3,2–6,7% der Bevölkerung, das entspricht mehr als der Hälfte der Patienten mit Behandlungsbedarf und Therapiemotivation. Daneben besteht eine Fehlversorgung in etwa 5–7% der Bevölkerung, die eine Psychotherapie unnötigerweise in Anspruch nehmen.

Ein Grund für die Unterversorgung könnten finanzielle Hindernisse wegen der fehlenden Abdeckung durch die Krankenversicherung sein. Ein weiterer dürfte in der teilweise schlechten Erkennung psychischer Störungen durch Hausärzte liegen. Die Angaben über die Erkennungsraten schwanken zwischen 60% (Linden et al. 1996), 44% (Munk-Jorgensen et al. 1997), 38% (Hansson et al. 1994), 54% (Pini et al. 1999), 59% in der Stadt und 49% in ländlichem Gebiet (Weyerer 1996). Schwerere Störungen wie Schizophrenie oder Major Depression werden mit Anteilen von 70 bis 100 Prozent häufiger erkannt als leichtere Störungen oder Symptome unter dem Grenzwert für eine ICD-10-Diagnose. Allerdings wird von den Ärzten auch ein nicht unerheblicher Anteil von Patienten als psychisch krank bezeichnet, ohne dass diese Personen die Kriterien einer vollen psychiatrischen Diagnose erfüllen.

Resümee

Zusammenfassend kann festgestellt werden, dass Psychotherapie – richtig eingesetzt – Kosten im Gesundheitswesen einsparen kann. Dies ist nicht für alle Arten von Psychotherapie möglich und auch nicht für alle psychischen Störungen ausreichend belegt. Trotzdem könnte potenziell eine große Anzahl Patienten adäquater und kostengünstiger versorgt werden. Wie viele dies sind, ist äußerst schwierig abzuschätzen, da die vorliegenden Kenntnisse noch sehr bruchstückhaft sind. Selbst wenn bei weitem nicht alle psychischen Störungen behandlungsbedürftig sind und auch nur ein Teil der Patienten mit behandlungsnotwendigen Störungen für eine Psychotherapie motiviert werden kann, bleibt noch ein großes Potenzial an unbehandelten Patienten mit psychotherapeutischem Behandlungsbedarf.

Zur ersten Orientierung kann von einer Prävalenz psychischer Störungen zwischen 13 % und 26 % der Bevölkerung ausgegangen werden. Davon sind zwischen 60 % und 90 % behandlungsbedürftig, wobei eine hohe Prävalenz mit einer geringen Behandlungsnotwendigkeit assoziiert ist und umgekehrt. Von den Behandlungsbedürftigen können zwischen 35 % und 50 % für eine Psychotherapie motiviert werden, die infrage kommende Fallzahl beträgt somit etwa 4,1 % bis 7,8 % der Bevölkerung.

10.2 Zielsetzung

Zielsetzung dieser Studie war es, für die Schweiz das Ausmaß der volkswirtschaftlichen Einsparungen abzuschätzen, die unter der Voraussetzung eines adäquaten Einsatzes der Psychotherapie erreicht werden könnten. Berücksichtigt wurden die Einsparungen an direkten Kosten (Kosten für medizinische Behandlung, Fahrtkosten, Sozialhilfe, Beratung etc.). Auf eine Erfassung der Reduktion bei den indirekten Kosten (Kosten infolge von Arbeitsunfähigkeit, Produktionsverlust von Patient und Angehörigen) wurde wegen fehlender Daten verzichtet.

Ferner wurden der Aufwand und die Kosten für die Psychotherapie geschätzt. Aus der Differenz zwischen den Kosten für eine Psychotherapie und den Einsparungen durch eine Psychotherapie wurden die Nettoeinsparungen berechnet.

Ergänzend wurde die erforderliche Therapiekapazität überschlagen, die für eine solche psychotherapeutische Versorgung nötig wäre. Dieser erforderlichen Therapiekapazität wurde die vorhandene Kapazität gegenübergestellt und so das Ausmaß der noch fehlenden Kapazität abgeschätzt.

An dieser Stelle muss betont werden, dass die vorliegende Studie einen Pilotcharakter hat. Sie deckt ein sehr breites Spektrum von psychischen Störungen ab. Aufgrund der unvollständigen und heterogenen Datenlage sollten in dieser Studie erstmals explorativ die Größenordnungen erkundet werden, in welchen sich die volkswirtschaftlichen Einsparungen und Kosten der Psychotherapie bewegen dürften.

10.3 Material und Methodik

Dieser Studie liegt ein Prävalenzansatz zugrunde. Dabei werden die Einsparungen und Kosten aller während eines Jahres mit einer Psychotherapie behandelten Patienten geschätzt. Die volkswirtschaftlichen Einsparungen und Kosten der Psychotherapie wurden aus den Einsparungen und Kosten pro Fall und Jahr, multipliziert mit der Anzahl der Fälle pro Jahr, berechnet. Als Berechnungsgrundlage dienten die Ergebnisse aus den vorliegenden Studien zu den Einsparungen und Kosten der Psychotherapie. Hierfür wurden die Ergebnisse einheitlich pro Fall und Jahr aufbereitet, indem die Daten in Indikationsbereiche gegliedert wurden, da je nach Indikationsbereich unterschiedliche Rahmenbedingungen gelten und verschiedene Psychotherapien zur Anwendung kommen können. In den Indikationsbereichen, in denen sich die Aussagen zu Einsparungen und Kosten der Psychotherapie begründen lassen, wurde aufgrund der Angaben zu den Studienpatienten eine passende epidemiologische Umschreibung der Patientengruppen vorgenommen und die Anzahl dieser Fälle pro Jahr abgeschätzt.

Die Datengrundlage bildeten publizierte Studien. Zusätzlich wurden Sekundärstatistiken über Angaben zur Fallzahl in der Schweiz wie die Anzahl Operationen, Alkoholikerprävalenz und Anzahl Konsultationen ausgewertet. Als Basis für die Literaturrecherche dienten Searchs im Internet (s. Anhang). Die Suchergebnisse wurden gesichtet und alle Titel einer genaueren Prüfung unterzogen, die Hinweise auf ökonomische Ressourcen, Kosten, Prävalenz, Behandlungs- oder Inanspruchnahmedaten enthielten. Auf diese Weise wurden sechs Indikationsbereiche festgelegt, die für eine verlässliche Abschätzung des volkswirtschaftlichen Nutzens der Psychotherapie zugänglich sind. Es handelt sich dabei um Operationsvorbereitung, Alkoholmissbrauch, Angststörungen, psychosomatische Störungen, Schizophrenien und Depressionen.

Zur Ermittlung der Einsparungen infolge der Psychotherapie werden zweierlei Arten von Daten benötigt: das Mengengerüst der Effekte (eingesparte Arztkonsultationen, Spitaltage, Medikamente etc.) und ihre Bewertung in Geldeinheiten (die Taxe pro Konsultation, der Tagessatz pro Spitaltag oder der Preis pro Medikament). Analog wurde für die Berechnung der Kosten der Psychotherapie das Mengengerüst der Anzahl Sitzungen und der Art und Anzahl der beteiligten Therapeuten erhoben und mit Kosten pro Sitzung bewertet. Das Mengengerüst wurde aus den Studiendaten gewonnen. In den Bereichen Operationsvorbereitung und Alkoholismus wurden die Angaben direkt aus der Dissertation von Baltensperger (1996) übernommen. In den übrigen Bereichen wurde eine Sonderauswertung der verwertbaren Studien durchgeführt. Die Bewertung erfolgte mit schweizerischen Wertgrößen für das Jahr 2000 (vgl. Tab. 10-1).

Die vorliegenden Studien weisen unterschiedliche Designs aus: Neben Kontrollgruppen wurde oft ein Prä-post-Ansatz angewendet. Einige Studien verbinden auch ein Kontrollgruppen- mit einem Prä-post-Design. Für jede Studie wurden die Kosten pro Jahr vor und nach der Psychotherapie, respektive in der Behandlungs- und in der Kontrollgruppe, berechnet und aus der Differenz die Einsparungen ermittelt. Diese wurden den Kosten der Psychotherapie gegenübergestellt. Die Ergebnisse aus den einzelnen Studien wurden pro Indikationsbereich zusammengezogen und eine beste

Tab. 10-1 Für die Bewertung der Einsparungen und Kosten der Psychotherapie verwendete Wertgrößen.

Kosten der psychotherapeutischen Behandlung[a]	Kosten (CHF)
psychotherapeutische Behandlung erste Viertelstunde	39,60
psychotherapeutische Behandlung nächste Viertelstunde	56,93
psychotherapeutische Behandlung pro Dreiviertelstunde (pro Sitzung)	153,45
Psychologe pro Sitzung[b]	100,–
Allgemeinarzt oder Spezialarzt pro Konsultation	39,60
Allgemeinarzt-Hausbesuch	49,50
Sozialarbeiter[b]	70,–
psychotherapeutisch geschulte Schwestern[b]	70,–
Kosten für einen Tag Untersuchungshaft[c]	
mittlere Kosten pro U-Hafttag [CHF]	395,–
mittlere Kosten pro Gefängnistag [CHF]	369,-
Kosten des Spitalaufenthalts beziehungsweise der Rehabilitation (gemäß H+Spitalstatistik)[d]	**Betriebskosten pro Tag (CHF)**
Durchschnitt psychiatrische Kliniken	505,–
Durchschnitt psychiatrische Tageskliniken	250,–
Durchschnitt Krankenhäuser	972,–
Rehabilitationsklinik	415,–
Spitex (gemäß Konkordat Schweizerischer Krankenversicherer KSK, neu: Santésuisse und Spitex Verband Schweiz)[e]	**Kosten pro Stunde (CHF)**
Tarif-Kosten	55,–
reale Kosten	77,–

[a] Angaben aus UV/IV/MV Arzttarif (SUVA 2001). [b] Eigene Erhebung. [c] Berechnet mit den Daten der Finanzstatistik der öffentlichen Haushalte und dem Statistischen Jahrbuch der Schweiz (EDMZ 2001; Bundesamt für Statistik 2001). [d] Administrative Gesamtstatistik. H+ Die Spitäler der Schweiz, Aarau. [e] Auskunft durch den Spitex Verband, Belpstraße 24, 3000 Bern 14.

Schätzung, ergänzt mit einer unteren und oberen Schätzung, wurde vorgenommen.

Die in den einzelnen Indikationen gefundenen Ergebnisse wurden auf ihre Plausibilität geprüft und abgesichert. Dies geschah durch den Vergleich mit den HMO-Studien aus dem allgemeinen Pool der Metaanalyse von Baltensperger (1996), die zwar einzelne der erforderlichen Angaben aufweisen, aber zu wenig spezifiziert sind, um als eigene Studie in der Sonderanalyse berücksichtigt zu werden. Zusätzlich konnten aus der epidemiologischen Literatur Informationen über die Inanspruchnahme von Gesundheitsleistungen durch Patienten mit psychischen Störungen herangezogen werden.

Ausgehend von den Angaben aus den Kostenvergleichsstudien wurde versucht, den Personenkreis der betreffenden Fälle einzuengen und die entsprechende Anzahl der Fälle mit Behandlungsbedarf und Therapiebereitschaft zu schätzen. Dabei wurden die Erkenntnisse der neueren Literatur zu Bedarf und Inanspruchnahme verwertet. Zur Schätzung der Fallzahl wurden, wenn möglich, Schweizer Daten verwendet. Ansonsten wurden ausländische Raten auf die Schweiz übertragen. Wo es sinnvoll und nötig erschien, wurde eine beste Schätzung, ergänzt mit einer unteren und oberen Schätzung zur Veranschaulichung der Bandbreite, angegeben.

Die volkswirtschaftlichen Einsparungen und Kosten wurden berechnet als Produkt aus den Einsparungen und Kosten pro Fall multipliziert mit der Fallzahl. Aufgrund der pro Psychotherapie erforderlichen Anzahl Sitzungen und der Anzahl Fälle wurde die Anzahl Sitzungen für die Schweiz hochgerechnet. Um die Kapazität an Therapeuten zu überschlagen, die für die Erbringung dieser Sitzungszahlen erforderlich wäre, wurde für 1 000 Sitzungen im Jahr eine Therapeutenstelle angenommen. Daraus ergaben sich summarische Schätzungen des Bedarfs für die Psychotherapie. Diese wurden mit Kennziffern aus der Literatur verglichen, um das Ausmaß des schon gedeckten und des noch nicht gedeckten Bedarfs ungefähr abzuschätzen.

10.4 Ergebnisse

Einsparungen und Kosten pro Fall und Anzahl Fälle

In Tabelle 10-2 sind pro Störungsbereich die Grundlagen für die Ermittlung der Kostenfolgen der Psychotherapie auf Bevölkerungsebene aufgeführt. Diese werden im Folgenden kurz erläutert.

Operationsvorbereitung

Die Ergebnisse zu den Kosten und Einsparungen der Psychotherapie stützen sich auf die Metaanalyse von Baltensperger, der 53 kontrollierte, klinische Studien zugrunde liegen, in denen die Effekte psychologischer Operationsvorbereitung mit denjenigen einer Routinevorbereitung, die normalerweise in Spitälern durchgeführt wird, verglichen werden (Baltensperger 1996). Die Wirkung der Operationsvorbereitungsprogramme wurde an rund 4 000 Patienten und Patientinnen untersucht. Folgende Operationsarten waren dabei vertreten:
- Herzoperationen
- gynäkologische/Unterleibsoperationen
- Herniotomien
- Cholezystektomien
- orthopädische Knieoperationen
- urologische Operationen
- Mandeloperationen
- Dentaloperationen
- verschiedene sonstige Operationen

Durch die psychologische Operationsvorbereitung können im Durchschnitt 0,9 Spitaltage eingespart werden. Je nach Vorbereitungsart variiert diese Einsparung zwischen 0,68 Tagen für Vorbereitungen mit dem Schwerpunkt Bewältigungsstrategie und 1,16 Tagen für eine Kombination von Information, Bewältigungsstrategie und emotionaler Unterstützung. Bewertet mit einem Kostensatz von 972,- CHF pro Spitaltag ergeben sich so Einsparungen von 885,- CHF (661,- bis 1 128,- CHF) pro Fall. Zur Durchführung der Operationsvorbereitung wird eine Sitzung mit einem Psychotherapeuten, entsprechend Kosten von 100,- CHF, veranschlagt.

Tab. 10-2 Einsparungen und Kosten pro Fall (in CHF) sowie die Anzahl Fälle.

	Beste Schätzung	Untere Schätzung	Obere Schätzung
Operationsvorbereitung			
Einsparung pro Fall	885	661	1 128
Kosten pro Fall	100	100	100
Anzahl Fälle	280 000	250 000	300 000
Alkoholismus			
Einsparung pro Fall	6 901	583	12 539
Kosten pro Fall	2 000	2 000	2 000
Anzahl Fälle	28 000	22 400	70 000
Angststörungen			
Einsparung pro Fall	2 200	1 700	4 200
Kosten pro Fall	1 500	700	1 600
Anzahl Fälle	210 000	196 000	308 000
somatoforme Störungen, schwere Fälle			
Einsparung pro Fall	10 000	5 000	15 000
Kosten pro Fall	4 000	1 000	6 000
Anzahl Fälle	5 600	5 600	5 600
somatoforme Störungen, leichte Fälle			
Einsparung pro Fall	1 500	0	3 000
Kosten pro Fall	1 000	1 000	1 000
Anzahl Fälle	56 000	56 000	56 000
Schizophrenie			
Einsparung pro Fall	4 000	3 000	8 200
Kosten pro Fall	3 000	2 500	5 100
Anzahl Fälle	42 000	35 000	49 000
Depression			
Einsparung pro Fall	4 000	0	8 000
Kosten pro Fall	1 700	0	3 000
Anzahl Fälle	210 000	175 000	280 000

Die Anzahl der Operationen mit stationären Aufenthalten wurde aufgrund der medizinischen Statistik der Schweizer Spitäler auf 280 000 (250 000/300 000) geschätzt.

Alkoholismus

Die Grundlagen bezüglich der Einsparungen und Kosten der Psychotherapie in der Alkoholismusbehandlung wurden aus der Studie von Baltensperger direkt übernommen. Diese stützt sich auf 13 Studien, von denen 6 im Rahmen von HMO und 7 Untersuchungen von privaten oder öffentlichen Arbeitgebern sind. 5 Studien sind unkontrolliert, in 7 Studien wurde eine mit der Behandlungsgruppe nicht vergleichbare Kontrollgruppe von Personen gebildet, die zwar auch Alkoholprobleme hatten, aber nicht für eine Psychotherapie motivierbar waren. Untersucht wurden Alkoholprogramme, wie sie an für diese Störung spezialisierten Institutionen (z. B. Alkohol-Rehabilitationszentren) durchgeführt wurden (Baltensperger 1996).

Durch die Psychotherapie können im Durchschnitt 7,1 (0,6–12,6) Spitaltage eingespart werden. Bewertet mit einem Kostensatz von 972,– CHF pro Spitaltag ergeben sich Einsparungen von 6 901,– CHF (583,– bis 12 539,– CHF). Da im Durchschnitt für eine psychotherapeutische Behandlung des Alkoholismus 20 Sitzungen benötigt werden, berechnen sich die Kosten für Psychotherapien auf 2 000,– Franken.

Als epidemiologische Bezugsgröße wurde die Anzahl alkoholabhängiger Patienten mit einer Motivation für eine Psychotherapie geschätzt. Die Prävalenz für schädigenden Alkoholkonsum beziehungsweise Alkoholabhängigkeit schwankt aufgrund von epidemiologischen Studien zwischen 0,8 % für England (Bebbington et al. 1997) und circa 2,6 % für Italien (Pini et al. 1999) und für Deutschland (Linden et al. 1996). Aufgrund der Tatsache, dass allein 33 000 Personen mit einer Alkoholabhängigkeit in stationärer Behandlung sind (SFA 1999), wird als beste Schätzung eine Prävalenz von 1 % (0,8–2,6 %) der Bevölkerung, das heißt 70 000 (56 000–182 000) Alkoholkranke, angenommen. Diese sind jedoch nicht alle für eine Therapie motivierbar. Aufgrund der erwiesenermaßen großen Schwierigkeit, eine ausreichende Behandlung aufzubauen – nur 42 % der Alkoholabhängigen schließen eine ambulante Behandlung regulär ab (SFA 1999) – ist auch eine unterdurchschnittlich geringe Psychotherapiemotivation von 40 % anzunehmen. Somit ergeben sich als beste (untere/obere) Schätzung 28 000 (22 400/70 000) Fälle von Alkoholabhängigen mit einer Motivierbarkeit für eine Psychotherapie.

Angststörungen

Die Angaben zu Einsparungen und Kosten der Psychotherapie bei Angststörungen stützen sich auf lediglich 3 Studien, in denen explizite Angaben über die Indikation und die Art der Therapie gemacht wurden (Ginsberg u. Marks 1977; Ginsberg et al. 1984; Jacobi u. Margraf 1999). Ferner werden die Aussagen durch die Metaanalyse von Baltensperger (1996) unterstützt, in der 38 Studien über die Auswirkungen der Psychotherapie auf die Inanspruchnahme medizinischer Einrichtungen enthalten waren. Einige der Studien aus diesem Pool enthalten Angaben, aus denen hervorgeht, dass ebenfalls Patienten mit Angststörungen untersucht worden sind. Angststörungen gelten als der Indikationsbereich, in dem eine Psychotherapie die bevorzugte Therapie darstellt. Deshalb ist es eigentlich erstaunlich, dass nicht mehr Studien über den gesundheitsökonomischen Nutzen der Psychotherapie in diesem Bereich vorliegen. In der Aussage sind diese Studien insofern vergleichbar, als dass in allen Einsparungen im Bereich der stationären und teilstationären Versorgung nachgewiesen werden konnten. Auch bezüglich des Umfangs der Intervention scheinen die Studien plausibel. Basierend auf diesen Studienergebnissen werden die folgenden Annahmen über die durch die Psychotherapie im Bereich der Angststörungen erzielbaren Einsparungen und Kosten getroffen: Die Einsparungen, überwiegend in der stationären oder teilstationären Behandlung, zu einem geringen Teil auch in der ambulanten Behandlung, betragen 2 200,– CHF (1 700,– bis 4 200,– CHF) mit einer Anzahl von 15 (7–16) benötigten Sitzungen.

Obwohl allgemein anerkannt ist, dass Angststörungen zu den häufigsten psychischen Störungen gehören, schwanken die Angaben zur Prävalenz in der epidemiologischen Literatur doch beträchtlich. So weisen in Deutschland 40 % der Bevölkerung mindestens einmal im Jahr ein Angstsymptom auf. Die Prävalenz der behandlungsbedürftigen Angststörungen wird dabei auf 8,8 % geschätzt (Margraf u. Poldrack 2000). Die bereits mehrfach erwähnte englische Prävalenzstudie schätzt die Prävalenz von Angststörungen auf 4,9 %, die von behandlungsbedürftigen Angststörungen einschließlich der Therapiebereitschaft auf 2,8 % (Bebbington et al. 1997). Berücksichtigt man die relativ niedrige englische Schätzung und nimmt an, dass in Deutschland die durchschnittliche Bereitschaft zu einer Psychotherapie zwischen 35 % (Franz et al. 1990) und circa 50 % (Soeder et al. 2001) liegt, so kann die Bandbreite für eine Schätzung der Prävalenz der einer Psychotherapie zugänglichen Angststörungen auf 2,8–4,4 % eingeengt werden. Als beste Schätzung wird hier vorsichtig angenommen, dass 3 % der Bevölkerung an einer behandlungsbedürftigen Angststörung leiden und diese auch eine psychotherapeutische Behandlung wollen. Dies entspricht einer Prävalenz behandlungsbedürftiger Angststörungen von 8,8% und einer Therapiebereitschaft von 35%, die beide in deutschen Studien belegt sind.

Somatoforme Störungen

In der Bevölkerung sind somatoforme oder funktionelle Beschwerden außerordentlich häufig. Dabei hat der Patient körperliche Symptome, ohne dass dafür eine organische Ursache gefunden werden kann. Diese Symptome stellen häufig eine Eintrittspforte in das medizinische Versorgungssystem dar (Franz u. Schepank 1997). Bei den häufigsten Allgemeinsymptomen, für die unser Gesundheitswesen in Anspruch genommen wird, bleibt die Suche nach biomedizinischen Ursachen ergebnislos und führt zu keinem therapeutischen Ansatzpunkt. Nur in 16% dieser Fälle wird eine organische Ursache gefunden (Lamprecht 1996). Viele der Symptome sind vorübergehender Natur und weisen eine große Verlaufsvariabilität auf. In ihrer vorübergehenden Form können somatoforme Störungen auch eine Reaktion auf Stress darstellen und spontan heilen oder verschwinden, wenn der Arzt keine organische Ursache gefunden hat. Demgegenüber wird die persistierende chronische somatoforme Störung nicht auf diese Weise beseitigt. Der Patient wird immer wieder den Arzt wegen somatischer Beschwerden für Diagnose und Behandlung aufsuchen (Fink 1992). Diese Patienten stellen wegen ihrer unnötigen Inanspruchnahme von Ressourcen ein Problem dar. Die Prävalenz der persistierenden chronischen somatoformen Störungen ist schwer abschätzbar und wird zum Teil überbewertet.

Im Bereich der somatoformen Störungen liegen aus einem breiten Spektrum verschiedener Indikationen einzelne Studien vor. Gonik und Koautoren (1981) untersuchten die Auswirkungen einer intensiven stationären Therapie in der klinischen Psychiatrie mit Krankheitsmanagement, Biofeedback-Training und Psychotherapie bei Patienten mit verschiedenen physischen Symptomen. Eine intensive Gruppentherapie mit einem multidisziplinären Team war die Intervention in der Studie von Jacobs (1987) bei chronischen Schmerzpatienten. Dass besonders in Bereichen, in denen Hospitalisationen häufig sind, durch eine Psychotherapie große Einsparungen erzielt werden können, zeigt auch die randomisierte, kontrollierte Studie bei Asthma-Patienten (Deter 1989; Deter u. Allert 1983). In einer Prä-post-Studie über je sechs Monate wurde der Einfluss von Stressmanagement durch Biofeedback-Training geprüft (Jacobs 1987). Die einzige Studie, in der die Einsparungen der Psychotherapie kleiner sind als die Kosten, ist eine kontrollierte Prä-post-Studie über den Effekt einer kurzen, direkten psychologischen Intervention auf die Inanspruchnahme von Arztleistungen (Longobardi 1981). Dass auch durch Maßnahmen im Bereich der ärztlichen Behandlung (psychiatrische Konsultation und Disease-Management-Beratung sowie die psychiatrische Konsultation von behandelnden Allgemeinärzten) substanzielle Einsparungen der Kosten für die Versorgung psychosomatischer Patienten erzielt werden können, belegen zwei Studien von Smith und Mitarbeitern (Smith et al. 1986 u. 1995).

Zusammenfassend lässt sich eine Gruppe von Studien bei Patienten mit schweren somatoformen Störungen und eine Gruppe von Studien an leichten Fällen unterscheiden. Das vorliegende Studienmaterial zu den schweren Fällen (Deter 1989; Deter u. Allert 1983; Gonik et al. 1981; Jacobs 1987; Smith et al. 1986) zeichnet sich durch große Heterogenität aus. Alle Studien zeigen ein beträchtliches Einsparpotenzial im Spital, selbst wenn dazu recht aufwendige stationäre Therapien in Kauf genommen werden müssen. Als grobe Schätzung erscheinen Einsparungen bei den direkten medizinischen Kosten von 10 000,– CHF plausibel, mit einer Bandbreite von 5 000,– bis 15 000,– CHF. Die für eine entsprechende Psychotherapie aufzuwendenden Therapiekosten setzen sich zusammen aus ambulanten Sitzungen und stationären Therapien. Im ambulanten Bereich dauern die Therapien zwischen 11 und 40 Sitzungen. Die Kosten werden auf 4 000,– CHF, mit einer Bandbreite von 1 000,– bis 6 000,– CHF angenommen.

Als Annahme bei leichten Fällen werden gestützt auf drei Studien (Jacobs 1987; Longobardi 1981; Smith et al. 1995) Einsparungen von 1 500,– CHF für die beste Schätzung bei einer unteren Grenze von 0,– CHF und einer oberen von 3 000,– CHF angenommen. Auf der Kostenseite wird von 10 Sitzungen und 1 000,– CHF ohne Bandbreite ausgegangen.

Die epidemiologischen Angaben sind außerordentlich heterogen. In einer Studie aus Aarhus (DK) an 233 Patienten von Allgemeinärzten, die in einer konsekutiven Stichprobe erhoben wurden, wurde die Prävalenz von somatoformen Störungen nach zweierlei Forschungskriterien untersucht. Die Prävalenz aller somatoformen Störungen kombiniert nach ICD-10 war 22,3 %. Gemäß den Kriterien DSM-IV wurde sogar eine Prävalenz von 57,5 % festgestellt, wovon jedoch 27,2 % den anderweitig spezifizierten und 27 % den undifferenzierten somatoformen Störungen zugehören. Ohne diese beiden großen und heterogenen Kategorien betrug die Prävalenz an somatoformen Störungen gemäß DSM-IV 12,6 % (Fink et al. 1999). In dieser Studie wurde auch die Inanspruchnahme von Notfall-, Spezialarzt-, Hausarztkonsultationen und Krankenhaustagen erhoben. Dabei wurden die Patienten mit somatoformen Störungen gemäß ICD-10 und DSM-IV jeweils mit den übrigen Patienten verglichen. Die Patienten mit somatoformen Störungen weisen höhere Inanspruchnahmeraten auf als Patienten ohne somatoforme Störungen. Dieser Unterschied ist wesentlich klarer ausgeprägt, wenn die Patienten mit einer Störung gemäß ICD-10, statt gemäß DSM-IV, mit dem Rest der Patienten verglichen werden. Mit schweizerischen Wertgrößen bewertet ergibt sich bei den ICD-10-Fällen eine doppelt so hohe Inanspruchnahme, während sie bei den DSM-IV Fällen noch circa 20 % höher liegt. Es ist zu vermuten, dass, je restriktiver die Diagnosekriterien gehandhabt, umso schwerere somatoforme Störungen erfasst werden. Mit zunehmender Schwere dieser Störungen nimmt auch die Inanspruchnahme deutlich zu.

Aufgrund der in Dänemark verfügbaren Patientenregister ist es auch möglich, die Inanspruchnahme in mehreren Einrichtungen des Gesundheitswesens über längere Zeit zu verfolgen und Prävalenzschätzungen vorzunehmen. Auf diese Weise wurde die Häufigkeit persistierender somatoformer Störungen untersucht und eine Prävalenz von 0,6 Promille bei den Männern und 3,2 Promille bei den Frauen, insgesamt von 2 Promille gefunden (Fink 1992 u. 1993).

Auch die Angaben in den nachfolgend aufgeführten epidemiologischen Untersuchungen schätzen die Prävalenz wesentlich zurückhaltender ein. Unter die somatoformen Störungen werden die Somatisierungsstörung mit Prävalenzraten von 0,1–2,1 %, teilweise Hypochondrie (Prävalenzrate 0,3 %) und/oder die Neurasthenie (Prävalenzraten von 2,1–7,5 %) gezählt (Achberger 1999; Linden et al. 1996; Pini et al. 1999; U.S. Department of Health and Human Services 1999). Diese Prävalenzraten scheinen bereits eine Einengung auf ernsthaftere, länger dauernde Störungen zu enthalten, bei denen eine Intervention sinnvollerweise in Betracht zu ziehen ist. Die somatoformen Störungen sind bekanntlich Störungen, deren Ursache die Patienten in fester Überzeugung körperlichen Leiden zuschreiben und deren psychische Natur sie nicht wahrnehmen können. Deshalb ist auch hier von einer niedrigen Therapiebereitschaft auszugehen – selbst wenn die Störungen ernsthafter und anhaltender Natur sind.

Zur Schätzung der Fallzahl wird zwischen leichten und schweren Fällen unterschieden. Angenommen wird eine Prävalenz behandlungsnotwendiger Fälle von 2 % leichten und 0,2 % schweren Fällen und eine Psychotherapiemotivierbarkeit von 40 %.

Schizophrenie

Die Schizophrenie ist eine Störungsgruppe, in der die Psychotherapie seit längerem als wirksam anerkannt ist. Eine nach Möglichkeit ambulante Therapie in der Form medikamentöser Behandlung, psychiatrischer Kontrolle und ergänzenden sozialpsychiatrischen Diensten gilt als Standard. Die Evidenz aus den Kosten-Nutzen-Analysen spricht eindeutig zugunsten der mit einer Psychotherapie kombinierten Therapien.

Gegenwärtig wird Psychotherapie nicht anstatt, sondern in Kombination mit der medikamentösen Therapie eingesetzt. Dank der Psychotherapie sollte es möglich sein, mit geringeren Dosen zu arbeiten, dabei die Nebenwirkungen zu reduzieren und so die Compliance zu verbessern. Auf diesem Wege könnten Rückfälle mit teuren Hospitalisationen vermieden werden. Zudem besteht offenbar gerade beim Einsatz der Psychotherapie in der Schizophreniebehandlung ein größeres Potential an so genannten differenziellen Effekten. Das heißt, dass mit dem bereits betriebenen Aufwand an Psychotherapie durch die Wahl adäquater Methoden, insbesondere der Familientherapie anstelle der Einzeltherapie, wesentlich größere Einsparungen bei der Inanspruchnahme von Leistungen des übrigen Gesundheitswesens erzielt werden können.

Die Ergebnisse im Bereich Schizophrenie stützen sich auf 12 Studien. Die durch die Psychotherapie erzielbaren Einsparungen betragen dabei im Mittel 5 500,– CHF bei einer sehr großen Streubreite von 855,– bis 28 289,– CHF. Nach Ausschluss der Ausreißer wurden für die beste Schätzung Einsparungen von 4 000,– CHF angenommen bei einer Bandbreite von 3 000,– bis 8 200,– CHF. Die Kosten basieren auf einer Anzahl von 20 (15–34) Therapiesitzungen, bei denen teilweise mehrere Therapeuten teilnehmen. Die Therapiekosten betragen im Mittel 3 000,– CHF und schwanken zwischen 2 500,– und 5 100,– CHF.

Die Angaben zur Epidemiologie der Schizophrenie sind recht konsistent: Die Prävalenz beträgt circa 1% der Bevölkerung. Schizophrenien werden als schwere psychische Störungskomplexe auch durch die Allgemeinärzte in hohem Ausmaß erkannt und zur fachärztlichen Behandlung weitergewiesen. Da die Schizophrenie eine schwere psychische Störung darstellt, die zum Großteil richtig erkannt wird, und zusammen mit den somatoformen Störungen die höchste Inanspruchnahme des Gesundheitswesens aufweist – im Unterschied zur Versorgung der somatoformen Fälle auch schwergewichtig in der spezialisierten psychiatrischen Versorgung – wird hier eine Behandlungsmotivation von 60% (50% bis 70%) angenommen. Daraus ergibt sich eine angenommene Anzahl Fälle von 42 000 für die beste Schätzung und von 35 000 für die untere respektive 49 000 Fälle für die obere Schätzung.

Depression

Depressionen sind epidemiologisch neben den Angststörungen die häufigsten psychischen Störungen. Zudem treten Angststörungen und Depressionen häufig kombiniert auf. Mit einer richtig eingestellten Medikation können bei etwa 70% der Patienten gute Wirkungen erzielt werden. Vor allem kurzfristig erzielt diese Therapie die schnellste Wirkung. Eine kombiniert psychotherapeutisch-medikamentöse Behandlung ist einer medizinisch-medikamentösen, aber auch einer psychotherapeutischen Behandlung überlegen (Reinecker 1994).

Leider gibt es wenige Studien zum Thema Kosteneinsparungen durch Psychotherapie in diesem Indikationsbereich. In einer retrospektiven Auswertung von Krankenversicherungsdaten über ein Jahr wurden die Kosten von drei Maßnahmen zur Verbesserung der Compliance bei Antidepressiva verglichen: allgemeinärztliche Beratung, psychiatrische Behandlung und Psychotherapie (Croghan et al. 1999). In einer randomisierten, kontrollierten Studie über ein Jahr bei schwerer Depression wurde eine Psychotherapie allein verglichen mit einer Pharmakotherapie. Die Patienten in der Psychotherapie nahmen häufiger ärztliche Behandlungen in Anspruch als die Patienten in der Vergleichstherapie. Auch waren die Kosten für die Psychotherapie höher als für die Pharmakotherapie (Lave et al. 1998). In einer randomisierten, kontrollierten Studie über sechs Monate bei Nonrespondern auf die Standardbehandlung (reguläre Konsultationen bei einem niedergelassenen Psychiater von 15 bis 30 Minuten Dauer mit Medikation) wurde eine interagierende Psychotherapie mit einer gewöhnlichen psychiatrischen Behandlung der Depression verglichen. Im Ergebnis zeigten sich klare Vorteile für die Psychotherapie (Guthrie et al. 1999). In einer Prä-post-Studie über ein Jahr vor Behandlung und ein Behandlungsjahr wurden die Auswirkungen einer Familientherapie bei Patienten mit manisch-depressiven und schizoaffektiven Störungen untersucht. Während im Jahr vor der Behandlung die Rückfallquote 1,5 betrug, sank sie im Jahr nach der Behandlung auf 0,33 (Retzer et al. 1991).

Für den Indikationsbereich der Depressionen sind die vorliegenden Angaben nicht ausreichend und zudem widersprüchlich. Immerhin scheint vor allem in der Langzeitbehandlung eine Senkung der Rückfallquoten durch die Psychotherapie mit substanziellen Kosteneinsparungen möglich, die aber zu wenig dokumentiert ist. Hier wird deshalb angenommen, dass bei schweren Depressionen durch eine Psychotherapie in der Rückfallprophylaxe 4 000,– CHF (0–8 000,– CHF) eingespart werden können und dafür eine Therapie mit 15 (6–20) Sitzungen notwendig ist, wobei Therapiekosten von 1 700,– CHF (0–3 000,– CHF) entstehen.

Die Prävalenzzahlen für affektive Störungen schwanken zwischen 4,9% in der Provinz Ontario (Katz et al. 1997) und 11,1% in der ECA-Studie

(Regier et al. 1993). Die beste Schätzung des Surgeon General betrug 7,1 % (U.S. Department of Health and Human Services 1999), die englische Studie ermittelte eine Prävalenz von 6,6 % insgesamt und 6,1 % behandlungsnotwendigen Depressionen (Bebbington et al. 1997). Schwere Depressionen scheinen ähnlich wie Schizophrenien gut erkannt und einer angemessenen Behandlung zugeführt zu werden. So zeigte eine Studie bei internistischen Grundversorgern, dass diese eine schwere Depression zu 100 % richtig diagnostizieren und gemäß den Richtlinien behandeln. Leichtere Depressionen werden hingegen nur in etwa 50 % der Fälle erkannt (Carney et al. 1999). Eine andere Studie fand allerdings, dass Depressionen oft unterbehandelt bleiben (Brugha u. Bebbington 1992). Als grobe Schätzung für die Fallzahl wird Folgendes angenommen: Prävalenz 10 %, Behandlungsnotwendigkeit 6 %, Behandlungsnotwendigkeit mit Therapiemotivation 3 % mit einer Bandbreite von 2,5–4,0 %.

Volkswirtschaftliche Einsparungen und Kosten

Im folgenden Abschnitt werden für die einzelnen Störungsbereiche die Einsparungen, Kosten und Nettoeinsparungen ausgewiesen. Die Einsparungen und Kosten wurden berechnet als Produkt der Einsparungen und Kosten pro Fall und Fallzahl. Weiter wird die Anzahl der mit einer Psychotherapie pro Jahr zu behandelnden Fälle und die Gesamtzahl an Therapeuten hochgerechnet. Für diese Berechnung wurde angenommen, dass pro Therapeut im Durchschnitt 1 000 Fälle im Jahr behandelt werden.

In Tabelle 10-3 sind die direkten Einsparungen nach Störungsbereichen als beste, minimale und maximale Schätzung zusammengefasst.

Insgesamt können laut der besten Schätzung gut 2 Milliarden Franken durch die Psychotherapie eingespart werden. Diese Schätzung ist mit einer sehr großen Unsicherheit behaftet, die aus der großen Bandbreite von minimal 644 Millionen bis maximal 5 404 Millionen Franken an Einsparungen ersichtlich wird. Den größten Anteil, nämlich 840 Millionen Franken, kann man im Bereich der Depressionen einsparen, gefolgt von den Angststörungen mit 462 Millionen Franken. Eine genaue Aufteilung dieser Einsparungen nach ambulanten und stationären Leistungsanbietern ist nicht möglich, da die diesbezüglichen Angaben aus den einzelnen Störungsbereichen unterschiedlich vollständig oder detailliert ausgewiesen sind. Jedoch kann aufgrund der Ergebnisse überschlagen werden, dass von den 2 050 Millionen Franken etwa 1 800 Millionen Franken im Spital und 250 Millionen Franken in der ambulanten ärztlichen Behandlung anfallen dürften.

Die Kosten der Psychotherapie nach Störungsbereichen sind in der Tabelle 10-4 zusammengestellt.

Für die Durchführung aller Psychotherapien würden Kosten in einer Höhe von 960 Millionen Franken entstehen. Die Unsicherheit ist deutlich geringer als bei den Einsparungen; die minimale Schätzung beträgt 356 Millionen Franken, die maximale 1 842 Millionen Franken.

Tab. 10-3 Direkte Einsparungen durch Psychotherapie nach Störungsbereich (Mio. CHF).

Bereich	Direkte Einsparungen		
	Beste Schätzung	Untere Schätzung	Obere Schätzung
Operationsvorbereitung	248	165	338
Alkoholismus	193	13	878
Angststörungen	462	333	1 294
psychosomatische Störungen	140	28	252
Schizophrenie	168	105	402
Depression	840	0	2 240
Summe	2 051	644	5 404

Tab. 10-4 Kosten der Psychotherapie nach Störungsbereichen (Mio. CHF).

Bereich	Kosten		
	Beste Schätzung	Untere Schätzung	Obere Schätzung
Operationsvorbereitung	28	25	30
Alkoholismus	56	45	140
Angststörungen	315	137	493
psychosomatische Störungen	78	62	90
Schizophrenie	126	88	250
Depression	357	0	840
Summe	960	356	1 842

Die verbleibenden Nettoeinsparungen, die entstehen, wenn von den Einsparungen die Therapiekosten abgezogen werden, sind in Tabelle 10-5 nach Störungsbereichen zusammengefasst.

Besonders hoch sind die Einsparungen im Bereich der Depressionen. Dies liegt an der großen Fallzahl einerseits und an dem günstigen Verhältnis zwischen den erzielten Einsparungen und der Anzahl der benötigten Therapiesitzungen. Auffallend hoch sind die Nettoeinsparungen ferner bei der Operationsvorbereitung. Auch in diesem Indikationsbereich ist das Verhältnis der eingesetzten Therapie zu den realisierbaren Effekten sehr günstig.

Wie aus Tabelle 10-6 ersichtlich wird, benötigen schätzungsweise etwa 830 000 (740 000 – 1 069 000) Patienten eine Psychotherapie, wobei allerdings 280 000 (250 000 – 300 000) Operationsvorbereitungen eingerechnet sind. Ohne diese verbleiben rund 552 000 (490 000 – 769 000) Patienten mit psychogenen Erkrankungen und Alkoholismus.

Um die zur Behandlung dieser Patientenzahl erforderlichen Psychotherapien zu erbringen, wäre in der besten Schätzung eine Anzahl von rund 8 800 (minimale Schätzung: 4 400, maximale 14 800) Psychotherapeuten bei einer durchschnittlichen Anzahl von 1 000 Sitzungen im Jahr erforderlich (vgl. Tab. 10-7).

10.5 Diskussion

Aus den Ergebnissen geht hervor, dass durch eine gut eingesetzte Psychotherapie in der Schweiz circa 2 Milliarden Franken im somato-medizinischen Bereich eingespart werden könnten. Davon

Tab. 10-5 Nettoeinsparungen der Psychotherapie nach Störungsbereichen (Mio. CHF).

Bereich	Nettoeinsparungen		
	Beste Schätzung	Untere Schätzung	Obere Schätzung
Operationsvorbereitung	220	140	308
Alkoholismus	137	–32	738
Angststörungen	147	196	801
psychosomatische Störungen	62	–34	162
Schizophrenie	42	18	152
Depression	483	0	1 400
Summe	1 091	288	3 561

Tab. 10-6 Schätzung der Anzahl der Patienten mit Behandlungsbedarf.

Bereich	Fälle		
	Beste Schätzung	Untere Schätzung	Obere Schätzung
Operationsvorbereitung	280 000	250 000	300 000
Alkoholismus	28 000	22 400	70 000
Angststörungen	210 000	196 000	308 000
psychosomatische Störungen	61 600	61 600	61 600
Schizophrenie	42 000	35 000	49 000
Depression	210 000	175 000	280 000
Summe	831 600	740 000	1 068 600
ohne Operationsvorbereitung	551 600	490 000	768 600

dürften etwa 1 800 Millionen Franken im Spital und 250 Millionen Franken in der ambulanten ärztlichen Behandlung anfallen. Die Kosten der dafür erforderlichen Psychotherapie betragen circa 960 Millionen Franken. Dies führt zu Nettoeinsparungen von rund 1 090 Millionen Franken. Mit einer Psychotherapie zu versorgen wären etwa 830 000 Patienten, von denen allerdings 280 000 auf eine Operationsvorbereitung entfallen und 550 000 auf psychogene Erkrankungen. Die Operationsvorbereitung wird bei den folgenden Betrachtungen nicht weiter berücksichtigt, da für die anderen Bereiche nur in ihrer Gesamtheit Ansatzpunkte für Vergleiche und Beurteilungen vorliegen.

Die durchschnittlichen Einsparungen pro Fall betragen rund 3 720,– CHF, wovon 3 280,– CHF im Spital und 440,– CHF in der ambulanten Behandlung anfallen. Dies entspricht circa 3,5 Spitaltagen und 11 Arztkonsultationen. Diese Einsparungen sind somit etwas geringer ausgefallen, als die in Baltensperger (1996) geschätzten 5,1 Spitaltage.

Die Kosten der Psychotherapie wurden in der Regel aus der Anzahl Sitzungen multipliziert mit dem Wert pro Sitzung berechnet. Die im Ergebnis geschätzten rund 8,5 Millionen benötigter Sitzungen entsprechen im Durchschnitt 15,3 Sitzungen pro Fall. Dies ist ein relativ niedriger Wert. Therapien mit 15 Sitzungen gelten als kurze Therapien. Diese Angaben sind anhand der in den Studien ermittelten Einsparungen und Kosten für die beschriebenen Therapien berechnet worden. Es handelt sich somit um eine normative Festlegung

Tab. 10-7 Schätzung der benötigten Therapeutenzahl.

Bereich	Therapeuten		
	Beste Schätzung	Minimal	Maximal
Operationsvorbereitung	280	250	300
Alkoholismus	560	448	1 400
Angststörungen	3 150	1 372	4 928
psychosomatische Störungen	784	616	896
Schizophrenie	840	700	1 666
Depression	3 150	1 050	5 600
Summe	8 764	4 436	14 790
ohne Operationsvorbereitung	8 484	4 186	14 490

und nicht um die Beschreibung der tatsächlichen therapeutischen Praxis.

Baltensperger (1996) kommt in ihrer Übersicht zu einer durchschnittlichen Sitzungszahl von 22. Aufgrund der in dieser Studie aufgearbeiteten Literatur sind die Therapien noch kürzer. Für eine sehr kurze Therapiedauer spricht, dass den kurzen Therapien eine hohe Wirksamkeit bei niedrigen Kosten nachgesagt wird. Dem Psychotherapie-Handbuch von Bergin und Garfield (1994) kann entnommen werden, dass so genannte Kurzzeittherapien mit bis zu 25 Sitzungen in der Regel sehr wirksam bei der Behandlung bestimmter leichterer Störungsgruppen wie Angststörungen oder gewissen Depressionen sind. Bei anderen, schwereren Störungsgruppen, wie etwa psychotischen Störungen, sind längere Therapien oder wiederholte kürzere Hilfestellungen über einen längeren Zeitraum indiziert. Der in dieser Studie gewählte Prävalenzansatz trägt dem insofern Rechnung, als dass er keine über ein Jahr hinaus anfallenden Effekte berücksichtigt. Längere Therapien können aus diesem Grund wie aus mehreren kürzeren Therapien zusammengesetzt erscheinen. Soeder und Koautoren (2001) legen die untere Grenze, ab welcher eine Psychotherapie als angemessen bezeichnet werden kann, bei mindestens 9 Sitzungen fest.

Gegen eine kurze durchschnittliche Therapiedauer von 15,3 Sitzungen spricht, dass in der Praxis oft viel längere Therapiedauern angewendet werden. Grawe und Koautoren (1994) kamen zu dem Schluss, dass sich in einer wirksamen Therapie bei einem Großteil der Patienten im Durchschnitt nach 40 Sitzungen bedeutsame Behandlungserfolge einstellen und dass es keine Belege für eine bessere Wirksamkeit von länger andauernden Langzeittherapien gibt. Dies lässt erwarten, dass die meisten Therapiedauern in der Größenordnung um die 40 Sitzungen liegen dürften, mit großen Schwankungen um diesen Wert. Nach Berechnungen von Baltensperger (1996) muss die Therapiedauer in der Praxis allerdings noch viel länger sein, verwenden doch nur 23 % der Psychotherapeuten ihre hauptsächliche Therapiekapazität für Therapien unter 60 Sitzungen. Über drei Viertel der Therapeuten bieten somit hauptsächlich Therapien mit mehr als 60 Sitzungen an.

Die Ergebnisse dieser Studie enthalten, wie schon erwähnt, ein stark normatives Element.

Um die erwähnten Nettoeinsparungen zu erzielen, müsste die therapeutische Praxis tiefgreifend geändert werden, in erster Linie in Richtung einer Verkürzung der Therapiedauer. Allerdings sind gemäß den Ergebnissen die Psychotherapiekosten mit 960 Millionen Franken noch niedriger als die Nettoeinsparungen. Das bedeutet, dass es selbst bei einer Verdoppelung der entstehenden Kosten noch Nettoeinsparungen geben würde. Dies lässt Raum für längere Therapien. So ist ohne weiteres vorstellbar, dass auch bei einer Therapiedauer von 25–30 Sitzungen noch Nettoeinsparungen übrig bleiben.

Die Kosten pro Sitzung wurden mit 100,– CHF bewertet. Der Grund für diese Bewertung liegt darin, dass eine flächendeckende psychotherapeutische Versorgung wohl nur durch eine Aufnahme in die Leistungspflicht der Krankenversicherung und damit eine relative Anpassung der Gebühren der Krankenversicherer erreicht wird. Meist sind diese entsprechend den Tarifen deutlich niedriger als die auf dem freien Markt erzielbaren Honorare. Die Bewertung ist bezogen auf eine Sitzungsdauer von einer Dreiviertelstunde. Der entsprechende Stundensatz von 133,– CHF mag als niedrig erachtet werden. Anderseits müssen auch die bei der Berechnung der Einsparungen eingesetzten Arzthonorare einer reinen Konsultationstaxe von 40,– CHF als niedrig beurteilt werden.

Die Schätzung von circa 550 000 mit einer Psychotherapie zu behandelnden Fällen pro Jahr liegt im oberen Bereich des Rahmens der in der Einleitung gemachten Angaben. Danach weisen zwischen 4,1 % und 7,8 % der Bevölkerung behandlungsbedürftige psychische Störungen auf und sind auch für eine Psychotherapie motivierbar. Daraus ergibt sich eine Fallzahl von 287 000 bis 546 000.

Zur Behandlung der Anzahl psychogener Störungen wären rund 8 500 Therapeuten nötig, wie aus Tabelle 10-7 hervorgeht. Auch diese Schätzung ist mit einer sehr großen Bandbreite (von 4 200 bis 14 500) behaftet. Die gegenwärtige Anzahl Therapeuten in der Schweiz beträgt etwa 4 300; man kann also davon ausgehen, dass mindestens eine Verdoppelung der Anzahl Therapeuten realistisch wäre, um eine vollständige Versorgung mit Psychotherapie zu realisieren.

Zum Schluss muss nochmals daran erinnert werden, dass es sich bei den oben angestellten

Überlegungen um eine hypothetische Betrachtung handelt. Diese unternimmt den Versuch, die Einsparungen im somatischen Bereich unter der Annahme, dass die Psychotherapien gemäß den Kosteneinsparungsstudien optimal eingesetzt würden, abzuschätzen. Auch die nur grobe Annäherung an die epidemiologischen Fallzahlen dient dazu, einen ersten Eindruck von den Größenordnungen zu gewinnen.

Sowohl die Einsparungen als auch die Kosten der Psychotherapie sind vorsichtig geschätzt worden. Nicht berücksichtigt wurden beispielsweise die bekannten langen Patientenkarrieren im Bereich schwerer Angststörungen oder schwerer persistierender Somatisierungsstörungen. Es gibt Hinweise darauf, dass der Effekt auch kurzer Psychotherapien mehrere Jahre anhalten kann. Zur vollständigen Schätzung der Einsparungen müssten auch die Einsparungen in den Folgejahren berücksichtigt werden. In der vorliegenden Studie wurden ausschließlich auf ein Jahr normierte Einsparungen berechnet. Die Einsparungen in der ambulanten Behandlung wurden nur mit der Konsultationstaxe bewertet ohne eventuelle anteilige diagnostische oder therapeutische Extraleistungen. Die Therapiedauer und die Kosten pro Sitzung wurden ebenfalls vorsichtig geschätzt.

Die Zulassung neuer Leistungserbringer zur Krankenversicherung wird mit dem Argument abgelehnt, dass die Leistung selbst möglicherweise kosteneffektiv oder kostensparend ist, wenn man sie isoliert betrachtet. Bei einer Betrachtung des Gesamtsystems können die bisherigen Anbieter aber auf andere Bereiche der Leistungen ausweichen und die Aufnahme weiterer Leistungen würde im Endeffekt nur eine Erhöhung der Kosten nach sich ziehen.

Diese Argumentationsweise hat allerdings zur Konsequenz, dass bestehende Ineffizienzen beibehalten werden und Chancen zur Verbesserung der Angemessenheit der Behandlung und zur Erzielung von Kosteneinsparungen ungenutzt bleiben. Das Problem ist, dass die teuren, ineffektiven Maßnahmen ersetzt, nicht ergänzt werden müssen. Es muss ein Abbau erfolgen, für den ein besserer Ersatz zu gleichen Kosten geschaffen werden kann oder ein gleichwertiger Ersatz für einen geringeren Aufwand (Hessel et al., Kap. 5).

Der Zweck der Studie war, das Einsparungspotenzial, das durch einen angemessenen Einsatz der Psychotherapie möglich ist, aufzuzeigen. Wie viel davon allenfalls realisiert werden kann, hängt von den konkreten Maßnahmen im Bereich der Gesundheitsversorgung ab.

Anhang: Vorgehen bei der Literaturrecherche

Die Literaturliste der Arbeit von Baltensberger wurde ergänzt mit einer Medline-Suche von 1992 bis 2000. Dazu wurden die Suchbegriffe (mesh terms) „mental disorders", „psychotherapy" und „costs" als AND-Verknüpfung eingegeben. Eine Beschränkung auf Titel/Abstract ergab circa 500 Treffer.

Zusätzlich wurden auch die folgenden Schlüsselbegriffe (keywords) in Verknüpfung mit „psychotherapy" eingegeben, die nicht Bestandteil des Mesh-Begriffes „mental disorders" sind:
- „psychosomatic disorders" (psychosomatische Störungen)
- „asthma" (Asthma)
- „cancer" (Krebs)
- „sleep disorders" (Schlafstörungen)
- „pain" (Schmerz)
- „headache" (Kopfschmerzen)
- „essential hypertension" (Bluthochdruck)

Daraus ergaben sich weitere 1 500 Treffer.

In einem dritten Schritt wurde spezifisch nach Artikeln bezüglich Behandlungsnotwendigkeit, Inanspruchnahme, Therapiemotivation und Versorgungssituation mithilfe folgender Keywords in Kombination mit dem Mesh-Begriff „mental disorders" gesucht (3 500 Treffer):
- „hidden psychiatric morbidity" (verdeckte psychiatrische Morbidität)
- „inadequate utilisation of health/medical services" (unzulängliche Nutzung des Gesundheits-/medizinischen Angebots)
- „recognition of mental disorders" (Erkennen psychischer Störungen)
- „need for care/treatment" (Pflege- und Handlungsbedarf)
- „psychotherapy acceptance" (Akzeptanz der Psychotherapie)

Nach eingehender Sichtung der Literatur stellte sich heraus, dass fünf Indikationsbereiche für eine verlässliche Abschätzung des volkswirtschaftlichen Nutzens der Psychotherapie zugänglich sind. Es handelt sich dabei um:
- Angststörungen
- Depressionen
- psychosomatische Störungen
- Schizophrenien
- Persönlichkeitsstörungen

Die Kriterien der Auswahl waren:
- vorhandene epidemiologische Daten
- auf die Schweiz anwendbare epidemiologische Daten
- vorhandene Kosten-Nutzen-Studien
- Übertragbarkeit der Ergebnisse auf die Schweiz
- Häufigkeit
- großes Kosten- und Nutzenpotenzial

Literatur

Baltensperger C (1996). Psychotherapie: Kostspieliger Luxus oder gesellschaftlicher Nutzen? Bern: Selbstverlag.

Bebbington PE, Marsden L, Brewin CR (1997). The need for psychiatric treatment in the general population: The Camberwell needs for care survey. Psychol Med; 27: 821–34.

Bergin AE, Garfield SL (eds) (1994). Handbook of psychotherapy and behavior change. New York: Wiley.

Brugha TS, Bebbington PE (1992). The undertreatment of depression. Eur Arch Psychiatry Clin Neurosci; 242: 103–8.

Bundesamt für Satistik (2001). Statistisches Jahrbuch der Schweiz. Bern: EDMZ.

Carney PA, Dietrich AJ, Eliasser MS, Owen M, Badger LW (1999). Recognizing and managing depression in primary care. J Fam Pract; 48, 12: 965–72.

Croghan TW, Melfi CA, Dobrez DG, Kniesner TJ (1999). Effect of mental health specialty care on antidepressant length of therapy. Med Care; 37, 4: 20–3.

Deter HC Allert G (1983). Group therapy for asthma patients: A concept for the psychosomatic treatment of patients in a medical clinic – A controlled study. Psychother Psychosom; 40: 95–105.

Deter HC (1989). Zur Kosten-Nutzen-Analyse der tiefen-psychologisch-orientierten Gruppentherapie bei Patienten mit Asthma bronchiale. Praxis der Klinischen Verhaltensmedizin und Rehabilitation; 2, 3: 154–62.

EDMZ (Eidgenössische Finanzverwaltung) (2001). Finanzstatistik der öffentlichen Haushalte. Bern: EDMZ.

Fink P (1993). Admission patterns of persistent somatization patients. Gen Hosp Psychiatry; 15: 211–8.

Fink P, Sorensen L, Engberg M, Holm M, Munk-Jorgensen P (1999). Somatization in primary care. Psychosomatics; 40, 4: 330–8

Fink P (1992). The use of hospitalizations by persistent somatizing patients. Psychol Med; 22: 173–80.

Franz M, Schiessl N, Manz R, Fellhauer R, Schepank H, Tress W (1990). Zur Problematik der Psychotherapiemotivation und der Psychotherapieakzeptanz. Psychother Psychosom Med Psychol; 40: 369–74.

Franz M, Schepank H (1997). Befindlichkeitsstörungen. Häufigkeit und Verlauf unspezifischer und funktioneller Beschwerden aus epidemiologisch-psychosomatischer Sicht. Z Arztl Fortbild Qualitatssich; 91: 723–7.

Franz M, Schepank H (1994). Zur inadäquaten Inanspruchnahme somato-medizinischer Leistungsangebote durch psychogen erkrankte Patienten. Fortschr Neurol Psychiatr; 62: 40–5.

Gabbard GO, Lazar SG, Hornberger J, Spiegel D (1997). The economic impact of psychotherapy: A review. Am J Psychiatry; 154, 2: 147–55.

Ginsberg G, Marks I (1977). Cost and benefits of behavioural psychotherapy: a pilot study of neurotics treated by nurse-therapists. Psychol Med; 7: 685–700.

Ginsberg G, Marks I, Waters H (1984). Cost-benefit analysis of a controlled trial of nurse therapy for neuroses in primary care. Psychological Med; 14: 683–90.

Gonick U, Farrow I, Meier M, Ostmand G, Frolick L (1981). Cost effectiveness of behavioral medicine procedures in the treatment of stress-related disorders. Am J Clin Biofeedback; 4, 1: 16–24.

Grawe K, Bernauer F, Donati R (1994). Psychotherapie im Wandel. Von der Konfession zur Profession. Göttingen: Hogrefe.

Guthrie E, Moorey J, Margison F, Barker H, Palmer S, McGrath G, Tomenson B, Creed F (1999). Cost-effectiveness of brief psychodynamic-interpersonal therapy in high utilizers of psychiatric services. Arch Gen Psychiatry; 56: 519–26.

Hansson L, Borgquist L, Nettelbladt P, Nordström G (1994). The course of psychiatric illness in primary care patients. Soc Psychiatry Psychiatr Epidemiol; 29: 1–7.

Jacobi F, Margraf J (1999). Cost-benefit-analysis of CBT for anxiety disorders.Kongress der European Association of Cognitive Behavioral Therapies (EABCT); 22.–26.09.1999; Dresden: EABCT.

Jacobs DF (1987). Cost-effectiveness of specialized psychological programs for reducing hospital stays and outpatient visits. J Clin Psychol; 43, 6: 729–35.

Katz SJ, Kessler R, Frank R, Leaf P, Lin E, Edlund M (1997). The use of outpatient mental health services in the United States and Ontario: The impact of mental morbidity and perceived need for care. Am J Public Health; 87, 7: 1136–43.

Kessler RC, Zhao S, Katz SJ, Kouzis AC, Frank RG, Edlund M, Leaf P (1999). Past-year use of outpatient services for psychiatric problems in the national comorbidity survey. Am J Psychiatry; 156, 1: 115–23.

Lamprecht F (1996). Die ökonomischen Folgen von Fehlbehandlungen psychosomatischer und somatopsychischer Erkrankungen. Psychother Psychosom Med Psychol; 46: 283–91.

Lave JR, Frank RG, Schulberg HC, Kamlet MS (1998). Cost-effectiveness of treatments for major depression in primary care practice. Arch Gen Psychiatry; 55: 645–51.

Linden M, Maier W, Achberger M, Herr R, Helmchen H, Benkert O (1996). Psychische Erkrankungen und ihre Behandlung in Allgemeinarztpraxen in Deutschland. Nervenarzt; 67: 205–15.

Longobardi PG (1981). The impact of a brief psychological intervention on medical care utilization in an army health care setting. Med Care; 14, 6: 665–71.

Margraf J, Poldrack A (2000). Angstsyndrome in Ost- und Westdeutschland: Eine repräsentative Bevölkerungserhebung. Z Klin Psychol Psychother; 29, 3: 157–69.

Mumford E, Schlesinger HJ, Glass GV, Patric C, Cuerdon TL (1984). A new look at evidence about reduced cost of medical utilization following mental health treatment. Am J Psychiatry; 141, 10: 1145–58.

Munk-Jorgensen P, Fink P, Brevik JI, Dalgard OS, Engberg M, Hansson L et al. (1997). Psychiatric morbidity in primary public health care: A multicentre investigation. Part II. Hidden morbidity and choice of treatment. Acta Psychiatr Scand; 95: 6–12.

Pini S, Perkonning A, Tansella M, Wittchen HU (1999). Prevalence and 12-month outcome of threshold and subthreshold mental disorders in primary care. J Affect Disord; 56: 37–48.

Regier DA, Narrow WE, Rae DS, Manderscheid RW, Locke BZ, Goodwin FK (1999). The de facto US mental and addictive disorders service system. Arch Gen Psychiatry; 50: 85–94.

Reinecker H (1994). Lehrbuch der Klinischen Psychologie. Göttingen: Hogrefe.

Retzer A, Simon FB, Weber G, Stierlin H, Schmidt G (1991). A follow-up study of manic-depressive and schizoaffective psychoses after systemic family therapy. Fam Process; 30, 2; 139–53.

SFA (Schweizerische Fachstelle für Alkohol- und andere Drogenprobleme) (Hrsg) (1999). Zahlen und Fakten zu Alkohol und anderen Drogen. Lausanne: SFA.

Smith GR, Rost K, Kashner M (1995). A trial of the effect of a standardized psychiatric consultation on health outcomes and costs in somatizing patients. Arch Gen Psychiatry; 52: 238–43.

Smith GR, Monson RA, Ray DC (1986). Psychiatric consultation in somatization disorder. N Engl J Med; 314, 22: 1407–13.

Smith M, Glass G, Miller T (1980). The benefits of psychotherapy. Baltimore, London: The John Hopkins University Press.

Soeder U, Neumer S, Rose U, Türke V, Becker ES, Margraf J (2001). Zum Behandlungsbedarf psychischer Störungen bei jungen Frauen. In: Riecher-Rössler A, Rohde A (Hrsg). Psychische Erkrankungen bei Frauen? Für eine geschlechtersensible Psychiatrie und Psychotherapie. Basel: Karger; 253–66.

SUVA (Schweizerische Unfallversicherungsanstalt) (Hrsg) (2001). UV/IV/MV Arzttarif. Luzern: SUVA.

U.S. Department of Health and Human Services (eds) 1999. Mental health: A report of the surgeon general. http://www.surgeongeneral.gov/library/mentalhealth/home.html.

Weyerer S (1996). Das Erkennen psychischer Erkrankungen in der hausärztlichen Versorgung: Ergebnisse aus der Bundesrepublik Deutschland. Gesundheitswesen; 58, 1: 68–71.

Störungsspezifische Ansätze

11 Die gesellschaftlichen Kosten von Essstörungen – Krankheitskostenanalysen zu Anorexia nervosa und Bulimia nervosa[1]

Christian Krauth, Kurt Buser, Heiner Vogel

Zusammenfassung

Anorexia nervosa und Bulimia nervosa sind eng umschriebene psychische Störungen von besonderer gesellschaftlicher Relevanz, weil sie einerseits eine junge Population betreffen und andererseits mit erheblichen körperlichen Folgestörungen bis hin zu einer deutlich erhöhten Mortalität einhergehen. In der vorliegenden Krankheitskostenstudie werden die gesellschaftlichen Kosten in Deutschland – auf der Basis des Humankapitalansatzes – abgeschätzt. Ausgangsgrößen sind die nach einer umfassenden Literatursichtung erwarteten Prävalenzen (von 24 500 bis 49 000 Fällen für Anorexie bzw. 49 000 bis 146 800 Fällen für Bulimie) sowie die aus den Leistungsstatistiken ausgewählter Krankenkassen und der Deutschen Rentenversicherung errechneten gesamten Behandlungskosten für stationäre Krankenhaus- und Rehabilitationsbehandlungen sowie die indirekten Kosten für Arbeitsunfähigkeitszeiten und (im Falle des Todes) die Kosten für verlorene Lebensarbeitszeiten. Daraus ergaben sich für das Jahr 1998 Gesamtkosten von 195,4 Millionen EUR für Anorexia nervosa beziehungsweise 127,3 Millionen EUR für Bulimia nervosa, darunter 61,8 respektive 9,8 Millionen EUR für stationäre Reha- oder Krankenhausbehandlungen. Umgerechnet auf eine Patientin ergeben sich Krankheitskosten von 5 300,– EUR für die Anorexie beziehungsweise 1 300,– EUR für die Bulimie pro Jahr. Diese Schätzung muss insgesamt als konservativ bezeichnet werden, da die ambulanten Behandlungskosten aus Gründen der Besonderheiten der kassenärztlichen Versorgung in Deutschland nicht krankheits- beziehungsweise patientenbezogen registriert und mit den übrigen Daten der Krankenkassen automatisiert zusammengeführt werden können. Die Krankheitskosten, insbesondere Krankheitsfolgekosten bei chronifizierten Erkrankungen, ließen sich durch eine frühzeitige und adäquate Behandlung deutlich reduzieren, sodass ein Impuls in Richtung auf die Verbesserung der psychotherapeutischen Versorgung erwartet werden kann.

---

[1] Die Autoren danken der AOK Baden-Württemberg, der AOK Niedersachsen, der Gmünder Ersatzkasse und der Techniker Krankenkasse für die Bereitstellung der Leistungs- und Kostendaten zu Anorexia nervosa.

11.1 Die gesellschaftlichen Kosten von Anorexia nervosa

Einleitung

Essstörungen sind ein zunehmend verbreitetes Gesundheitsproblem in westlichen Industrienationen – so auch in Deutschland (Fichter u. Warschburger 2000; Buddeberg-Fischer 2000). Sie umfassen zum einen Adipositas (ICD-10: E66) und zum anderen Anorexia nervosa (ICD-10: F50.0) und – mit der Anorexie eng verwandt – Bulimia nervosa (ICD-10: F50.2). Dabei ist Adipositas mit einer Prävalenz von 30% bis 40% in der Gesamtbevölkerung (Hauner 1996) und mit volkswirtschaftlichen Kosten von 10 bis 15 Milliarden EUR pro Jahr in Deutschland epidemiologisch und ökonomisch besonders bedeutsam (Rissanen 1996; Schneider 1996; Seidell 1995; Wirth 2000). Die Anorexie ist demgegenüber – mit einer Prävalenz unter 1% bezogen auf die Gesamtbevölkerung – deutlich weniger verbreitet. Gesellschaftlich bedeutsam ist Anorexia nervosa jedoch insofern, als es sich um eine schwere psychische Erkrankung in einer überwiegend sehr jungen Population handelt, die mit sehr ernsthaften Folgen – insbesondere einem deutlich erhöhten Mortalitätsrisiko – verbunden ist.

Ziel der vorliegenden Krankheitskostenstudie ist es, die volkswirtschaftlichen Kosten von Anorexia nervosa zu schätzen. Dabei werden zunächst das Krankheitsbild beschrieben und die Grundlagen der Krankheitskostenanalysen dargestellt. In den sich anschließenden Abschnitten werden die erforderlichen Daten für die Krankheitskostenanalyse generiert: Es werden die epidemiologischen Daten zu Prävalenz und Mortalität durch eine Literaturanalyse erschlossen, die Leistungsdaten von Krankenkassen respektive Rentenversicherungsträgern zu stationären Aufenthalten, Rehaleistungen und Arbeitsunfähigkeiten aufbereitet und nachfolgend wird ein Preisvektor zu den einbezogenen Kostenparametern abgeleitet. Dann werden die epidemiologischen Daten, Leistungsdaten der Krankenkassen und Rentenversicherung sowie Preisdaten zusammengeführt und zu den Gesamtkosten der Anorexie hochgerechnet. Abschließend werden die Ergebnisse und deren Bedeutung für die Versorgung diskutiert.

Das Krankheitsbild Anorexia nervosa

Anorexia nervosa ist eine schwere psychische Erkrankung, die insbesondere bei jungen Frauen und weiblichen Jugendlichen auftritt und unbehandelt zumeist chronisch verläuft. Die Betroffenen erleben sich – kurz gefasst – regelmäßig als zu dick und streben durch unterschiedliche Strategien eine kontinuierliche Gewichtsreduktion an. Die Patienten haben durchgängig ein anormales Essverhalten, starke Angst vor einer Gewichtszunahme, ausgeprägte Selbstwertprobleme und gehäuft emotionale Störungen (vgl. die diagnostischen Kriterien in Tab. 11-1).

Anorexia nervosa wird schon seit dem 19. Jahrhundert zu den klassischen psychosomatischen Krankheitsbildern gezählt, also zu einer Gruppe von Krankheiten, bei denen emotionale Konflikte zu somatischen Einschränkungen führen.

Als Folgestörungen von Anorexia nervosa tritt eine Vielzahl körperlicher Symptome (vgl. Tab. 11-2) auf. Sie lassen sich überwiegend als Folgen der Mangelernährung, einseitiger Ernährung oder problematischer Verhaltensweisen (Erbrechen) erklären. Die im Einzelfall im Vordergrund stehenden somatischen Symptome und ihre Ausprägung schwanken. Einige, wie Hormonstörungen, sind konstitutiv und treten regelmäßig auf, andere sind nur bei einem Teil der Patienten zu finden und abhängig von der Schwere der Essstörung, der sonstigen gesundheitlichen Situation, der Art der Ernährung und der körperlichen Verfassung. Eine Reihe der somatischen Symptome ist schließlich bei einer Umstellung der Ernährung leicht reversibel, andere führen zu lebenslangen Einschränkungen und notwendigen (kostenintensiven) Folgebehandlungen.

Anorexia nervosa beginnt meistens in der frühen Adoleszenz. Verlaufsuntersuchungen kommen dabei zu leicht abweichenden Ergebnissen. Wird ein Katamnesezeitraum von vier Jahren betrachtet, so sind circa 30% der Fälle vollständig gebessert, 35% gebessert und 25% der Fälle chronisch erkrankt (Herzog et al. 1992; Laessle 1996).

Tab. 11-1 Diagnosekriterien der Anorexia nervosa.

Nach ICD 10 (F50.0)	Ergänzende Kriterien nach DSM IV (307.1)
• Untergewicht von mindestens 15% oder BMI (Body Mass Index) ≤ 17,5 kg/m² • selbst herbeigeführter Gewichtsverlust durch Diät und eine der folgenden Möglichkeiten: selbstinduziertes Erbrechen, selbstinduziertes Abführen, starke körperliche Aktivität, Diuretika- oder Appetitzüglerabusus • Körperschema-Störung • endokrine Störung (bei Frauen: Amenorrhö; bei Männern: Libido- und Potenzverlust) • verzögerte Entwicklung bei Beginn der Pubertät	• starke Angst vor Gewichtszunahme, obwohl Untergewicht besteht • Selbstbewertung ist übermäßig von der Figur und dem Gewicht abhängig • Amenorrhö seit mindestens 3 Monaten (bei Frauen) zwei Subtypen: • restriktiver Typ (restricting type): Heißhungerattacken, Erbrechen, Laxantien- oder Diuretikaabusus treten während der gegenwärtigen Episode nicht regelmäßig auf • bulimischer Typ (binge-eating/purging type): regelmäßiges Auftreten von Heißhungerattacken, Erbrechen, Laxantien- oder Diuretikaabusus während der gegenwärtigen anorektischen Episode

Tab 11-2 Somatische Symptome und Folgestörungen bei Anorexia und Bulimia nervosa.

- Herz-Kreislauf-Störungen, wie Kreislaufregulationsstörungen (orthostatische Dysregulation), niedriger Blutdruck (Hypotonie), langsamer Puls (Bradykardie)
- niedrige Körpertemperatur (Hypothermie)
- Durchblutungsstörungen mit kalten Händen und Füßen (Akrozyanose), im Extremfall bis hin zu Erfrierungen an den Füßen
- Blutarmut (Anämie)
- Elektrolytstörungen (speziell Hypokaliämie)
- Nierenfunktionsstörungen (bis hin zur chronischen Niereninsuffizienz)
- Wassereinlagerungen im Gewebe (Ödeme)
- Verdauungsstörungen (z. B. Obstipation)
- Lanugobehaarung (Flaumhaar)
- Hormonstörungen (z. B. erniedrigte T3-, Noradrenalin- und Adrenalinspiegel; erhöhte STH- und Kortisolspiegel)
- Menstruationsstörungen bis hin zur Amenorrhö (häufig pathologische LH-, Progesteron- oder Östradiolspiegel)
- Zahnschäden (Zahnschmelz, Karies)
- Haarausfall
- Sodbrennen (Refluxösophagitis)
- Knochenstoffwechselstörungen (Osteoporose)
- trockene Haut
- vergrößerte Speicheldrüsen (Sialose)
- Untergewicht (im Extremfall bis zum Verhungern)
- Hirnatrophien

Krankheitskostenanalyse

In Krankheitskostenanalysen werden die gesamten Kosten einer Erkrankung (wie Anorexia nervosa) in der Bundesrepublik Deutschland aus einer umfassenden gesellschaftlichen Perspektive (und eventuell auch aus einer Krankenkassenperspektive) bestimmt. Die Krankheitskosten lassen sich in:
- direkte medizinische Kosten,
- direkte nicht-medizinische Kosten,
- indirekte Kosten

unterteilen (Burchert et al. 1999; CCOHTA 1997; Henke et al. 1986; Hessel et al. 1999; Kohlmeier et al. 1993).

Die direkten Kosten sind definiert als bewerteter Ressourcenverbrauch für gesundheitliche Leistungen. Sie lassen sich differenzieren in medizinische und nicht-medizinische Kosten. Medizinische Kosten fallen in den Versorgungssektoren an, nicht-medizinische Kosten bezeichnen Leistungen, die eine gesundheitliche Versorgung unterstützen, wie Fahr- und Zeitkosten der Patienten. Gesundheitsleistungen umfassen aus gesellschaftlicher Perspektive grundsätzlich:
- Krankenhausleistungen (teil- und vollstationäre Leistungen)
- ambulante – haus- und fachärztliche – Leistungen (inklusive Psychotherapien)
- Heilmittel (wie Krankengymnastik, Logopädie und Beschäftigungstherapie)
- Hilfsmittel
- Medikamente
- ambulante Pflegeleistungen
- Rehaleistungen
- Rettungsdienst

Die Bestimmung des mengenmäßigen Ressourcenverbrauchs kann in unterschiedlichen Detaillierungsgraden erfolgen:
1. kann entsprechend dem Konzept der betriebswirtschaftlichen Kostenrechnung auf den für die Erstellung von Gesundheitsleistungen notwendigen Einsatz an Personal und Sachmitteln abgestellt werden,
2. können die Einzelgesundheitsleistungen, wie zum Beispiel Gesprächsleistungen, Blutentnahme und Röntgendiagnostik, bestimmt werden und
3. können Indikatoren für die erstellten Gesundheitsleistungen bestimmt werden, wie zum Beispiel Arztkontakte, stationäre Aufenthalte und Operationen.

Die Bewertung der Gesundheitsleistungen sollte – aus gesellschaftlicher Perspektive – auf die **Opportunitätskosten** abstellen. Die Kosten einer Intervention entsprechen demnach dem entgangenen Nutzen der eingesetzten Ressourcen in der nächstbesten Verwendungsalternative. Unter allgemeinen mikroökonomischen Annahmen lässt sich zeigen, dass Marktpreise – sofern es sich um funktionierende Märkte handelt – die Opportunitätskosten des Ressourcenverbrauchs widerspiegeln. Bei Gesundheitsleistungen sind jedoch häufig nur staatlich administrierte Preise und/oder kollektiv-vertraglich vereinbarte Preise bekannt, die im Allgemeinen nicht die Knappheit wiedergeben, wie zum Beispiel die Gebührenordnungsziffern im ambulanten Sektor oder die Tagespflegesätze, Fallpauschalen und Sonderentgelte im stationären Sektor. Dementsprechend scheint aus gesellschaftlicher Perspektive die kostenrechnerische Bestimmung des Ressourceneinsatzes die Opportunitätskosten der Gesundheitsleistungen besser abzubilden (Personal, Material, Anlagen und Bauten), da die Ressourcen im Allgemeinen auf funktionierenden Märkten gehandelt werden. Die Erhebung des Ressourceneinsatzes ist insgesamt aufwendig und häufig nicht durchführbar, da die entsprechende Datenbasis nicht verfügbar ist. Dann muss auf alternative Erhebungsansätze abgestellt werden.

Die **indirekten Kosten** bezeichnen die Auswirkungen der Erkrankung auf die gesamtwirtschaftliche Produktion (Arbeitsausfallzeiten und damit Produktionsausfall). Dabei unterscheidet man aus gesellschaftlicher Perspektive zwei Ansätze für die Bewertung des Produktionsausfalls, den Humankapitalansatz und den Friktionskostenansatz. Die Arbeitsausfallzeit setzt sich zusammen aus:
- Arbeitsunfähigkeit
- Invalidität (Erwerbsunfähigkeitszeiten)
- Wegfall von Restlebensarbeitszeit bei vorzeitigem Tod

Der – in gesundheitsökonomischen Analysen dominierende – **Humankapitalansatz** bestimmt den Ausfall an Produktionspotenzial infolge der Erkrankung. Indikator für den Produktionsausfall ist das entgangene Arbeitsentgelt (Bruttoeinkommen inklusive Lohnnebenkosten wie Arbeitgeberbeiträge zur Sozialversicherung – auch als Lohnkosten bezeichnet). Der potenzialorientierte Ansatz impliziert, dass bei Erwerbsunfähigkeit und vorzeitigem Tod der Verlust der gesamten zukünftigen Arbeitseinkommen infolge der Erkrankung bis zum durchschnittlichen Renteneintrittsalter berücksichtigt wird und auf den Analysezeitpunkt zu diskontieren ist. Die Bewertung des Produktionsausfalls mit dem entgangenen Arbeitseinkommen leitet sich aus den Ansätzen der neoklassischen Produktionstheorie ab.

Demgegenüber sucht der **Friktionskostenansatz** nicht den potenziellen, sondern den tatsächlichen Produktionsausfall zu messen (Koopmanschap et al. 1995). Bei längerfristigen Arbeitsausfallzeiten (insbesondere also bei Erwerbsunfähigkeit und vorzeitigem Tod) wird berücksichtigt, dass bei dauerhaft hoher Arbeitslosigkeit in einer Volkswirtschaft die Produktion nicht entsprechend der Arbeitsausfallzeit sinkt, wie es der Humankapitalansatz unterstellt, sondern lediglich bis ein neu eingestellter Mitarbeiter den krankheitsbedingt ausgeschiedenen Mitarbeiter vollständig ersetzen kann. Die Friktionskosten umfassen dann den Produktionsverlust und außerdem die Einarbeitungskosten des neuen Mitarbeiters (Koopmanschap u. Rutten 1996). Der Friktionskostenansatz weist bei längeren Arbeitsausfallzeiten (also insbesondere bei Erwerbsunfähigkeit und vorzeitigem Tod) gegenüber dem Humankapitalansatz deutlich niedrigere indirekte Kosten aus, bei kurzfristigen Arbeitsausfallzeiten (also Arbeitsunfähigkeitszeiten, die kürzer sind als die Friktionsperiode) ist er weit gehend identisch mit dem Humankapitalansatz.

In der Literatur besteht eine kontroverse und bisher nicht entschiedene Diskussion, ob der Humankapital- oder der Friktionskostenansatz die indirekten Kosten besser abbildet. Für den Humankapitalansatz spricht seine theoretische Fundierung gegenüber dem rein empirisch begründeten Friktionskostenansatz. Außerdem erlaubt es der – potenzialorientierte – Humankapitalansatz, die Auswirkungen von gesundheitspolitischen und arbeitsmarktpolitischen Entscheidungen zu trennen, während der Friktionskostenansatz ein aggregiertes Ergebnis liefert (Burchert et al. 1999). In der nachfolgenden Krankheitskostenanalyse wird dem Humankapitalansatz gefolgt.

Bei der Analyse der gesamten Krankheitskosten von Anorexia nervosa in der Bundesrepublik für das Jahr 1998 können die folgenden Kostenparameter berücksichtigt werden:
1. akutstationäre Leistungen
2. Reha-/Kurleistungen
3. indirekte Kosten durch Arbeitsunfähigkeit
4. indirekte Kosten durch vorzeitigen Tod

Die potenziell relevanten ambulanten Leistungen (inklusive Medikation) können dagegen nicht erfasst werden, da entsprechende Angaben im System der ambulanten Versorgung Deutschlands von den Kassenärztlichen Vereinigungen verwaltet werden und den Krankenkassen nur im Einzelfall auf besondere Anfrage, aber nicht routinemäßig zur Verfügung gestellt werden. Die Kostenerfassung basiert auf Hochrechnungen aus den Leistungsdaten von vier gesetzlichen Krankenkassen (bez. stationärer Krankenhausleistungen, Reha-/Kurleistungen sowie Arbeitsunfähigkeit), einer Vollerhebung der Rehaleistungen der gesetzlichen Rentenversicherung für Erwerbspersonen sowie einer Auswertung von epidemiologischen Studien (bzgl. Prävalenz und Mortalität für die Ableitung indirekter Kosten durch vorzeitigen Tod).

Epidemiologie

Wegen der bislang unzureichenden epidemiologischen Datenlage über die Inzidenz, Prävalenz und Mortalität von Anorexia nervosa in Deutschland sind wir vorrangig auf internationale Studien angewiesen, beziehen jedoch – soweit vorhanden – deutsche Studien in unseren Überblick ein. Auch in aktuellen deutschen Veröffentlichungen zu Essstörungen (Buddeberg-Fischer 2000; Schauder u. Ollenschläger 1999) werden bisher in Ermanglung umfangreicher deutscher Untersuchungen vorrangig Ergebnisse internationaler Studien zugrunde gelegt und auf deutsche Verhältnisse übertragen. Um den Bedarf zur Versorgung von Essstörungen zu ermitteln, werteten Turnbull und Koautoren (1996) ein umfangreiches Fallregister von niedergelassenen Ärzten in Großbritannien

(General Practice Research Database; GPRD) aus, in dem von 1988 bis 1994 die Erkrankungsfälle dokumentiert wurden. Die Validität des Fallregisters wurde an einer Zufallsstichprobe von 204 Fällen durch psychiatrische Experten von Essstörungen zusätzlich überprüft und außerdem mit einer schriftlichen Befragung von Allgemeinärzten ergänzt. Nach dieser Datenüberprüfung wurde für Anorexie eine Inzidenzrate von 4,2/100 000 errechnet. Wakeling (1996) kommt in einem repräsentativen Bevölkerungssample von Dänemark (1985–1986) zu Inzidenzschätzungen von 6,3/100 000 für Anorexie, wobei hier von einer Untererfassung (aufgrund uneinheitlicher Diagnosekriterien bei den Ärzten sowie einer nicht vollständigen Therapieinanspruchnahme der Patienten) ausgegangen wird. Lucas und Koautoren (1999) gelangen nach der Durchsicht von amerikanischen Fallregistern aller Altersgruppen über einen Zeitraum von 1935 bis 1989 zu einer Inzidenzrate für Anorexie von 8,3/100 000 insgesamt und von 15/100 000 bei Frauen. Je nach Erfüllung von vier Definitionskriterien differenzieren sie zudem das Vorliegen von Anorexie in sichere (3,4), wahrscheinliche (3,6) und mögliche Diagnosen (1,3) von Anorexia nervosa.

Die neueren **Inzidenzstudien** aus den USA, Großbritannien und Dänemark beruhen auf langjährigen klinischen und ambulanten Fallregistern oder wie in Dänemark auf einer repräsentativen Bevölkerungsstichprobe und beziehen alle Altersgruppen ein. Zusammenfassend kann festgestellt werden, dass die Inzidenzen der Anorexie über alle Studien variieren, und zwar insgesamt zwischen 3,4 und 8,3; bei Frauen zwischen 6,3 und 15; bei Männern zwischen 0,2 und 0,5 pro 100 000 und Jahr (vgl. Tab. 11-3).

> Unterstellt man in Deutschland ähnliche Verhältnisse, so muss man von 2 800 bis 6 800 Neuerkrankungsfällen der Anorexie pro Jahr in Deutschland ausgehen.

Prävalenzzahlen der Anorexie beziehen sich in der Regel auf die Risikogruppe zwischen 15 und 24 Jahren. Hsu (1996) stellte in einer Metaanalyse nach Sichtung vieler Prävalenzstudien unter Berücksichtigung vergleichbarer Diagnosekriterien eine Prävalenzrate von 0,5 % fest. Buddeberg-Fischer (2000) kam nach einer Metaanalyse über neuere Studien der 90er Jahre des letzten Jahrhunderts zu einer Bandbreite der Prävalenzrate von 0,5 % bis 1 % bei jungen Frauen. Zusammenfassend variieren bei der Anorexie die Angaben für Frauen zwischen 0,5 % und 1 % und für Männer zwischen 0,05 % und 0,2 % (vgl. Tab. 11-4). Nach einer stetigen Zunahme der Erkrankungen in früheren Jahren kann in den letzten zehn Jahren von einer gewissen Stagnation ausgegangen werden.

> Rechnet man die Prävalenzzahlen für die deutsche Bevölkerung von 1998 hoch, dann gibt es in Deutschland 24 500 bis 49 000 Anorexie-Erkrankte.

Zur Erfassung der **Mortalität** der Essstörungen gibt es neben Studien aus den USA, England und Dänemark auch deutsche Studien. Fichter und Quadflieg (1999) stellten in einer deutschen Studie in einem sechsjährigen Follow-up eine Mortalitätsrate für Anorexie von 5,8 % fest und gelangen damit zu einer Jahresmortalitätsrate von 0,97 %.

Tab. 11-3 Studien zur Inzidenz von Anorexia nervosa.

Autoren	Ort	Population	Zeitraum	Inzidenz/Jahr
Lucas et al. 1999	Rochester (USA)	klinisches Fallregister alle Altersgruppen	1935–1989	8,3/100 000 15,0/100 000 1,5/100 000
Turnbull et al. 1996	London (UK)	ambulante Fallregister Validierung durch Ärztebefragung alle Altersgruppen	1993	4,2/100 000 7,9/100 000 0,2/100 000
Wakeling 1996	Dänemark	repräsentative Bevölkerungsstichprobe	1985–1986	6,3/100 000

Tab. 11-4 Studien zur Prävalenz von Anorexia nervosa.

Autoren	Ort	Population	Zeitraum	Prävalenz	
Buddeberg-Fischer 2000	Zürich (Schweiz)	Metaanalyse	1990–1997	5–10/1 000	junge Frauen
Hsu 1996	Boston (USA)	Metaanalyse	1970–1994	5/1 000 0,5/1 000	junge Frauen junge Frauen
Steinhausen et al. 1997	Zürich (Schweiz)	repräsentative Stichprobe (Schüler 6–17 J.)	1994–1995	7/1 000	Frauen

Zipfel und Koautoren (2000) stellten nach einundzwanzig Jahren Beobachtungszeit bei einer weiteren deutschen Kohorte von Anorexie-Patientinnen eine Gesamtmortalitätsrate von 15,6% fest und liegen dann mit einer Jahresmortalitätsrate von 0,7% etwas unter dem Ergebnis von Fichter und Quadflieg (1999). Nielsen und Koautoren (1998) sichteten in einer Metaanalyse zehn Mortalitätsstudien, die Beobachtungszeiten von sechs bis sechsunddreißig Jahren aufweisen, und stellten Jahresmortalitätsraten zwischen 0,5% und 0,9% fest. Sullivan (1995) untersuchte in einer weiteren Metaanalyse achtunddreißig veröffentlichte Mortalitätsstudien über Anorexie, deren Beobachtungszeit zwischen zwei und dreiunddreißig Jahren variierte und bei denen die untersuchten Kohorten Fallzahlen von 11 bis 332 aufwiesen. In einem linearen Regressionsmodell stellte er einen signifikant positiven Zusammenhang zwischen der Höhe der Mortalitätsraten und der Beobachtungszeit fest. Er errechnete für einen Zeitraum von zehn Jahren eine Gesamtmortalitätsrate von 5,6% und eine Jahresmortalitätsrate von 0,56% bei einem Konfidenzintervall von 0,3% bis 0,8%. Basierend auf den Metaanalysen (und soweit vorliegend einer Ausweisung von Konfidenzintervallen) lassen sich Jahresmortalitäten für Anorexie von 0,3% bis 0,8% ableiten (vgl. Tab. 11-5).

Werden diese Mortalitätsraten unterstellt (und gleichzeitig die oben beschriebene Prävalenzbandbreite berücksichtigt), versterben in Deutschland pro Jahr 74 bis 392 Personen an den Folgen einer Anorexia nervosa.

Leistungsdaten der Kranken- und Rentenversicherung

Die Bestimmung der Kosten von Anorexia nervosa in Deutschland für das Jahr 1998 basiert auf den Leistungsdaten von vier gesetzlichen Krankenkassen und der gesamten gesetzlichen Rentenversicherung (GRV). Die gesetzliche Krankenversicherung stellt grundsätzlich sämtliche medizinisch erforderlichen Leistungen bereit, um die Gesundheit der Versicherten zu erhalten oder wiederherzustellen. Die gesetzliche Rentenversicherung trägt Rehaleistungen, soweit sie auf die Erhaltung oder Wiederherstellung der Erwerbsfähigkeit von Beschäftigten zielen. In Tabelle 11-6 sind die Strukturdaten der Analyse für 1998 dargestellt, unterschieden nach Gesamtbevölkerung, Versicherten der gesetzlichen Rentenversicherung sowie Versicherten der vier einbezogenen Krankenkassen.

Tab. 11-5 Studien zur Mortalität von Anorexia nervosa.

Autoren	Studientyp	Zeitraum	Mortalität/Jahr
Nielsen et al. 1998	Metaanalyse	1970–1996	5–9/1 000
Zipfel et al. 2000	Kohortenstudie N = 84	21-year Follow-up	7/1 000
Sullivan 1995	Metaanalyse	1920–1980	5,6/1 000

Tab. 11-6 Bevölkerung Deutschland 1998; GKV = gesetzliche Krankenversicherungen, GRV = gesetzliche Rentenversicherung.

	insgesamt	15–24 Jahre, männlich	15–24 Jahre, weiblich	15–24 Jahre, erwerbstätig männlich	15–24 Jahre, erwerbstätig weiblich
Bevölkerung	82 037 000	4 649 000	4 428 000	2 606 000	2 049 000
GRV-Versicherte	31 942 000			2 238 000	1 757 000
GKV-Stichprobe	13 315 050	730 942	716 692	213 795*	187 478*

* In die Stichprobe der erwerbstätigen Personen gehen nur Versicherte aus drei Krankenkassen ein.

Zurzeit sind in knapp unter 400 gesetzlichen Krankenkassen 88 % der Bevölkerung versichert, 9 % sind privat und 2 % staatlich krankenversichert. Nur etwa 0,1 % der Bevölkerung sind nicht krankenversichert. Pflichtversichert in der gesetzlichen Krankenversicherung (GKV) sind Arbeitnehmer, deren Jahreseinkommen einen bestimmten Betrag nicht übersteigt (Versicherungspflichtgrenze 1998: 38 700,– EUR in den alten Bundesländern, 32 200,– EUR in den neuen Bundesländern). Freiwillig versichern können sich (neben anderen Personengruppen) insbesondere Arbeitnehmer, deren Einkommen über der Versicherungspflichtgrenze liegt. Mitversichert sind Angehörige von Pflicht- oder freiwillig Versicherten, sofern sie nicht selbst erwerbstätig sind. 41 % der GKV-Versicherten sind in Ortskrankenkassen, 38 % in Ersatzkassen, 11 % in Betriebskrankenkassen und 10 % in anderen gesetzlichen Krankenkassen versichert. In der gesetzlichen Rentenversicherung sind alle gegen Arbeitsentgelt Beschäftigten pflichtversichert (sofern es sich um mehr als eine geringfügige Beschäftigung handelt), mit der Ausnahme von Beamten.

In die Kostenanalyse sind aus dem Spektrum der gesetzlichen Krankenversicherung jeweils zwei Krankenkassen der – am Marktanteil orientiert – bedeutendsten Kassenarten, AOK und Ersatzkasse, einbezogen: AOK Baden-Württemberg, AOK Niedersachsen, Gmünder Ersatzkasse und Techniker Krankenkasse. Insgesamt repräsentieren die vier Krankenkassen 13,3 Millionen Versicherte und damit über 16 % der Gesamtbevölkerung.

In Tabelle 11-7 sind die Leistungen der vier einbezogenen Krankenkassen (für 1998) sowie der gesamten gesetzlichen Rentenversicherung (für 1999) bei Anorexie dargestellt. Die einbezogenen Leistungsdaten der gesetzlichen Krankenkassen umfassen akutstationäre Leistungen (stationäre Aufenthalte mit Verweildauern), Reha-/Kurleistungen (ebenfalls stationäre Aufenthalte mit Verweildauern, soweit nicht von der GRV getragen), sowie Arbeitsunfähigkeitstage (mit ICD-10-Code).[1] Die Leistungsdaten der gesetzlichen

---

[1] Bei den Arbeitsunfähigkeitszeiten ist zu bedenken, dass diese erst registriert werden (können), wenn ärztlicherseits eine entsprechende Arbeitsunfähigkeitsbescheinigung (AU-Bescheinigung) ausgestellt wird, was erst ab dem 3. Tag der Arbeitsunfähigkeit notwendig ist. Kürzere Arbeitsunfähigkeitszeiten (ohne AU-Bescheinigung) oder solche, die nicht mit der entsprechenden Diagnose bezeichnet worden sind, können in diesem Zusammenhang daher nicht berücksichtigt werden.

Tab. 11-7 Leistungsdaten Krankenkassen/Rentenversicherung bei Anorexia nervosa (aggregiert); GKV = gesetzliche Krankenversicherungen, GRV = gesetzliche Rentenversicherung.

	Fälle	Tage respektive Dauer	Tage gesamt
akutstationär (Krankenhaus)	736	49,8	36 636
Reha GKV	55	48,0	2 640
Reha GRV	474	55,8	26 426
Arbeitsunfähigkeit	101	78,4	7 915

Rentenversicherung beinhalten Rehaleistungen bei Erwerbspersonen (stationäre Aufenthalte mit Verweildauern).

Die Leistungsdaten sind nicht bei allen vier Krankenkassen vollständig verfügbar. So waren Daten über Kuraufenthalte von der AOK Niedersachsen und der Gmünder Ersatzkasse nicht verfügbar, Daten über Arbeitsunfähigkeitsfälle (AU-Fälle) lagen uns von der AOK Baden-Württemberg nicht vor. Zudem sind die Leistungsdaten nicht bei allen einbezogenen Krankenkassen nach Geschlecht unterschieden, sodass wir insgesamt auf eine Differenzierung nach Frauen und Männern verzichtet haben.

Um die Leistungsdaten der vier berücksichtigten Krankenkassen auf die Gesamtbevölkerung hochzurechnen, wird zwei alternativen Ansätzen gefolgt:

1. wird isoliert für jede einbezogene Krankenkasse aus deren Leistungsdaten auf die Gesamtpopulation hochgerechnet und damit eine Bandbreite der hochgerechneten Krankenkassenergebnisse beschrieben,
2. werden die summierten Leistungsdaten der vier einbezogenen Krankenkassen auf die Gesamtpopulation hochgerechnet und damit ein Mittelwert der Krankenkassenergebnisse bestimmt.

Die Hochrechnung auf Grundlage der Einzelkassen-Leistungsdaten erfolgt gemäß folgender Gleichung:

$$(1) \quad x_{ges} = x_K \times \frac{w_{ges} + 0{,}1 \times m_{ges}}{w_K + 0{,}1 \times m_K}$$

mit
- x stationäre Fälle respektive Pflegetage (analog Rehafälle und Pflegetage sowie AU-Ereignisse und AU-Tage)
- w Frauen zwischen 15 bis unter 25 Jahre (analog weibliche Erwerbspersonen zwischen 15 bis unter 25 bei Arbeitsunfähigkeit)
- m Männer zwischen 15 bis unter 25 Jahre (analog männliche Erwerbspersonen zwischen 15 bis unter 25 bei Arbeitsunfähigkeit)
- K Index der Krankenkasse
- ges Index der Gesamtpopulation

Die akutstationären Leistungen der Gesamtpopulation ergeben sich demnach aus den Leistungsdaten der Einzelkassen, korrigiert um die Relation der Stichprobenbasen (Gesamtpopulation zwischen dem 15. bis unter 25. Lebensjahr zu Versicherten zwischen dem 15. bis unter 25. Lebensjahr). Da die akutstationären Leistungsdaten der Krankenkassen nicht nach Geschlechtern getrennt ausgewiesen sind und das Erkrankungsrisiko von Frauen und Männern stark divergiert (Relation ca. 10 : 1 wie in dem Abschnitt zur Epidemiologie der Anorexia nervosa dargestellt), wird ein geschlechtsadjustierter Index $w + 0{,}1 \times m$ gebildet, um potenzielle Abweichungen in der Geschlechtszusammensetzung zwischen Krankenkasse und Gesamtpopulation berücksichtigen zu können.

Analog zur Bandbreitenbestimmung auf Einzelkassenbasis wird der Mittelwert auf Grundlage der gesamten Leistungen – und gesamten Versicherten (im Alter von 15 bis unter 25 Jahre) – der vier einbezogenen Krankenkassen ermittelt:

$$(2) \quad x_{ges} = \sum_K x_K \times \frac{w_{ges} + 0{,}1 \times m_{ges}}{\sum_K (w_K + 0{,}1 \times m_K)}$$

In den Mittelwert der akutstationären Leistungen gehen die einbezogenen Krankenkassen mit ihrem jeweiligen – durch die Anzahl der 15- bis unter 25-jährigen Versicherten (genauer: den geschlechtsadjustierten Indexwert) determinierten – Gewicht ein. Die Schätzung der Reha-/Kurleistungen (Rehaaufenthalte und Pflegetage), soweit sie von den Krankenkassen finanziert werden, und der AU-Ereignisse (AU-Fälle und Tage) erfolgt analog zu den akutstationären Leistungen. Dabei ist jedoch zu berücksichtigen, dass Reha-/Kurleistungen nur von zwei Krankenkassen bekannt sind und somit nur eine eingeschränkte Bandbreite ableitbar ist und die Stichprobenbasen (Gesamtpopulation und Versicherte der einbezogenen Krankenkassen) bei den AU-Ereignissen auf die *Erwerbs*personen zwischen dem 15. bis zum 25. Lebensjahr beschränkt sind. Der Mittelwert und die Bandbreite der akutstationären Leistungen, Reha-/Kurleistungen sowie der AU-Ereignisse für Anorexia nervosa sind in Tabelle 11-8 dargestellt.

Die hochgerechneten Leistungsdaten aus den kassen-individuellen Leistungsdaten zeigen eine teilweise erhebliche Bandbreite. Diese Unterschiede lassen sich insbesondere durch die unterschiedliche Versichertenstruktur der Krankenkassen, eventuell auch (regional oder kassen-individuell) variierende Leistungsangebote erklären.

Tab. 11-8 Hochrechnung der Leistungsdaten bei Anorexie; GKV = gesetzliche Krankenversicherungen, GRV = gesetzliche Rentenversicherung.

	Fälle	Tage/Fall	Tage insgesamt
	Mittelwert (Kassen-Range)	Mittelwert (Kassen-Range)	Mittelwert (Kassen-Range)
akutstationär (Krankenhaus)	4618 (2651–5691)	49,8 (38,4–56,0)	229875 (128340–318485)
Reha GKV	485 (273–659)	48,0 (46,3–52,9)	23265 (14452–30529)
Reha GRV	474	55,8	26426
Arbeitsunfähigkeit	1155 (687–1252)	78,4 (61,5–91,1)	90482 (47781–76984)

Preisvektor

Akutstationäre Leistungen

Um die Kosten akutstationärer Aufenthalte aus gesellschaftlicher Perspektive zu bestimmen, werden laufende Kosten (Finanzierung durch die Krankenkassen) und Investitionskosten (Finanzierung durch die Länder) aggregiert. Bei den laufenden Kosten werden die Bewertungsansätze der Krankenkassen übernommen und damit unterstellt, dass sie den gesellschaftlichen Opportunitätskosten entsprechen. Im Jahr 1997 beträgt der – für Essstörungen relevante – bundesdurchschnittliche Abteilungspflegesatz in psychosomatischen Abteilungen 139,– EUR und der bundesdurchschnittliche Basispflegesatz 72,– EUR pro Tag; damit beliefen sich die Kosten insgesamt auf 211,– EUR je Pflegetag in der Psychosomatik (Bundesministerium für Gesundheit 1999).

Für Akutkrankenhäuser werden Investitionskosten je Bett von circa 245000,– EUR geschätzt (Bruckenberger 1997). Die Kapitalkosten (Zinsen und Abschreibungen) je Pflegetag leiten sich aus den Investitionskosten je Bett gemäß der folgenden Gleichung ab (Burchert et al. 1999):

$$(3) \quad C = I \times \frac{1}{365 \times a} \times \frac{i(1+i)^n}{(1+i)^n - 1}$$

mit
C Kapitalkosten je Pflegetag
I Investitionskosten je Bett
a Auslastungsgrad des Krankenhauses
n Nutzungsdauer
i Zinssatz

Es werden Annahmen bezüglich des gesellschaftlichen Opportunitätszinssatzes, der Nutzungsdauer der Kapitalgüter und der Auslastung des Krankenhauses benötigt. Der bundesdurchschnittliche Auslastungsgrad in psychosomatischen Fachabteilungen liegt 1998 bei 95% (Berning u. Rosenow 2001). Die Nutzungsdauer wird für Gebäude mit fünfzig Jahren angenommen, für Maschinen und Anlagen mit durchschnittlich zehn Jahren. Es kann angenommen werden, dass die Relation der Investitionskosten für Gebäude zu Maschinen und Anlagen bei zwei Drittel zu einem Drittel liegt und damit der Relation von Einzelfördermitteln (rd. 2,3 Mrd. EUR) zu Pauschalfördermitteln (rd. 1,2 Mrd. EUR) entspricht (Burchert et al. 1999). Als Zinssatz für die Diskontierung werden in internationalen Guidelines 3% empfohlen (CCOHTA 1997; Lipscomb et al. 1996). Die Kapitalkosten je Pflegetag betragen dann 46,– EUR und die gesamten Kosten akutstationärer Aufenthalte in psychosomatischen Fachabteilungen 257,– EUR je Pflegetag.

Kosten für Reha-/Kurleistungen

Bei den Reha-/Kurleistungen für die Anorexie werden Tagespflegesätze in psychosomatischen Rehakliniken als (gute) Näherung für die Therapiekosten herangezogen. Der durchschnittliche Tagespflegesatz in psychosomatischen Kliniken liegt 1998 bei circa 120,– EUR (Landesversicherungsanstalt Hannover 2001). Anders als im akutstationären Sektor beinhalten die Pflegesätze – neben den laufenden Ausgaben – auch die Investitionskosten.

Kosten durch Arbeitsunfähigkeit

Um die Kosten eines Arbeitsunfähigkeitstages (nach dem Humankapitalansatz) abzuleiten, wird von den durchschnittlichen Arbeitskosten je Erwerbstätigem (Vollzeit- und Teilzeiterwerbstätige entsprechend deren Anteilen an der Erwerbsbevölkerung) ausgegangen. Im Jahr 1998 betragen die durchschnittlichen jährlichen Arbeitskosten 32 000,– EUR (Statistisches Bundesamt 2000). Sie beinhalten das Bruttoarbeitsentgelt sowie die Lohnnebenkosten (wie zum Beispiel die Arbeitgeberbeiträge zur Sozialversicherung). Dies ergibt durchschnittliche Arbeitskosten je Kalendertag von 88,– EUR (Kosten eines Arbeitsunfähigkeitstages).

Die durchschnittlich tatsächlich geleistete Jahresarbeitszeit eines vollzeiterwerbstätigen Arbeitnehmers beträgt 1 503 Stunden. Die durchschnittlich tatsächlich geleisteten Arbeitstage je Arbeitnehmer (Vollzeit- oder Teilzeiterwerbstätige) sind 201 Tage – jeweils nach einer Korrektur um die Urlaubs-, Feiertage sowie Ausfallzeiten und bei Berücksichtigung von Überstunden (Institut der Deutschen Wirtschaft 1998). Dies ergibt durchschnittliche Arbeitskosten von 139,– EUR je Arbeitstag.

Kosten durch Mortalität

Bei der Ableitung der (indirekten) Kosten von Mortalität wird – entsprechend dem Humankapitalansatz – der Verlust der gesamten zukünftigen Arbeitsentgelte infolge der Erkrankung bis zum durchschnittlichen Renteneintrittsalter berücksichtigt. In die Bestimmung des – durch vorzeitigen Tod – entgangenen Lebensarbeitsentgeltes gehen ein (Henke et al. 1986; Rice 1966):

- die Restlebensdauer (bzw. die Überlebenswahrscheinlichkeit) nach 5-Jahres-Altersklassen, die durch die durchschnittliche Lebenserwartung bei Todeseintritt determiniert ist
- die Erwerbsquoten nach 5-Jahres-Altersklassen (aus denen sich – gemeinsam mit den Überlebenswahrscheinlichkeiten bei einer durchschnittlichen Lebenserwartung – die verlorenen Erwerbstätigkeitsjahre kalkulieren lassen)
- das durchschnittliche Jahresarbeitsentgelt (32 000,– EUR wie im vorherigen Abschnitt „Arbeitsunfähigkeit" bereits dargestellt)

Tab. 11-9 Erwerbsjahre und Lebensarbeitsentgelt pro Kopf nach Altersklassen (Statistisches Bundesamt 2000; eigene Berechnungen).

Altersklasse	Erwerbsjahre (kumuliert)	Lebensarbeitsentgelt (diskontiert) EUR
15–20	34,02	598 095,–
20–25	31,45	605 723,–
25–30	27,62	569 358,–
30–35	23,45	515 494,–

- der Diskontierungsfaktor, mit dem zukünftige Arbeitsentgelte auf ihren Gegenwartswert abgezinst werden (3 % analog dem Zinssatz bei den Kapitalkosten im akutstationären Sektor).

In Tabelle 11-9 sind die verlorenen Erwerbslebensjahre und insbesondere die verlorenen Lebensarbeitsentgelte für die bei Anorexia nervosa relevanten Altersklassen zwischen dem 15. und 35. Lebensjahr dargestellt. In Tabelle 11-10 wird – am Beispiel der Altersklasse 15 bis 20 – gezeigt, wie die durchschnittlichen verlorenen Lebensarbeitsentgelte bestimmt werden: Aus den durchschnittlichen Überlebensraten der 15- bis 20-Jährigen und den durchschnittlichen altersklassenspezifischen Erwerbsquoten werden die Erwerbsjahre der heute 15- bis 20-Jährigen in zukünftigen 5-Jahres-Altersabschnitten abgeleitet und die jeweiligen diskontierten Gesamtarbeitsentgelte der 5-Jahres-Altersabschnitte bestimmt. Die Summation über alle Altersabschnitte ergibt das (verlorene) Lebensarbeitsentgelt der 15- bis 20-Jährigen.

Die verlorenen Lebensarbeitsentgelte liegen zwischen circa 515 000,– EUR (30- bis 35-Jährige) und circa 606 000,– EUR (20- bis 25-Jährige) und betragen durchschnittlich circa 573 000,– EUR für die relevanten Alterklassen.

Hochrechnung der Krankheitskosten durch die Anorexie für die Gesamtbevölkerung

Bei der Ableitung der gesamten Krankheitskosten von Anorexia nervosa in der Bundesrepublik für das Jahr 1998 werden die Hochrechnungen von

Tab. 11-10 Diskontiertes Lebensarbeitsentgelt pro Kopf (Altersklasse 15 bis 20) (Statistisches Bundesamt 2000; eigene Berechnungen).

Alter	Überlebensrate	Erwerbsquote v. H.	Erwerbsjahre	Abzinsungsfaktor	Arbeitsentgelt (diskontiert) EUR
15–20	100 000	32,6	0,82	1,000	26 246,–
20–25	99 774	73,8	3,68	0,863	101 649,–
25–30	99 429	82,4	4,10	0,744	97 634,–
30–35	99 114	86,9	4,31	0,642	88 563,–
35–40	98 722	87,8	4,33	0,554	76 779,–
40–45	98 110	88,5	4,34	0,478	66 399,–
45–50	97 087	87,4	4,24	0,412	55 912,–
50–55	95 553	81,1	3,90	0,355	44 314,–
55–60	93 245	68,6	3,20	0,307	31 443,–
60–65	89 874	21,9	0,98	0,264	8 281,–
65–70	84 634	2,8	0,12	0,228	876,–
Erwerbsjahre (kumuliert)			34,02		
Lebensarbeitsentgelt (diskontiert)					598 095,–

akutstationären Leistungen, Reha-/Kurleistungen und Arbeitsunfähigkeitsereignissen aus Leistungsdaten der Krankenkassen und Rentenversicherung, die aus epidemiologischen Studien abgeleiteten Mortalitätsschätzungen und die zugehörigen Preisdaten zusammengeführt. Die Kostenschätzungen (Mittelwert und Bandbreite) für Anorexie sind in Tabelle 11-11 dargestellt.

Die Gesamtkosten der Anorexie in der Bundesrepublik betragen circa 195 Millionen EUR (bei einer Bandbreite von 115 bis 298 Mio. EUR). Die direkten Krankheitskosten belaufen sich auf 65 Millionen EUR (59 Mio. EUR akutstationäre Leistungen, 6 Mio. EUR Reha-/Kurleistungen), die indirekten Kosten auf 130 Millionen EUR beziehungsweise 67 vom Hundert der Gesamtkosten, wobei alleine die Kosten durch vorzeitigen Tod gemäß Humankapitalansatz 123 Millionen EUR beziehungsweise 63 vom Hundert der Gesamtkosten betragen. Die Krankheitskosten je Anorexie-Patient betragen bei der – studienbasiert – unterstellten Anorexieprävalenz in Deutschland von 36 750 (24 500–49 000) circa 5 300,– EUR pro Jahr (bei einer Bandbreite von 2 600,– bis 12 300,– EUR pro Jahr).

Diskussion

Die Gesamtkosten der Anorexie in der Bundesrepublik sind relativ gering im Vergleich zu den Krankheitskosten von Volkskrankheiten, wie Herz-Kreislauf-Erkrankungen oder auch – bei den Essstörungen – Adipositas (Letztere mit geschätzten jährlichen Krankheitskosten von 10–15 Milliarden EUR bei einer Prävalenz von 30–40 % in der Gesamtbevölkerung). Die ausgewiesenen direkten Krankheitskosten betragen lediglich circa 65 Millionen EUR. Auffallend ist jedoch der hohe Anteil indirekter Kosten insgesamt, insbesondere durch einen vorzeitigen Tod (67 % resp. 63 % der Gesamtkosten). Die Bedeutung des vorzeitigen Todes für die Gesamtkosten der Anorexie ist begründet in der sehr jungen Patientenpopulation, sodass bei einem letalen Ausgang der Erkrankung der Ausfall langer potenzieller Erwerbs-

Tab. 11-11 Gesamtkosten der Anorexia nervosa – Hochrechnung; GKV = gesetzliche Krankenversicherungen, GRV = gesetzliche Rentenversicherung.

	Fälle	Verweildauer	Kosten /Fall	Gesamtkosten
	Mittelwert (Kassen-Range)	Mittelwert (Range) Tage	Mittelwert (Range) EUR	Mittelwert (Range) Mio. EUR
akutstationär (Krankenhaus)	4 618 (2 651–5 691)	49,8 (38,4–56,0)	12 800,– (9 900–14 400,–)	59,1 (32,9–81,8)
Reha GKV	485 (273–659)	48,0 (46,3–52,9)	5 600,– (5 500–6 200,–)	2,7 (1,7–3,6)
Reha GRV	474	55,8	6 500,–	3,1
Arbeitsunfähigkeit	1 155 (687–1 252)	78,4 (61,5–91,1)	6 900,– (5 400–8 000,–)	8,0 (4,2–6,7)
Tod	214 (74–392)			122,5 (42,2–224,5)
gesamt				195,4 (115,1–297,4)

perioden (über mehrere Dekaden) von einem entsprechenden Ausfall des Produktionspotenziales begleitet wird. Bemerkenswert sind auch die hohen durchschnittlichen Kosten je Anorexie-Patient. Bei der – gestützt auf internationale epidemiologische Studien – unterstellten Anorexieprävalenz in Deutschland von 36 750 (24 500–49 000) ergeben sich Krankheitskosten je Anorexie-Patient von 5 300,– EUR pro Jahr (bei einer Bandbreite der durchschnittlichen Krankheitskosten von 2 600,– bis 12 300,– EUR pro Jahr), was zum Beispiel deutlich über den durchschnittlichen jährlichen Krankheitskosten bei Adipositas von circa 800,– EUR je Erkranktem liegt (Schneider 1996).

Die Behandlung von Anorexie-Patienten ist extrem aufwendig. Immerhin werden circa 10 % bis 20 % aller Anorexie-Patienten pro Jahr stationär behandelt (4 618 von geschätzten 24 500–49 000), was annähernd den – studienbasiert erwarteten – Neufällen von Anorexie (ca. 4 850) entspricht. Die Krankenhauskosten von akutstationär behandelten Anorexie-Patienten liegen bei 12 800,– EUR und damit deutlich über den durchschnittlichen Kosten je Krankenhausfall von 3 600,– EUR (inkl. Kapitalkosten) (Berning u. Rosenow 2001). Bedingt sind die überdurchschnittlichen Behandlungskosten insbesondere durch die langen stationären Verweildauern bei Anorexie (50 Tage vs. 10,7 Tage insgesamt).

Die indirekten Kosten durch Arbeitsunfähigkeit wegen Anorexie sind insgesamt weniger bedeutsam. Immerhin 4 % bis 8 % der erwerbstätigen Anorexie-Patienten werden jährlich mit der Diagnose F50.0 (Anorexie) arbeitsunfähig und bei diesen Patienten sind die indirekten Fallkosten mit durchschnittlich 6 900,– EUR (oder mit über 2,5 Monaten Arbeitsausfall pro Jahr) erheblich.

Die vorliegende Krankheitskostenanalyse unterliegt einigen Restriktionen: Erstens lassen sich aus den Leistungsdaten der (meisten) Krankenkassen – mit vertretbarem Aufwand – akutstationäre Leistungen, Reha-/Kurleistungen sowie Arbeitsunfähigkeitsereignisse (jeweils mit ICD-10-Codierung) ermitteln, nicht jedoch die potenziell relevanten ambulanten Leistungen inklusive Medikation. Einige Krankenkassen können auch eine Differenzierung der Leistungen nach Alter und Geschlecht nicht (mit vertretbarem Aufwand) bereitstellen. Immerhin konnten in der vorliegenden Krankheitskostenanalyse die Hauptkostentreiber akutstationäre Aufenthalte und indirekte Kosten durch vorzeitigen Tod (und darüber hinaus die nachrangig relevanten Reha-/Kurleistungen und Arbeitsunfähigkeitsereignisse) berücksichtigt werden. Zweitens lassen sich die Kosten der durch die Anorexie induzierten Folgestörungen (wie sie in Tab. 11-2 zusammengestellt sind – u. a. Herz-Kreislauf-Störungen und Nierenstörungen) nicht zuverlässig aus den Krankenkassendaten identifizieren und es fehlen epidemiologische Studien zu dem bevölkerungsbezogenen attributablen Risiko von Anorexie bei den beschriebenen Folgestörungen (anders etwa als bei Adipositas). Insofern weist die vorliegende Studie eine Untergrenze der Krankheitskosten von Anorexie aus. Drittens beruht die Bestimmung der Leistungsinanspruchnahme bei Anorexie auf Leistungsdaten ausgesuchter Krankenkassen sowie – immerhin – der gesamten gesetzlichen Rentenversicherung. In der Analyse konnten aus dem Spektrum der gesetzlichen Krankenversicherungen die bedeutenden Kassenarten, Ersatzkassen und AOKen (mit jeweils zwei Krankenkassen), berücksichtigt werden, es fehlen lediglich Leistungsdaten der Betriebskrankenkassen. Die einbezogenen Krankenkassen repräsentieren jedoch 13,2 Millionen Versicherte und damit circa 16% der Gesamtbevölkerung. Die geschätzten indirekten Kosten durch vorzeitigen Tod beruhen auf internationalen epidemiologischen Studien mit einer gewissen (in Metaanalysen identifizierten) Ergebnisbandbreite, die sich in der Kostenbandbreite niederschlägt. Um die Krankheitskosten von Anorexie noch präziser eingrenzen zu können, wären erstens eine bessere Datenbasis bei den ambulanten Leistungen, zweitens epidemiologische Studien zu Prävalenz, Verlauf und Mortalität in Deutschland und drittens epidemiologische Studien zu den attributablen Risiken erforderlich.

Die Krankheitskostenanalyse stellt einen wichtigen Baustein bei einer umfassenderen gesundheitsökonomischen Analyse der gesellschaftlichen Bedeutung von psychischen Störungen – hier am Beispiel von Anorexia nervosa – dar. Die vorliegende Studie unterstreicht die hohen Fallkosten – insbesondere (sofern dem Humankapitalansatz gefolgt wird) bei den indirekten Folgekosten durch vorzeitigen Tod – und damit das grundsätzliche gesellschaftliche Einsparpotenzial bei Essstörungen. Wie internationale Effektivitätsstudien zeigen, kann durch eine frühzeitige qualifizierte Behandlung von Patienten häufig eine raschere Gesundung erreicht, einer Chronifizierung vorgebeugt und die Wahrscheinlichkeit eines letalen Ausgangs deutlich reduziert werden

(Herzog et al. 2000). Alle bekannten Untersuchungen zeigen allerdings, dass der Versorgungsbedarf in der Bundesrepublik bei psychischen Störungen nicht gedeckt ist. Wittchen (2000) stellt beispielsweise in seiner Teiluntersuchung zu psychischen Störungen im Rahmen des Bundesgesundheitssurveys 1998/99 fest, dass bei Essstörungen eine besonders hohe Nichtbehandlungsquote von 63,6% (bei Erwachsenen) beziehungsweise von 81,4% (bei Kindern und Jugendlichen unter 18 Jahren) vorliegt.

Zu fordern bleibt für die Zukunft zunächst eine qualitative Weiterentwicklung der Routinestatistiken der Kosten- und Leistungsträger, die eine fallbezogene Integration unterschiedlicher Datensätze zu epidemiologischen und versorgungsepidemiologischen Zwecken ermöglichen sollten. Ebenso sollte es in der Therapieforschung bei psychischen Störungen zur Routine gehören, dass gesundheitsökonomische Parameter – insbesondere in langfristigen Katamneseuntersuchungen – einbezogen werden.

11.2 Die gesellschaftlichen Kosten von Bulimia nervosa

Einleitung

Die nachfolgende Krankheitskostenstudie wurde – in enger Anlehnung an die vorstehende Untersuchung zu den gesellschaftlichen Kosten von Anorexia nervosa – berechnet, um die volkswirtschaftlichen Kosten von Bulimia nervosa abzuschätzen. Dabei werden die gleichen Berechnungsmodelle und Datengrundlagen benutzt (nähere Erläuterungen s. Punkt 11.1). In die Analyse gehen Leistungsdaten über Arbeitsunfähigkeitszeiten, stationäre Krankenhausaufenthalte und Rehaleistungen von vier Krankenkassen ein, die als repräsentativ für die gesetzliche Krankenversicherung gelten. Weitere Daten zu stationären Rehabilitationsleistungen stammen von der gesetzlichen Rentenversicherung (als vorrangigem Träger von Rehaleistungen). Ferner wurde eine Schätzung der Produktivitätsverluste durch vorzeitigen Tod auf der Basis des Humankapitalansatzes vorgenommen.

Das Krankheitsbild Bulimia nervosa

Bulimia nervosa wurde erst Ende der 70er Jahre des letzten Jahrhunderts als ein von der Anorexia nervosa unabhängiges Krankheitsbild beschrieben. Die bevorzugt bei jungen Frauen und weiblichen Jugendlichen vorkommende Störung ist dadurch gekennzeichnet, dass die Patienten regelmäßige Fressanfälle erleben, deren Effekte sie durch unterschiedliche Regulationsmaßnahmen, zumeist Erbrechen, zu begrenzen versuchen. Die Patienten zeigen in der Regel auch im sonstigen Leben ein anormales Essverhalten, haben starke Angst vor einer Gewichtszunahme, ausgeprägte Selbstwertprobleme und gehäuft emotionale Störungen (vgl. Tab. 11-12).

Als Folgestörungen von Bulimia nervosa tritt – ebenso wie bei Anorexia nervosa – eine Vielzahl teilweise schwerwiegender somatischer Komplikationen auf, die sich als Folgen von Mangelernährung, einseitiger Ernährung oder problematischer Verhaltensweisen (Erbrechen) erklären lassen (vgl. Tabelle 11-2).

Die Bulimia nervosa entwickelt sich häufig im frühen Erwachsenenalter. Circa 80% der Patientinnen erkranken vor dem 22. Lebensjahr, in etwa der Hälfte der Fälle geht der Erkrankung eine Anorexia nervosa voraus. Verlaufsuntersuchungen liegen nur vereinzelt und in der Regel nur von klinischen Stichproben vor (Fichter u. Quadflieg 1992). Vor der Behandlung weisen die Patienten eine mittlere Krankheitsdauer von fünf Jahren auf, 32% sind seit mehr als zehn Jahren erkrankt. In zweijährigen Katamnesestudien nach stationären Therapien zeigte sich, dass 40% der Patienten deutlich gebessert, 20% teilweise gebessert und 40% chronisch erkrankt waren (Laessle 1996).

Epidemiologie

Zur Abschätzung der Inzidenz der Bulimie liegt eine von Turnbull und Koautoren (1996) vorgenommene Auswertung eines umfangreichen Fallregisters von niedergelassenen Ärzten in Großbritannien (General Practice Research Database; GPRD) vor, bei der von 1988 bis 1994 entsprechende Erkrankungsfälle dokumentiert wurden. Sie erbrachte eine Inzidenzrate von 12,2/100 000. Die Validität des Fallregisters wurde an einer Zufallsstichprobe von 204 Fällen durch psychiatrische Experten überprüft und außerdem mit einer schriftlichen Befragung von Allgemeinärzten ergänzt. Wakeling (1996) kam in einem repräsentativen Bevölkerungsample für Dänemark (1985–1986) zu Inzidenzschätzungen von 9,9/100 000, wobei er von einer Unterschätzung der tatsächlichen Erkrankungshäufigkeit (aufgrund unein-

Tab. 11-12 Diagnosekriterien der Bulimia nervosa.

ICD 10: F50.2	DSM IV: 307.51
• andauernde Beschäftigung mit Essen • Essattacken, bei denen große Mengen Nahrung in sehr kurzer Zeit konsumiert werden • verschiedene Verhaltensweisen zur Gewichtskontrolle: selbstinduziertes Erbrechen, Abführmittelabusus, zeitweiliges Hungern, Gebrauch von Diuretika, Schilddrüsenhormonen oder Appetitzüglern • krankhafte Furcht davor, dick zu werden, selbstgesetzte Gewichtsgrenze weit unterhalb des prämorbiden, vom Arzt als optimal oder „gesund" betrachteten Gewichtes • häufig frühere Anorexia nervosa	• Fressanfälle (binge eating) und kompensatorische Verhaltensweisen treten seit mindestens drei Monaten durchschnittlich zweimal pro Woche auf • Hyperaktivität als weitere Möglichkeit der Gewichtskontrolle genannt • Störung tritt nicht ausschließlich während Episoden einer Anorexia nervosa auf Zwei Subtypen: • mit Erbrechen (purging type): mit selbstinduziertem Erbrechen oder Laxantien- oder Diuretikaabusus • ohne Erbrechen (nonpurging type): ohne selbstinduziertes Erbrechen oder Laxantien- oder Diuretikaabusus

Tab. 11-13 Studien zur Inzidenz von Bulimia nervosa.

Autoren	Ort	Population	Zeitraum	Inzidenz/Jahr
Turnbull et al. 1996	London (UK)	ambulante Fallregister Validierung durch Ärztebefragung alle Altersgruppen	1993	12,2/100 000 23,3/100 000 0,5/100 000
Wakeling 1996	Dänemark	repräsentative Bevölkerungsstichprobe	1985–1986	9,9/100 000

heitlicher Diagnosekriterien bei den Ärzten sowie einer nicht vollständigen Therapieinanspruchnahme der Patienten) ausgeht. Zusammenfassend kann festgestellt werden, dass die **Inzidenzraten** der Bulimie größer als bei der Anorexie sind und insgesamt zwischen 9,9 und 12,2 pro 100 000 und Jahr erreichen, bei Frauen liegt sie bei durchschnittlich 23,0 und bei Männern bei durchschnittlich 0,5 (vgl. Tabelle 11-13).

Unterstellt man in Deutschland ähnliche Verhältnisse, so muss man von 8 100 bis 10 000 Neuerkrankungsfällen für Bulimie pro Jahr in Deutschland ausgehen.

Umfassende **Prävalenzschätzungen zur Bulimia nervosa** wurden von Garfinkel und Koautoren (1995) sowie Rand und Kuldau (1992) vorgelegt. Garfinkel und Koautoren (1995) befragten in einem repräsentativen kanadischen Sample 8 116 Personen im Alter von 15–60 Jahren und errechneten eine Prävalenzrate für die Bulimie von 1,1 % für Frauen und 0,1 % für Männer. Rand und Kuldau (1992) befragten in einer repräsentativen Erhebung 1 211 Frauen im Alter von 18–96 Jahren und fanden für Bulimie bei Frauen eine Prävalenzrate von 4,1 %. Die meisten Prävalenzstudien konzentrieren sich jedoch auf die Risikogruppe zwischen 15 und 24 Jahren. Hsu (1996) stellte in einer Metaanalyse nach Sichtung vieler Prävalenzstudien unter Berücksichtigung vergleichbarer Diagnosekriterien eine Rate von 2 % fest. Buddeberg-Fischer (2000) kam nach einer Metaanalyse über neuere Studien der 90er Jahre des letzten Jahrhunderts zu einer Bandbreite von 1–3 % der Prävalenzrate bei jungen Frauen. Hsu (1996), Steinhausen und Koautoren (1997), Sullivan und Koautoren (1998), Hebebrand (1999) und Buddeberg-Fischer (2000) zeigen in ihren Reviews zur Bulimie Prävalenzraten bei jungen Frauen (15–24 Jahre) zwischen 1 % und 3 % auf (vgl. Tab. 11-14). Die Erkrankungsrate bei Männern beträgt etwa ein Zehntel von der bei Frauen.

Tab. 11-14 Studien zur Prävalenz von Bulimia nervosa.

Autoren	Ort	Population	Zeitraum	Prävalenz
Buddeberg-Fischer 2000	Zürich (Schweiz)	Metaanalyse	1990–1997	10–30/1 000
Hsu 1996	Boston (USA)	Metaanalyse	1970–1994	20/1 000 2/1 000
Sullivan et al. 1998	Virginia (USA)	repräsentative Stichprobe (22–59 J.) N = 1897	1992–1995	5/1 000
Steinhausen et al. 1997	Zürich (Schweiz)	repräsentative Stichprobe (Schüler 6–17 J.) N = 607 (14–17 J.)	1994–1995	5/1 000

Tab. 11-15 Studien zur Mortalität von Bulimia nervosa.

Autoren	Studientyp	Zeitraum	Mortalität/Jahr
Keel u. Mitchell 1997	Metaanalyse	1992–1996	1–3/1 000
Fichter u. Quadflieg 1997	prospektive Kohortenstudie (n = 196)	6 Jahre	2/1 000
Keel et al. 1999	prospektive Kohortenstudie	5 Jahre	1/1 000

Nach Experteneinschätzung ist davon auszugehen, dass – wie bei Anorexia nervosa – auch bei der Bulimie die in früheren Jahren verzeichnete Zunahme allmählich abflacht.

Rechnet man diese Prävalenzzahlen für die deutsche Bevölkerung von 1998 hoch, dann gibt es in Deutschland 49 000 bis 146 800 an Bulimie Erkrankte und damit etwa 2- bis 3-mal so viele Betroffene wie bei der Anorexie.

Zur **Mortalität** bei der Bulimie gibt es nur sehr wenige Studien. Fichter und Quadflieg (1997) beobachteten bei ihrer deutschen Kohorte von 196 Patienten nach einem Zeitraum von sechs Jahren eine durchschnittliche Jahresmortalitätsrate von 0,2 %. Keel und Mitchell (1999) stellen in einer Kohorte nach einer Beobachtungszeit von fünf Jahren eine Jahresmortalitätsrate von 0,1 % fest und finden in einer Metaanalyse (Keel et al. 1997) eine Bandbreite von 0,1–0,3 % der Jahresmortalität (vgl. Tab. 11-15).

Werden diese Mortalitätsraten unterstellt (und wird gleichzeitig die oben beschriebene Prävalenzbandbreite berücksichtigt), versterben in Deutschland pro Jahr 49 bis 440 Personen an Bulimie beziehungsweise ihren Folgeerkrankungen.

Strukturdaten der Krankenkassen und Rentenversicherung

Über vier große Krankenkassen und die Deutsche Rentenversicherung konnten umfangreiche Datensätze zum Leistungsgeschehen im Zusammenhang mit Bulimie-Erkrankungen erhalten werden (Tab. 11-16). Die Leistungsdaten sind nicht bei allen vier Krankenkassen vollständig verfügbar. So waren die Daten über Rehaaufenthalte von der AOK Niedersachsen und der Gmünder Ersatzkasse nicht verfügbar, die Daten über Arbeitsunfähigkeitsfälle liegen von der AOK Baden-Württemberg nicht vor. Nachfolgend werden zunächst die Rechenwege für die Kostenschätzungen skizziert, deren Ergebnisse in Tabelle 11-17 zusammenfassend dargestellt sind.

Direkte Kosten: Krankenhausaufenthalte und Rehaaufenthalte

Die akutstationären Leistungen (stationäre Aufenthalte und Pflegetage) und Rehabilitationsleistungen (Rehaaufenthalte und Pflegetage) der einbezogenen Krankenkassen sowie die Rehabilitationsleistungen der gesamten Rentenversicherung sind in Tabelle 11-16 aufgeführt. Eine Differenzierung nach Geschlechtern war aufgrund unvollständiger Datensätze nicht möglich.

Um die Leistungsdaten der vier berücksichtigten Krankenkassen auf die Gesamtbevölkerung

Tab. 11-16 Leistungsdaten Krankenkassen/Rentenversicherung von Bulimia nervosa (aggregiert); GKV = gesetzliche Krankenversicherungen, GRV = gesetzliche Rentenversicherung.

	Fälle	Tage respektive Dauer	Tage gesamt
stationär	94	49,8	4 279
Reha GKV	51	48,0	2 760
Reha GRV	5	55,8	272
Arbeitsunfähigkeit	60	78,4	1 729

hochzurechnen, wird wie bei der Anorexie-Studie zwei alternativen Ansätzen gefolgt:
1. werden isoliert für jede einbezogene Krankenkasse deren Leistungsdaten auf die Gesamtpopulation hochgerechnet und damit eine **Bandbreite** der hochgerechneten Krankenkassendaten beschrieben,
2. werden die summierten Leistungsdaten der vier einbezogenen Krankenkassen auf die Gesamtpopulation hochgerechnet und damit ein **Mittelwert** der Krankenkassenergebnisse bestimmt.

Für die Kosten akutstationärer Aufenthalte in psychosomatischen Fachabteilungen werden 257,– EUR je Pflegetag angenommen. Bei den Rehaleistungen werden Tagespflegesätze in psychosomatischen Rehakliniken als gute Näherung für die Therapiekosten herangezogen. Der durchschnittliche Tagespflegesatz in psychosomatischen Kliniken liegt 1998 bei circa 120,– EUR (Landesversicherungsanstalt Hannover 2001).

Indirekte Kosten durch Arbeitsunfähigkeit (AU)

Die Hochrechnung der Angaben über die Arbeitsunfähigkeitsereignisse und Arbeitsunfähigkeitstage wegen Bulimie auf die Gesamtbevölkerung in Deutschland erfolgte wie bei den akutstationären Aufenthalten, allerdings unter Berücksichtigung der Stichprobenbasen (Gesamtpopulation und Versicherte der einbezogenen Krankenkassen) bei den AU-Ereignissen, die auf die *Erwerbs*personen zwischen 15 bis unter 25 zu beschränken sind.

Um die Kosten eines Arbeitsunfähigkeitstages (nach dem Humankapitalansatz) abzuleiten, wird von den durchschnittlichen Arbeitskosten je Erwerbstätigem (Vollzeit- und Teilzeiterwerbstätige entsprechend deren Anteilen an der Erwerbsbevölkerung) ausgegangen. Im Jahr 1998 betragen die durchschnittlichen jährlichen Arbeitskosten 32 000,– EUR (inkl. Bruttoarbeitsentgelt und Lohnnebenkosten) (Statistisches Bundesamt 2000) und damit die durchschnittlichen Arbeitskosten je Kalendertag (Kosten eines Arbeitsunfähigkeitstages) 88,– EUR.

Indirekte Kosten durch den vorzeitigen Tod

Die Kostenbewertung der Mortalitätsereignisse erfolgte – entsprechend dem Humankapitalansatz – in gleicher Weise wie in der Studie zu Anorexia nervosa. Es wird der Verlust der gesamten zukünftigen Arbeitsentgelte infolge der Erkrankung bis zum durchschnittlichen Renteneintrittsalter berücksichtigt (vgl. Kosten durch Mortalität bei Anorexia nervosa).

Gesamte Krankheitskosten der Bulimia nervosa

Die Kostenschätzungen (Mittelwert und Bandbreite) zu den einzelnen zuvor genannten Punkten sind in Tabelle 11-17 systematisch zusammengestellt. Die Gesamtkosten der Bulimie in der Bundesrepublik Deutschland betragen circa 124 Millionen EUR (bei einer Bandbreite von 39 bis 264 Mio. EUR). Die direkten Krankheitskosten belaufen sich auf lediglich 10 Millionen EUR (7 Mio. EUR akutstationäre Leistungen, 3 Mio. EUR Rehaleistungen), die indirekten Kosten auf 114 Millionen EUR beziehungsweise 92 von Hundert der Gesamtkosten, wobei alleine die Kosten durch vorzeitigen Tod gemäß Humankapitalansatz 112 Millionen EUR beziehungsweise 91 von Hundert der Gesamtkosten betragen. Die Krankheitskosten je Bulimie-Patient betragen bei der – gestützt auf internationale epidemiologische Studien – unterstellten Bulimie-Prävalenz in Deutschland von 97 900 (49 000–146 800) etwa 1 300,– EUR pro Jahr.

Diskussion

Die Gesamtkosten der Bulimie in der Bundesrepublik sind trotz der höheren Prävalenz mit circa 124 Millionen EUR niedriger als die Gesamtkosten der Anorexie. Die Mortalitätskosten dominieren die gesamten Krankheitskosten mit einem Anteil von annähernd 90%. Die jährlichen Gesamtkosten je Bulimie-Erkranktem sind mit durchschnittlich 1 300,– EUR deutlich niedriger als die jährlichen Gesamtkosten je Anorexie-Erkranktem. Sofern sich Bulimie-Erkrankte jedoch in – akutstationärer oder rehastationärer – The-

Tab. 11-17 Gesamtkosten der Bulimia nervosa – Hochrechnung; GKV = gesetzliche Krankenversicherungen, GRV = gesetzliche Rentenversicherung.

	Fälle Mittelwert (Range)	Verweildauer Mittelwert (Range) Tage	Kosten/Fall Mittelwert (Range) EUR	Gesamtkosten Mittelwert (Range) Mio. EUR
stationär	590 (361–691)	45,5 (13,7–62,7)	11 700 (3 500–16 100)	6,9 (1,2–14,4)
Reha GKV	449 (410–482)	54,2 (53,3–54,7)	6 400 (6 300–6 400)	2,9 (2,6–3,1)
Reha GRV	5	54,4	6 400	0,0
Arbeitsunfähigkeit	686 (206–973)	28,8 (18,9–53,7)	5 000 (2 600–4 700)	1,7 (0,8–2,6)
Tod	196 (49–441)			112,2 (28,2–252,5)
gesamt				127,3 (39,7–264,0)

rapie befinden, induzieren sie ähnliche Fallkosten wie Anorexie-Patienten.

In der Literatur wird eine US-amerikanische Kostenstudie (Striegel-Moore et al. 2000) beschrieben, die ambulante und stationäre Leistungen und Behandlungskosten aus der Krankenversicherungsperspektive bestimmt. Der Anteil stationär behandelter Anorexie-Patienten (inklusive Rehaaufenthalte) ist in der vorliegenden deutschen Studie etwa doppelt so hoch wie in der US-amerikanischen Studie, der Anteil stationär behandelter Bulimie-Patienten demgegenüber nur etwa halb so hoch wie in der US-amerikanischen Studie. Die durchschnittliche Verweildauer ist in der US-amerikanischen Studie mit 25 Tagen bei Anorexie und 15 Tagen bei Bulimie deutlich niedriger als in der vorliegenden deutschen Studie (50 bzw. 45 Tage). Dies mag teilweise in dem unterschiedlichen Leistungsumfang der Versicherungspakete begründet sein. Zumindest bei der Anorexie liegen die Kosten eines stationären Aufenthaltes in der US-Studie – trotz der geringeren Verweildauer – deutlich mit einem Verhältnis von 17 384,– USD zu 12 800,– EUR (oder 12 400,– USD bei Berücksichtigung der Kaufkraftparität für das Jahr 1998) über denjenigen der vorliegenden Studie bei der Anorexie, bei der Bulimie entsprechen die Kosten eines Aufenthaltes in etwa denen der hier vorliegenden Studien. Dies mag auf eine Einschränkung in der Vergleichbarkeit internationaler Behandlungssysteme hindeuten, deren kritischer beziehungsweise ergebnis- und kostenbezogener Vergleich eine wichtige Herausforderung für zukünftige Analysen darstellt.

Der vorliegenden Krankheitskostenanalyse kommt auf Basis der vorliegenden Daten nur eine beschränkte Aussagekraft zu. Zwar werden die wichtigen Kostenbereiche – die akutstationären Behandlungen und indirekten Kosten durch den vorzeitigen Tod – ebenso wie die weniger relevanten Bereiche – Kosten durch Arbeitsunfähigkeit und Rehaleistungen – erfasst, die Leistungsdaten zu den ambulanten Behandlungskosten einschließlich der Medikation fehlen jedoch vollständig. Auch lassen sich die Kosten der durch Bulimie induzierten Folgestörungen (u. a. Herz-Kreislauf-Störungen und Nierenstörungen) nicht zuverlässig in den Krankenkassendaten identifizieren und es fehlen epidemiologische Studien zu dem bevölkerungsbezogenen attributablen Risiko der beschriebenen Folgestörungen, anhand dessen zu diesem Bereich entsprechende Kostenanteile berechnet werden könnten. Zudem sind die epidemiologischen Annahmen zur Inzidenz, Prävalenz und Mortalität zwar aus jeweils mehreren internationalen Studien abgeleitet, allerdings zeigen diese neben Überschneidungen in ihren Aussagen auch eine nicht zu vernachlässigende Streuung der Ergebnisse, sodass die Zuverlässigkeit der Kostenschätzungen weiter begrenzt wird.

Um in Zukunft präzisere Analysen zu ermöglichen, ist unbedingt eine verbesserte Datengrundlage erforderlich, das heißt einerseits eine bessere Datenbasis der Leistungsdaten der Krankenkassen und deren vereinfachte Zugänglichkeit, andererseits aber auch umfassendere Untersuchungen und Dokumentationen zur Epidemiologie der Erkrankung, zum Krankheitsverlauf und auch zur Verbreitung von Folgestörungen und deren Verlauf.

Bei aller Begrenztheit der Aussagekraft der vorliegenden Auswertungen zeigen sie dennoch, dass die Krankheitskosten bei Essstörungen deutlich über den investierten Behandlungskosten liegen oder andersherum ausgedrückt, dass mit einer stärkeren Bedarfsdeckung im Bereich der psychotherapeutischen Versorgung vermutlich erhebliche Krankheitskosten eingespart werden können.

Literatur

Berning R, Rosenow C (2001). Statistische Krankenhausdaten – Grund- und Kostendaten der Krankenhäuser. In: Arnold M, Litsch M, Schellschmidt H (Hrsg). Krankenhaus-Report 2000. Schwerpunkt Vergütungsreform mit DRGs. Stuttgart: Schattauer; 349–92.

Bruckenberger E (1997). Stagnation bei der Krankenhausfinanzierung. Führen und Wirtschaften im Krankenhaus; 14: 206–8.

Buddeberg-Fischer B (2000). Früherkennung und Prävention von Eßstörungen. Eßverhalten und Körpererleben bei Jugendlichen. Stuttgart: Schattauer.

Bundesministerium für Gesundheit (Hrsg) (1999). Daten des Gesundheitswesens. Ausgabe 1999. Schriftenreihe des Bundesministeriums für Gesundheit. Baden-Baden: Nomos; 122.

Burchert H, Hansmeier T, Hessel F, Krauth C, Nowy R, Seitz R, Wasem J (AG Reha-Ökonomie im Förderschwerpunkt Rehabilitationswissenschaften) (1999). Ökonomische Evaluation in der Rehabilitation. Teil II: Bewertung der Ressourcenverbräuche. In: Verband Deutscher Rentenversicherungsträger (Hrsg). Förderschwerpunkt „Rehabilitationswissenschaften". Empfehlungen der Arbeitsgruppen „Generische Methoden", „Routinedaten" und „Reha-Ökonomie". DRV Schriften. Frankfurt a. M.: VDR-Selbstverlag; 16: 195–246.

CCOHTA (Canadian Coordinating Office of Health Technology Assessment) (1997). Guidelines for economic evaluation of pharmaceuticals. Canada, Ottawa: CCOHTA.

Fichter MM, Quadflieg N (1992). The german longitudinal bulimia nervosa study I. In: Herzog W, Deter HC, Vandereycken W (eds). The course of eating disorders. Berlin, Springer; 133–49.

Fichter MM, Quadflieg N (1997). Six-year course of bulimia nervosa. Int J Eat Disord; 22: 361–84.

Fichter MM, Quadflieg N (1999). Six-year course and outcome of anorexia nervosa. Int J Eat Disord; 22: 359–85.

Fichter M, Warschburger P (2000). Eßstörungen. In: Petermann F (Hrsg). Lehrbuch der Klinischen Kinderpsychologie und -psychotherapie. Göttingen: Hogrefe; 561–85.

Garfinkel PE, Lin E, Goering P (1995). Bulimia nervosa in a canadian community sample: Prevalence and comparison of subgroups. Am J Psychiatry; 152: 1052–8.

Hauner H (1996). Gesundheitsrisiken von Übergewicht und Gewichtszunahme. Dtsch Arztebl; 93: 3405–9.

Hebebrand J (1999). Eßstörungen. In: Schauder P, Ollenschläger G (Hrsg). Ernährungsmedizin. Prävention und Therapie. München: Urban & Fischer; 345–54.

Henke KD, Behrens C, Arab L, Schlierf G (1986). Die Kosten ernährungsbedingter Krankheiten. Schriftenreihe des Bundesministeriums für Jugend, Familie und Gesundheit. Stuttgart: Kohlhammer; 178.

Herzog DB, Greenwood DN, Dorer DJ, Flores AT, Ekeblad ER, Richards A, Blais MA, Keller MB (2000). Mortality in eating disorders: A descriptive study. Int J Eat Disord; 28: 20–6.

Herzog W, Rathner G, Vandereycken W (1992). Longterm course of anorexia nervosa: A review of the literature. In: Herzog W, Deter HC, Vandereycken W (eds). The course of eating disorders. Berlin: Springer; 15–29.

Hessel F, Krauth C, Nowy R, Seitz R, Wasem J (AG Reha-Ökonomie im Förderschwerpunkt Rehabilitationswissenschaften) (1999). Ökonomische Evaluation in der Rehabilitation. Teil I: Prinzipien und Empfehlungen für die Leistungserfassung. In: Verband Deutscher Rentenversicherungsträger (Hrsg). Förderschwerpunkt „Rehabilitationswissenschaften". Empfehlungen der Arbeitsgruppen „Generische Methoden", „Routinedaten" und „Reha-Ökonomie". DRV Schriften. Frankfurt a. M.: VDR-Selbstverlag; 16: 106–93.

Hsu LKG (1996). Epidemiology of the eating disorders. Psychiatr Clin North Am; 19: 681–700.

Institut der Deutschen Wirtschaft (1998). Zahlen zur wirtschaftlichen Entwicklung der Bundesrepublik Deutschland. Köln: Institut der Deutschen Wirtschaft.

Keel PK, Mitchell JE (1997). Outcome in bulimia nervosa. Am J Psychol; 154: 313–21.

Keel PK, Mitchell JE, Miller KB, Davis TL, Crow SJ (1999). Long-term outcome of bulimia nervosa. Arch Gen Psychiatry: 56: 63–9.

Kohlmeier L, Kroke A, Pötzsch I, Martin K (1993). Ernährungsabhängige Krankheiten und ihre Kosten. Schriftenreihe des Bundesministeriums für Gesundheit. Baden-Baden: Nomos; 27.

Koopmanschap MA, Rutten FF, van Ineveld BM, van Roijen L (1995). The friction cost method for measuring indirect costs of disease. J Health Econ; 14, 2: 171–89.

Koopmanschap MA, Rutten FF (1996). A practical guide for calculating indirect costs of disease. Pharmacoeconomics; 10: 460–6.

Landesversicherungsanstalt Hannover (2001). Persönliche Mitteilung.

Laessle RG (1994). Essstörungen. In: Reinecker H (Hrsg). Lehrbuch der Klinischen Psychologie. 2. Aufl. Göttingen: Hogrefe; 363–90.

Lipscomb J, Weinstein MC, Torrance GW (1996). Time preference. In: Gold MR, Siegel JE, Russell LB, Weinstein MC (eds). Cost-effectiveness in health and medicine. New York: Oxford University Press; 214–46.

Lucas AR, Crowson CS, O'Fallon WM, Melton LJ (1999). The ups and downs of anorexia nervosa. Int J Eat Disord; 26; 397–405.

Nielsen S, Möller-Madsen S, Isager T, Jörgensen J, Pagsberg K, Theander S (1998). Standardized mortality in eating disorders – A quantitive summary of previously published and new evidence. J Psychosom Res; 44: 423–34.

Rand CSW, Kuldau JM (1992). Epidemiology of bulimia and symptoms in a general population: Sex, age, race, and socioeconomic status. Int J Eat Disord; 11: 37–44.

Rice DP (1966). Estimating the cost of illness. Health Economic Series. Washington D.C: U.S. Department of Health, Education, and Welfare; 6.

Rissanen M (1996). The economic and psychosocial consequences of obesity. The origins and consequences of obesity. Chichester: Wiley.

Schauder P, Ollenschläger G (Hrsg) (1999). Ernährungsmedizin. Prävention und Therapie. München: Urban & Fischer.

Schneider R (1996). Relevanz und Kosten der Adipositas in Deutschland. Ernährungs-Umschau; 43: 369–74.

Seidell JC (1995). The impact of obesity on health status: Some implications for health care costs. Int J Obes; 19, 6: 13–6.

Statistisches Bundesamt (2000). Statistisches Jahrbuch 2000 für die Bundesrepublik Deutschland. Stuttgart: Metzler-Poeschel.

Steinhausen HC, Winkler C, Meier M (1997). Eating disorders in adolescence in a swiss epidemiological study. Int J Eat Disord; 22: 147–51.

Sullivan PF (1995). Mortality in anorexia nervosa. Am J Psychiatry; 152: 1073–4.

Sullivan PF, Bulik CM, Kendler KS (1998). The epidemiology and classification of bulimia nervosa. Psychol Med; 28: 599–610.

Striegel-Moore RH, Leslie D, Petrill SA, Garvin V, Rosenheck RA (2000). One-year use and cost of inpatient and outpatient services among female male patients with an eating disorder: Evidence from a national database of health insurance claims. Int J Eat Disord; 27: 381–9

Turnbull S, Ward A, Treasure J, Jick H, Derby L (1996). The demand for eating disorder care. An epidemiological study using the general practice research database. Br J Psychiatry; 169: 705–12.

Wakeling A (1996). Epidemiology of anorexia nervosa. Psychiatry Res; 62: 3–9.

Wirth A (2000). Adipositas: Epidemiologie, Ätiologie, Folgekrankheiten, Therapie. Berlin: Springer.

Wittchen HU (2000). Bedarfsgerechte Versorgung psychischer Störungen – Abschätzung aufgrund epidemiologischer, bevölkerungsbezogener Daten. Expertise im Zusammenhang mit der Befragung von Fachgesellschaften durch den Sachverständigenrat für die Konzertierte Aktion im Gesundheitswesen, im Auftrag der Allianz psychotherapeutischer Fach- und Berufsverbände. In: Homepage des Sachverständigenrates für die Konzertierte Aktion im Gesundheitswesen. http://www.svr-gesundheit.de/befragung/id-nummern/004.pdf (08.11.2003).

Zipfel S, Löwe B, Reas DL, Deter HC, Herzog W (2000). Long-term prognosis in anorexia nervosa: Lessons from a 21-year follow-up. Lancet North Am Ed; 355: 721–2.

12 Versorgungskosten von Patienten mit Schizophrenie in Deutschland im Langzeitverlauf[1]

Hans Joachim Salize

Zusammenfassung
Empirische Studien über die Kosten der psychiatrischen Versorgung chronisch psychisch Kranker in Deutschland sind immer noch selten. Es fehlt nicht nur an Querschnittsuntersuchungen, sondern noch gravierender an Analysen über den Langzeitverlauf der psychiatrischen Versorgungskosten.
Die vorliegende Studie stellt Daten aus zwei Kostenuntersuchungen gegenüber, die im gleichen Versorgungsgebiet im Abstand von fünfzehn Jahren an Patienten mit Schizophrenie durchgeführt wurden, und zieht Schlussfolgerungen über den Langzeitverlauf der Versorgungskosten von Patienten mit Schizophrenie.

Die empirisch ermittelten gemeindepsychiatrischen Versorgungskosten sind in einem fünfzehnjährigen Zeitraum um 77,0%, die der Dauerunterbringung im psychiatrischen Krankenhaus um 78,5% der Ausgangswerte gestiegen. Der Anstieg liegt damit um 27,0 beziehungsweise 28,5 Prozentpunkte über der allgemeinen Preissteigerungsrate.
Dem überproportionalen Anstieg der psychiatrischen Versorgungskosten steht eine parallel dazu erheblich gestiegene Versorgungseffektivität gegenüber. Dieser Anstieg muss zusätzlich auf dem Hintergrund der großen Qualitätsdefizite und des daraus resultierenden Nachholbedarfs der psychiatrischen Versorgung im Beobachtungszeitraum gesehen werden.

12.1 Einleitung

Empirische Daten über die Kosten der psychiatrischen Versorgung chronisch psychisch Kranker sind in Deutschland immer noch selten. Dies betrifft gleichermaßen die direkten Kosten der Versorgung der Betroffenen wie auch die indirekten oder gesellschaftlichen Krankheitskosten bei chronischen psychischen Störungen. Die in den letzten Jahren in Deutschland vorgelegten empirischen Untersuchungen (Häfner et al. 1986a; Kissling et al. 1999; Salize u. Rössler 1996; Salize et al. 1996; Salize u. Rössler 1998; von der Schulenburg et al. 1998) können, trotz einer mittlerweile den Qualitätsansprüchen genügenden Methodik der Kostenerfassung, das Informationsdefizit nur in Ansätzen decken (Rössler et al. 1998). Die genannten Studien belegen weit gehend einen Kostenvorteil gemeindepsychiatrischer Versorgung chronisch psychisch Kranker gegenüber der Alternative einer Dauerunterbringung der Betroffenen im psychiatrischen Krankenhaus. Damit befinden sie sich in Übereinstimmung mit internationalen Studien, die ähnliche Befunde nachge-

---
1 Eine frühere Fassung der Arbeit von Salize und Rössler ist 1999 unter dem Titel „Steigen die Versorgungskosten von Patienten mit Schizophrenie überproportional?" in Der Nervenarzt (1999); 70, S. 817–822, erschienen.

wiesen haben (Beecham et al. 1997; Fenton et al. 1979; Knapp et al. 1995; Leff et al. 1996; Segal u. Kottler 1989; Weisbrod et al. 1980).

Bei allen genannten bundesdeutschen Kostenstudien handelt es sich entweder um Querschnittsuntersuchungen oder um zeitlich eng begrenzte Längsschnittsuntersuchungen, die nur einen schmalen Ausschnitt der Kosten beleuchten. Langzeitbeobachtungen der Versorgungs- oder Krankheitskosten über größere Zeiträume fehlen in Deutschland völlig. Längsschnittsdaten sind jedoch für eine kosteneffektive Versorgungsplanung unverzichtbar. Häfner und Mitarbeiter bezeichneten 1986 als dringlichste Frage der psychiatrischen Versorgungsforschung, ob die in den vergangenen Jahrzehnten mehr aus Überzeugung denn aus gesichertem Wissen eingeführte gemeindepsychiatrische Versorgung tatsächlich besser und kostengünstiger ist als die langfristige Unterbringung im psychiatrischen Krankenhaus (Häfner et al. 1986a). Der Beantwortung dieser Frage steht auch siebzehn Jahre nach ihrer Formulierung immer noch keine entscheidend bessere Datenbasis zur Verfügung. Dadurch stellt sie sich gegenwärtig noch viel dringlicher.

In den Begleitforschungen der diversen Modellprogramme und -erprobungen seit Mitte der siebziger Jahre des letzten Jahrhunderts wurde trotz eines Gesamt-Investitionskapitals von mehr als 250 Millionen Euro versäumt, die methodischen und empirischen Grundlagen für die Langzeitdokumentation und -analyse der gemeindepsychiatrischen Versorgungskosten zu legen. Der viel versprechende Ansatz einer umfassenden Dokumentation der Kosten- und Finanzströme der psychiatrischen Versorgung eines vollständigen Versorgungsgebietes (Oberbergischer Kreis) im Rahmen des Modellprogramms Psychiatrie (Prognos AG 1986) blieb leider nur auf den Zeitraum eines Jahres beschränkt. Untersuchungen über die Auswirkungen längerfristiger Veränderungen der Versorgungsstruktur auf die Versorgungskosten waren auf dieser Datengrundlage nicht durchzuführen. Aussagen über die Kosteneffektivität des Übergangs zur Gemeindepsychiatrie oder einzelner Komponenten der Psychiatriereform sind in Deutschland deshalb nicht möglich.

Der Missstand ist unter anderem durch die methodischen Schwierigkeiten von Kostenermittlungen verursacht. Vor allem die Vielschichtigkeit des Versorgungsbedarfs chronisch psychisch Kranker und die fragmentierte gemeindepsychiatrische Angebotsstruktur mit ihrer Vielzahl hoch spezialisierter Einrichtungen, Trägerstrukturen und Finanzierungsformen wirkt sich erschwerend aus. Längsschnittserfassungen von Versorgungskosten müssen „as close to patient level as possible" (Allen u. Beecham 1993) sowie „comprehensive" (Knapp u. Beecham 1990) erfolgen. Sie dürfen demnach nicht auf Schätzungen beruhen, sondern müssen die Kosten direkt am Patienten erheben und sich dabei auf eine möglichst gleiche oder zumindest homogene Patientengruppen beziehen. Weiterhin müssen sie das gesamte erkrankungsbezogene Versorgungsspektrum erfassen und dabei die sich kontinuierlich vollziehende Veränderung der Versorgungsnetze berücksichtigen.

International haben zum Beispiel Hall und Mitarbeiter (1985), Borland, McRae und Lycan (1989), Knapp (1996) sowie Dauwalder und Ciompi (1995) Kostenverlaufsstudien über mehrjährige Zeiträume hinweg vorgelegt. Die letztgenannten Autoren ermittelten über die Dauer von acht Jahren einen Anstieg der Versorgungskosten in Basel, wobei die Kosten der außerstationären psychiatrischen Versorgung ungefähr parallel zur schweizerischen Inflationsrate wuchsen (Dauwalder u. Ciompi 1995).

Um dem in Deutschland bestehenden Informationsdefizit zumindest ansatzweise entgegenzuwirken, wurden die Daten aus zwei Kostenuntersuchungen, die im Stadtkreis Mannheim im Abstand von fünfzehn Jahren an zwei Stichproben von Patienten mit Schizophrenie durchgeführt wurden, gegenübergestellt und Schlussfolgerungen über den Langzeitverlauf der Versorgungskosten von Patienten mit Schizophrenie gezogen.

12.2 Untersuchungskonzeption

Die Versorgung chronisch psychisch Kranker im Stadtkreis Mannheim war während des Auf- und Ausbaus des gemeindepsychiatrischen Versorgungsnetzes der Stadt Gegenstand zahlreicher wissenschaftlicher Untersuchungen durch das ortsansässige Zentralinstitut für Seelische Gesundheit (z. B. Häfner u. an der Heiden 1982; Häfner et al. 1986b; Rössler u. Häfner 1985). Unter diesen Untersuchungen befanden sich zwei Evaluationen der gemeindepsychiatrischen Versorgung von Patienten mit Schizophrenie, die auf Datenmaterial aus den Jahren 1979/80 sowie 1994/95 beruhten (Häfner et al. 1986a; Salize et al. 1996). Die Untersuchungen wurden unabhängig voneinander durchgeführt. Sie bezogen sich nicht auf die gleiche Patientenkohorte, jedoch waren Einschlusskriterien, Methodik der Kostenerfassung und sonstige Rahmenbedingungen so ähnlich, dass die Ergebnisse zu einem Langzeitvergleich der Versorgungskosten von Patienten mit Schizophrenie im Stadtgebiet Mannheim herangezogen werden können.

Beide Studien erfassten die direkten Kosten der psychiatrischen Gesamtversorgung, das heißt diejenigen laufenden Kosten, die in den diversen psychiatrischen Versorgungseinrichtungen zur Behandlung und Betreuung der Patienten anfielen. Indirekte oder gesellschaftliche Kosten (Verdienstausfall, Sekundärkosten betreuender Verwandter etc.) wurden nicht erfasst. Beide Untersuchungen wurden gleichermaßen an einer Population unter gemeindepsychiatrischen Bedingungen lebender Patienten mit Schizophrenie vorgenommen (sog. „new chronic patients"). Beide Untersuchungen hatten ausdrücklich *nicht* die Kosten zum Gegenstand, die bei der Enthospitalisierung langzeitbehandelter Patienten aus psychiatrischen Krankenhäusern entstehen, sondern es sollten die laufenden Kosten in einem etablierten gemeindepsychiatrischen Versorgungsnetz evaluiert werden. Frisch enthospitalisierte Langzeitpatienten waren deshalb in beiden Stichproben nicht eingeschlossen. Die Patienten mussten ihren Wohnsitz in Mannheim haben und als zentrales Einschlusskriterium die klinische Diagnose Schizophrenie aufweisen.

Beide Untersuchungen waren naturalistisch konzipiert. Die Patienten wurden jeweils im Rahmen einer stationärpsychiatrischen Indexbehandlung in den beiden die Stadt Mannheim versorgenden psychiatrischen Krankenhäusern (Zentralinstitut für Seelische Gesundheit sowie PLK Wiesloch, jetzt Zentrum für Psychiatrie Nordbaden) rekrutiert. In der Untersuchung von 1979/80 wurden zusätzlich noch Mannheimer Patienten, die in der Psychiatrischen Universitätsklinik Heidelberg behandelt wurden, bei der Rekrutierung mitberücksichtigt (Bardens 1984), wobei dies in den Jahren 1994/95 keine Rolle mehr spielte. In der Studie von 1979/80 wurden 148 Patienten untersucht, 1994/95 waren es 66.

Ab dem Zeitpunkt der Entlassung wurden ein Jahr lang alle Kontakte der Patienten zu stationären, ambulanten und rehabilitativen psychiatrischen Versorgungseinrichtungen dokumentiert und diese in Kostengrößen umgesetzt. Die Methoden der Kostenerfassung und die exakten Einschlusskriterien sind in den Originalarbeiten detailliert beschrieben.

12.3 Ergebnisse

Gemeindepsychiatrische Versorgungskosten

Häfner und Mitarbeiter ermittelten für 1979/80 jährliche durchschnittliche Versorgungskosten eines umfassend (stationär, ambulant und rehabilitativ) gemeindepsychiatrisch beschützten Patienten in Höhe von umgerechnet durchschnittlich 7 989,– EUR (Häfner et al. 1986a). Im Jahre 1994/95 betrugen diese Kosten umgerechnet durchschnittlich 14 141,– EUR pro Patient (Salize et al. 1996).

Die allgemeinen Lebenshaltungskosten sind in Deutschland zwischen 1980 und 1995 um 50,8 %, die für Güter der Gesundheitsversorgung und Körperpflege im gleichen Zeitraum um 49,7 % angestiegen (Statistisches Bundesamt 1996). Rechnet man auf der Basis dieser rund fünfzigprozentigen Preissteigerungsrate die 1979/80 ermittelten gemeindepsychiatrischen Versorgungskosten auf das Jahr 1994/95 hoch, so würde sich ein Wert von 11 984,– EUR ergeben. Die empirisch ermittelten Versorgungskosten von 1994/95 liegen mit 14 141,– EUR deutlich darüber. Sie entsprechen einer Steigerungsrate von 77,0 % in einem fünfzehnjährigen Zeitraum, die somit um 27,0 Prozentpunkte über der allgemeinen Preissteigerungsrate liegt (vgl. Abb. 12-1).

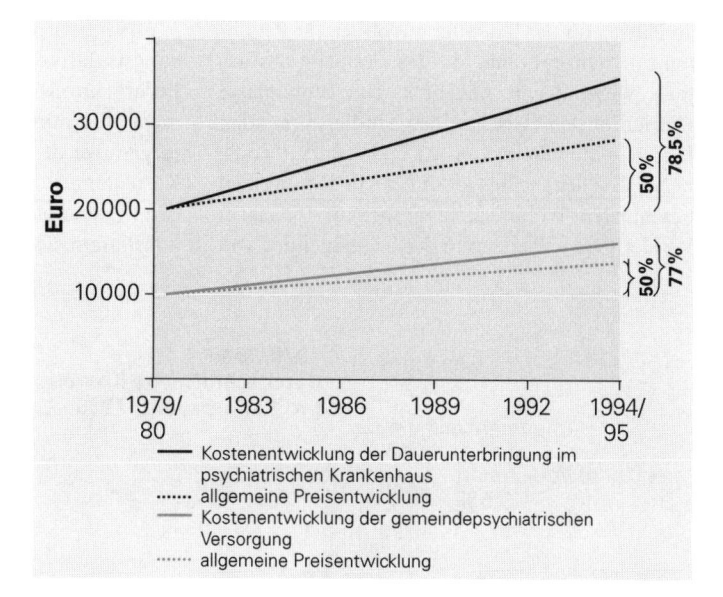

Abb. 12-1 Anstieg der jährlichen Kosten gemeindepsychiatrischer Versorgung und der Kosten der Dauerunterbringung im psychiatrischen Krankenhaus eines Patienten mit Schizophrenie in Mannheim über einen fünfzehnjährigen Zeitraum im Vergleich zum Anstieg der allgemeinen Lebenshaltungskosten (Daten 1979/80: Häfner et al. 1986; 1994/95: Salize et al. 1996).

— Kostenentwicklung der Dauerunterbringung im psychiatrischen Krankenhaus
⋯ allgemeine Preisentwicklung
— Kostenentwicklung der gemeindepsychiatrischen Versorgung
⋯ allgemeine Preisentwicklung

Kosten der Dauerunterbringung im psychiatrischen Krankenhaus

Häfner und Mitarbeiter ermittelten für 1979/80 jährliche Durchschnittskosten einer ganzjährigen Unterbringung im psychiatrischen Krankenhaus in Höhe von umgerechnet 18 722,– EUR. Auf die gleiche Weise wie bei den gemeindepsychiatrischen Versorgungskosten hochgerechnet, würde sich für das Jahr 1994/95 ein Wert von 28 084,– EUR ergeben. In der Studie von 1994/95 wurden jedoch für die ganzjährige Unterbringung eines Patienten im Langzeitbereich eines psychiatrischen Krankenhauses empirisch Kosten in Höhe von umgerechnet 33 422,– EUR ermittelt. Auch dieser Wert liegt mit 78,5 % um 28,5 Prozentpunkte höher, als bei Anlegung der allgemeinen Preissteigerungsrate über einen Zeitraum von fünfzehn Jahren zu erwarten gewesen wäre (vgl. Abb. 12-1).

Somit ist im Vergleich zu den allgemeinen Lebenshaltungskosten ein deutlich höherer Anstieg der direkten Kosten in der gemeindepsychiatrischen Versorgung in Mannheim zu verzeichnen. Die Kosten der Langzeitunterbringung im psychiatrischen Krankenhaus stiegen in diesem Szenario jedoch in fast identischem Ausmaß, sodass im Vergleich zur Dauerunterbringung im psychiatrischen Krankenhaus keine überproportionale Kostenbelastung durch die gemeindepsychiatrische Versorgung konstatiert werden kann.

Kostenverteilung

Beide Untersuchungen geben Auskunft über die interne Verteilung der gemeindepsychiatrischen Versorgungskosten. In der Untersuchung von 1979/80 setzten sich die gemeindepsychiatrischen Kosten zu 79,0 % aus den Kosten der Wiederaufnahmen von Patienten in stationärpsychiatrische Akutbehandlungen zusammen. In der Untersuchung von 1994/95 betrug der Anteil der durch stationärpsychiatrische Wiederaufnahmen verursachten Kosten dagegen nur noch 37,8 % (vgl. Abb. 12-2).

Diese Differenz ist ein Indikator für eine deutliche Verlagerung des Versorgungsschwerpunktes von Patienten mit Schizophrenie in Mannheim vom stationären in den außerstationären Sektor im Zeitraum zwischen beiden Erhebungen (wobei davon ausgegangen wird, dass die Preisrelationen zwischen außerstationärem und stationärem Sektor in den fünfzehn Jahren ungefähr gleich geblieben sind). Häfner und Mitarbeiter (1986a) schätzten in ihrer Untersuchung für 1979/80 den Bedarf an Plätzen für das beschützte Wohnen für Patienten mit Schizophrenie auf das Doppelte des damals vorhandenen Angebots. Die Wohnplätze wurden in den zwischen den Studien liegenden Jahren in Mannheim von 123 im Jahre 1979 (Häfner et al. 1986a) auf insgesamt 248 in den diversen beschützten Wohnformen ausgebaut (Salize u. Rössler 1998). Bei einer in der Untersuchung von 1994/95 vorgenommenen Analyse des Versorgungsbedarfs der Patienten war kein ungedeckter Bedarf im Bereich des beschützten Wohnens mehr zu ermitteln. Auch der 1994/95 auf 38,1% (gegenüber 11,8% im Jahr 1979/80) angestiegene Kostenanteil des beschützten Wohnsektors an den Gesamtkosten legt nahe, dass die für 1979/80 konstatierte Bedarfslücke in der komplementären

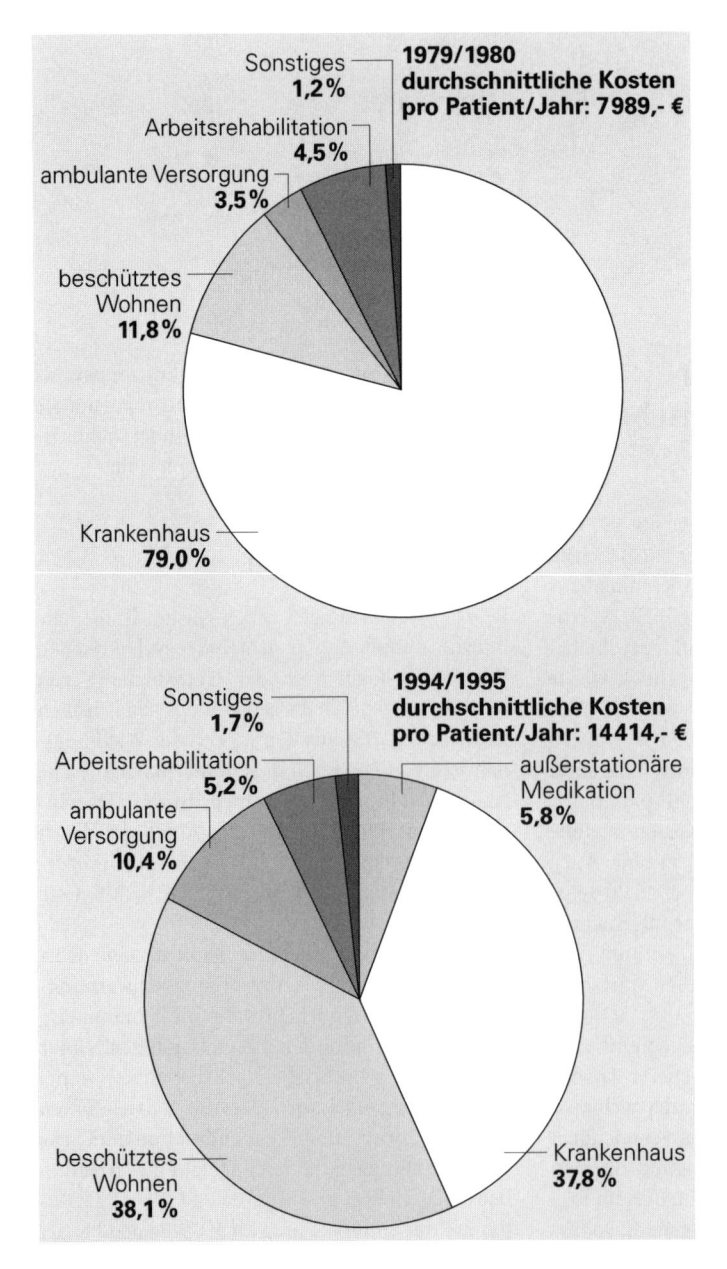

Abb. 12-2 Verteilung der gemeindepsychiatrischen Versorgungskosten von Patienten mit Schizophrenie in Mannheim 1979/80 und 1994/95 (Daten 1979/80: Häfner et al. 1986; 1994/95: Salize et al. 1996).

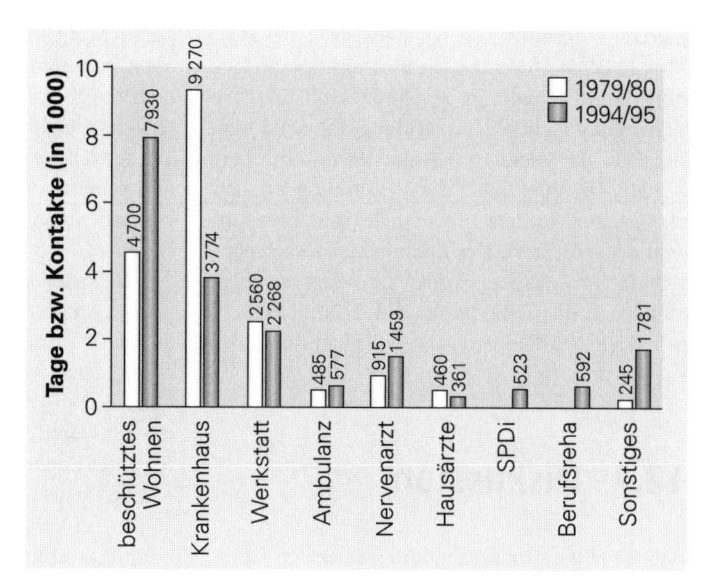

Abb. 12-3 Inanspruchnahme psychiatrischer Einrichtungen durch Patienten mit Schizophrenie in Mannheim 1979/80 und 1994/95 (Tage bzw. Kontakte pro Jahr/100 Patienten).

Versorgung in Mannheim in den dazwischen liegenden Jahren geschlossen werden konnte. Auch ein Vergleich der Inanspruchnahmedaten (standardisierte Kontaktzahlen bzw. Pflegetage der Patienten beider Studien) zeigt dies (vgl. Abb. 12-3). Während 1979/80 ein Patient im Durchschnitt 92,7 Tage pro Jahr in stationärpsychiatrischer Behandlung zubrachte, war die durchschnittliche Verweildauer im Krankenhaus 1994/95 auf 37,7 Tage pro Patient und Jahr gesunken. Im Bereich des beschützten Wohnens hatte sich das Verhältnis dagegen umgekehrt. Hier stehen 47 Wohntage pro Patient und Jahr im Jahre 1979/80 durchschnittlich 79,3 Tagen im Jahre 1994/95 gegenüber.

Kosteneffektivität

Um die Kosteneffektivität der gemeindepsychiatrischen Versorgung zu bewerten, setzen beide Untersuchungen die Kosten gemeindepsychiatrischer Versorgung in Relation zu einer ganzjährigen Alternativunterbringung im Langzeitbereich eines psychiatrischen Krankenhauses (vgl. Abb. 12-1). Diese alternative Dauerunterbringung ist bei mangelnden außerstationären Angeboten für die hier diskutierte Patientengruppe nicht nur hypothetisch möglich, sondern in einigen Gebieten in Deutschland immer noch Realität. Verblüffenderweise kommen beide Studien zu einem fast identischen Prozentsatz, den die gemeindepsychiatrischen Kosten im Vergleich zu den Kosten der stationären Langzeitunterbringung in Mannheim ausmachen (1979/80: 43%, 1994/95: 42,3%). In der ersten Studie waren lediglich acht Patienten der Stichprobe in ihren gemeindepsychiatrischen Gesamtkosten teurer, als sie es in der Ganzjahresbehandlung im psychiatrischen Krankenhaus gewesen wären, fünfzehn Jahre später waren es vier Patienten, während sich die Versorgung aller anderen Patienten in der Gemeinde als weit kostengünstiger erwies, als sie es im Krankenhaus gewesen wäre.

Die numerische Identität des Kostenvorteils gemeindepsychiatrischer Versorgung in beiden Studien überrascht auf den ersten Blick. Der deutlich reduzierte Anteil der Krankenhauskosten (als der teuersten aller Versorgungsarten) an den gemeindepsychiatrischen Gesamtkosten im Jahre 1994/95 hätte einen stärkeren Kostenvorteil gegenüber der Dauerunterbringung im psychiatrischen Krankenhaus als 1979/80 erwarten lassen. Die Kostenersparnis, die der Rückgang der Wiederaufnahmen 1994/95 mit sich brachte, wurde jedoch vor allem durch die deutlich intensivierte Versorgung im Bereich des beschützten Wohnens (als nächstteurerem Versorgungselement nach der Krankenhausbehandlung) wettgemacht. Eine verstärkte Inanspruchnahme weiterer außerstationärer Angebote trug ebenfalls dazu bei (vgl. Abb. 12-3). Deshalb darf die nicht erfolgte Steigerung des Kostenvorteils gemeindepsychiatrischer Versorgung nicht als Entwicklungsstillstand hinsichtlich der Versorgungsqualität interpretiert werden. Die Effektivität der Versorgung hat sich im Gegenteil in dem fünfzehnjährigen Zeitraum deutlich verbessert. Der Effektivitätszuwachs besteht in der Verlagerung des Versorgungsschwerpunktes in die Gemeinde und der damit einhergehenden stärkeren sozialen Integration der Patienten.

12.4 Diskussion

Daten wie die hier präsentierten über den Langzeitverlauf von Versorgungskosten haben für den weiteren Ausbau beziehungsweise die Optimierung der gemeindepsychiatrischen Versorgungsnetze eine herausragende versorgungspolitische Bedeutung. Dies trifft gerade in Zeiten der verschärften Kostendiskussion zu. Es ist mehr als bemerkenswert, dass die Psychiatriereform in Deutschland bisher ohne solche Daten auskam. In der industriellen Produktion wären Investitionen der Größenordnung, wie sie zum Beispiel im Modellprogramm Psychiatrie getätigt wurden, ohne die Möglichkeit wenigstens grober Kosten-Nutzen-Rechnungen oder der Abschätzung der Kosteneffektivität völlig undenkbar.

Angesichts des akuten Mangels an empirischen Daten müssen die methodischen Unzulänglichkeiten des oben vorgenommenen Vergleiches hingenommen werden. Sie sind jedoch vergleichsweise gering und bestehen vor allem darin, dass der Vergleich nicht an der gleichen Patientenkohorte vorgenommen wurde beziehungsweise die Einschlusskriterien in beiden Studien geringfügig voneinander abweichen. Weiterhin bestanden Unterschiede in der Art der Kostendokumentation und den Kostenarten, die erfasst wurden. So wurden zum Beispiel in der Studie von 1979/80 die Indexhospitalisierungen, anlässlich derer die Patienten rekrutiert wurden, einbezogen, während die Kostenerfassung 1994/95 erst mit der Entlassung in der Gemeinde begann. Die möglichen Kostenverschiebungen, die sich durch solche Unschärfen ergeben, ändern jedoch nicht die Richtung und nur unwesentlich die Stärke der oben getroffenen Aussagen. Weil die Daten aus dem gleichen Versorgungsgebiet stammen, bieten sie die für Deutschland einmalige Chance, Tendenzen der Kostenentwicklung in der gemeindepsychiatrischen Versorgung über den Zeitraum von fast eineinhalb Jahrzehnten hinweg zu analysieren.

Aufgrund der Ergebnisse kann davon ausgegangen werden, dass bei einem quantitativ und qualitativ erheblich verstärkten gemeindepsychiatrischen Ausbau die direkten gemeindepsychiatrischen Versorgungskosten von Patienten mit Schizophrenie auch auf lange Sicht den Kosten einer Dauerunterbringung im psychiatrischen Krankenhaus nicht „davonlaufen".

Der im Vergleich zu den allgemeinen Lebenshaltungskosten überdurchschnittliche Anstieg der Kosten beider Versorgungsarten (Unterbringung im psychiatrischen Krankenhaus und gemeindepsychiatrische Versorgung) muss vor dem Hintergrund der gravierenden Defizite der Versorgungsqualität chronisch psychisch Kranker gesehen werden, auf die die Psychiatrie-Enquete Mitte der siebziger Jahre unmissverständlich hingewiesen hat. Ob die hier ermittelten circa 27,0 bis 28,5 Prozentpunkte an höherem Anstieg dem Nachholbedarf der psychiatrischen Versorgung seit dem Ende der siebziger Jahre adäquat sind (oder ob sie möglicherweise gar als zu niedrig angesehen werden müssen), kann nur unter Berücksichtigung der Effektivität der mit diesen Mitteln finanzierten Versorgungsmaßnahmen diskutiert werden.

Die Daten aus den beiden verglichenen Studien ermöglichen eine solche Beurteilung der Effektivität über den Zeitraum von fünfzehn Jahren, zumindest was die eingesetzten gemeindepsychiatrischen Kosten betrifft. Der verzeichnete Ausbau im Sektor des beschützten Wohnens in Mannheim in diesem Zeitraum bewirkte eine erheblich verstärkte Integration der Patienten in die Gemeinde. Dem gegenüber der allgemeinen Preisentwicklung überproportionalen Anstieg der gemeindepsychiatrischen Kosten steht somit ein erheblicher Zuwachs auf der Nutzenseite der Versorgung gegenüber. Auch die unbestreitbar gestiegene Versorgungsqualität in den psychiatrischen Krankenhäusern seit Ende der achtziger Jahre (die jedoch in der vorliegenden Untersuchung nicht berücksichtigt wird) muss sich zwangsläufig in einem erhöhten Kostenanstieg niederschlagen.

Solche Bewertungen der Kosteneffektivität sind nur möglich, wenn auch die Veränderungen in Ausbaugrad und Angebotsstruktur des jeweiligen Versorgungsgebietes in die Analyse einbezogen werden. Die Ergebnisse dürfen deshalb auch nur regional oder bestenfalls national interpretiert werden. Vergleiche etwa mit dem der Inflationsrate parallelen Kostenanstieg der psychiatrischen Versorgung in der Schweiz (Dauwalder u. Ciompi 1995), der für die deutsche Versorgungslandschaft ungünstig ausgehen würde, sind deshalb voreilig und methodisch nicht statthaft.

Parameter, die den Ausbau- und Veränderungsgrad der psychiatrischen Versorgung beschreiben, spielen in psychiatrischen Kostenstudien eine entscheidende Rolle. Sie dürfen bei der Beurteilung von Kostendaten keinesfalls außer Acht gelassen werden. Bloße Vergleiche nackter Kostenziffern besitzen keine Aussagekraft (Knapp u. Beecham 1990). Es ist jedoch ein zusätzliches Problem, dass es in Deutschland nicht nur an empirischen Kostendaten mangelt, sondern dass auch die psychiatrische Gesundheitsberichterstattung nur in seltenen Ausnahmefällen in der Lage ist, die Veränderungen regionaler Versorgungsnetze über größere Zeiträume hinweg strukturiert oder standardisiert zu beschreiben (Rössler u. Salize 1996a u. 1996b). Auch hier ist eine Verbesserung der Situation dringend geboten.

Literatur

Allen C, Beecham J (1993). Costing services: Ideals, reality and acceptable compromises. In: Netten A, Beecham J (eds). Costing community care: Theory and practice. Hants, Vermont: Ashgate; 25–42.

Bardens R (1984). Kostenanalyse bei Nachsorgeeinrichtungen für schizophrene Patienten. Diplomarbeit, Mannheim.

Beecham J, Hallam A, Knapp M, Baines B, Fenyo A, Asbury M (1997). Costing care in the hospital and in the community. In: Leff J (ed). Community care: Illusion or reality? Chichester: Wiley.

Borland A, McRae J, Lycan C (1989). Outcomes of five years of continuous intensive case management. Hosp Community Psychiatry; 40: 369–76.

Dauwalder HP, Ciompi L (1995). Cost-effectiveness over 10 years: A study of community-based social psychiatric care in the 1980's. Soc Psychiatry Pychiatr Epidemiol; 30: 171–84.

Fenton F, Tessier L, Struenberg E (1979). A comparative trial of home and hospital psychiatric care. Arch Gen Psychiatry; 36: 1073–9.

Häfner H, an der Heiden W (1982). Evaluation gemeindenaher Versorgung psychisch Kranker. Ergebnisse von 4 Jahren wissenschaftlicher Begleitung der Aufbauphase des Mannheimer Modells. Arch Psychiatr Nervenkr 232: 71–95.

Häfner H, Buchholz W, Bardens R, Klug J, Krumm B, an der Heiden W (1986a). Organisation, Wirksamkeit und Wirtschaftlichkeit komplementärer Versorgung Schizophrener. Nervenarzt 57: 214–26.

Häfner H, Rössler W, Haas S (1986b). Psychiatrische Notfallversorgung und Krisenintervention. Konzepte, Erfahrungen und Ergebnisse. Psychiatr Prax 13: 203–12.

Hall W, Goldstein G, Andrews G, Lapsley H, Bartels R, Silove D (1985). Estimating the economic costs of schizophrenia. Schizophr Bull; 11: 598–611.

Kissling W, Höffler J, Seemann U, Müller P, Rüther E, Trenckmann U, Über A, von der Schulenburg M, Glaser P, Glaser T, Mast O, Schmidt D (1999). Die direkten und indirekten Kosten der Schizophrenie. Fortschr Neurol Psychiatr Grenzgeb; 67, 1: 29–36.

Knapp M (1996). The cost of community care – Five years after the reprovision of five cohorts of patients. TAPS 11th Annual Conference 18. Juli 1996, London: TAPS.

Knapp M, Beecham J (1990). Costing mental health services. Psychol Med; 20: 893–908.

Knapp M, Beecham J, Fenyo A, Hallam A (1995). Community mental health care for former hospital in-patients: Predicting costs from needs and diagnoses. Br J Psychiatry; 166, 27: 10–8.

Leff J, Trieman N, Gooch C (1996). Prospective follow-up study of long stay patients discharged from two psychiatric hospitals. Am J Psychiatry; 153: 1318–24.

Prognos AG (1986). Modellprogramm Psychiatrie – Regionales Psychiatriebudget. Schriftenreihe des BMJFG. Stuttgart: Kohlhammer; 181.

Rössler W, Häfner H (1985). Psychiatrische Versorgungsplanung. Neuropsychiatrie; 1: 8–17.

Rössler W, Salize HJ (1996a). Die psychiatrische Versorgung chronisch psychisch Kranker – Daten, Fakten, Analysen. Schriftenreihe des Bundesministeriums für Gesundheit. Baden-Baden: Nomos Verlagsgesellschaft; 77.

Rössler W, Salize HJ (1996b). Gesundheitsberichterstattung in der Versorgung chronisch psychisch Kranker. Gesundheitswesen; 58, 1: 25–8.

Rössler W, Salize HJ, Knapp M (1998). Die Kosten der Schizophrenie. Fortschr Neurol Psychiatr Grenzgeb; 66, 11: 496–504.

Salize HJ, Rössler W (1999). Steigen die Versorgungskosten von Patienten mit Schizophrenie überproportional? Nervenarzt 1999; 70: 817–22.

Salize HJ, Rössler W (1996). How expensive is the comprehensive care of schizophrenic patients living in the community? A cost evaluation from a German catchment area. Br J Psychiatry; 169: 42–8.

Salize HJ, Rössler W (1998). Kosten- und Kosten-Wirksamkeit der gemeindepsychiatrischen Versorgung von Patienten mit Schizophrenie. Berlin: Springer.

Salize HJ, Rössler W, Reinhard I (1996). Kostenermittlung in einem fragmentierten psychiatrischen Versorgungssystem. Gesundheitswesen; 58, 1: 10–7.

von der Schulenburg JMG, Über A, Höffler J, Trenckmann U, Kissling W, Seemann U, Müller P, Rüther E (1998). Untersuchungen zu den direkten und indirekten Kosten der Schizophrenie – Eine empirische Analyse. Gesundheitsökonomie und Qualitätsmanagement; 3: 81–7.

Segal S, Kottler P (1989). Community residential care. In: Rochefort D (ed). Mental health policy in the United States. New York: Greenwood Press.

Statistisches Bundesamt (1996). Mündliche Auskunft. Wiesbaden, Statistisches Bundesamt.

Weisbrod B, Test M, Stein I (1980). An alternative to mental hospital treatment. 2. economic cost-benefit analysis. Arch Gen Psychiatry; 37: 400–5.

13 Gesundheitsökonomische Aspekte von Zwangsstörungen

Jürgen Höffler, Christian Widdel, Yvonne Michalak, Ulrich Trenckmann

Zusammenfassung
Untersucht wurden 42 im ambulanten Behandlungssetting rekrutierte Patienten mit einer Zwangsstörung gemäß der ICD-10. In einem großen Umfang wurden soziodemografische Parameter, Ressourcenverbrauch und Krankheitscharakteristika erfasst. Von 42 Patienten waren krankheitsbedingt 14,3 % erwerbsunfähig und andere 16,7 % erwerbslos. Von den erwerbstätigen Patienten war mehr als die Hälfte (58,3 %) mindestens einmal in dem untersuchten Jahr arbeitsunfähig. Die mittlere Dauer der Arbeitsunfähigkeit betrug mehr als 10 Wochen (73,5 Tage). Ambulante nervenärztliche Behandlung fand im Mittel nur circa alle zwei Monate statt, ebenso selten war eine ambulante psychologische Behandlung. Die Patienten waren durchschnittlich aber fast 6 Wochen (39,3 Tage) in Kliniken. Die Krankenhausbehandlungen verursachten 83,2 % der direkten Kosten. Der Anteil von ambulanter nervenärztlicher, ambulanter psychologisch-psychotherapeutischer und hausärztlicher Behandlung belief sich jeweils auf weniger als 5 % der direkten Kosten. Auch Medikamente trugen nur zu 4,9 % der Gesamtkosten bei.

Maßnahmen zur Kostensenkung im Gesundheitswesen sollten berücksichtigen, dass für Zwangserkrankungen der Effekt von Leistungskürzungen bei ambulanten Leistungen und Medikamenten gering zu sein scheint, im Vergleich zu dem Einsparungspotenzial bei stationärer Behandlung oder den indirekten Kosten.

13.1 Einleitung

Zwangsstörungen sind im Vergleich zu Schizophrenien, affektiven Erkrankungen oder Demenzen eine der weniger häufigen psychiatrischen Störungen. Die Halbjahresprävalenz wurde in einigen internationalen populationsbasierten Erhebungen zwischen 0,7 % und 2,1 % angegeben (Bebbington 1998). Jüngere Untersuchungen mit restriktiverer Diagnostik fanden Prävalenzen von 0,6 % (Stein et al. 1996). In einer neueren deutschen repräsentativen Studie konnten die mittels CIDI gesicherten Diagnosen bei nur 0,39 % der Bevölkerung gestellt werden (Grabe et al. 2000).

Trotzdem ist neben dem Leid für die Betroffenen und deren Familien mit erheblichen sozioökonomischen Folgen durch die Erkrankung zu rechnen. Dies liegt zunächst an der Chronizität der Erkrankung. In langjährigen Katamnesestudien fanden unterschiedliche Autoren Vollremissionen bei nur 11 % bis 38 % der Betroffenen, während in der Regel mehr als die Hälfte der Patienten einen kontinuierlichen Krankheitsverlauf aufwies (Demal et al. 1993; Thomsen u. Mikkelsen 1995; Skoog u. Skoog 1999). Damit wird potenziell auf lange Zeit der Einsatz von Ressourcen für ambulante oder stationäre Maßnahmen erforderlich. Daten zu diesen und anderen direkten Krankheitskosten liegen international nur spärlich und für Deutschland bislang nicht vor.

Außerdem geht die Erkrankung bei nicht wenigen Patienten mit einer relevanten Einschränkung ihrer Rollenkompetenz und ihres psychosozialen Funktionsniveaus einher (Hollander et al. 1996; Steketee 1997). Thomsen und Mikkelsen (1995) berichten in einer Langzeitkatamnese von 21,2 % der Patienten mit einem Global-Assessment-of-Functioning-Wert (APA 1994) von unter 50, und bei weiteren 40,4 % der Patienten von einem Wert unter 70 (Thomsen u. Mikkelsen 1995). Neben den direkten Kosten entstehen also potenziell durch krankheitsbedingte Arbeits- oder Erwerbsunfähigkeit indirekte Kosten.

Auch hinsichtlich der indirekten Kosten ist die Datenlage spärlich, leider im Kontrast zu der sich andeutenden sozioökonomischen Relevanz. Eine US-amerikanische Modellrechnung (DuPont et al. 1995) beziffert den Anteil der indirekten Kosten durch Zwangsstörungen an den totalen Kosten auf 73,8 %. Für Deutschland liegen keine vergleichbaren Daten vor.

13.2 Fragestellung

Angesichts dieser unklaren Datenlage zu den direkten und indirekten Kosten durch Zwangserkrankungen und der zunehmenden Knappheit der Ressourcen im Gesundheitswesen – einhergehend mit heftigen Verteilungsdiskussionen – sollen empirische Befunde zu den Ressourcenverbräuchen und Kosten erhoben werden. Die Perspektive der vorgestellten Krankheitskosten-Studie ist gesamtgesellschaftlich. Die Evaluation der Kosten ist Teil eines breiter angelegten Projektes, in dem darüber hinaus soziodemografische Parameter und medizinisch-psychiatrische Befunde zur Quantifizierung der Zwangsstörung sowie die Lebensqualität der Betroffenen umfangreich erfasst wurden. Der folgende Beitrag beschäftigt sich insbesondere mit dem Ressourcenverbrauch und den Kosten.

13.3 Methodik

Patienten

Grundgesamtheit waren zunächst alle in ambulanter, stationärer oder teilstationärer Behandlung befindlichen Patienten der Hans-Prinzhorn-Klinik Hemer, eines Fachkrankenhauses für Psychiatrie und Psychotherapie mit einem Versorgungsauftrag für eine Region mit circa 500 000 Bewohnern. Darüber hinaus ergänzten alle teilstationären oder ambulanten Patienten einer in der Nähe der Hans-Prinzhorn-Klinik gelegenen eigenständigen psychiatrischen und psychotherapeutischen Tagesklinik (Schwerte) diese Gruppe. Prospektiv erfasst wurden über ein Jahr alle Patienten mit einer Zwangsstörung gemäß der ICD-10. Weiterhin wurden im Rahmen einer Jahrestagung der Deutschen Gesellschaft für Zwangserkrankungen in der Hans-Prinzhorn-Klinik Hemer Betroffene angesprochen und gefragt, ob sie an der vorgestellten Evaluation teilnehmen. Die Diagnosen wurden von langjährig psychiatrisch erfahrenen Ärzten operational unter eingehender Kenntnis des aktuellen klinischen Befundes, des Verlaufs und aller verfügbaren Akten gestellt.

Alle Patienten und Betroffenen wurden ausführlich über die Methodik und Ziele der Studie aufgeklärt. Das schriftliche Einverständnis der Probanden war obligate Voraussetzung für die weitere Befragung.

Die in der hier dargestellten Analyse evaluierten 42 Patienten (24 weibliche, 18 männliche) waren im Mittel 37,5 Jahre alt (Standardabweichung 12,3 Jahre) und im Mittel 15,4 Jahre krank (Standardabweichung 11,9 Jahre).

Instrumente

Die Ressourcenerfassung und deren monetäre Bewertung erfolgte durch eine Methodik, mit der zuvor eine große Kohorte psychiatrischer Patienten gesundheitsökonomisch evaluiert wurde. Benutzt wurde das Instrumentarium, welches von der Schulenburg und Koautoren (1998) für die deutsche Kostenstudie zu schizophrenen Psychosen eingesetzt hatten. Über ein Jahr hinweg wurden, basierend auf Patientenangaben und sonstigen verfügbaren Informationen, zunächst alle eingesetzten Ressourcen erfasst und in einem zweiten Schritt monetär bewertet. Für die direkten Kosten wurden die Parameter stationäre und teilstationäre Behandlung, allgemeinärztliche Behandlung, ambulante fachärztliche und psychologische Behandlung, Medikation, betreutes Wohnen und Heime, rechtliche Betreuung, Zwangseinweisung, somatische Behandlung wegen der Zwangsstörung sowie Rehabilitationsmaßnahmen bewertet. Zugrunde gelegt wurden die Preise des Jahres 1998. Die indirekten Kosten wurden gemäß dem Humankapitalansatz bestimmt mit einem Betrag von EUR 122,– pro Lohnausfalltag (von der Schulenburg et al. 1998). Es handelt sich somit um eine nicht-interventionelle, empirische Einzellfallkosten-Analyse aus gesamtgesellschaftlicher Perspektive.

Erhoben wurden soziodemografische Parameter (Alter, Familienstand, Kinderzahl, Wohnsituation, Schulausbildung, erlernter und gegenwärtiger Beruf, Erwerbsstand etc.). Krankheitsbezogen wurden Komorbiditäten, erste spezifische und unspezifische Symptome, erste ambulante bzw. stationäre Behandlung, Zahl der Hospitalisierungen, Medikation und erste Diagnosestellung erfragt. Zur Quantifizierung der Störung wurden folgende Skalen eingesetzt: Y-BOCS, MADRS, BDI, CGI, GAF, SOFAS, GARF. Die Lebensqualität wurde mit dem QoLI, der SF-36 und dem EuroQol gemessen.

13.4 Ergebnisse

Ressourcenverbräuche

17 der 42 Patienten (40,5%) waren in dem relevanten Jahr mindestens einmal in stationärer Behandlung. Die Behandlungen dauerten durchschnittlich 97,1 Tage, wenn ausschließlich die hospitalisierten Patienten berücksichtigt werden, und 39,3 Tage (Standardabweichung 61,2 Tage) bei Berücksichtigung aller 42 Patienten. Ambulante Behandlung – egal in welcher Form – fand bei 88,1% der Patienten statt. Im Mittel suchten die Patienten jeweils über ein Jahr 18,3-mal ambulant behandelnde Therapeuten auf, davon entfallen 6,2 Besuche auf einen Psychiater/Nervenarzt, 7,2 Besuche auf einen psychologischen Psychotherapeuten und 4,9 Besuche auf ihren Hausarzt (Standardabweichungen jeweils 6,9; 13,0; 8,4 und 17,1). Ein Anteil von 26,2% war in dem relevanten Jahr gänzlich ohne psychopharmakologische Behandlung. Im Schnitt wurden pro Patient zum Untersuchungszeitpunkt 1,7 Medikamente verabreicht. Darunter befanden sich alle verfügbaren SSRI (selektive Serotonin-Wiederaufnahmehemmer), zahlreiche andere Antidepressiva, aber auch Neuroleptika und Benzodiazepine. Leistungen im betreuten Wohnen, in Heimen, Kosten durch Tageskliniken oder rechtliche Betreuung waren nicht angefallen.

Direkte Kosten

Durch die stationäre Krankenhausbehandlung entstanden bei zugrunde gelegtem mittleren Pflegesatz (Summe des Basispflegesatzes und Abteilungspflegesatzes für die Psychiatrie 1998) von 199,68 EUR Kosten von 339 897,– EUR für alle Patienten – oder durchschnittlich 7 850,– EUR pro Patient. Für ambulante fachärztliche psychiatrische Leistungen entstanden für alle Patienten Kosten in Höhe von 17 152,– EUR, für ambulante hausärztliche Leistungen betrugen diese 11 623,– EUR und für ambulant psychologisch-psychotherapeutische Behandlung waren es 18 031,– EUR (Durchschnittswerte pro Patient: 409,– EUR, 278,– EUR und 429,– EUR). Die Berechnung der ambulanten Kosten erfolgte durch Multiplikation der bekannten Anzahl von Visiten mit dem pro Visite zu liquidierenden Betrag. Dieser wurde in Ermangelung exakter Ziffernlisten als maximal hoch angenommen. Für den fachärztlichen Bereich wurde bei einem Punktwert von 0,0404 EUR beispielsweise angenommen, dass bei jeder Visite die Ziffern 1, 19, 820 und 823 abgerechnet wurden. Durch die verordneten Medikamente ergaben sich im Mittel pro Patient Kosten von 466,– EUR (Standardabweichung 604,– EUR).

Indirekte Kosten

24 (57,1%) der Patienten verrichteten zumindest eine Halbtagstätigkeit. 11,9% der Patienten befanden sich in Ausbildung oder Studium. 16,7%

der Patienten waren erwerbslos und 14,3 % krankheitsbedingt erwerbsunfähig. Von denjenigen Patienten mit regulärer Erwerbstätigkeit waren 58,3 % aufgrund ihrer Zwangserkrankung zumindest einmal arbeitsunfähig. Die Arbeitsunfähigkeitsphasen dauerten bei diesen Patienten im Mittel 73,5 Tage (Standardabweichung 100,8 Tage). Die indirekten Kosten für diese Lohnausfalltage ergeben sich in der Summe mit 215 500,– EUR oder durchschnittlich 8 979,– EUR bezogen auf die berufstätigen Patienten beziehungsweise 5 131,– EUR auf alle Patienten.

Totale Kosten

Für alle 42 Patienten entstanden in der Summe direkte Kosten von 396 121,– EUR oder im Mittel jährlich 9 635,– EUR pro Patient. Bei den Kostenkomponenten dominierten die Aufwendungen für stationäre Krankenhausbehandlung mit 83,2 %. Medikationskosten waren nur zu 4,9 % an den direkten Kosten beteiligt. Ambulante Therapie durch Fachärzte (4,3 % der direkten Kosten), psychologische Psychotherapeuten (4,6 % der direkten Kosten) oder Hausärzte (2,9 % der direkten Kosten) führte ebenfalls zu jeweils weniger als fünf Prozent der direkten Kosten (Abb. 13-1).

Die totalen Kosten aus gesamtwirtschaftlicher Sicht – also inklusive der indirekten Kosten – betrugen 611 621,– EUR oder im Mittel jährlich 14 562,– EUR pro Patient. Die Relation von direkten zu indirekten Kosten lag bei 64,8 % zu 35,2 %. Die Kostenanteile an den Gesamtkosten lagen für die Medikation bei 3,2 % und jeweils unter 3 % für die ambulant Behandelnden (Abb. 13-2).

13.5 Diskussion

In einer empirischen Einzelfallkosten-Analyse wurden über ein Jahr hinweg die krankheitsbedingten Kosten für eine Kohorte von 42 Patienten mit einer langjährigen Zwangsstörung evaluiert. Bei durchschnittlichen direkten Kosten von 9 635,– EUR jährlich pro Patient ist als wesentliches Ergebnis herauszustellen, dass sich die stationäre Behandlung mit 83,2 % als dominierende Kostenkomponente darstellt. Medikationskosten oder Kosten für ambulante fachärztliche Behandlung, ambulante psychologisch-psychotherapeutische Therapie oder hausärztliche Behandlung trugen nur zu jeweils weniger als fünf Prozent zu den direkten Kosten bei. Ein Vergleich der Ergebnisse mit anderen Kostendaten für Zwangsstörungen ist in Ermangelung empirischer Befunde nicht möglich. Der Befund, dass die stationäre Behandlung der dominierende Faktor der direkten Kosten ist und die Medikation oder ambulanten

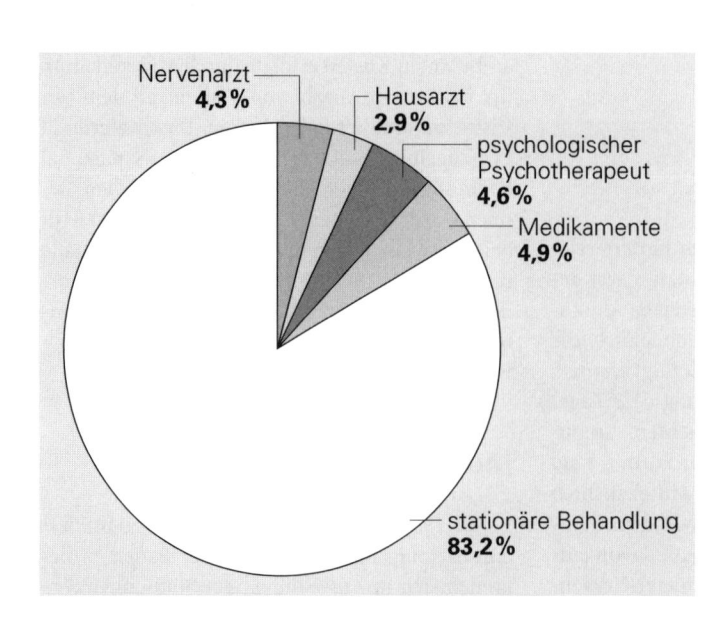

Abb. 13-1 Komponenten der direkten Kosten.

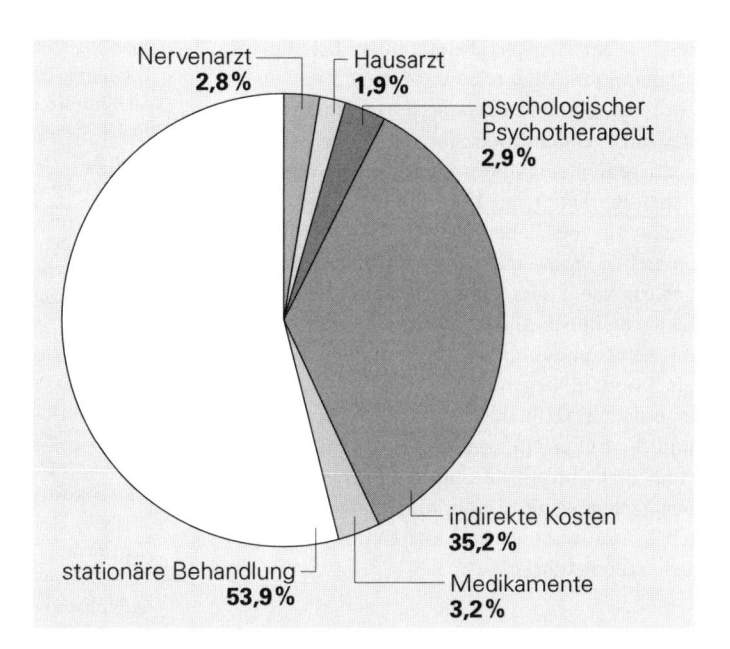

Abb. 13-2 Komponenten der Gesamtkosten.

(Pie chart: Nervenarzt 2,8%; Hausarzt 1,9%; psychologischer Psychotherapeut 2,9%; indirekte Kosten 35,2%; Medikamente 3,2%; stationäre Behandlung 53,9%)

Leistungen eine untergeordnete Rolle – in der Größenordnung von maximal fünf Prozent – spielen, konnte jedoch auch für andere psychiatrische Erkrankungen wie die Schizophrenie oder Depression belegt werden (von der Schulenburg et al. 1994). Gleichwohl können die hier dargestellten Daten nur der Orientierung dienen, sie sollten nicht ohne weiteres generalisiert werden. Hierzu wäre eine Evaluation an einer epidemiologisch repräsentativen Stichprobe erforderlich. Dabei erscheint das Problem, eine derartige Kohorte in Deutschland praktikabel und finanzierbar zu rekrutieren, kaum lösbar.

Untersucht wurden in der vorliegenden Studie überwiegend Patienten mit einem Kontakt zu den Behandlungssystemen. Dadurch entsteht potenziell ein Bias in Richtung schwer erkrankter Patienten mit mehr Ressourcenverbräuchen, das insbesondere für die stationäre Versorgungsform aufgrund des Rekrutierungsmodus akzentuiert wird. Unterrepräsentiert in der untersuchten Kohorte sind nicht diagnostizierte und nicht behandelte Patienten mit Zwangsstörungen. Andererseits verursachen diese nicht diagnostizierten und nicht (oder nur unzureichend) behandelten Patienten auch keine beziehungsweise nur geringe direkte Kosten. Nicht auszuschließen ist daher, dass die durchschnittlichen direkten Jahreskosten bei Einbeziehung von Patienten außerhalb von Behandlungssystemen sinken. Gleichwohl ist anzunehmen, dass die gesamten direkten Behandlungskosten aller Patienten bei Einbeziehung dieser unbehandelten Gruppe nicht gravierend abweichen.

Diese Argumentation ist mit Blick auf die indirekten Kosten nicht übertragbar: Wegen des relevanten Anteils undiagnostizierter und unbehandelter Zwangsstörungen ist ein Effekt der hier nicht erfassten Patienten auf die Höhe der indirekten Kosten zu erwarten. Durch zusätzliche Lohnausfalltage von Patienten außerhalb von Behandlungsstrukturen – gerade auch wegen der fehlenden Therapie – werden die indirekten Kosten in der vorliegenden Arbeit tendenziell zu gering bewertet.

Trotz der diskutierten Limitierungen im Bezug auf eine Generalisierung zeigt das Ergebnis, dass die stationäre Behandlung der dominierende Kostenfaktor ist und die Medikation oder ambulante Maßnahmen eher marginale Anteile verbrauchen, aber wichtige Erkenntnisse zur Orientierung in gesundheitspolitischen Verteilungsdiskussionen liefern. Sofern man Kostensenkungen im Gesundheitswesen anstrebt, ist der Fokus vorzugsweise auf Behandlungssegmente mit einem hohen Anteil an den Gesamtkosten zu richten, wie zum Beispiel die stationäre Behandlung. Medikationskosten oder ambulante Maßnahmen zur Behandlung von Zwangsstörungen wurden in der vorliegenden Evaluation nur als weit untergeordnete Kostenfaktoren identifiziert. Wenn man daher überhaupt eine Kostenreduktion in der Behandlung von Patienten mit Zwangsstörungen anstrebt, legen die vorliegenden Daten den Schluss nahe, dass für die Gesamtkosten die Effekte von Einsparungen in den Bereichen der Medikations- und ambulanten Therapiekosten marginal sind. Im Gegenteil könnten eine Ausweitung ambulanter Maßnahmen auf die Früherkennung und die frühere Behandlung einer Verschlechterung und Chronifizierung der Erkrankung vorbeugen und somit zu einer Reduktion der indirekten Kosten wie auch der Kosten der stationären Behandlung führen.

Literatur

APA (American Psychiatric Association) (1994) Diagnostic and statistical manual of mental disorders. 4. ed. Washington, DC: American Psychiatric Association.

Bebbington PE (1998). Epidemiology of obsessive-compulsive disorder. Br J Psychiatry Suppl; 35: 2–6.

Demal U, Lenz G, Mayrhofer A, Zapotoczky HG, Zitterl W (1993). Obsessive-compulsive disorder and depression. A retrospective study on course and interaction. Psychopathology; 26: 45–150.

DuPont RL, Rice DP, Shiraki S, Rowland CR (1995). Economic costs of obsessive-compulsive disorder. Med Interface; 8: 102–9.

Grabe HJ, Meyer C, Hapke U, Rumpf HJ, Freyberger HJ, Dilling H, John U (2000). Prevalence, quality of life and psychosocial functioning in obsessive-compulsive disorder and subclinical obsessive-compulsive disorder in northern Germany. Eur Arch Psychiatry Clin Neurosci; 250: 262–8.

Hollander E, Kwon JH, Stein DJ, Broatch J, Rowland CT, Himelein CA (1996). Obsessive-compulsive and spectrum disorders: overview and quality of life issues. J Clin Psychiatry Suppl; 57, 8: 3–6.

von der Schulenburg JMG, Uber A, Höffler J, Trenckmann U, Kissling W, Seemann U, Müller P, Rüther E (1998). Untersuchungen zu den direkten und indirekten Kosten der Schizophrenie. Eine empirische Analyse. Gesundheitsökonomie und Qualitätsmanagement; 3: 81–7.

Skoog G, Skoog I (1999). A 40-year follow-up of patients with obsessive-compulsive disorder. Arch Gen Psychiatry; 56: 121–7.

Stein DJ, Roberts M, Hollander E, Rowland C, Serebro P (1996). Quality of life and pharmaco-economic aspects of obsessive-compulsive disorder. A South African survey. S Afr Med J Suppl; 86: 1582–5.

Steketee G (1997). Disability and family burden in obsessive-compulsive disorder. Can J Psychiatry; 42; 919–28.

Thomsen PH, Mikkelsen HU (1995). Course of obsessive-compulsive disorder in children and adolescents: A prospective follow-up study of 23 Danish cases. J Am Acad Child Adolesc Psychiatry; 34: 1432–40.

14 Psychosoziale Versorgung in der Onkologie: Voraussetzungen einer Wirtschaftlichkeitsprüfung

Michael Kusch, Anja Ebmeier, Rolf Stecker, Hans-Ulrich Höhl

Zusammenfassung

Die psychosoziale Versorgung sollte integraler Bestandteil einer umfassenden Therapie im Krankenhaus sein. Diesem Ziel ist die klinische und Gesundheitspsychologie noch nie so nah gewesen, wie es gegenwärtig der Fall ist. Das Disease-Management, die integrierte Versorgung und die Gründung von „Brustkrebszentren" zeigen für die psychosoziale Versorgung in der Onkologie Mittel und Wege auf, über die eine systematische Integration psychoonkologischer Versorgungsleistungen in die Krebstherapie möglich würde.

Um sich als fester Bestandteil einer umfassenden Krebstherapie zu etablieren, muss die Psychoonkologie Anforderungen an die Wirksamkeit, Wirtschaftlichkeit und Qualität der Leistungserbringung erfüllen. Diese Voraussetzungen sind in der Psychoonkologie bislang nicht erfüllt, da die Bestimmungsstücke einer evidenzbasierten, leitliniengestützten und qualitätsgesicherten psychoonkologischen Versorgung noch nicht formuliert wurden.

Die psychoonkologische Grundlagenforschung hat die Wirksamkeit psychoonkologischer Versorgung durch Kontrollstudien hinreichend belegt. Anwendungsbezogene Praxisleitlinien sind bereits publiziert und dienen der Sicherstellung einer wirtschaftlichen und qualitativ hochwertigen Versorgung. Die Implementierung der Forschungserkenntnisse in die Versorgungspraxis stellt gegenwärtig die zentrale Herausforderung in der Psychoonkologie dar. Ziel ist es, die Qualität der Strukturen, Prozesse und Ergebnisse aus der psychoonkologischen Praxis in Einrichtungen der Akutversorgung festzulegen, um den Nachweis der Wirtschaftlichkeit psychoonkologischer Versorgung führen zu können.

Wirtschaftlichkeitsnachweise in der Psychoonkologie sollen zweierlei zeigen. Sie sollen primär belegen, dass die psychoonkologische Versorgung effektiv – das heißt in fachlich gebotener Qualität – erbracht werden kann, und aufzeigen, welche kostenrelevanten Effekte (Effizienzen) durch die Psychoonkologie erzielt werden können. Die Voraussetzungen für eine Wirtschaftlichkeitsprüfung werden in diesem Beitrag aufgezeigt und diskutiert.

14.1 Einleitung

Mit der wachsenden Bereitschaft, die psychosoziale Versorgung in den Leistungskatalog des Gesundheitswesens aufzunehmen, steigen die Qualitätsanforderungen an das psychosoziale Leistungsangebot. So sind die Wirksamkeit und Wirtschaftlichkeit der psychosozialen Versorgung zu belegen, es ist sicherzustellen, dass sie in fachlich gebotener Qualität umgesetzt wird, und schließlich ist nachzuweisen, dass die Patienten tatsächlich von psychosozialer Versorgung profitieren.

Die Implementierung einer neuen beziehungsweise die Optimierung einer bereits bestehenden Versorgungsform im Gesundheitswesen bedarf eines geordneten Vorgehens, dessen Bestimmungsstücke unter anderem die Evidenzbasierung und Leitlinienentwicklung, Belege einer ausgewogenen Kosten-Nutzen-Relation, das Vorhandensein geeigneter Versorgungsstrukturen, spezifische Behandlungspfade sowie die Leistungsdokumentation und Qualitätssicherung darstellen.

Die psychosoziale Versorgung als nachgeordnetes Leistungsangebot im Bereich der stationären Therapie körperlicher Erkrankungen muss zudem eng an die medizinischen und pflegerischen Behandlungsabläufe angelehnt sein. Im besonderen Maße gilt dies dann, wenn auch psychosoziale Leistungen in die neu konzipierten „Disease-Management-Programme" (Redaélli et al. 2002; Ward u. Rieve 1998) oder etwa in die „Brustzentren" integriert werden sollen.

14.2 Bestimmungsstücke psychosozialer Versorgung in der Onkologie

Die Psychoonkologie und die psychosoziale Versorgung in der Onkologie sind einem deutlichen Wandel unterworfen (Dolbeault et al. 1999; Kusch et al. 2002; NBCC/NCCI 2002; Redaélli et al. 2002). Die Wirksamkeit, Wirtschaftlichkeit und Qualität sind zu Kernkriterien der Prüfung und Entscheidung über ihre flächendeckende Implementierung geworden.

Evidenzbasierung und Leitlinienentwicklung

In der Onkologie haben sich in den vergangenen Jahren verschiedene Arbeitsgruppen damit befasst, die medizinische Evidenz der psychosozialen Versorgung krebskranker Menschen zusammenzutragen und in Leitlinien zu formulieren.

Spätestens seitdem das National Breast Cancer Centre und die National Cancer Control Initiative in Australien die „clinical practice guidelines on the psychosocial care of adults with cancer and their families" formuliert haben (NBCC/NCCI 2002), muss der psychoonkologischen Versorgung krebskranker Menschen der Status einer weit gehend wissenschaftlich fundierten, wirksamen und leitlinienbasierten Leistungsform zugesprochen werden.

Die klinische Notwendigkeit und Wirksamkeit psychoonkologischer Versorgung ist nicht länger infrage zu stellen. Vielmehr entspricht die Psychoonkologie den Anforderungen, die heute an die medizinische Qualität von Gesundheitsleistungen gestellt werden (Sackett et al. 1997). Andererseits ist die psychoonkologische Praxis in vielen Einrichtungen noch weit davon entfernt, ihre Patienten evidenzbasiert und leitliniengestützt zu versorgen.

Kosten-Nutzen-Relation

Studien und Aussagen zur Wirtschaftlichkeit der psychosozialen Versorgung krebskranker Menschen fehlen bislang weit gehend (Owen et al. 2001). Dies ist nicht allein auf den Mangel an Kosten-Nutzen-Studien zurückzuführen, sondern ebenso auf die im Gesundheitswesen noch nicht bestehenden erforderlichen strukturellen Voraussetzungen zur angemessenen Evaluierung der Kosteneffekte psychoonkologischer Versorgung (CMP 2002). So fehlt beispielsweise die grundlegende Entscheidung, die Psychoonkologie zu einer Kernleitung der Onkologie zu zählen, oder ein Konsens in der Frage, was die Qualitätskriterien einer angemessenen psychosozialen Versorgung sind (Kusch et al. 2003a–2003c). Es fehlt daher sowohl ein flächendeckendes wie auch ein qualitätsgesichertes psychoonkologisches Versorgungsangebot im deutschen Gesundheitswesen.

Einige Hinweise auf die Wirtschaftlichkeitspotenziale psychoonkologischer Versorgung sind allerdings in der Literatur zu finden (Bartlett 1988 u. 1995; Feinberg u. Feinberg 1998; Ghosh et al. 2001; Hioki 2002). Betrachtet man zudem den gesamten Bereich der psychologischen Versorgung im Krankenhaus, dann zeigen sich Hinweise auf eine hinreichende Kosten-Nutzen-Relation der psychosozialen Versorgung bei körperlichen Erkrankungen (Kusch 2003). Diese Hinweise lassen es als gerechtfertigt und Erfolg versprechend erscheinen, den direkten Nachweis zur Wirtschaftlichkeit psychoonkologischer Versorgung zu führen.

Psychoonkologische Versorgungsstrukturen

Im Gesundheitswesen lässt sich eine Vielzahl von Versorgungsleistungen finden, die weder im Hinblick auf ihre medizinische Evidenz, Leitlinienbasierung noch Wirtschaftlichkeit zur Genüge geprüft, aber dennoch erbracht und finanziert werden (SVR KAG 2001). Insbesondere die so genannten nachgeordneten Gesundheitsleistungen, zu denen die psychologischen Versorgungsleistungen zählen, sind nicht flächendeckend und nicht in ausreichendem Maße vorhanden (Härter u. Koch 2000).

In einzelnen Sektoren der psychosozialen Versorgung, etwa der Onkologie (Muthny 2000; Weis 2000), der pädiatrischen Onkologie (Griesmeier 1995), der pädiatrischen Kardiologie (Kanth et al. 2001) oder in einzelnen Einrichtungen (Kanth et al. 2003; Kusch et al. 2002; Labouvie et al. 2000 u. 2002a), sind in den letzten Jahren die strukturellen Merkmale psychosozialer Versorgung im Krankenhaus evaluiert worden. Dies erlaubt es, die Strukturmerkmale der psychoonkologischen Versorgung für eine flächendeckende und ausreichende Patientenversorgung festzulegen.

Behandlungspfade

Mit dem Begriff „klinischer Behandlungspfad" (clinical pathway) werden ein oder mehrere Versorgungsabläufe bezeichnet, mit denen ein vorgegebener Weg der Versorgung durch verschiedene Leistungserbringer für einen speziellen „Patienten-Typ" beschrieben und als verbindlich festgelegt wird. Behandlungspfade enthalten eine Organisation und Dokumentation des Versorgungsablaufes und ermöglichen es, die Abweichungen von der Leistungsvorgabe zum Zwecke fortgesetzter Evaluation und Verbesserung (i.S. der Qualitätsentwicklung) zu erfassen (Hindle 1997; Dykes u. Wheeler 2002). Die Organisation des Versorgungsablaufes dient der Abbildung der Zeitpunk-te und Reihenfolge psychosozialer Versorgungsaspekte sowie deren Adaptation an die Prozesse medizinisch-pflegerischer Leistungserbringung. Versorgungsdokumente erlauben die Erfassung der Versorgungsleistungen zum jeweiligen Zeitpunkt der Leistungserbringung. Die Entwicklung und Anwendung von Behandlungspfaden gilt als unverzichtbarer Bestandteil der Qualitätssicherung und Kosten-Nutzen-Evaluation (Hindle 1997; Kusch et al. 2001).

Behandlungspfade, Versorgungsabläufe und Versorgungsdokumente lassen sich auf den verschiedensten Abstraktionsstufen formulieren, von der einfachen Skizze bis hin zu weit gehend operationalisierten Versorgungsstandards oder klinischen Praxisleitlinien auf Basis von Behandlungsprogrammen (Kusch 2003; Kusch et al. 1997). In Deutschland sind erste Bemühungen der Entwicklung und Anwendung von operationalisierten Behandlungspfaden in der psychosozialen Akutversorgung im Krankenhaus im Bereich der Pädiatrie (Labouvie et al. 2000) und der Erwachsenenonkologie (Kusch et al. 2002) erkennbar.

Leistungsdokumentation und Qualitätssicherung

Maßnahmen der Qualitätsprüfung und -entwicklung sind ohne eine ausreichende und zweckmäßige Leistungsdokumentation nicht möglich. Allein auf der Basis empirischer Daten werden belastbare Aussagen zum medizinischen und wirtschaftlichen Nutzen der psychoonkologischen Versorgung möglich. Um in der Psychoonkologie sämtliche Potenziale der Leistungsdokumentation ausschöpfen zu können, sollten die Dokumente so gestaltet sein, dass sie die psychoonkologische Versorgung der von Krebs betroffenen Menschen nicht nur dokumentieren, sondern es auch erlauben, die Leistungserbringung zu planen, zu lenken und zu prüfen (Kusch et al. 2001 u. 2002).

Erst bei vorhandenen Behandlungspfaden, in Kombination mit entsprechenden Leistungsdokumenten und systematischen Evaluationsmaßnahmen, wird ein Einblick in die klinische Praxis und werden Nachweise des individuellen und wirtschaftlichen Nutzens möglich.

Klinische Erfahrungen mit der Entwicklung und Anwendung von Behandlungspfaden in Kombination mit einer umfassenden Leistungsdokumentation und Evaluation werden gegenwärtig erst gesammelt (Kusch et al. 2002; Labouvie et al. 2002a; Thorenz et al. 2002).

14.3 Das Problem, Wirtschaftlichkeitsnachweise in der Psychoonkologie zu führen

Aufgrund der enormen finanziellen Mittel, die die Gesellschaft für die Gesunderhaltung ihrer Bevölkerung investiert, stellt sie mit Recht zunehmend die Frage, welchen Nutzen diese Investition letztlich für den Einzelnen und für die Gesellschaft hat (Arnold et al. 1997). Sämtliche Maßnahmen der Qualitätssicherung, der Messung von Prozessen und Ergebnissen der Patientenversorgung und des Qualitätsmanagements basieren daher auf dem „new universalism" der WHO (1999). Die klare und eindeutige Devise lautet dabei: *„The most cost-effective services should be provided first"* (WHO 1999, S. 15).

Wirtschaftlichkeitsnachweise in der Psychoonkologie erfordern den Beleg, dass zum einen eine potenziell wirksame Leistungsform in der klinischen Praxis dem einzelnen Patienten auch tatsächlich nutzt (Kusch et al. 2003a) und zum anderen die hierfür erforderlichen Kosten vertretbar sind.

Die Voraussetzungen für eine solche Wirtschaftlichkeitsprüfung sind in der Psychoonkologie nur teilweise gegeben. So kann die klinische Notwendigkeit und Wirksamkeit psychoonkologischer Versorgung in weiten Teilen als gesichert angesehen werden (NBCC/NCCI 2002). Es ist zudem bekannt, welche Struktur- und Prozessmerkmale einer fachgerechten psychoonkologischen Versorgung zugrunde liegen sollten. Ob die psychoonkologische Versorgung aber in der täglichen klinischen Praxis mit dem bekannten klinischen (NBCC/NCCI 2002) und mit einem ökonomischen Nutzen verbunden ist, bleibt zu prüfen.

Für diese Zwecke sind zunächst die strukturellen Voraussetzungen in Einrichtungen der Akutversorgung zu schaffen, die Qualitätskriterien zu spezifizieren und, davon abgeleitet, die relevanten Outcome-Indikatoren zur Effektbestimmung zu formulieren (Kusch et al. 2003b u. c). Ein derartiger Nachweis steht national wie international noch aus (CMP 2002; Owen et al. 2001).

Der Grund dafür, dass in der psychoonkologischen Praxis bislang noch keine umfassenden Kosten-Nutzen-Studien durchgeführt werden konnten, liegt vor allem in einem Defizit der Struktur-, Prozess- und Ergebnisqualität der psychoonkologischen Versorgung begründet.

Strukturdefizit in der Psychoonkologie

Als wirksam und klinisch notwendig belegte Maßnahmen müssen ausreichend und zweckmäßig sein, in der fachlich gebotenen Qualität erbracht werden und das Maß des Notwendigen nicht überschreiten. Mit diesen Begriffen beschreibt das SGB V (2002) in den Paragraphen 12 und 70 die technischen Aspekte der Umsetzung von Gesundheitsleistungen, um deren wirtschaftliche Qualität zu gewährleisten.

Die technische Realisierung psychoonkologischer Versorgung ist von einer Anzahl von Strukturmerkmalen abhängig. Hierzu zählen personelle, materielle, organisatorische und systembezogene Elemente des Gesundheitssystems.

Die Strukturmerkmale bilden den Grundstein dafür, dass psychoonkologische Versorgungsleistungen in angemessener medizinischer und wirtschaftlicher Qualität erbracht werden. Mit der Festlegung der Strukturmerkmale wird in einer Kosten-Nutzen-Analyse die Kostenseite zum überwiegenden Teil festgelegt. Prozessmerkmale haben über das Ausmaß der Leistungserbringung einen eher geringen Einfluss auf die Kostenaspekte, wobei der Leistungsumfang selbst als Strukturmerkmal aufgefasst und somit vorgegeben werden kann. Entscheidend ist in jedem Fall die Festlegung dessen, was als zweckmäßig in der psychoonkologischen Versorgung betrachtet wird. Dies ist eine Festlegung, in die sowohl medizinische als auch wirtschaftliche Überlegungen einfließen.

Tab. 14-1 Strukturmerkmale psychoonkologischer Versorgung.

Merkmal	Elemente
personell	Art und Anzahl des Personals, Ausbildung, fachliche Qualifikation
klinisch	Leistungsumfang (Diagnostik, Intervention, Evaluation)
materiell	Art und Umfang der materiellen Ausstattung (Räumlichkeiten, EDV usw.)
organisatorisch	Aufbauorganisation (Abteilung, Dienst, klinikgebunden usw.)
systembezogen	Art der Finanzierung (Klinikbudget, Projektgelder; Regelfinanzierung usw.)

Bislang fehlt es im deutschen Gesundheitswesen an einer unabhängigen Instanz, die die entsprechenden Qualitätsstandards festlegen könnte (Glaeske et al. 2001).

Anhand der genannten Merkmale (vgl. Tab. 14-1) lassen sich die bestehenden Strukturdefizite in der psychosozialen Versorgung festmachen. Dabei ist davon auszugehen, dass über alle genannten Merkmalsbereiche weit gehend Unklarheit herrscht und noch kein Konsens über eine Verbindlichkeit der Qualitätsstandards erreicht ist. Zwar lassen sich empirisch ermittelte Strukturdaten (Griesmeier 1995; Griesmeier u. Kusch 2002), Empfehlungen (CMP 2002; Kusch et al. 2003a) und Leitlinien (NBCC/NCCI 2002) ausfindig machen, dennoch gibt es keine national gültigen Strukturvorgaben. Diese werden gegenwärtig durch verschiedene Initiativen vorbereitet (BAG-PVA 2003).

Prozessdefizit in der Psychoonkologie

Die Prozessqualität umfasst alle Maßnahmen, die im Verlauf der Patientenversorgung – unter Berücksichtigung der spezifischen Behandlungs- und Belastungssituation und der individuellen Krankheitsmerkmale eines Patienten – erbracht beziehungsweise nicht erbracht werden (Kaltenbach 1993; Kusch et al. 1998). Prozessmerkmale haben in der psychosozialen Versorgung über die Aspekte der Art, Häufigkeit und Dauer eine Auswirkung auf Kostengesichtspunkte. Sie stellen neben der Kompetenz des Leistungserbringers (Grawe et al. 1998) einen wesentlichen Faktor des individuellen Patientennutzens dar.

Zur technischen Realisierung der psychoonkologischen Versorgung gibt es einen Bedarf an definierten Prozessmerkmalen (s. Tab. 14-2), von denen die Versorgungsstandards die wichtigsten sind (Kusch et al. 1998 u. 2001).

Liegen einmal definierte Versorgungsstandards vor, dann sind die klinischen Instrumenta-

Tab. 14-2 Prozessmerkmale psychoonkologischer Versorgung.

Merkmal	Elemente
klinisch	Diagnostik, Indikation, Intervention, Evaluation
administrativ	Inanspruchnahme, Zugangswege, Interdisziplinarität
personell	Kooperation, Motivation
Standards	Behandlungspfade[a], klinische Praxisleitlinien (Auswahl-[b] und Ausführungsleitlinien[c])

[a] *Behandlungspfade* oder eine *Versorgungsablauforganisation* geben die Rahmenbedingungen für die Durchführung einzelner Versorgungsepisoden (Wingert et al. 1996) oder einer -kette vor (Hindle 1997).

[b] *Auswahlleitlinien* bestimmen dabei, welche Leistung zu welchem Zeitpunkt bei welcher Problemstellung umzusetzen ist.
[c] *Ausführungsleitlinien* geben vor, wie eine einmal ausgewählte Leistung auszuführen ist.

rien und administrativen Prozesse in einer lokalen Einrichtung so zu gestalten, dass eine technisch angemessene Umsetzung der Versorgungsstandards möglich wird.

Die klinischen Prozessmerkmale können weit gehend durch die in der Literatur vorgelegten Evidenzen zur Diagnostik, Indikation, Intervention und Evaluation festgelegt werden. Sie gehen in die Formulierung der Auswahl- und Ausführungsleitlinien für eine einzelne Versorgungsepisode ein. Die Festlegung der administrativen und personellen Merkmale obliegt zum einen den Verantwortlichen einer lokalen Einrichtung sowie den beruflichen und persönlichen Kompetenzen der Leistungserbringer. Gemeinsam mit den formulierten Versorgungsepisoden gehen sie in die Organisation von Versorgungsabläufen und Behandlungspfaden ein.

Im gesamten Gesundheitswesen lassen sich gravierende Defizite in der Entwicklung und Anwendung von qualitätsgesicherten Behandlungspfaden nachweisen, obwohl gerade diese für die Sicherstellung einer fachlich gebotenen Qualität besonders bedeutsam sind (Chang et al. 1999; Clarke 2002; Ghosh et al. 2001; Hanna et al. 1999; Keetch u. Buback 1998; Markey et al. 2000; Sladek et al. 1999; Smith u. Hillner 2001).

In der Entwicklung von Organisationen des Versorgungsablaufs als Vorstufe von Behandlungspfaden psychosozialer Versorgung liegen erste Erfahrungen vor (Kusch et al. 2002; Labouvie et al. 2002b).

Ergebnisdefizit in der Psychoonkologie

Literaturübersichten und Literaturbewertungen zur psychosozialen Versorgung in der Onkologie weisen die Wirksamkeit vielfältiger psychoonkologischer Versorgungsleistungen auf allen Niveaus medizinischer Evidenz nach (NBCC/NCCI 2002). Gesichert ist, dass eine psychoonkologische Versorgung für den von Krebs betroffenen Menschen potenziell von Nutzen ist. Ob aber dieser Nutzen in der klinischen Routineversorgung dem einzelnen Patienten konkret zugänglich gemacht werden kann, ist bislang noch nicht hinreichend nachweisbar (Kusch et al. 2003a).

Die Ergebnisindikatoren psychoonkologischer Versorgung sind bekannt und unterscheiden sich nicht wesentlich von denen für andere Gesundheitsleistungen (vgl. Tab. 14-3) (Kusch et al. 2003a). Als Formen der Ergebnismessung werden in der Psychoonkologie bevorzugt das klinische Interview und die psychometrische Testung verwendet (Zabora et al. 2003).

Da die Erfassung der Ergebnisqualität direkt von den Festlegungen zur Struktur- und Prozessqualität psychoonkologischer Versorgung abhängt, ist von unterschiedlichen Arten der Ergebnismessung auszugehen.

Sind nur die Strukturmerkmale psychoonkologischer Versorgung fixiert, ohne dass die klinischen Merkmale verdeutlicht und im klinischen Alltag umgesetzt werden, können sinnvollerweise nur Prä-post-Erhebungen durchgeführt werden.

Sind klinische Strukturmerkmale festgelegt und werden diese dokumentiert, können zusätzlich zur Prä-post-Erhebung auch Verlaufsdaten in die Ergebnismessung eingehen. Beruhen die psychoonkologischen Versorgungsleistungen auf indikationsbezogenen Behandlungspfaden oder Versorgungsepisoden (Hindle 1997; Wingert et al. 1996), sind gruppenbezogene Messungen möglich.

Die Form der Ergebnismessung beeinflusst unmittelbar auch die Aussagen zur Kosten-Nutzen-Relation psychoonkologischer Versorgung.

Tab. 14-3 Ergebnisindikatoren psychoonkologischer Versorgung.

Indikator	Elemente
Morbidität	Psychopathologie, Resilianz (Widerstandskraft), psychische Gesundheit
Funktionalität	biopsychosoziale Funktionsfähigkeit, Beeinträchtigung, Behinderung
Lebensqualität	somatische, psychische, interpersonelle, sozioökonomische, spirituelle Dimension
Patientenzufriedenheit	klinisch, interpersonell, servicebezogen
Ressourcen	direkte und indirekte Kosteneffekte, Dosiseffekte, Angemessenheit

- Anhand der einfachen Prä-post-Erhebung lassen sich Aussagen zum grundsätzlichen Nutzen der psychoonkologischen Versorgung treffen. Der Einsatz von Behandlungspfaden ist dafür nicht zwingend erforderlich. In der Kosten-Nutzen-Relation kann dadurch allerdings nur festgestellt werden, ob der Kostenseite grundsätzlich ein Nutzen gegenübersteht. Prä-post-Erhebungen erlauben das Management der Strukturmerkmale.
- Die Verlaufserhebung gibt wichtige Erkenntnisse über die so genannten Dosiseffekte, das heißt den für einen bestimmten Effekt erforderlichen Leistungsumfang (Barkham et al. 1996; Goldenberg 2002). Behandlungspfade müssen bei diesem Erhebungsansatz nicht vorliegen, jedoch muss der erbrachte Versorgungsaufwand dokumentiert werden. Die Kosten-Nutzen-Relation lässt sich in eine (Kosten-)Aufwand-Nutzen-Relation übertragen und erlaubt differenzielle Wirtschaftlichkeitsaussagen. Verlaufserhebungen dienen vorwiegend dem Management der Prozessmerkmale.
- Liegen auf verschiedene Patienten- oder Krankheitsgruppen abgestimmte Behandlungspfade vor, dann kann eine gruppen- oder inhaltsbezogene Messung durchgeführt werden. In Kombination mit einer Verlaufserhebung erlaubt eine solche Messung Aussagen über die Kosten- und Dosiseffekte sowie Aussagen zur klinischen Angemessenheit psychoonkologischer Versorgung. Gerade in den Fällen, in denen aufgrund vorhandener Evidenz und Leitlinien die medizinische Qualität einer indikationsbezogenen Gesundheitsleistung spezifiziert ist, wird im Vorfeld der Leistungserbringung das „Zweckmäßige" und das „fachlich Gebotene" der Leistungserbringung vordefiniert und in Leitlinienform und Behandlungspfaden fixiert. Kosten-Nutzen-Studien können in diesen Fällen die vorgegebene und die tatsächlich erbrachte Leistungsform auf klinisch-inhaltlichem Niveau miteinander vergleichen.

In der psychoonkologischen Akutversorgung sind bislang nur wenige Kosten-Nutzen-Studien durchgeführt worden (Owen et al. 2001). Die Voraussetzungen zur Durchführung derartiger Studien, insbesondere die Entwicklung und Anwendung geeigneter Erhebungsverfahren, werden gegenwärtig jedoch geschaffen (CMP 2002).

Die dargestellten Mängel und Defizite in der Struktur-, Prozess- und Ergebnisqualität psychoonkologischer Versorgung machen die Durchführung von Kosten-Nutzen-Studien unter den Bedingungen der klinischen Akutversorgung schwierig.

Hinzu kommt noch ein Umstand, der sämtlichen Dienstleistungen im Gesundheitswesen eigen ist, nämlich dass den Gesprächen sowie der interpersonellen Beziehung die eigentliche Wirkkomponente zugesprochen wird. Für psychosoziale und psychotherapeutische Leistungen gilt dies in ganz besonderer Weise (s. u.) (Grawe et al. 1998; Vogel u. Laireiter 1998).

14.4 Merkmale psychosozialer Dienstleistungen und ihre Relevanz für Kosten-Nutzen-Studien

Die Produktionsmerkmale psychosozialer Dienstleistungen (z. B. psychotherapeutische Gespräche, Entspannungsübungen, Beratungsleistungen usw.) erschweren die Planung, Lenkung und Prüfung psychosozialer Versorgung für Managementzwecke (Kusch et al. 2001).

Die psychosoziale Versorgung als Dienstleistung ist immateriell und intangibel, wird im Prozess der Leistungserbringung sowohl produziert wie auch verbraucht, setzt die Mitarbeit des Leistungsempfängers voraus, kann nicht angehäuft werden und ist kaum direkt zu messen (Kusch 2003).

Im Managementsektor gelten jedoch drei unumstößliche Grundsätze (Sharman 1998):
- „you cannot manage, what you cannot measure"
- „what gets measured gets done"
- „measurement influences behavior"

Diese drei Grundsätze liegen sämtlichen Qualitätssicherungsbestrebungen im modernen Gesundheitswesen zugrunde, da es hierbei darum geht, sicherzustellen, dass eine potenziell mögliche Leistungsqualität in der konkreten Versorgung auch tatsächlich realisiert wird, was einen empirischen Nachweis erfordert (GMK 1999; Kusch et al. 1998).

Zur Planung, Lenkung und Prüfung der psychoonkologischen Versorgung bedarf es valider Kennzahlen, die ein gültiges Abbild der klinischen Versorgungsrealität darstellen und die mit vorausgesetzten Kennzahlen – Qualitätsindikatoren – verglichen werden können (Kazandjian u. Lied 1999).

Die Produktionsmerkmale psychosozialer Versorgungsleistungen weisen jedoch charakteristische Merkmale auf, die eine valide Leistungserfassung erschweren. Psychoonkologische Versorgungsleistungen sind:
- **immateriell** und können weder berührt, gerochen, gehört, gesehen oder sonst wie getestet, sondern nur im unmittelbaren Effekt beobachtet werden. Die psychosoziale Leistung verändert sich zum Beispiel in Abhängigkeit davon, ob sie von einem „unbeteiligten Dritten" beobachtet, für rein klinische oder für Forschungszwecke erbracht wird.
- **inseparabel**, denn sie lassen sich nicht in ihre einzelnen Bestandteile zerlegen. Sie werden in dem Moment ihrer Produktion sogleich konsumiert; nach der Produktion sind Korrekturen nicht mehr möglich. Die Qualität und Wirksamkeit psychologischer Einzelleistungen sind das Ergebnis der interpersonellen Beziehung zwischen dem Therapeuten und dem Patienten.
- sehr **variabel**, denn dieselbe Versorgungsleistung kann in Abhängigkeit von Kompetenz, Erfahrung und den situativen Umständen, unter denen sie erbracht wird, in sehr unterschiedlicher Zusammenstellung und Qualität produziert werden.
- sehr **vergänglich**, denn sie sind nach ihrer Erbringung verbraucht und können für Situationen hoher Leistungserfordernis nicht angehäuft werden.

In der psychosozialen Versorgung und Psychoonkologie lassen sich die Einzelleistungen nicht ohne weiteres im Detail vorformulieren und auf operationalem Niveau spezifizieren (Kusch 2003).

Die „natürliche Grenze" der Vorbestimmbarkeit psychosozialer Leistungen ist die Therapeut-Patient-Beziehung und das therapeutische Gespräch. Das „Timing" der Intervention, mögliche Gesprächsinhalte und der Gesprächsverlauf ergeben sich vielfach aus der aktuellen Gesprächssituation. Mögliche klinische Inhalte eines Gesprächs müssen vom Therapeuten und Patienten gemeinsam umgesetzt werden und sind nicht „kochrezeptmäßig" abzuarbeiten.

Das Management psychoonkologischer Versorgung kann sich aus den genannten Gründen nicht direkt auf die Einzelleistungen oder gar auf die einzelnen klinischen Inhalte eines Gesprächs beziehen. Hier müssen Rahmenbedingungen geschaffen werden, die die Wahrscheinlichkeit eines effektiven therapeutischen Gesprächs erhöhen (Kusch 2003).

14.5 Strategien der Wirtschaftlichkeitsprüfung in der Psychoonkologie

Selbst wenn das Management nicht direkt in das klinisch-therapeutische Einzelgespräch eingreifen kann, lassen sich dennoch drei Gruppen der Effizienzprüfung psychosozialer Versorgung anführen (Kusch u. Labouvie 1999):
- die **prospektive Evaluation**, bei der die Versorgungsstrukturen in ihrer Auswirkung auf die Prozesse und Ergebnisse psychoonkologischer Versorgung untersucht werden
- die **Prozessevaluation**, bei der untersucht wird, ob die psychoonkologische Versorgung wie vorgegeben umgesetzt wird und mit welchen Ergebnissen sie verbunden ist
- die **Ergebnisevaluation**, bei der ausgehend von den Versorgungsergebnissen Entscheidungen über die Versorgungsoptimierung getroffen werden

Die einzelnen Evaluationsmaßnahmen sind in die gesundheitspolitische Evaluation eingebettet, das heißt in Bewertungsprozesse, die sich auf die politischen Rahmenbedingungen psychoonkologischer Versorgung beziehen.

Prospektive Evaluation

In der prospektiven Evaluation liegt das Augenmerk auf der Strukturqualität und deren Gestaltung im Hinblick auf die Kosten-Nutzen-Gesichtspunkte. Vor jeder empirischen Analyse – etwa hinsichtlich der Kosteneinsparung durch die Psychoonkologie – ist es erforderlich, den Kostenaufwand für die psychoonkologische Versorgung zu beurteilen, gegen den man den Nutzeneffekt abwägen möchte. In der Prä-post-Messung kann hierbei die konkrete psychosoziale Leistungserbringung als Blackbox unberücksichtigt bleiben.

Den deutlichsten Effekt auf die Kosten hat die Kontrolle personaler Strukturmerkmale (Qualifikation und personaler Ressourcenaufwand; vgl. Tab. 14-1), da hiermit auf den größten Kostentreiber der psychosozialen Versorgung Einfluss genommen wird.

Die **Qualifikation** und Finanzierung psychosozialer Mitarbeiter als eines der zwei personalen Merkmale ist höchst unterschiedlich (CMP 2002; Griesmeier u. Kusch 2002; Kanth et al. 2003) und es ist noch nicht eindeutig geklärt, welche Qualifikation für welche Leistungsform erforderlich ist. Nicht immer sind es ausgebildete und zusatzqualifizierte psychologische Psychotherapeuten, die psychoonkologische Psychotherapien durchführen. Andererseits führen diese Mitarbeiter zuweilen auch psychoonkologische Versorgungsleistungen aus, die keine derart hohe Qualifikation erfordern.

Ein Blick in verfügbare psychoonkologische Leitlinien (CMP 2002; NBCC/NCCI 2002) zeigt, dass ein ausgewogenes Kosten-Nutzen-Verhältnis zwischen der Qualifikation und der psychosozialen Leistungsform wie in Tabelle 14-4 gestaltet sein könnte.

In der aktuellen Situation vieler Einrichtungen der Akutversorgung sehen sich die Berufsgruppen der Ärzteschaft und Pflegeberufe zuweilen gezwungen, ihren Patienten Leistungen anzubieten, für die sie oftmals weder die Zeit noch die Qualifikation haben.

Dieser Umstand liegt in dem eigentlichen Kostentreiber der psychosozialen Versorgung begründet, der personellen Kapazität einer Einrichtung.

Wohl die meisten Einrichtungen der Akutversorgung verfügen über keine ausreichenden psychosozialen **Ressourcen**. Die dadurch erzielte Kosteneinsparung ist gegenwärtig noch ein Wettbewerbsvorteil. Dies wird sich allerdings in den kommenden Jahren nicht nur durch die Einführung von DRG (diagnosis related groups) (Burgmer u. Freyberger 2002; Heuft et al. 2002) und Disease-Management-Programmen (Lauterbach 2002) dramatisch ändern. Belege zum Nutzen von Case-Management (Kirsh u. Lee 1999) und psychosozialer Versorgung (Szucs 2000) verweisen bereits jetzt auf das Wirtschaftlichkeitspotenzial des systematischen Einsatzes dieser Versorgungsformen (Ward u. Rieve 1998).

Die Festlegung der Anzahl psychosozialer Leistungserbringer lehnt sich sinnvollerweise an den durch Leitlinien erforderlichen oder von einer lokalen Einrichtung gewünschten klinischen Leistungsumfang an. Soll das volle psychosoziale Leistungspotenzial ausgeschöpft werden, so gelangt man schnell an einen (geschätzten) Ressourcenaufwand von einer halben Arztstelle, zwei halben Pflegestellen, einer viertel Sozialarbeiterstelle und einer Zweidrittel-Psychologenstelle[1].

---

[1] Als Grundlage dienen klinische Erfahrungen am Klinikum Kreis Herford – Literaturübersicht – geschätzt für ein Brustzentrum mit jährlich 150 Erstoperationen.

Tab. 14-4 Vereinfachte Darstellung der Zuordnung von psychosozialen Qualifikationen zu Leistungsformen.

Qualifikation	Leistungsform
Arzt	Patienteninformation, Patientenaufklärung, einfache Beratungsleistungen
Pflegeberufe klinische Psychologen	Patientenedukation, spezielle Formen der psychosozialen Unterstützung und Anleitung
Sozialarbeiter	Sozialrechtsberatung
klinische Psychologen Psychotherapeuten	spezielle Formen der psychosozialen Unterstützung und Anleitung, psychologische Beratung und Behandlung

Tab. 14-5 Risikogruppenabhängige Bedarfsplanung.

Risikogruppe[a]	Bedarfs-schätzung[b]	Häufigkeit/Dauer
I	10–30 %	1–2-mal 30–45 Min.
II	50–70 %	je nach Manual[c]
III	20–40 %	4–6-mal 30–45 Min.

[a] *Risikogruppe I:* Zustand bei Krebserkrankung ohne zusätzliche psychosoziale Belastungen (bei allen Krebspatienten vorliegend).
Risikogruppe II: Zustand bei Krebserkrankung mit psychosozialen Belastungen, jedoch ohne vorliegende klinisch-psychologische oder psychiatrische Störungen.
Risikogruppe III: Zustand bei Krebserkrankung mit klinisch-psychologischen oder psychiatrischen Störungen (ICD-10-relevante Störungen; vgl. Kusch et al. 2002).
[b] *Bedarfsschätzung:* Auf Basis epidemiologischer und klinischer Studien ermittelte Prozentwerte der psychosozialen Belastungen an Krebs erkrankter Menschen.
[c] Zum Beispiel Patientenschulungsmanuale oder Case-Management-Manuale.

Der Ressourcenaufwand ergibt sich in Abhängigkeit von den dem einzelnen Leistungserbringer zugeteilten klinischen Aufgaben und ist daher sehr variabel handhabbar.

Sinnvollerweise gehen neben den klinischen Überlegungen auch epidemiologische Erkenntnisse zum Versorgungsbedarf in die Kapazitäts- und Bedarfsplanung einer Einrichtung ein. Beide Faktoren bilden die Grundlage einer rational begründeten Bedarfsplanung. Erste Anhaltspunkte für eine Bedarfsplanung, die auf Erkenntnissen zur risikogruppenbezogenen Indikation in der Psychoonkologie beruht, (NBCC/NCCI 2002; Kusch et al. 2002), sind in Tabelle 14-5 dargestellt.

In einer prospektiven Evaluation der Strukturqualität lässt man sich von der avisierten Ergebnisqualität leiten, wenn es um die Festlegung des Ressourcenaufwandes (Doyle 1998) beziehungsweise der Interventionsformen geht. Den psychosozialen Belastungen der Risikogruppen können folgende psychosoziale Interventionsformen zugeordnet werden:

- **Information und Aufklärung:** Hierbei handelt es sich um niederschwellige Versorgungsleistungen, die etwa durch Ärzte oder das Pflegepersonal durchgeführt werden können. Hinsichtlich der Effektivität gilt es als gesichert, dass sich die Patienteninformation und -aufklärung positiv auf die Patientenzufriedenheit und die psychosoziale Anpassung des Patienten auswirkt (Devine u. Westlake 1995; Fawzy et al. 2001). Alle Patienten benötigen diese Interventionen; nur bei circa 10 % bis 30 % genügt allein die Information und Aufklärung, um eine angemessene Krankheitsbewältigung zu erzielen.
- **Unterstützung und Anleitung:** Hierbei handelt es sich um sozialarbeiterische (Evans et al. 1989) oder verhaltensmedizinische (Given et al. 2003) Leistungsangebote, die von Sozialarbeitern oder besonders ausgebildeten klinischen Psychologen erbracht werden können. Die gezielte Patientenunterstützung und -anleitung wirkt sich zum Beispiel positiv auf die Verkürzung der Liegedauer im Krankenhaus (Dropkin 1997; Holloway et al. 2002) oder die Bewältigung schmerzhafter Eingriffe oder medizinischer Untersuchungsprozeduren aus (Cokburn 1997; Meyer u. Mark 1995). Circa 50 % bis 70 % aller Patienten benötigen neben der Information und Aufklärung zusätzliche Angebote der psychosozialen Unterstützung und Anleitung.
- **Beratung und Behandlung:** Hierbei handelt es sich um psychotherapeutische Interventionen, für die eine psychotherapeutische Qualifikation erforderlich ist. Spezielle Formen der emotionalen Betreuung, der psychologischen Beratung und Psychotherapie haben positive Effekte auf die Lebensqualität, Funktionalität und psychische Morbidität (Sheard u. Maguire 1999). Patienten der Risikogruppe III benötigen, wie Patienten der Risikogruppen I und II, Information und Aufklärung. Ein Teil der Patienten bedarf neben der psychotherapeutischen Intervention auch der psychosozialen Unterstützung und Anleitung.

Die Konsequenz der Ergebnisorientierung für die Festlegung der Strukturmerkmale psychoonkologischer Versorgung besteht primär in der ergebnisorientierten Formulierung des klinischen Leistungsumfangs einschließlich der Auswahl- und Ausführungsleitlinien sowie der Behandlungspfade und davon ausgehend in der Determinierung der erforderlichen Qualifikationen und personellen Ressourcen.

Die Bezugnahme auf klinische Praxisleitlinien, wie sie von dem National Breast Cancer Centre und der National Cancer Control Initiative in Australien (NBCC/NCCI 2002) vorgelegt wurden, ist im deutschen Gesundheitswesen aktuell sicherlich nicht realisierbar, da hier nicht die erforderlichen Voraussetzungen zur flächendeckenden Implementierung der Leitlinien bestehen (Rankin u. Turner 2003). Diese Leitlinien können jedoch als Sollkriterium für das psychosoziale Qualitätsmanagement und den Aufbau psychosozialer Dienste herangezogen werden.

Entscheidend für die Funktionsfähigkeit eines psychosozialen Dienstes beziehungsweise einer Abteilung für Psychoonkologie ist ihre Einbindung in das Management der Einrichtung oder onkologischen Abteilung. Liegt ein verbindliches Qualitätsmanagementsystem vor, etwa auf Basis des KTQ-Kataloges (KTQ 2000; Kolkmann et al. 2000), so lässt sich das psychosoziale Qualitätsmanagement leicht hinzufügen und die fachlich gebotene Anwendung sichern. Ohne eine Einbindung in die relevanten Struktur- und Prozessmerkmale der gesamten Einrichtung/ Abteilung wird die psychoonkologische Leistungserbringung nur schwer zu bewerkstelligen sein.

Der Einsatz der Prä-post-Messung zur prospektiven Evaluation ist ein probates Mittel, um die erwarteten Effekte psychoonkologischer Versorgung mit den tatsächlichen zu vergleichen (Soll-Ist-Vergleiche). Dabei benötigt man auf der Kostenseite lediglich eine Spezifikation des Ressourcenaufwandes, der sich im Wesentlichen aus den Personalkosten ergibt. Auf der Nutzenseite ist zwischen dem medizinischen Nutzen (Morbidität, Funktionalität, Lebensqualität, Patientenzufriedenheit) und dem ökonomischen Nutzen für den Krankenhausträger, die Krankenversicherung und die Volkswirtschaft zu unterscheiden (CMP 2002; Kusch et al. 1997).

Für die Evaluation der Kosten(einspar)effekte einer bestimmten Struktur psychoonkologischer Versorgung genügen einfache Prä-post-Erhebungen. Aussagen über die spezifischen Wirkkomponenten, wie sie oben dargelegt wurden und etwa für Zwecke der Versorgungsoptimierung erforderlich sind, lassen sich anhand derartiger Erhebungen nicht erzielen.

Stehen spezifische Effekte psychoonkologischer Versorgung im Mittelpunkt der Betrachtung, müssen früher oder später die Strukturen und Prozesse psychoonkologischer Versorgung aufeinander abgestimmt werden. Dies wiederum erfordert das Prozessmanagement und die Prozessevaluation.

Prozessevaluation

Bei der Prozessevaluation gilt das Augenmerk der Prozessqualität der psychoonkologischen Versorgung. Liegen bereits evidenzbasierte Praxisleitlinien vor, so kann bewertet werden, ob diese angemessen umgesetzt werden und welche Effekte damit verbunden sind. Vor einer empirischen Analyse – etwa eines psychoonkologisch-psychotherapeutischen Behandlungspfades – ist es erforderlich, die avisierte Wirkung zu bestimmen, die bei angemessener Umsetzung des Behandlungspfades zu erwarten ist (Kusch et al. 2003c).

Bei angemessener Umsetzung der Risikobeurteilung und Indikationsstellung sollte sich beispielsweise zeigen, dass nicht mehr als 40 % der Patienten der Risikogruppe III zugeordnet werden und diese ein größeres psychosoziales Leistungsvolumen erhalten als Patienten der anderen Risikogruppen.

Ebenso sollte sich zeigen, dass die Belastungen der Risikogruppe-III-Patienten zu Beginn der psychosozialen Versorgung deutlicher von denen der Risikogruppe-II- und I-Patienten abweichen als zum Abschluss der Versorgung. Der Nachweis einer signifikanten und klinisch relevanten Reduktion der Belastungen wäre selbstverständlich das letztlich anzustrebende Ziel.

Der empirische Blick in die psychoonkologische Leistungserbringung kann hierbei auf zweierlei Weise erfolgen. Zum einen können – ohne dass die klinischen Einzelleistungen inhaltlich spezifiziert werden – die Aspekte wie Häufigkeit und Dauer der erbrachten Einzelleistungen ermittelt und darüber das quantitative Leistungsvolumen der drei Risikogruppen beurteilt werden (vgl. Abb. 14-1). Zum anderen können bei spezifizierter Indikation zur psychoonkologischen Ver-

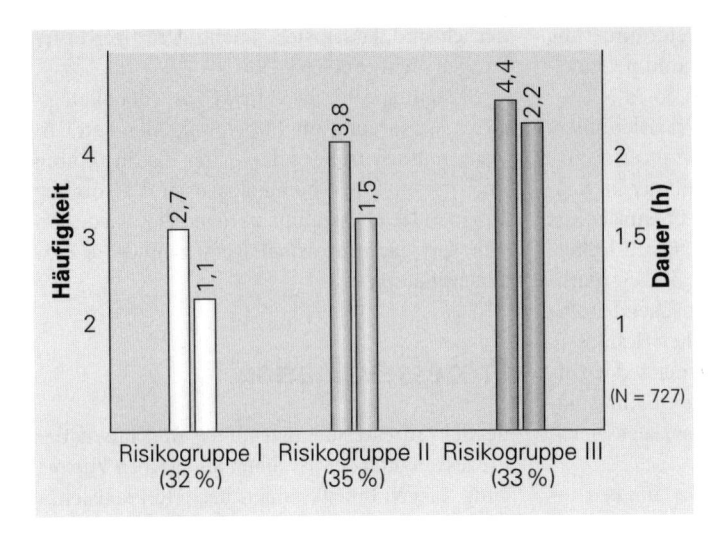

Abb. 14-1 Dauer und Häufigkeit der Konsultationen für Patienten der einzelnen Risikogruppen.

sorgung und spezifizierter psychosozialer Intervention Aussagen über die jeweilige Wirkung getroffen werden.

Das Peering-into-the-Blackbox ist aufwendig, jedoch kann darüber festgestellt werden, welche „Dosis" psychoonkologischer Intervention und welche klinischen Leistungen für einen bestimmten Effekt erforderlich sind. Sind Einzelleistungen, Behandlungspfade und die Leistungsdokumentation festgelegt, können nach einer Erprobungsphase Rückschlüsse auf das Management der Struktur- und Prozessqualität auf rationaler Grundlage geführt werden.

Auch die administrativen[2] Prozessmerkmale psychosozialer Versorgung erfordern eine weit gehende Spezifikation der Inhalte psychosozialer Interventionen. Da die Effekte psychoonkologischer Versorgung nur über Interventionsstrategien zu erzielen sind, bei denen Psychologen, Sozialarbeiter, Pflegekräfte und Ärzte ihre jeweils spezifische Leistung in Kooperation erbringen, muss ein geordnetes Miteinander in der Leistungserbringung sichergestellt werden; eine Aufgabe, die dem Management der Versorgungsstrukturen zuzuordnen ist. Auch die interdisziplinäre Kooperation kann datengestützt erfolgen.

So erprobt die Abteilung für Psychoonkologie beispielsweise eine evidenzgestützte psychosoziale Checkliste, anhand derer bei einem Patienten ein entsprechender Handlungsbedarf ermittelt wird und dann bedarfsgerecht ärztliche Kollegen und Sozialarbeiter um Kooperation ersucht werden. Die Checkliste ermöglicht neben der Planung und Lenkung der Leistungserbringung auch ein Management des Inanspruchnahmeverhaltens (vgl. Abb. 14-2) (Kusch et al. 2003c).

Liegen Evidenzbelege zur Wirksamkeit[3] einer psychoonkologischen Intervention vor, können bereits in der Phase der Konzeption psychoonkologischer Versorgungsprozesse Überlegungen und/oder Festlegungen zur medizinischen und wirtschaftlichen Qualität getroffen und „Soll-Vorgaben" formuliert werden (vgl. Tab. 14-6).

Den Soll-Vorgaben aufgrund der medizinischen Evidenz muss stets die „Ist-Situation" der klinischen Versorgungsrealität an die Seite gestellt werden. Die Anpassung der Soll-Vorgaben an die lokalen Besonderheiten eines Krankenhauses und einer Abteilung oder aber einer medizinischen Behandlungsstrategie – im Sinne des „local tailoring" (Sanders et al. 2000; Titler et al. 1999) –

---

2 Administrative Merkmale psychosozialer Dienste sind solche, die im Wesentlichen durch das Management/die Leitung eines Krankenhauses festgelegt und geprüft werden.

3 Hierbei handelt es sich um Wirksamkeitsbelege, die in experimentellen und/oder klinischen Studien belegt wurden und bei denen man davon ausgeht, dass sie auch unter Bedingungen der täglichen Routineversorgung zu erwarten sind.

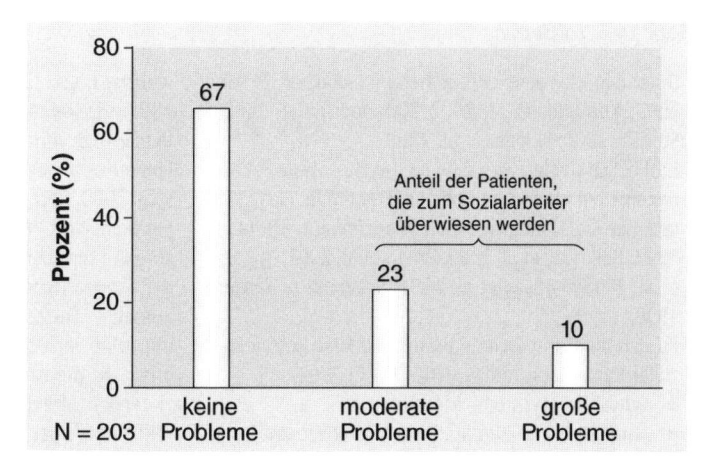

Abb. 14-2 Prozentualer Anteil der Patienten, die aufgrund erwarteter finanzieller Mehrbelastungen durch die Krebserkrankung zum Sozialarbeiter überwiesen werden.

ist zwingend erforderlich, da bekannt ist, dass auf internationaler oder nationaler Ebene formulierte Leitlinien auf regionaler oder lokaler Ebene kaum in gleicher Form umgesetzt werden können (Kusch et al. 1998). Hinzu kommt auf lokaler Ebene der Bedarf an Kompetenz, Bereitschaft und Motivation der Verantwortlichen und der Leistungserbringer, um lokale Leitlinien zu erstellen, zu Behandlungspfaden zusammenzufügen und anzuwenden (Kusch 2003).

Sind lokale Leitlinien (Auswahl- und Ausführungsleitlinien) und Behandlungspfade formuliert, können über Verlaufsmessungen die erforderlichen Daten zur Prozessevaluation erhoben werden.

Tab. 14-6 Evidenzbelege zur Wirksamkeit psychoonkologischer Versorgung.

Für den Krankenhausträger lassen sich durch psychoonkologische Versorgung verschiedene kosteneinsparende Effekte auflisten (NBCC/NCCI 2002):
- Patienteninformation und -aufklärung können über eine Verbesserung des Verständnisses der Krebserkrankung und -therapie und der Patientenzufriedenheit zu erhöhter Patientencompliance führen (Bonevski u. Cockburn 1999; Mossman et al. 1999; Roter et al. 1998; Sturdee 2000).
- Patientenschulungsmaßnahmen lindern das Angstniveau und Depressionen bei gleichzeitiger Verbesserung des Wissens über die Erkrankung, was wiederum der Mitarbeit an der Krebstherapie dient (Bartlett 1988; Baxter et al. 1999; Chelf et al. 2001; Devine u. Westlake 1995; Ghosh et al. 2001; Keetch u. Buback 1998).
- Psychosoziale Unterstützung begleitend zur Durchführung belastender medizinischer Therapien und Eingriffe lindert die emotionale Belastung, reduziert die Komplikationsrate und verbessert die psychische und körperliche Rekonvaleszenz (Johnston u. Voegele 1993).
- Kontinuierliche psychosoziale Unterstützung im Behandlungsverlauf verbessert die Krankheitsbewältigung sowie das emotionale Wohlbefinden des Patienten (Luxford u. Rainbird 2001).
- Kontinuierliche psychologische Betreuung verbessert die Krankheitsbewältigung (Meyer u. Mark 1995), reduziert das Auftreten gravierender psychischer Krisen und Störungen aufseiten des Patienten (Sheard u. Maguire 1999) und lindert die Belastungen aufgrund körperlicher Beschwerden (Loscalzo 1996; Segal et al. 2001).
- Die Früherkennung und spezielle klinisch-psychologische Therapie von Patienten mit psychosozialen Risikofaktoren führen zur Prävention oder Linderung psychischer Belastungen und Störungen (Sheard u. Maguire 1999).

Metaanalysen randomisierter Kontrollgruppenstudien zeigen, dass die psychosoziale Verfassung eines Patienten Einfluss auf seine Therapieentscheidungen, die Therapiecompliance und die Bereitschaft hat, eine begonnene Therapie vollständig zu Ende zu führen (Devine u. Westlake 1995; Meyer u. Mark 1995; Sheard u. Maguire 1999). Die Compliance des Patienten mit dem medizinischen Behandlungsregime ist wiederum bedeutsam für die optimale

Tab. 14-6 *Fortsetzung*

Durchführung einer Krebstherapie (Barrier et al. 2003; Kornblith et al. 2002; Katapodi et al. 2002; Sturdee 2000; Skinner et al. 2000).
Schließlich spielen verschiedene psychosoziale Faktoren eine entscheidende Rolle bei Fragen der Liegezeit und der Entlassung aus dem Krankenhaus (Dropkin 1997; Holloway et al. 2002; Prieto et al. 2002; Rogers et al. 2001; Saravay et al. 1991; Schwartz u. Tartter 1998).
Zu den medizin-psychologischen Effekten psychosozialer Versorgung zählen (NBCC/NCCI 2002):
- reduzierte psychische Morbidität
- verbesserte Funktionalität und Lebensqualität
- höhere Patientenzufriedenheit

Die kosteneinsparenden Effekte psychosozialer Versorgung sind generell nur indirekt, über eine verbesserte Patientencompliance, Funktionalität und/oder ein gezielteres Inanspruchnahmeverhalten nachweisbar (Kusch 2003; Kusch et al. 1997; Roter et al. 1998). Case-Management-Ansätze, also die individuelle und umfassende Patientenführung, scheinen hierbei sehr viel versprechend zu sein (Long u. Marshall 2000; Porz u. Erhardt 2003).
Ein mögliches Wirkmodell psychoonkologischer Versorgung hinsichtlich der Bestimmung und Erfassung der ökonomischen Ergebnisqualität könnte wie folgt aussehen: Die psychoonkologische Versorgung kann über eine verbesserte Patientencompliance und Mitarbeit an der Krebstherapie indirekt zu kostenreduzierenden Effekten führen. Diese werden aufgrund folgender Aspekte erreicht:
- verbesserte Durchführbarkeit der Krebstherapie
- verkürzte Liegezeiten
- reduzierter Arzneimittelverbrauch
- bessere Bettenauslastung durch verkürzte Liegezeiten

Exkurs: Spezifika psychoonkologischer Dienste als Voraussetzung für Wirtschaftlichkeitsprüfungen

Anders als in vielen Bereichen der Gesundheitsversorgung verfügen die meisten Krankenhäuser bislang über keinen psychoonkologischen Dienst. Der Prüfung der Wirtschaftlichkeit eines psychoonkologischen Dienstes kann daher die Implementierung eines medizinischen sowie ökonomischen Überlegungen genügenden Dienstes vorausgehen. Um die weit verbreiteten Fehler und Mängel der psychoonkologischen Versorgung zu kontrollieren und die Wirtschaftlichkeit eines psychoonkologischen Dienstes bereits in der Konzeptions- und Implementierungsphase zu berücksichtigen, sind im Folgenden die Kernelemente psychoonkologischer Versorgung zusammengetragen:

Spezifikation klinisch-psychologischer Technologien: Zum grundlegenden Handwerkszeug psychosozialer Versorgung zählen die Techniken der

Tab. 14-7 Techniken psychosozialer Versorgung.

Technologie	Klinische Elemente
Diagnostik	• Einschätzung der aktuellen psychosozialen Belastungen • Identifikation psychosozialer Risiko- und Schutzfaktoren • (ICD-10, standardisierte Instrumente, Anamnese)
Indikation	• Zuordnung der Risikogruppen zu Behandlungspfaden
Intervention	• Information/Aufklärung • Unterstützung/Anleitung • psychoonkologische Beratung und Behandlung
Evaluation	• Verlaufskontrollen zur adaptiven Indikation • Effektkontrollen zur Beurteilung der stationären Intervention und Therapieplanung (ambulante Nachsorge)

Diagnostik, Indikation, Intervention und Evaluation (vgl. Tabelle 14-7). Diese Techniken können als die fundamentalen Aspekte einer psychosozialen Versorgung angesehen werden, die in „fachlich gebotener Qualität" erbracht wird. In Abhängigkeit davon, welches klinische Leistungsvolumen eine lokale Einrichtung zu erbringen bereit oder im Stande ist, können die erforderlichen Einzelleistungen in ihre Bestandteile (Diagnostik, Indikation, Intervention, Evaluation) zergliedert, inhaltlich spezifiziert und zu einem lokalen Behandlungsprogramm zusammengefügt werden (Kusch 2003).

Sowohl von Seiten evidenzbasierter klinischer Praxisleitlinien wie auch gesundheitspolitischer Vorgaben, etwa durch das SGB V (2002) oder durch Disease-Management-Programme und Qualitätssicherungsmaßnahmen, sind Rahmenbedingungen vorgegeben, die ein Grundmuster eines psychoonkologischen Versorgungspfades vorgeben (vgl. Abb. 14-3) (Kusch et al. 2002).

Die klinisch-psychologischen Technologien lassen sich in Abhängigkeit einer vorgegebenen Strukturqualität psychoonkologischer Versorgung auf unterschiedlichem Qualitätsniveau spezifizieren. Stets ist es aber für Zwecke des Qualitätsmanagements sowie der Qualifikation und Kooperation psychosozialer Leistungserbringer erforderlich, die Auswahl- und Ausführungsleitlinien psychosozialer Versorgung darzulegen (Kusch et al. 1998).

Schriftlich vorliegende Auswahl- und Ausführungsleitlinien erleichtern auch die Spezifikation der administrativen Prozesse psychosozialer Leistungserbringung.

Spezifikation administrativer Prozesse: Die administrativen Prozesse der psychosozialen Versorgung sollen sich primär an dem medizinischen Behandlungsverlauf orientieren, der wiederum die „Patientenorientierung im Krankenhaus" berücksichtigen sollte (KTQ 2000; Kusch et al. 2002). Von der Patientenaufnahme über die Durchführung der Behandlung bis zur Entlassung sind Versorgungszeitpunkte und -phasen (i. S.

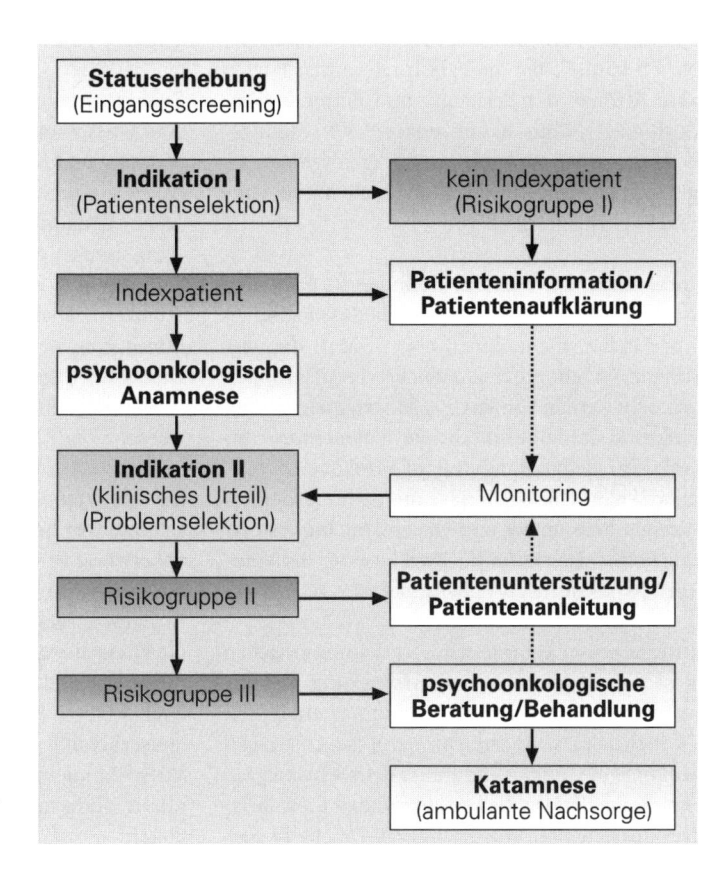

Abb. 14-3 Psychoonkologischer Behandlungspfad.

von „points of care" oder „care episodes") (Horn 1998) zu spezifizieren, zu denen die Leistungserbringung der beteiligten Berufsgruppen sowie deren Dokumentation und Koordination erfolgt.

Die Spezifikation administrativer Prozesse ist zwingend erforderlich, da es ansonsten zu gravierenden Mängeln in der Leistungserbringung kommt. Eine gelungene Kooperation und interdisziplinäre Zusammenarbeit trägt dagegen zur Potenzierung der psychoonkologischen Wirkung bei.

Spezifikation psychosozialer Behandlungspfade: Innerhalb von Disease-Management- oder Case-Management-Programmen kann die psychosoziale Versorgung einen Behandlungspfad darstellen, der wiederum in verschiedene untergeordnete Behandlungspfade oder -arme untergliedert sein kann (vgl. Abb. 14-3).

Diagnostik: Der psychoonkologische Behandlungspfad sieht vor, Patienten bei stationärer Aufnahme routinemäßig hinsichtlich ihres Risikopotenzials für psychosoziale Probleme zu screenen. Neben klinisch-psychologisch relevanten Fragen zum Ausmaß der Belastung und Betreuungsbedürftigkeit (klinisch notwendiger Versorgungsbedarf) werden auch relevante Fragen des Versorgungsmanagements zur individuellen Problem- und Bedürfnislage erfasst.

Indikation: Die Risikobeurteilung des Patienten ist auf die vorgehaltenen psychoonkologischen Interventionsmaßnahmen abgestimmt, die wiederum von sehr unterschiedlichen Berufsgruppen erbracht werden können. Bei Indexpatienten oder aufgrund des kontinuierlichen Patientenmonitorings im Behandlungsverlauf erfolgt eine psychoonkologische Anamnese mit dem Ziel der klinischen Beurteilung und Diagnosestellung sowie der Problemselektion für Zwecke einer individuellen psychosozialen Versorgung.

Intervention: Ein rationales Verhältnis zwischen Ressourceneinsatz und Bedarfsdeckung, welches auch dem Anspruch der Humanität entspricht (§ 70 SGB V), wird erreicht, wenn das Leistungsvolumen in Umfang und Dauer dem Schweregrad der durch Evidenzbelege begründeten Bedarfslage des Patienten entspricht (vgl. Tabelle 14-5).

So bedürfen alle onkologischen Patienten, unabhängig von der Ausprägung ihrer psychosozialen Belastungen (Risikogruppe I, II und III), der Patienteninformation und Aufklärung. Diese Leistungsform kann anhand psychosozialer Checklisten durch Ärzte oder das Pflegepersonal in zeitlich umschriebener Dauer erbracht werden.

In Abhängigkeit so genannter krankheitsbedingter Belastungen (z. B. aufgrund eines vorgesehenen operativen Eingriffes oder einer besonders belastenden Krebstherapie; Risikogruppe II) können durch geschultes Pflegepersonal und/oder psychosoziale Mitarbeiter unterstützende oder anleitende Maßnahmen durchgeführt werden, wie etwa die Patientenedukation, Entspannungstrainings, psychologische Schmerzinterventionen oder psychologische Vorbereitung auf medizinische Eingriffe. Diese Interventionsformen sind in manualisierter Form vorzuhalten.

Gravierende psychische und soziale Belastungen (Risikogruppe III) machen eine psychoonkologische Beratung oder Behandlung erforderlich, die durch einen besonders geschulten Psychologen oder Psychotherapeuten zu erbringen ist.

Evaluation: Im Rahmen von Behandlungspfaden sind wiederholte Evaluationen für die Therapieverlaufs- und Effektkontrolle relevant. So ist stets davon auszugehen, dass Patienten im medizinischen Behandlungsverlauf mit „unerwarteten" Ereignissen und Belastungen konfrontiert werden, die eine psychosoziale Adaptationsleistung erfordern. Hier kann über ein kontinuierliches Monitoring – etwa mithilfe der „social nurse checklist" (Stecker et al. 2002) – auftretenden psychosozialen Problemen frühzeitig begegnet werden. Die Kontrolle des Therapieeffekts kann im Rahmen einer auf das Eingangsscreening und die avisierten Interventionseffekte abgestimmten Katamneseerhebung erfolgen und schließt sinnvollerweise Erhebungen zur Planung der ambulanten Nachsorge mit ein (Kusch et al. 2002).

Bei vorliegenden Behandlungspfaden, in denen die klinisch-psychologischen Techniken der Diagnostik, Indikation, Intervention und Evaluation eingesetzt werden, ist die Realisierung einer Verlaufserhebung für Zwecke der Wirtschaftlichkeitsprüfung und des Qualitätsmanagements mit relativ einfachen Mitteln möglich (Kusch et al. 2001).

Outcome-Evaluation

In der Outcome-Evaluation liegt das Augenmerk auf der Ergebnisqualität psychosozialer Versorgung. Für eine rationale Bewertung der Versorgungsstrukturen und -prozesse sowie des Qualitätsmanagements sind Daten zur Effektivität, Effizienz und zum individuellen Nutzen erforderlich. Als grundlegende Voraussetzung gilt die Definition der „good clinical practice", die als die Angemessenheit der Leistungserbringung bezogen auf ein vorausgesetztes Kriterium verstanden werden kann (Kusch et al. 2003a u. 2003c). Als vorausgesetzte Kriterien können externe Vorgaben (z. B. Studienergebnisse, nationale oder lokale Anforderungen) oder empirische Daten aus zurückliegenden Versorgungszeiträumen herangezogen werden. Die vorausgesetzten Kriterien müssen in messbare Werte übertragbar sein, um als Vergleichswerte dienen zu können. Die empirisch zu ermittelnden Daten der tatsächlich durchgeführten Patientenversorgung (Ist-Werte) werden mit verschiedenen Referenzwerten abgeglichen (Soll-Werte; vorausgesetzte Kennzahlen). Das Ergebnis der empirischen Analyse stellen die Leistungsindikatoren dar, die dem Management zur Evaluation und weiteren Planung der psychoonkologischen Versorgung vorgelegt werden.

Unterschieden werden Outcome-Messungen zur Evaluation der:

- **medizin-psychologischen Qualität:** Hierbei können anhand der Ergebnismerkmale psychoonkologischer Versorgung Verlaufsvergleiche angestellt werden, um den individuellen Nutzen der Versorgung für einen individuellen Patienten zu bewerten oder den Gesamtnutzen einzuschätzen (Davies et al. 1994). Zudem können die klinischen Daten zur Morbidität, Funktionalität und Lebensqualität mit publizierten Daten wissenschaftlicher Studien verglichen werden.
- **ökonomischen Qualität:** Hierbei können anhand der Ergebnismerkmale der psychoonkologischen Versorgung die direkten und indirekten Kosteneffekte psychoonkologischer Versorgung ermittelt und mit geeigneten Referenzwerten verglichen werden (CMP 2002). Werden einfache Prä-post-Messungen durchgeführt, so bietet es sich an, eine Referenzstichprobe oder Referenzklinik ohne psychoonkologische Versorgung heranzuziehen. Werden Verlaufsmessungen durchgeführt, so kann zudem geprüft werden, welche spezifischen Wirkfaktoren psychoonkologischer Versorgung für die Effekte verantwortlich sind (Beutler u. Howard 1998).
- **formalen Qualität:** Hierbei werden anhand der Daten zum Ressourceneinsatz und -verbrauch (z. B. Art, Häufigkeit und Dauer einer Intervention) Aspekte der Angemessenheit der psychoonkologischen Versorgung überprüft (Kusch et al. 1998).

Eine beispielhafte Ergebnisevaluation zur formalen Qualität psychoonkologischer Versorgung

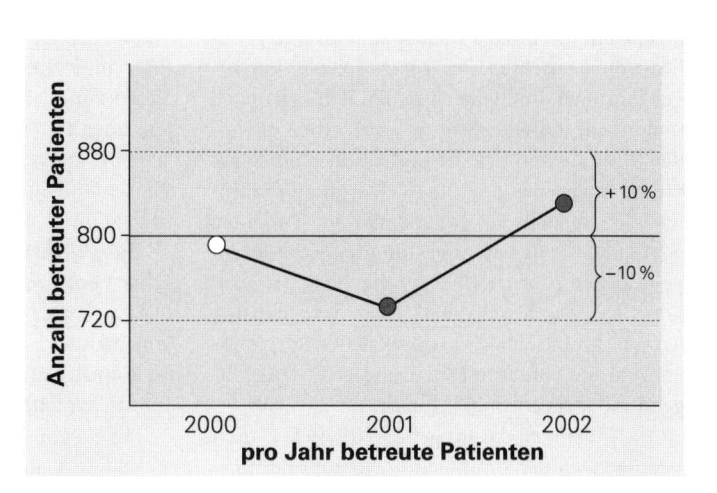

Abb. 14-4 Anzahl und Rang der in den Jahren 2000 bis 2002 psychoonkologisch betreuten Patienten.

kann wie folgt durchgeführt werden (s. Abb. 14-4) (Kusch et al. 2003c):
- Bestimmung der Zielparameter: zum Beispiel die Anzahl der Patienten, die in einem Jahreszeitraum psychoonkologisch zu betreuen sind
- Bestimmung des Varianzniveaus: Festlegung des Wertebereiches, in dem ein beobachteter Wert noch als im Toleranzbereich des vorausgesetzten Kriteriums liegend angesehen wird; zum Beispiel bestimmt als Prozent der Abweichung vom Referenzwert
- Bestimmung relevanter Einflussgrößen: zum Beispiel die Anzahl der psychosozialen Mitarbeiter, Zusatzleistungen der Mitarbeiter (z. B. Fortbildungen, Vorträge usw.) oder Art des psychosozialen Dienstes (z. B. Liaisondienst)
- Bestimmung der Referenzwerte: sofern keine Benchmarkdaten vorliegen; zum Beispiel die Anzahl betreuter Patienten in zurückliegenden Zeiträumen

Die Outcome-Evaluation in der Psychoonkologie ist, was Aussagen zu spezifischen Effekten betrifft, äußerst schwierig durchzuführen, da vielfältige konfundierende Variablen zu berücksichtigen sind. So ist es in der psychoonkologischen Grundlagenforschung schwierig, zum Beispiel den Effekt der psychologischen Behandlung zu isolieren und zu beurteilen, wenn zugleich auch andere Berufsgruppen psychosoziale Interventionen durchführen. Dieses Problem stellt sich stets dann, wenn einzelne Wirkkomponenten psychoonkologischer Versorgung erforscht werden (Corner 1999).

Die Versorgungsforschung in der Psychoonkologie kann das Interesse nicht auf einzelne Wirkfaktoren ausrichten, da psychosoziale Versorgungsformen durch die einzelnen Berufsgruppen und in sehr individualisierter Form erbracht werden. Hier müssen sich die Evaluationsstudien auf die Wirkung eines gesamten Versorgungskonzeptes oder -modells auf einen konkreten Patienten oder auf Patienten einer bestimmten Risikogruppe beziehen (Corner 1999; Dowie 1998; McQuellon et al. 1996; Kusch 2003). Dabei ist festzustellen, ob das tatsächlich umgesetzte Versorgungskonzept die vorausgesetzten und erwarteten Ergebnisse hervorbringt (Kusch et al. 2001 u. 2003a). Wenn es darum geht, Wirkeffekte unter Bedingungen der klinischen Praxis und Routineversorgung zu bestimmen, dann kann nicht der wissenschaftliche Anspruch an die Evaluation gestellt werden, der grundlagenwissenschaftlichen Studien zugrunde liegen muss (Beutler u. Howard 1998; Dowie 1998).

Bei vorliegender Evidenz zur Wirksamkeit der psychoonkologischen Versorgung ist es nicht länger zu rechtfertigen, diese Erkenntnisse in der Konstruktion und Umsetzung von Versorgungskonzepten unberücksichtigt zu lassen. Liegt eine Evidenz vor, so ist man angehalten, ein Wirkkonzept zu formulieren, dieses in der klinischen Praxis zu realisieren und zu prüfen (IOM 1995). Wirkkonzepte, die sich auf isolierte Leistungen psychoonkologischer Versorgung beziehen (Gruppentherapie, Patientenschulung, kognitiv-behaviorale Interventionen, Entspannung, Imagination usw.) sind hinreichend belegt (NBCC/NCCI 2002). Diese Einzelleistungen jedoch in sinnvoller Kombination und in ihrer Umsetzung unter Bedingungen der klinischen Routineversorgung hinsichtlich der medizinischen und ökonomischen Wirkeffekte zu erforschen, steht bislang aus.

Soll eine entsprechende Evaluation erfolgen, werden Wirkmodelle eingefordert, die nicht nur die relevanten Erkenntnisse wissenschaftlicher Studien der Psychoonkologie und Psychologie berücksichtigen, sondern zudem auf klinischen Erfahrungen basieren sowie auf die Routineversorgung anwendbar und im klinischen Alltag überprüfbar sind (Kusch et al. 2003a).

Ein solches Modell muss von zwei weiteren Prämissen ausgehen: Zum einen müssen die verschiedenen Berufsgruppen die potenziellen Wirkeffekte gemeinsam erbringen (s. o. Strukturqualität) und zum anderen müssen die einzelnen Versorgungsleistungen auf den jeweiligen aktuellen kognitiv-emotionalen Zustand abgestimmt sein, in dem sich ein Patient während bestimmter Phasen und Situationen seiner Krebstherapie befindet (Kusch et al. 2002).

Die Wirkzusammenhänge psychoonkologischer Versorgung hinsichtlich medizinischer und ökonomischer Outcome-Parameter sind in drei voneinander abhängige Klassen eingeteilt.
- **kognitiv-affektiv:** Ausgehend davon, dass sich der Patient nach Diagnosestellung zu Therapiebeginn in einem Schockzustand befindet und sich aufgrund fehlender Erfahrungen in

der Krankheitsbewältigung und den Anforderungen und Belastungen einer Krebstherapie als unerfahren und hilflos erlebt, bewirken hier informative, unterstützende und beratende Maßnahmen eine emotionale Entlastung, ein Krankheitsverständnis, und sie führen zu ersten, konkret auf die Krebstherapie und die Lebenssituation des Patienten bezogenen Bewältigungskompetenzen.

- **interaktiv:** Es ist davon auszugehen, dass der Patient spontan bemüht ist, an seiner Krebstherapie mitzuwirken, ein angemessenes Eigenengagement jedoch erst in der Zusammenarbeit mit Ärzten und Pflegekräften erlernen kann. Zudem muss er auch die emotionalen Belastungen einer Krebserkrankung und -therapie verarbeiten. Die psychosozialen Versorgungsleistungen (i. S. der Verhaltensmedizin) (Given et al. 2003) müssen es dem Patienten daher ermöglichen, sich anfänglich lernend den medizinisch-pflegerischen Anforderungen anzupassen (compliance), sich dann aktiv an der Therapiedurchführung zu beteiligen (adherence) und sich schließlich als „kompetenter" Partner der Ärzte und Pflegekräfte zu erleben (concordance) (Audrain et al. 1999; DiMatteo et al. 2000; Marinker 1997; Richards 1998; Roter et al. 1998; Tattersall 2002).
- **selbstregulativ:** Ausgehend davon, dass sich der Patient im Verlauf seiner Krebstherapie zunehmend besser mit seiner Krankheit und Behandlung auskennt und seine emotionalen Belastungen zu bewältigen weiß, erwirbt er Selbstvertrauen, wird sich zunehmend besser für seine Belange einsetzen (Selbstwirksamkeit) und den Umgang mit seiner Krebserkrankung selbst bestimmen können (Selbstmanagement).

Abbildung 14-5 verdeutlicht das hypothetische Wirkmodell einer berufsgruppenübergreifenden und auf die Phasen einer Krebstherapie bezogenen psychoonkologischen Versorgung unter besonderer Berücksichtigung ökonomisch relevanter psychosozialer Outcome-Parameter.

Es wird dabei davon ausgegangen, dass sich mögliche kostenrelevante Effekte psychoonkologischer Versorgung nur über die Verbesserung des psychosozialen Befindens eines Krebspatienten erzielen lassen. So führen während der ersten Behandlungsphase verschiedene Maßnahmen zu einer psychosozialen Anpassung des Patienten an die Anforderungen und Belastungen der Krebstherapie. Die Linderung der Schockerlebnisse kann durch eine psychologische Beratung/Behandlung, die Reduktion der Unwissenheit durch ärztliche Information und Aufklärung und die Hilflosigkeit durch konkrete Unterstützungsangebote seitens der Pflegekräfte, Psychologen und Sozialarbeiter erreicht werden. Diese Maßnahmen ermöglichen es dem Patienten in der zweiten Behandlungsphase, sich aktiv an einer optimalen Durchführung der Krebstherapie zu engagieren. Der Patient kann ärztliche und pflegerische Anweisungen annehmen und befolgen, kann sich aktiv an der Durchführung bestimmter medizinischer und pflegerischer Behandlungsmaßnahmen beteiligen und schließlich als kompetenter Partner gemeinsam mit Ärzten und Pflegekräften seine Krebstherapie meistern. Diese Kompeten-

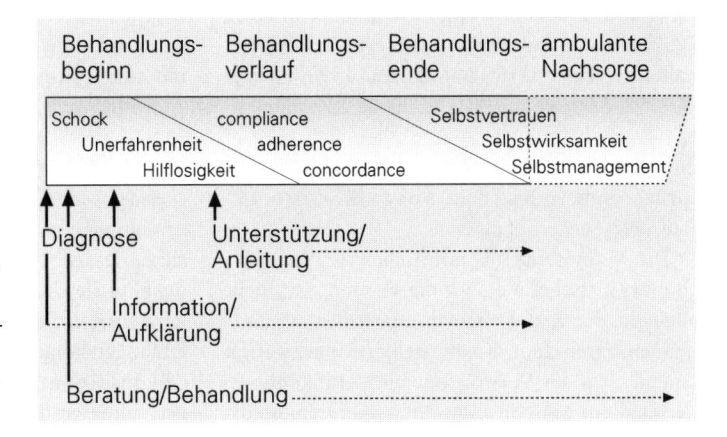

Abb. 14-5 Wirkmodell einer berufsgruppenübergreifenden und phasenbezogenen psychoonkologischen Versorgung hinsichtlich ökonomischer Outcome-Parameter.

zen des Patienten sind dabei nicht nur ein direkter Ausdruck geringer Morbidität und guter psychischer Lebensqualität, sondern zeugen von gelungener krankheitsbezogener Funktionalität. Der Patient ist befähigt, sich in Abstimmung mit seinem Behandlungsteam gezielt für seine Belange einzusetzen. Die erzielte Kompetenzstärkung des Patienten hat wiederum Auswirkungen auf sein Inanspruchnahmeverhalten, das gezielt ausfallen und damit insgesamt reduziert sein sollte. Die Verbesserung der Patientencompliance und -konkordanz stellt den Beitrag dar, den die psychosoziale Versorgung für ein optimales Disease-Management leisten kann (Roter et al. 1998; Ward u. Rieve 1998). Der in Abbildung 14-2 und Tabelle 14-5 angedeutete erhöhte Aufwand für die psychoonkologische Versorgung von Patienten mit zusätzlichen psychosozialen Risiken entspricht einem Case-Management-Ansatz, der im Rahmen von Disease-Management-Programmen für Patienten mit besonderem Inanspruchnahmeverhalten vorgesehen ist (Todd u. Nash 1998).

Neben der unmittelbaren und für die Krankenhausträger besonders relevanten Wirkung psychoonkologischer Versorgung kann auch ein positiver Effekt der zeitlich begrenzten, aber besonders intensiven stationären Betreuung auf die ambulante Nachsorge angenommen werden. Patienten, die während der stationären Krebstherapie mit psychosozialer Hilfe gelernt haben, sich für ihre eigenen Belange gezielt einzusetzen, scheinen ihre erworbenen Kompetenzen auch auf ihr Erleben von „Selbstwirksamkeit" (Clark u. Dodge 1999; Lev u. Owen 2000; Lev et al. 1999 u. 2001; Porter et al. 2002) und ihr „Selbstmanagement" zu übertragen (Konishi u. Agawa 2000; Lorig et al. 1999; Seegers et al. 1998; Shoor u. Lorig 2002) und ein verändertes Inanspruchnahmeverhalten zu zeigen (Fries u. McShane 1998; Fries et al. 1998, Lorig et al. 2001a u. 2001b). Kompetenzen des Selbstmanagements sollten sich auch in der ambulanten Nachsorge auf ein gezieltes Inanspruchnahmeverhalten auswirken (Harvey u. DePue 1997; Seegers et al. 1998).

Die vermuteten ökonomischen Effekte psychoonkologischer Versorgung werden sich nicht allein in der Reduktion von speziellen gesundheitsmedizinischen Kostentreibern nachweisen lassen, etwa der Verweildauer im Krankenhaus, der Zahl der Arztkonsultationen oder dem Medikamentenkonsum. Sie werden sich auch nicht in Faktoren wie der beruflichen Wiedereingliederung abbilden lassen. Eine psychoonkologische Versorgung wird sowohl in ihren unmittelbaren als auch in ihren längerfristigen Wirkungen vor allem zu einem gezielten Gesundheits- und Inanspruchnahmeverhalten beitragen. Dies wird nicht bei jedem Patienten, wohl aber insgesamt betrachtet, eine Reduktion der Gesundheitskosten nach sich ziehen, sollte aber vor allem die Fehlversorgung im Gesundheitswesen (SVR KAG 2001) positiv beeinflussen.

14.6 Voraussetzungen der Wirtschaftlichkeitsprüfung in der Psychoonkologie

Die psychosoziale und psychoonkologische Versorgung stellt eine wirksame Komponente der umfassenden Behandlung an Krebs erkrankter Menschen dar. Bei der Betrachtung der wissenschaftlichen Literatur zeigt sich, dass psychosoziale und psychoonkologische Versorgungsleistungen prinzipiell – unter Beachtung von Gesichtspunkten der klinischen Notwendigkeit, Bedarfsgerechtigkeit, Zweckmäßigkeit und Wirtschaftlichkeit – angemessen erbracht werden und sowohl hinsichtlich der Qualität ihrer Strukturen, Prozesse und Ergebnisse einer fortlaufenden Evaluation unterzogen werden können. Nun gilt es, ein Gesamtsystem psychoonkologischer Versorgung zu erarbeiten, das in der Lage ist, die potenziellen Wirkeffekte in die klinische Versorgungsrealität mit einem wirtschaftlich vertretbaren Aufwand in die tägliche klinische Praxis zu implementieren (Kusch et al. 2003a).

Mittlerweile gibt es Empfehlungen zur psychoonkologischen Versorgung im Akutkrankenhaus (CMP 2002), jedoch werden sich entsprechend gestaltete psychoonkologische Dienste oder Abteilungen auf absehbare Zeit nur schwer realisieren lassen. Nicht nur Kostenerwägungen und die aktuelle Gesetzeslage sprechen dagegen, sondern ebenso die Frage, wie die formulierten Empfehlungen konkretisiert, operationalisiert und mit den medizinischen und pflegerischen Diensten verknüpft werden sollen (Kusch et al. 2003a).

Bisherige Bemühungen, die Organisation und Funktionsweise psychoonkologischer Dienste oder Abteilungen mittels eines Benchmark-Ansatzes im Hinblick auf ökonomisch relevante Parameter zu vergleichen, sind nur beschränkt erfolgreich geblieben, da die Strukturen und Prozesse der miteinander verglichenen Einrichtungen zu unterschiedlich sind (CMP 2002). Zukünftig wird man direkt beim Aufbau psychoonkologischer Dienste oder Abteilungen Wirtschaftlichkeitsüberlegungen als Soll-Vorgaben voranstellen und entsprechende Wirtschaftlichkeitsprüfungen als Soll-Ist-Vergleiche durchführen. Die gesundheitspolitischen Erwägungen spielen in diesem Prozess eine zentrale Rolle.

Zur gesundheitspolitischen Evaluation zählen Kusch und Labouvie (1999) Bewertungsprozesse, die sich auf die Rahmenbedingungen psychosozialer Versorgung beziehen, zum Beispiel über die gesundheitspolitischen Zuständigkeitsbereiche oder die rechtlichen und organisatorischen Anforderungen. Ziel ist es, Entscheidungen über die ethische, rechtliche, wissenschaftliche, theoretische oder klinische Angemessenheit des Versorgungskonzeptes, -programms oder -dokumentes zu treffen (Kusch et al. 1998). Diese Entscheidungen betreffen die konkrete Umsetzung und Operationalisierungen der Empfehlungen zur psychoonkologischen Versorgung im Akutkrankenhaus (Kusch et al. 2003a).

Kusch, Kanth und Labouvie (2001) haben in diesem Zusammenhang ein Konzept entwickelt, mit dem ausgehend von klar definierten gesundheitspolitischen Voraussetzungen psychosoziale Versorgungsstrukturen und -prozesse geplant, die Leistungserbringung gelenkt und für die Aufgaben der Versorgungsevaluation prüfbar gemacht werden kann.

Das Care-Service-Science-Konzept (Kusch 2003; Kusch et al. 2001) berücksichtigt dabei die Elemente:

- **care** als klinische Überlegungen (i. S. der Evidence-Based Medicine und der Anforderungen und Möglichkeiten der klinischen Routineversorgung in einer lokalen Einrichtung)
- **service** als Anforderungen des Versorgungsmanagements (i. S. des Qualitätsmanagements und der Entwicklung fachübergreifender Versorgungsablauforganisationen in lokalen Einrichtungen)
- **science** als Erfordernisse der klinischen und formalen Evaluation (i. S. der Versorgungsforschung und kontinuierlichen Qualitätsentwicklung)

Sind einmal die Rahmenbedingungen psychosozialer Versorgung von den gesundheitspolitisch verantwortlichen Stellen auf nationaler und/oder lokaler Ebene formuliert, so hält das Care-Service-Science-Konzept eine Strategie bereit, mit der die Anforderungen bis auf Ebene des konkreten Versorgungsgeschehens dekliniert werden können (Kusch 2003; Porz et al. 2003).

Unabhängig von spezifischen gesundheitspolitischen Entscheidungen stellen bereits jetzt die vorliegenden Kernkriterien einer Prüfung und Entscheidung über die flächendeckende Implementierung der psychosozialen Versorgung klare Anforderungen an den Aufbau psychoonkologischer Dienste oder Abteilungen. Anforderungen der Wirksamkeit, Wirtschaftlichkeit und Qualität sind neben weiteren gesetzlichen Vorgaben die zentralen Kriterien für Versorgungsleistungen, die im deutschen Gesundheitswesen zukünftig Aussicht auf eine Gegenfinanzierung haben dürften. Aus diesen Kriterien lassen sich Anforderungen an die Umsetzung psychosozialer Versorgung ableiten, die sich auf die Evidenzbasierung und Leitlinienentwicklung, die Entwicklung von Versorgungsstrukturen, Behandlungspfaden und Systemen der Leistungsdokumentation für die Aufgaben der Qualitätssicherung beziehen (s. o. Bestimmungsstücke psychosozialer Versorgung in der Onkologie).

Diesen allgemeingültigen Anforderungen stehen auf der anderen Seite die real vorhandenen Struktur-, Prozess- und Ergebnisdefizite psychoonkologischer Versorgung gegenüber (s. o. das Problem, Wirtschaftlichkeitsnachweise in der Psychoonkologie zu führen). Die Analyse dieser Defizite zeigt jedoch den einzuschlagenden Weg, über den eine angemessene psychosoziale Versorgung in lokalen Einrichtungen des Gesundheitswesens aufgebaut werden könnte.

Möchte man psychoonkologische Dienste oder Abteilungen aufbauen, die Leistungen erbringen, die in einem ausgewogenen Kosten-Nutzen-Verhältnis stehen, so müssen bereits auf der Planungsebene die Entscheidungen über die Struktur-, Prozess- und Ergebnismerkmale der psychoonkologischen Versorgung festgeschrieben werden. Der aus diesen Entscheidungen resultierende Merkmals- und Maßnahmenkatalog gibt nicht nur die Soll-Vorgaben einer Wirtschaftlichkeitsprüfung wieder, sondern erlaubt die Kalkulation der Entwicklungs-, Investitions- und Betriebskosten.

Wirtschaftlichkeitsprüfungen in der Psychoonkologie sind sinnvoll und möglich. Sie werden in der aktuell bestehenden psychosozialen und psychoonkologischen Realität in lokalen Einrichtungen des Gesundheitswesens zu keinem zufrieden stellenden Ergebniss führen, können aber zu einem festen Bestandteil in den strategischen Überlegungen auf höherer Verantwortungsebene innerhalb einer Einrichtung oder auf Ebene der Verantwortlichen im Gesundheitswesen werden.

Die Kriterien, die in die gesundheitspolitischen Entscheidungen eingehen, sind weit gehend bekannt. Die Entscheidungen über die Qualitätsmerkmale psychoonkologischer Versorgung und die Maßnahmen ihrer schrittweisen Umsetzung können auf lokaler Verantwortungsebene und in Abhängigkeit von Kostenerwägungen getroffen werden. Für die konkrete Entwicklung einer qualitätsgesicherten Psychoonkologie stehen Strategien bereit, die im Care-Service-Science-Konzept formuliert sind.

Die Wirtschaftlichkeitsprüfung in der Psychoonkologie ist möglich, wenn Klarheit über die Bestimmungsstücke psychoonkologischer Versorgung geschaffen wird.

Literatur

Arnold M, Lauterbach KW, Preuß KJ (Hrsg) (1997). Managed Care: Ursachen, Prinzipien, Formen und Effekte. Stuttgart: Schattauer.

Audrain J, Rimer B, Cella D, Stefanek M, Garber J, Pennanen M, Helzlsouer K, Vogel V, Lin TH, Lerman C (1999). The impact of a brief coping skills intervention on adherence to breast self-examination among first-degree relatives of newly diagnosed breast cancer patients. Psychooncology; 8: 220–9.

BAG-PVA (Bundesarbeitsgemeinschaft zur Psychosozialen Versorgung im Akutkrankenhaus). (2003). Psychosoziale Leistungen und ihre Abbildung im DRG-System – aktueller Stand und Perspektiven (Symposium). 2. Deutscher Kongress für Versorgungsforschung: Psychosoziale Versorgung in der Medizin. 28.–30. September 2003; Hamburg.

Barkham M, Rees A, Stiles WB, Shapiro DA, Hardy GE, Reynolds S (1996). Dose-effect relations in time-limited psychotherapy for depression. J Consult Clin Psychol; 64: 927–35.

Barrier PA, Li JT, Jensen NM (2003). Two words to improve physician-patient communication: What else? Mayo Clin Proc; 78: 211–4.

Bartlett EE (1988). Which patient education strategies will pay off under prospective pricing? Patient Educ Couns; 12: 51–91.

Bartlett EE (1995). Cost-benefit analysis of patient education. Patient Educ Couns; 26: 87–91.

Baxter K, Peters TJ, Somerset M, Wilkinson C (1999). Anxiety amongst women with mild dyskaryosis: Costs of an educational intervention. Fam Pract; 16: 353–9.

Beutler LE, Howard KL (1998). Clinical utility research: An introduction. J Clin Psychol; 54: 297–301.

Bonevski B, Cockburn J (1999). Breaking bad news to woman about recurrence of breast cancer: A review of literature. Woolloomooloo: NBCC.

Burgmer M, Freyberger HJ (2002). Diagnosis-related groups in psychiatry and psychotherapeutic medicine. Psychiatr Prax; 29: 240–4.

Chang PL, Wang TM, Huang ST, Hsieh ML, Tsui KH, Lai RH (1999). The implementation of clinical paths for six common urological procedures, and an analysis of variances. Br J Urol; 84: 604–9.

Chelf JH, Agre P, Axelrod A, Cheney L, Cole DD, Conrad K, Hoppe S, Liu I, Mercurio A, Stepan K, Vielljo L, Weaver C (2001). Cancer-related patient education: An overview of the last decade of evaluation and research. Oncol Nurs Forum; 28: 1139–47.

Clark NM, Dodge JA (1999). Exploring self-efficacy as a predictor of disease management. Health Educ Behav; 26: 72–89.

Clarke LK (2002). Pathways for head and neck surgery: a patient-education tool. Clin J Oncol Nurs; 6: 78–82.

CMP (Case-Management: Psychoonkologie) (2002). Projekt der SULO-Stiftung. Herford (unveröffentlicht).

Cokburn J (1997). Preparing patients for potentially treateaning clinical procedures. Woolloomooloo: NBCC.

Corner J (1999). Interface between research and practice in psycho-oncology. Acta Oncol (Madr); 38: 685–7.

Davies AR, Doyle MAT, Lansky D, Rutt W, Stevic MO, Doyle JB (1994). Outcome assessment in clinical settings: A consensus statement on principals and best practices in project management. Jt Comm J Qual Improv; 20: 6–16.

Devine EC, Westlake SK (1995). The effects of psycho-educational care provided to adults with cancer:

Meta-analysis of 116 studies. Oncol Nurs Forum; 22: 1369–81.
DiMatteo MR, Lepper HS, Croghan TW (2000). Depression is a risk factor for noncompliance with medical treatment: Meta-analysis of the effects of anxiety and depression on patient adherence. Arch Intern Med; 160: 2101–7.
Dolbeault S, Szporn A, Holland JC (1999). Psycho-oncology: Where have we been? Where are we going? Eur J Cancer; 35: 1554–8.
Dowie J (1998). The „pathology" of decision making in clinical practice and a framework for evaluation. In: Schriftenreihe des Bundesministeriums für Gesundheit (Hrsg). Leitlinien in der Gesundheitsversorgung: Bericht über eine WHO Konferenz. Baden-Baden: Nomos; 104.
Doyle JB (1998). Health outcomes : Measuring and maximizing value in diesease management. In: Todd WE, Nash D (eds). Disease management: A systems approach to improving patient outcomes. Chicago: American Hospital Publishing; 61–86.
Dropkin MJ (1997). Coping with disfigurement/dysfunction and length of hospital stay after head and neck cancer surgery. ORL Head Neck Nurs; 15: 22–6.
Dykes PC, Wheeler K (Hrsg) (2002). Critical Pathways – Interdisziplinäre Versorgungspfade. Bern: Hans Huber.
Evans RL, Hendricks RD, Lawrence-Umlauf KV, Bishop DS (1989). Timing of social work intervention and medical patient's length of hospital stay. Health Soc Work; 14: 277–82.
Fawzy FI, Fawzy NW, Canada AL (2001). Psychoeducational intervention programs for patients with cancer. In: Baum A, Andersen BL (eds). Psychosocial interventions for cancer. Washington: American Psychological Association; 235–67.
Feinberg B, Feinberg I (1998). Overall survival of the medical oncologist: A new outcome measurement in cancer medicine. Cancer; 82: 2047–56.
Fries JF, McShane D (1998). Reducing need and demand for medical services in high-risk persons. A health education approach. West J Med; 169: 201–7.
Fries JF, Koop CE, Sokolov J, Beadle CE, Wright D (1998). Beyond health promotion: reducing need and demand for medical care. Health Aff; 17: 70–84.
Ghosh K, Downs LS, Padilla LA, Murray KP, Twiggs LB, Letourneau CM, Carson LF (2001). The implementation of critical pathways in gynecologic oncology in a managed care setting: a cost analysis. Gynecol Oncol; 83: 378–82.
Given CW, Given B, Champion V, Suchocki MW (eds). (2003). Evidence-based cancer care and prevention: Behavioral interventions. New York: Springer.

Glaeske G, Lauterbach KW, Rürup B, Wasem J (2001). Weichenstellungen für die Zukunft: Elemente einer neuen Gesundheitspolitik. Tagung der Friedrich-Ebert-Stiftung, Gesprächskreis Arbeit und Soziales, „Mittel- und langfristige Gestaltung des deutschen Gesundheitswesens"; 05. Dezember 2002; Berlin: Friedrich Ebert Stiftung.
Goldenberg V (2002). Ranking the correlates of psychotherapy duration. Adm Policy Ment Health; 29: 201–14.
GMK (Gesundheitsministerkonferenz) (1999). Ziele für eine einheitliche Qualitätsstrategie im Gesundheitswesen. 72. Gesundheitsministerkonferenz; 9. u. 10. Juni 1999; Trier.
Grawe K, Donati R, Bernauer F. (1998). Psychotherapie im Wandel: Von der Konfession zur Profession. Göttingen: Hogrefe.
Griesmeier B (1995). Die psychosozialen Dienste in der pädiatrischen Onkologie: Ergebnisse einer bundesweiten Umfrage. Klin Pädiatrie; 207: 174–80.
Griesmeier B, Kusch M (2002). Ergebnisse einer Strukturerhebung der Psychosozialen Arbeitsgemeinschaft in der Pädiatrischen Onkologie-Hämatologie (Veröffentlichung in Vorbereitung).
Härter M, Koch U (Hrsg) (2000). Psychosoziale Dienste im Krankenhaus. Göttingen: Verlag für Angewandte Psychologie.
Hanna E, Schultz S, Doctor D, Vural E, Stern S, Suen J (1999). Development and implementation of a clinical pathway for patients undergoing total laryngectomy: Impact on cost and quality of care. Arch Otolaryngol Head Neck Surg; 125: 1247–51.
Harvey N, DePue DM (1997). Disease management: Program design, development, and implementation. Healthc Financ Manage; 51, 6; 38, 40, 42.
Heuft G, Eich W, Henningsen P, Janssen PL, Merkle W, Fichter M, Senf W, Giere W (2002). Psychosomatic and psychotherapeutic medicine goes DRG – Prozeduren-Katalog OPS-301 2.1 als erster Schritt. Z Psychosom Med Psychother; 48: 90–103
Hindle D (1997). Clinical pathways: A serious business. Health Manage Bull; 1, 1.
Hioki A (2002). relationship of health services to medical expenses for the national health insurance and certification rate for long-term insurance services in muinicipalities. J Epidemiol; 12: 136–42.
Holloway S, Sarosi G, Kim L, Nwariaku F, O'Keefe G, Hynan L, Jones C, Anthony T (2002). Health-related quality of life and postoperative length of stay for patients with colorectal cancer. J Surg Res; 108; 273–8.
Horn SD (1998). Quality, clinical practice improvement, and the episode of care. In: Emery DW (ed). Global fees for episodes of care: New approaches to purchasing healthcare. Chicago: McGraw-Hill.

IOM (Institute of Medicine) (1995). Health service research: Opportunities for an expanding field of inquiry. In: Field MJ, Tranquada RE, Feasley J (eds). Washington, DC: National Academy Press.

Johnston M, Voegele C (1993). Benefits of psychological preperation for surgery: A meta-analysis. Ann Behav Med; 15: 245–56.

Kaltenbach T (1993). Qualitätsmanagement im Krankenhaus: Qualitäts- und Effizienzsteigerung auf der Grundlage des Total Quality Management. Melsungen: Bibliomed.

Kanth E, Helms C, Sticker E, van der Mei SH, Sensmeier J, Nock H, Kusch M, Schmaltz AA (2003). Etablierung psycho-sozialer Versorgung in der Pädiatrischen Kardiologie: Ergebnisse einer bundesweiten Befragung. Z Arztl Fortbild Qualitatssich; 8: 133–40.

Kanth E, Kilborn R, Weidenbach A, Bretschneider-Meyer A, Dubowy KO, Bode U, Kusch M, Krauth K, Meyer H (2001). Familienorientierte Rehabilitation bei angeborenen Herzfehlern: Erste Ergebnisse einer empirischen Studie als Antwort auf aktuelle Fragen. Kinder- und Jugendarzt; 32: 248–50

Katapodi MC, Facione NC, Miaskowski C, Dodd MJ, Waters C (2002). The influence of social support on breast cancer screening in a multicultural community sample. Oncol Nurs Forum; 29: 845–52.

Kazandjian VA, Lied TR (1999). Healthcare performance measurement: systems design and evaluation. Milwaukee: ASQ Quality Press.

Keetch DW, Buback D (1998). A clinical-care pathway for decreasing hospital stay after radical prostatectomy. Br J Urol; 81: 398–402.

Kirsh WD, Lee R (1999). Disease management. Decreasing cost and increasing patient satisfaction: The implementation of a cancer disease management program. Manag Care Interface; 12: 65–8.

Kolkmann FW, Scheinert HD, Schoppe C, Walger M (2000). KTQ: A project on hospital accreditation. Z Arztl Fortbild Qualitatssich, 94, 651–7.

Konishi T, Agawa S (2000). Clinical pathways in oncology. Gan To Kagaku Ryoho; 27: 655–70.

Kornblith AB, Kemeny M, Peterson BL, Wheeler J, Crawford J, Bartlett N, Fleming G, Graziano S, Muss H, Cohen HJ (2002). Survey of oncologists' perceptions of barriers to accrual of older patients with breast carcinoma to clinical trials. Cancer; 95: 989–96.

KTQ (Kooperation für Transparenz und Qualität im Krankenhaus) (2000). KTQ®-Manual. Düsseldorf: Deutsche Krankenhaus Verlagsgesellschaft mbH.

Kusch M (2002). Qualitätsentwicklung und Qualitätssicherung in der psychoonkologischen Nachsorge: Das Care-Service-Science-Konzept. Prävention Rehabil; 14: 91–8.

Kusch M (2003). Versorgungspsychologie: Wie Forschung zu Praxis wird. Landau: Verlag Empirische Pädagogik.

Kusch M, Ebmeier A, Mücke K, Nelle I, Stecker R (2002). Integrierte psychoonkologische Versorgung: Das Herforder Modell. Prävention Rehabil; 14: 99–111.

Kusch M, Ebmeier A, Mücke K, Nelle I, Stecker R, Höhl HU (2003b). Psychosoziale Versorgung in der Onkologie: Ein Beitrag zur Frage der Angemessenheit psychosozialer Praxis. Verhaltensther Psychosoziale Prax (eingereicht).

Kusch M, Kanth E, Labouvie H (2001). Das Care-Service-Science-Konzept: Ein Beitrag zur Verbindung von Versorgung, Management und Forschung in der Pädiatrie. In: Mangold B, Frank R (Hrsg). Psychosomatische Grundversorgung in Pädiatrien. München: Kohlhammer; 197–213.

Kusch M, Labouvie H (1999). Evaluation von Entwicklungsprogrammen. In: Oerter R, von Hagen C, Röper G, Noam G (Hrsg). Klinische Entwicklungspsychologie. Weinheim: Psychologie Verlags Union; 577–605.

Kusch M, Labouvie H, Kanth E, Bode U, Jäger RS, Durdiak I, Vetter H, Podeswik A, Fischbach S, Topf R, Schmidt-Birk A (1997). Kosten und Nutzen psychosozialer Gesundheitsversorgung im Krankenhaus: Entwicklungen im amerikanischen Gesundheitssystem. Versorgungsmanagement in Theorie und Praxis. Landau: Verlag empirische Pädagogik; 1, 1.

Kusch M, Mücke K, Ebmeier A, Nelle I, Stecker R (2003b). Refining clinical psychooncology: Quality criteria of the Herford Model. Psychooncology; 12: 126.

Kusch M, Mücke K, Ebmeier A, Nelle I, Stecker R (2003c). Refining clinical psychooncology: Performance and outcome measures. Psychooncology; 12: 127.

Kusch M, Schmidt-Birk A, Labouvie H, Jäger RS, Bode U (1998). Qualitätsmanagement und Versorgungsmanagement: DIN EN ISO 9000ff. Klinische Praxisleitlinien und Versorgungsmodule. Landau: Verlag Empirische Pädagogik.

Labouvie H, Hasan C, Bode U (2002a). Psychosoziale Nachsorge in der pädiatrischen Onkologie: Das Bonner Modell. Prävention Rehabil; 14: 112–9.

Labouvie H, Kusch M, Bode U (2000). Implementierung psychosozialer Versorgung bei Krebserkrankungen des Kindes- und Jugendalters: das Bonner Modell. In: Härter M, Koch U (Hrsg). Psychosoziale Dienste im Krankenhaus. Göttingen: Verlag für Angewandte Psychologie; 259–78.

Labouvie H, Kusch M, Bode U (2002b). Evaluation und Optimierung psychosozialer Versorgung in der pädiatrischen Onkologie: Konzept und Ergebnisse. 60.

Wissenschaftliche Tagung der Gesellschaft für Pädiatrische Onkologie und Hämatologie; 21 November 2002; Berlin: Gesellschaft für Pädiatrische Onkologie und Hämatologie.

Lauterbach KW (2002) Disease Management in Deutschland: Voraussetzungen, Rahmenbedingungen, Faktoren zur Entwicklung, Implementierung und Evaluation. Siegburg: VdAK/AEV.

Lev EL, Daley KM, Conner NE, Reith M, Fernandez C, Owen SV (1999). An intervention to increase quality of life and self-care, self-efficacy and decrease symptoms in breast cancer patients. Nurs Pract; 15: 277–94.

Lev EL, Owen SV (2000). Counseling women with breast cancer using principles developed by Albert Bandura. Perspect Psychiatr Care; 36: 131–8.

Lev EL, Paul D, Owen SV (2001). Age, self-efficacy, and change in patients' adjustment to cancer. Cancer Pract; 7: 170–6.

Long MJ, Marshall BS (2000). What price an additional day of life? A cost-effectiveness study of case management. Am J Manag Care; 6: 881–6.

Lorig KR, Ritter P, Stewart AL, Sobel DS, Brown BWJr, Bandura A, Gonzalez VM, Laurent DD, Holman HR (2001a). Chronic disease self-management program: 2-year health status and health care utilization outcomes. Med Care; 39: 1217–23.

Lorig KR, Sobel DS, Ritter PL, Laurent D, Hobbs M (2001b). Effect of self-management program on patients with chronic disease. Eff Clin Pract; 4: 256–62.

Lorig KR, Sobel DS, Stewart AL, Brown BWJr, Bandura A, Ritter P, Gonzalez VM, Laurent DD, Holman HR (1999). Evidence suggesting that a chronic disease self-management program can improve health status while reducing hospitalization: A randomized trial. Med Care; 37: 5–14.

Loscalzo M (1996). Psychological approaches to the management of pain in patients with advanced cancer. Hematol Oncol Clin North Am; 10: 139–55.

Luxford K, Rainbird K (2001). Multidisciplinary care for women with breast cancer: A national demonstration program. N S W Public Health Bull; 12: 277–9.

Marinker M (1997). From compliance to concordance: Achieving shared goals in medicine taking. Br Med J; 314: 747–8.

Markey DW, McGowan J, Hanks JB (2000). The effect of clinical pathway implementation on total hospital costs for thyroidectomy and parathyroidectomy patients. Am Surg; 66: 533–8.

McQuellon RP, Hurt GJ, DeChatelet P (1996). Psychosocial care of the patient with cancer. A model for organizing services. Cancer Pract; 4: 304–11.

Meyer TJ, Mark MM (1995). Effects of psychococial interventions with adult cancer patients: A meta-analysis of randomized experiments. Health psychol; 14: 101–8.

Mossman J, Boudioni M, Selvin ML (1999). Cancer information: A cost-effective intervention. Eur J Cancer; 35: 1587–91.

Muthny FA (2000). Implementierung psychoonkologischer Leistungen in der Akutversorgung am Beispiel des „Herforder Modells". In: Härter M, Koch U (Hrsg). Psychosoziale Dienste im Krankenhaus. Göttingen: Verlag für Angewandte Psychologie; 139–54.

NBCC/NCCI (National Breast Cancer Centre and National Cancer Control Initiative) (2002): Clinical practice guidelines for the psychosocial care of Adults with cancer. Australia: NBCC/NCCI.

Owen JE, Klapow JC, Hicken B, Tucker DC (2001). Psychosocial interventions for cancer: review and analysis using a three-tiered outcomes model. Psychooncology; 10: 218–30.

Porter LS, Keefe FJ, McBride CM, Pollak K, Fish L, Garst J (2002). Perceptions of patients' self-efficacy for managing pain and cancer symptoms: Correspondence between patients and family caregivers. Pain; 98: 169–78.

Porz F, Erhardt H (Hrsg). (2003). Case-Management in der Kinder- und Jugendmedizin: neue Wege in der Nachsorge. Stuttgart: Thieme.

Porz F, Podeswik A, Kanth E, Kusch M (2003). Qualitätsmanagement im „Bunten Kreis" nach dem „Care-Service-Science-Konzept". In: Porz F, Erhardt H (Hrsg). Case-Management in der Kinder- und Jugendmedizin: neue Wege in der Nachsorge. Stuttgart: Thieme; 57–68.

Prieto JM, Blanch J, Atala J, Carreras E, Rovira M, Cirera E, Gasto C (2002). Psychiatric morbidity and impact on hospital length of stay among hematologic cancer patients receiving stem-cell transplantation. J Clin Oncol; 20: 1907–17.

Rankin N, Turner J (2003). Evidence-based psychosocial clinical practice guidelines: Expanding the knowledge base for oncology health professionals. Psychooncology; 12: 258–9.

Redaélli M, Stock S, Kühn M, Lauterbach KW (2002). Implementierung von Disease Management in der Onkologie. Forum DKG; 17: 40–3.

Richards T (1998). Partnership with patients: Patient want more than simply information; they need involvement too. Br Med J; 316: 85–6.

Rogers SN, Lowe D, Brown JS, Vaughan ED (2001). The relationship between length of stay and health-related quality of life in patients treated by primary surgery for oral and oropharyngeal cancer. Int J Oral Maxillofac Surg; 30: 209–15.

Roter DL, Hall JA, Merisca R, Nordstrom B, Certin D, Svarstadm B (1998). Effectiveness of interventions to improve patient compliance: A meta-analysis. Med Care; 36: 1138–61.

Sackett DL, Richardson WS, Rosenberg H, Haynes RB (eds). (1997). Evidence-based Medicine: How to practice and teach EBM. New York: Churchill Livingstone.

Sanders GD, Nease RFJr, Owens DK (2000). Design and pilot evaluation of a system to develop computer-based site-specific practice guidelines from decision models. Med Decis Mak; 20: 145–59.

Saravay SM, Steinberg MD, Weinschel B, Pollack S, Alovis N (1991). Psychological comorbidity and length of stay in the general hospital. Am J Psychiatry; 148: 324–9.

Schwartz MH, Tartter PI (1998). Decreased length of stay for patients with colorectal cancer: Implications of DRG use. J Healthc Qual; 20: 22–5.

Seegers C, Walker BL, Nail LM, Schwartz A, Mudgett LL, Stephen S (1998). Self-care and breast cancer recovery. Cancer Pract; 6: 339–45.

Segal R, Evans W, Johnson D, Smith J, Colletta S, Gayton J, Woodard S, Wells G, Reid R (2001). Structured exercise improves physical functioning in women with stages I and II breast cancer: Results of a randomized controlled trial. J Clin Oncol; 19: 657–65.

SGB V (2002). Sozialgesetzbuch. Fünftes Buch. Essen: Fachverlag CW Haarfeld GmbH.

Sharman P (1998). Linking strategy to action. CMA Magazine; 71: 26–9.

Sheard T, Maguire P (1999). The effect of psychological interventions on anxiety and depression in cancer patients: results of two meta-analyses. Br J Cancer; 80: 1770–80.

Shoor S, Lorig KR (2002). Self-care and the doctor-patient relationship. Med Care; 40: 40–4.

Skinner CS, Arfken CL, Waterman B (2000). Outcomes of the learn, share and live breast cancer education program for older urban women. Am J Public Health; 90: 1229–34.

Sladek ML, Swenson KK, Ritz LJ, Schroeder LM (1999). A critical pathway for patients undergoing one-day breast cancer surgery. Clin J Oncol Nurs; 3: 99–106.

Smith TJ, Hillner BE (2001). Ensuring quality cancer care by the use of clinical practice guidelines and critical pathways. J Clin Oncol; 19: 2886–97.

Stecker R, Ebmeier A, Mücke K, Nelle I, Kusch M (2002). Die Social-Nurse-Checkliste: Ein Instrument zum versorgungsnahen psychosozialen Patientenmonitoring (unveröffentlicht; Abteilung für Psychoonkologie, Klinikum Kreis Herford).

Sturdee DW (2000). The importance of patient education in improving compliance. Climacteric; 3, 2: 9–13.

SVR KAG (Sachverständigenrat für die Konzertierte Aktion im Gesundheitswesen) (2001). Gutachten 2000/2001: Bedarfsgerechtigkeit und Wirtschaftlichkeit. Bd I „Zielbildung, Prävention, Nutzerorientierung und Partizipation". Bd II „Qualitätsentwicklung in Medizin und Pflege". Bd III „Über-, Unter- und Fehlversorgung". Baden-Baden: Nomos.

Szucs TD (2000). Medical economic considerations of supportive cancer care. Int J Antimicrob Agents; 16: 181–4.

Tattersall RL (2002). The expert patient: A new approach to chronic disease management for the twenty-first century. Clin Med; 2: 227–9.

Thorenz A, Kanth E, Erhardt H (2002). Case Management in der psychoonkologischen Nachsorge – Das Augsburger Modell. Prävention und Rehabilitation; 14: 120–8.

Titler MG, Mentes JC, Rakel BA, Abbott L, Baumler S (1999). From book to bedside: Putting evidence to use in the care of the elderly. Jt Comm J Qual Improv; 25: 545–56.

Todd WE, Nash D (eds). (1998). Disease management: A systems approach to improving patient outcomes. Chicago: American Hospital Publishing.

Vogel H, Laireiter AR (1998). Qualitätssicherung in der Psychotherapie und psychosozialen Versorgung – Auf der Suche nach geeigneten Werkzeugen für ein zerbrechliches Material. In: Laireiter AR, Vogel H (Hrsg). Qualitätssicherung in der Psychotherapie und psychosozialen Versorgung. Tübingen: DGVT-Verlag; 835–59.

Ward MD, Rieve JA (1998). The role of case management in disease management. In: Todd WE, Nash D (eds). Disease management: A systems approach to improving patient outcomes. Chicago: American Hospital Publishing; 6235–59.

Weis J (2000). Psychosozialer Liaisondienst in der onkologischen Akutklinik. Konzepte und Erfahrungen der Implementation im Bereich der Erwachsenenonkologie. In: Härter M, Koch U (Hrsg). Psychosoziale Dienste im Krankenhaus. Göttingen: Verlag für Angewandte Psychologie; 127–38.

WHO (World Health Organization) (1999). The world health report 1999: Making a difference. Geneva: WHO.

Wingert TD, Kralewski JE, Lindquist TJ, Knutson DJ (1996). Constructing episodes of care from encounter and claims data: some methodological issues. Inquiry; 32: 430–43.

Zabora K, Diaz L, Loscalzo M (2003). Psychosocial screening goes mainstream: A prospective problem-solving system as an essential element of comprehensive care: background and rational. Psychooncology; 12: 71.

15 Krankheitskosten für psychosomatische Erkrankungen in Deutschland und Reduktionspotenziale durch verhaltensmedizinische Interventionen

Manfred Zielke

Zusammenfassung
Die aktive Mitgestaltung des Gesundungsprozesses durch die Patienten und frühzeitige verhaltensmedizinische Rehabilitationsmaßnahmen führen bei psychosomatischen Erkrankungen zu einer wesentlichen und anhaltenden Verbesserung des Gesundheitszustandes. In einer Multicenter-Verlaufsstudie über einen Zeitraum von fünf Jahren zeigte sich, dass die behandelten Patienten seltener krank wurden, im Krankheitsfall kürzer krank waren und dass sich ihr Medikamentenkonsum deutlich verringert hat. Diese Veränderungen rechnen sich auch volkswirtschaftlich. Sie führen zu einer erheblichen Verringerung der Lohnnebenkosten bei den Arbeitgebern und entlasten die Krankenkassen hinsichtlich ihrer Aufwendungen für die Krankengeldzahlungen und für die medizinische Versorgung.

Im Jahr 1994 betrugen die Krankheitskosten für Neurosen, funktionelle Störungen und andere depressive Zustände in Deutschland 4,154 Milliarden EUR.

Die verhinderten Behandlungskosten und Krankheitsfolgekosten durch psychotherapeutische Interventionen führen auf der Basis aller 1995 durchgeführten stationären Behandlungen in der Psychosomatik zu einer Verringerung der Krankheitslast von insgesamt 1,238 Milliarden EUR.

15.1 Qualifizierte Gesundheitsversorgung und Kosten-Nutzen-Denken: Geht das zusammen?

Die Notwendigkeit zur Eindämmung der Kosten im Gesundheitswesen leitet in einem immer stärkeren Ausmaß einen Paradigmenwechsel in der Beurteilung medizinischer Behandlungsverfahren ein. Die traditionellen Formen der Evaluation von Therapiemaßnahmen folgen noch primär den Zielen einer angewandten Grundlagenforschung und der Überprüfung von Hypothesen und Theorien zur Ätiologie, Pathogenese und Therapie von Krankheiten; sie sind damit in erster Linie **erkenntnisorientiert** (Hasenbring 1996). Die seit einigen Jahren auch in der Medizin eingeführten Kosten-Nutzen-Analysen sind dagegen **entscheidungsorientiert** und folgen vornehmlich pragmatischen Zielsetzungen. Dabei geht es darum, den Kostenträgern im Gesundheitswesen rationale Entscheidungsgrundlagen zur Steuerung und Finanzierung von Gesundheitsleistungen zu liefern.

Das Denkschema, bei Entscheidungsprozessen hinsichtlich der Versorgungsstrukturen in der Krankenversorgung und bei der individuellen Indikationsstellung zu diagnostischen Maßnahmen und zur Behandlung von Erkrankungen Kosten-Nutzen-Erwägungen anzustellen, wird in der Regel in der Gesundheitsversorgung noch immer als ein abwegiges Bewertungsmuster angesehen. Auch bei den Sozialwissenschaften gelten Kosten-Nutzen-Analysen noch nicht als „richtige" wissenschaftliche Forschung.

Wenn man heute einen ausgesprochenen Mangel an Kosten-Nutzen-Studien in der Krankenversorgung konstatieren muss, ist dies letztlich auch das Ergebnis der Dominanz erkenntnis- und theorieorientierter Forschung.

> Dabei werden wir angesichts der aktuellen Kostenentwicklungen im Gesundheitssystem eine qualifizierte Gesundheitsversorgung nur dann aufrechterhalten können, wenn sich das Kosten-Nutzen-Denken bis in die kleinsten und individuellsten Entscheidungsprozesse hinein entwickelt hat.

Die Geschwindigkeit, mit der sich dieser Paradigmenwechsel vollzieht, lässt jedoch zu wünschen übrig. Gesundheitspolitische Entscheidungen zur Steuerung des Gesundheitsmarktes werden in Deutschland immer noch von Lobbyisten beraten und gefällt. Dessen ungeachtet ist es immer wieder notwendig, wissenschaftlich glaubwürdige Kosten-Nutzen-Studien zur Gesundheitsversorgung durchzuführen, weil man langfristig nicht ohne solche Entscheidungsgrundlagen auskommt.

15.2 Problemstellung

In der stationären Psychotherapie und in der medizinischen Rehabilitation psychosomatischer Erkrankungen beginnt sich, nicht zuletzt dank der Verbreitung verhaltensmedizinischer Konzepte, ein Bedeutungs- und Wertewandel hinsichtlich der arbeits- und leistungsbezogenen Fragestellungen zu vollziehen. Während noch auf dem DKPM-Kongress (Deutsches Kollegium für Psychosomatische Medizin) in Bad Dürkheim 1987 viele Kolleg(inn)en, die keine verhaltenstherapeutischen Behandlungsmethoden anwenden, der Auffassung waren, die Verhaltensmedizin würde sich durch die Integration von Aspekten der sozialen Wirklichkeit ihrer Patienten in die stationären Behandlungsstrategien lediglich ein modernistisches Image zu verpassen versuchen (Zielke et al. 1988), um eine größere Akzeptanz in der Gesundheitsversorgung zu erreichen, kann man zwischenzeitlich konstatieren, dass es fast schon als ein therapeutischer Kunstfehler angesehen wird, dies nicht zu tun.

Diese Entwicklung wurde wesentlich forciert durch den in den letzten Jahren wachsenden Legitimationsdruck der medizinischen Rehabilitation und durch die Bereitschaft der Rentenversicherungsträger, dem Bereich der arbeitsbezogenen Problemstellungen in der Bewertung der Rehabilitationskonzepte eine größere Bedeutung beizumessen.

Will man die spezifischen Stressoren im Erwerbsleben sachgerecht berücksichtigen, muss zunächst die Rolle der ausgewählten Krankheitsgruppe im Erwerbsleben untersucht werden. Darauf aufbauend steht die Frage im Vordergrund, in welchem Ausmaß die medizinische Rehabilitation bei erheblich in ihrer Leistungs- und Erwerbsfähigkeit beeinträchtigten Patienten dazu beiträgt, eine Rückkehr ins Erwerbsleben sicherzustellen; die Frage der Kosten-Nutzen-Verhältnisse solcher Bemühungen analysiert diese Krankheits- und Rehabilitationsverläufe dann unter einer volkswirtschaftlichen Perspektive.

15.3 Epidemiologische Aspekte zum Krankheitsgeschehen in Deutschland unter Berücksichtigung der psychiatrischen Erkrankungen

Die Datenlage bei den Sozialversicherungsträgern ist im Hinblick auf das Krankheitsgeschehen der Mitglieder in Deutschland extrem unterschiedlich gut beziehungsweise schlecht ausgeprägt. Dabei ist zu berücksichtigen, dass die einzelnen Institutionen die Zusammenstellung von Krankheitsereignissen primär unter verwaltungsbezogenen und versicherungsrechtlichen Aspekten des Einzelfalles verfolgten und die Nutzung von Krankheitsdaten als Planungs- und Entscheidungsgrundlage der Gesundheitsversorgung erst in den Anfängen steckt.

Um zu einer rationalen Planung im Gesundheitswesen zu gelangen, empfiehlt der Sachverständigenrat für die Konzertierte Aktion im Gesundheitswesen (SVR KAG 1997) in seinem Sondergutachten, eine kontinuierliche Gesundheitsberichterstattung sicherzustellen.

Gerade das Interesse an krankheitsspezifischen Daten nimmt offensichtlich zu. Die von Zielke und Koautoren (1998) veröffentlichte Gesundheitsberichterstattung zum Bereich Orthopädie/Rheumatologie muss bereits in der zweiten Auflage erscheinen.

Zur Bewertung des Krankheitsgeschehens müssen verschiedene Kriterien herangezogen werden, denen entsprechend eine unterschiedliche Bedeutung zukommt:

- **Krankheitsfälle**: Bei erwerbstätigen Arbeitnehmern tritt ein Krankheitsfall in Erscheinung, wenn eine Arbeitsunfähigkeit (AU) vorliegt. Ein Krankheitsfall beginnt mit dem ersten Tag der Krankschreibung und wird mit dem jeweils letzten Tag abgeschlossen. Bei Beginn einer erneuten Krankschreibung beginnt ein neuer AU-Fall. Der Grund für die Arbeitsunfähigkeit wird als Freitext der jeweiligen Krankheitsbezeichnung oder aber in einer Verschlüsselung (ICD-9 bzw. ICD-10) angegeben. Bei einer vergleichenden Bewertung wird ein standardisierter Vergleichsmaßstab herangezogen, bei dem die Fallhäufigkeit auf zum Beispiel je 100 Mitglieder/Pflichtversicherte/freiwillig Versicherte bezogen wird. Darüber hinaus kann ermittelt werden, welcher Prozentsatz der Krankheitsfälle auf die untersuchte Krankheitsgruppe entfällt. Arbeitsunfähigkeitsfälle bei nicht erwerbstätigen Personen und bei mitversicherten Familienangehörigen sind nicht erfassbar, da kein eigenes sozialversicherungsrechtliches Verhältnis mit der Krankenkasse existiert. Insofern beruhen die meisten Daten zur Krankheitsprävalenz auf der Basis von Krankenkassendaten über erwerbstätig Versicherte.
- **Krankheitstage**: Die Auswertung der Krankheitstage beruht auf der in der Arbeitsunfähigkeitsbescheinigung angegebenen Dauer je Krankheitsfall. Krankheiten mit relativ geringen Fallhäufigkeiten können beispielsweise wegen einer langen Krankheitsdauer je Fall in ihrer Bedeutung im Krankheitsgeschehen zunehmen. Umgekehrt verlieren Krankheiten mit einem häufigen Auftreten an Bedeutung, wenn die Krankheitszeit je Fall relativ kurz ausfällt.
- **Krankheitsdauer je Fall**: Die Dauer je Krankheitsfall ist ein zuverlässiger Indikator für die Schwere einer Erkrankung; Auch die Behandlungskosten und die Krankheitsfolgekosten sind mit der Krankheitsdauer unmittelbar verbunden. Wie zuverlässige Analysen des Krankheitsgeschehens bestätigen (BKK-Bundesverband 1997), dauern nur 5,6 % aller Krankheitsfälle länger als 6 Wochen; die dadurch verursachten Krankheitstage betragen hingegen 45,5 % aller Krankheitstage.

Zur Bewertung des Krankheitsgeschehens bei psychiatrischen Erkrankungen haben wir eine Reihe von Zusammenstellungen der jährlichen Krankheitsartenstatistiken des Bundesverbandes der Betriebskrankenkassen aus den Zeiträumen von 1980 bis 1996 vorgenommen (BKK 1980, 1982, 1986, 1990, 1996).

Da die Gruppe der Neurosen, Persönlichkeitsstörungen und der anderen nicht-psychotischen psychischen Störungen (ICD-9: 300–316) 85 % der psychiatrischen Erkrankungen bildet, werden wir in diesem Zusammenhang keine weiteren Differenzierungen vornehmen. Differenzierte Analysen zu einzelnen Erkrankungen wurden bei Zielke (1993) vorgenommen.

Krankheitsfälle wegen psychiatrischer Erkrankungen (1980–1996)

Die Bewertung von Entwicklungen im Krankheitsgeschehen in einzelnen Erkrankungsbereichen kann immer nur in Relation zum gesamten Krankheitsspektrum vorgenommen werden. So hat Zielke (1993) aufgezeigt, dass im Zeitraum zwischen 1986 und 1990 die Krankheitsfälle (auf der Basis der Krankheitsartenstatistiken des BKK-Bundesverbandes) um 8,03 % und die Krankheitstage um 9,48 % zugenommen haben. Die Fallhäufigkeiten der psychiatrischen Erkrankungen haben hingegen im gleichen Zeitraum um

Tab. 15-1 Krankheitsfälle aufgrund psychiatrischer Erkrankungen und deren Bedeutung im gesamten Krankheitsgeschehen im Verlauf von 1980 bis 1996.

Jahr	Männer			Frauen			Gesamt		
	psychiatrische Erkrankungen		alle Krankheiten	psychiatrische Erkrankungen		alle Krankheiten	psychiatrische Erkrankungen		alle Krankheiten
	Fälle	Prozent	Fälle	Fälle	Prozent	Fälle	Fälle	Prozent	Fälle
1980	1,55	1,08	142,87	2,53	1,93	131,05	1,80	1,28	139,85
1982	1,64	1,24	132,14	3,13	2,46	126,90	1,99	1,52	130,90
1986	1,80	1,22	147,13	3,57	2,46	144,81	2,27	1,55	146,00
1990	2,25	1,41	158,96	4,29	2,73	156,68	2,84	1,79	158,30
1996	2,14	1,80	118,81	3,80	3,14	120,99	2,70	2,25	119,54

Tab. 15-2 Krankheitstage aufgrund psychiatrischer Erkrankungen und deren Bedeutung im gesamten Krankheitsgeschehen im Verlauf von 1980 bis 1996.

Jahr	Männer			Frauen			Gesamt		
	psychiatrische Erkrankungen		alle Krankheiten	psychiatrische Erkrankungen		alle Krankheiten	psychiatrische Erkrankungen		alle Krankheiten
	Tage	Prozent	Tage	Tage	Prozent	Tage	Tage	Prozent	Tage
1980	58,53	2,17	2.681	81,93	3,41	2.397	64,37	2,46	2.608
1982	55,15	2,54	2.170	86,62	4,29	2.017	62,61	2,93	2.133
1986	59,30	2,60	2.279	107,25	4,72	2.269	71,79	3,15	2.277
1990	75,43	3,03	2.484	135,00	5,37	2.513	92,83	3,72	2.493
1996	84,33	4,42	1.906	153,77	7,24	2.122	107,56	5,43	1.978

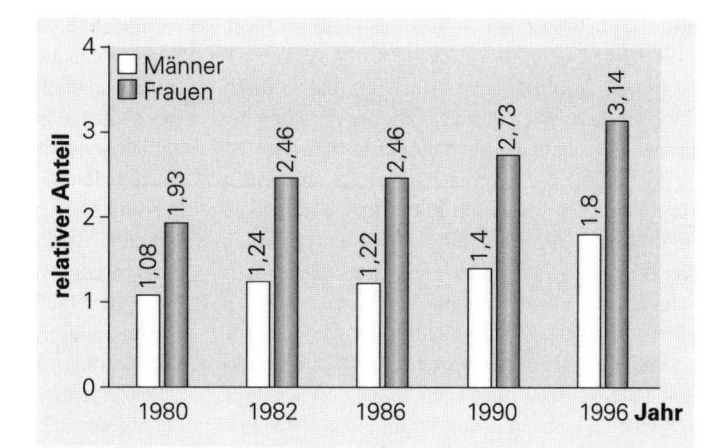

Abb. 15-1 Relativer Anteil der Krankheitsfälle wegen psychiatrischer Erkrankungen am gesamten Krankheitsgeschehen von 1980 bis 1996.

25,11 % und die dadurch verursachten Krankheitstage um 29,30 % zugenommen. Noch ausgeprägter zeigte sich die Entwicklung bei den neurotischen Erkrankungen (34,00 % mehr Krankheitsfälle, 40,10 % mehr Krankheitstage) und speziell bei Depressionen (22,10 % mehr Krankheitsfälle und 36,10 % mehr Krankheitstage) (Zielke 1993).

Vergleicht man diese Entwicklung über einen längeren Zeitraum, bestätigt sich die Notwendigkeit eines stetigen Vergleichs spezifischer Krankheitshäufigkeiten zum gesamten Krankheitsgeschehen.

Die Krankheitsfälle aufgrund psychiatrischer Erkrankungen haben seit dem Jahr 1980 von 1,80 Fälle (je 100) auf 2,84 Fälle (je 100) im Jahr 1990 zugenommen; danach ist bis 1996 ein leichter Rückgang der Fallhäufigkeiten auf 2,70 Fälle (je 100) im Jahr 1996 zu verzeichnen. Insgesamt entspricht dies einer Steigerung um 50 %. Die Krankheitsfälle im gesamten Krankheitsspektrum haben von 139,85 Fällen im Jahr 1980 bis 1990 ebenfalls zugenommen (158,30 Fälle) und sind danach bis 1996 deutlich rückläufig (119,54 Fälle). Der relative Anteil der psychiatrischen Erkrankungen ist von 1,28 % im Jahr 1980 auf 2,25 % aller Krankheitsfälle angestiegen. Dies entspricht einer Zunahme der Bedeutung im Krankheitsgeschehen von 76 %.

Wie aus Tabelle 15-1 und Abbildung 15-1 ersichtlich ist, hat der relative Anteil der psychiatrischen Erkrankungen am gesamten Krankheitsgeschehen hinsichtlich der Fallhäufigkeiten in dem Beobachtungszeitraum stetig zugenommen. Diese Entwicklung zeigt sich gleichermaßen bei Männern und Frauen, wobei der relative Anteil der psychiatrischen Erkrankungen bei Frauen

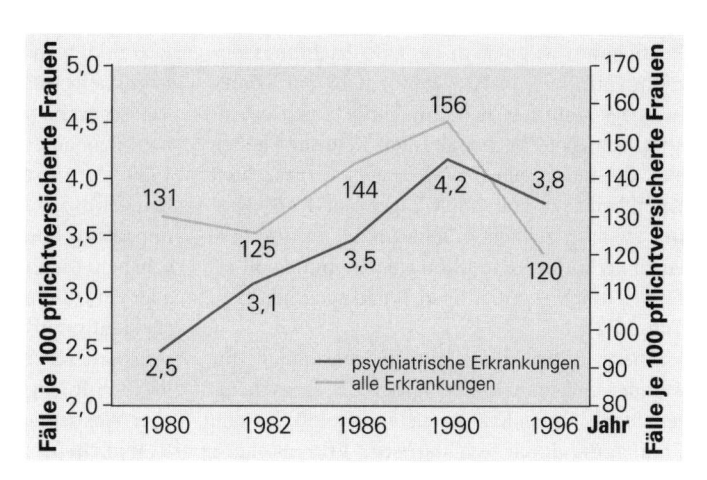

Abb. 15-2 Krankheitsfälle wegen psychiatrischer Erkrankungen bei Frauen und deren Bedeutung im gesamten Krankheitsgeschehen von 1980 bis 1996.

etwa doppelt so hoch ist wie bei Männern (vgl. Abb. 15-1).

In Abbildung 15-2 ist noch einmal grafisch dargestellt, wie sich das Krankheitsgeschehen bei Frauen hinsichtlich der Fallhäufigkeiten (je 100 Versicherten) bei psychiatrischen Erkrankungen zwischen 1980 und 1996 entwickelt hat, und in diese Grafik die Fallhäufigkeiten im gesamten Krankheitsgeschehen eingefügt. Der Fallzuwachs zeigt von 3,1 Fällen im Jahr 1982 bis zu 4,2 Fällen 1990 eine steilere Entwicklung als das gesamte Krankheitsgeschehen, bei dem 1982 126 Krankheitsfälle (je 100) und 1990 156 Krankheitsfälle verzeichnet wurden. Danach gibt es seit 1990 insgesamt ein deutliches Absinken der Fallhäufigkeiten auf 120 Fälle (je 100). Der Rückgang bei den psychiatrischen Erkrankungen fällt hingegen moderater aus. Dies hat zur Folge, dass trotz einer Abnahme der Absolutfälle je 100 Versicherte von 4,2 Fällen im Jahr 1990 auf 3,8 Fälle im Jahr 1996 der relative Anteil psychiatrischer Erkrankungen bei Frauen am gesamten Krankheitsgeschehen von 2,73% im Jahr 1990 auf 3,14% angestiegen ist.

Krankheitstage wegen psychiatrischer Erkrankungen (1980–1990)

Die durch die untersuchten Erkrankungen verursachten Krankheitstage errechnen sich aus den Fallhäufigkeiten und der durchschnittlichen Krankheitsdauer.

Die durch psychiatrische Erkrankungen verursachten Krankheitstage (jeweils bezogen auf 100 Versicherte) nehmen in dem Beobachtungszeitraum von 64,37 im Jahr 1980 auf 107,56 Krankheitstage kontinuierlich und deutlich zu. Der Anstieg beträgt 67%. Im gleichen Zeitraum haben sich die durch alle Erkrankungen verursachten Krankheitstage von 2 608 Tagen auf 1 978 Tage mit zwischenzeitlichen Schwankungen um 24% verringert. Man kann ohne Übertreibung von einem deutlich gegenläufigen Trend sprechen (vgl. Tab. 15-2).

Diese Entwicklung gilt gleichermaßen für Männer und Frauen, wenngleich die Zuwachsraten der absoluten Krankheitstage (je 100) bei den Frauen, die durch psychiatrische Erkrankungen verursacht werden, mit einem Anstieg von 81,93 Tagen 1980 auf 153,77 Tage im Jahr 1996 deutlich stärker ausfallen. Die Vergleichszahlen ergeben einen Zuwachs von 88%. Wenn man einmal lediglich den Zeitraum seit 1990 betrachtet, sind die Krankheitstage im gesamten Krankheitsgeschehen von 2 513 auf 2 122 Tage gesunken und somit um 16% rückläufig; gleichzeitig ist ein Anstieg bei den Frauen von 135,00 auf 153,77 Tage (Zuwachs: 14%) zu verzeichnen.

Der relative Anteil der Krankheitstage einzelner Erkrankungen am gesamten Krankheitsgeschehen ist ein Indikator für die „Krankheitslast" ebendieser Erkrankungen.

Vergleicht man die entsprechenden Prozentwerte (Tab. 15-2 und Abb. 15-3), zeigt sich, dass die Krankheitslast psychiatrischer Erkrankungen bei den Männern von einem Ausgangswert von 2,17% im Jahr 1980 auf 4,42% im Jahr 1996 um 103% zugenommen hat – sich also nahezu verdoppelt hat. Mit einem Zuwachs von 112% bei den Frauen fällt dieser Anstieg noch wesentlich höher aus. Allein seit 1990 ist der relative Anteil der durch psychiatrische Krankheiten verursachten Krankheitstage bei den Männern von 3,03% auf 4,42% (also um 45,82%) und bei den Frauen von einem höheren Niveau von 5,37% auf 7,24% (also um 34,82%) gestiegen – und dies bei einem deutlichen Rückgang der Krankheitstage im gesamten Krankheitsgeschehen.

Krankheitsdauer je Fall bei psychiatrischen Erkrankungen

Die durchschnittliche Dauer der psychiatrischen Erkrankungen liegt seit langem an der Spitze aller Krankheitszeiten (Zielke 1993). Die verfügbaren Referenzzahlen sind in Tabelle 15-3 für die einzelnen Beobachtungszeiträume zusammengestellt. 1980 liegt die durchschnittliche Dauer je Krankheitsfall bei psychiatrischen Erkrankungen etwa doppelt so hoch wie im gesamten Krankheitsgeschehen. Die Krankheitsdauer ist im Durchschnitt aller Erkrankungen von 18,65 Tagen deutlich rückläufig und betrug 1996 16,55 Tage. Bei den psychiatrischen Erkrankungen ist nach einem leichten Rückgang von 1980 bis 1990 ein deutlicher Anstieg auf durchschnittlich 39,91 Tage je Krankheitsfall zu verzeichnen.

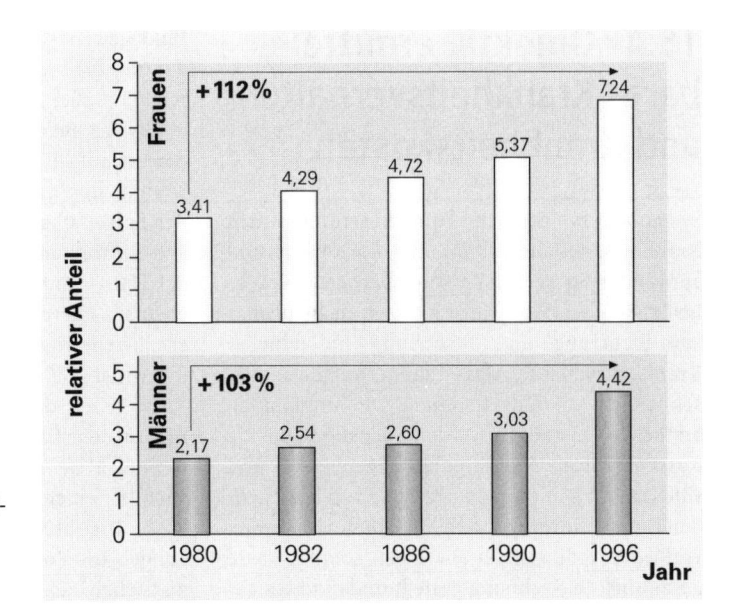

15.3 Epidemiologische Aspekte zum Krankheitsgeschehen in Deutschland

Abb. 15-3 Relativer Anteil der Krankheitstage wegen psychiatrischer Erkrankungen am gesamten Krankheitsgeschehen von 1980 bis 1996.

Besonders ausgeprägt zeigt sich die verlängerte Krankheitsdauer bei den Frauen. Während die Krankheitsdauer je Fall im Jahr 1980 infolge psychiatrischer Erkrankungen 32,33 Tage betrug, hat sich die Falldauer 1996 auf insgesamt 40,46 Tage verlängert – und dies bei einem leichten Rückgang der Falldauer von 18,29 Tagen auf 17,54 Tage im gesamten Krankheitsgeschehen. Der Zuwachs bei den Männern (von 37,69 auf 39,41 Tage je Fall) fällt hingegen deutlich moderater aus. Die Fallzunahmen wegen psychiatrischer Erkrankungen und die Zunahme der Krankheitsdauer je Fall – insbesondere bei den Frauen – potenzieren sich zu einem immensen Anwachsen der Krankheitslast bei gleichzeitig rückläufigem Krankheitsgeschehen insgesamt. Es gibt über die vorgestellten Analysen hinaus Anzeichen dafür, dass auch der Anteil der psychiatrischen Erkrankungen bei den länger als sechs Wochen dauernden Krankheitsfällen überproportional gestiegen ist (Zielke et al. 1998).

Tab. 15-3 Krankheitsdauer je Fall wegen psychiatrischer Erkrankungen im Verhältnis zum gesamten Krankheitsgeschehen von 1980 bis 1996.

Jahr	Krankheitsdauer je Fall in Tagen					
	Männer		Frauen		Gesamt	
	psychiatrische Krankheiten	alle Krankheiten	psychiatrische Krankheiten	alle Krankheiten	psychiatrische Krankheiten	alle Krankheiten
1980	37,69	18,77	32,33	18,29	35,76	18,65
1986	32,86	15,49	30,03	15,67	31,68	15,00
1990	33,54	15,63	31,47	16,04	32,63	15,75
1996	39,41	16,04	40,46	17,54	39,91	16,55

15.4 Objektiv ermittelbares Krankheitsverhalten und Krankheitskosten

Systematische Studien zum kostenrelevanten Krankheitsverhalten sind äußerst schwierig und aufwendig. So werden personenbezogene Krankheitsdaten bei den Krankenkassen nicht primär zur Steuerung und Bewertung individueller Krankheitsverläufe erfasst, sondern nahezu ausschließlich zur Budgetplanung. Die ambulanten ärztlichen Leistungen werden über die regionale Kassenärztliche Vereinigung abgerechnet und sind danach keine auf den Patienten zu beziehenden Daten. Die rezeptierten Medikamente werden von jeder Apotheke der jeweiligen Krankenkasse gesammelt in Rechnung gestellt und sind bis auf punktuelle Kleinprojekte nicht mehr auf einzelne Patienten zurückführbar. Erst seit dem Jahr 1999 haben einzelne Kassen damit begonnen, personenbezogene Erfassungen der rezeptierten Medikamente durchzuführen, und sie sind ab 2002 dazu verpflichtet, im vorgesehenen Risikopool solche Zuordnungen sicherzustellen. Die Rentenversicherungsträger speichern die aktiven Beitragszahlungen an Sozialversicherungsbeiträgen oder beitragsfreie Zeiten zur Bewertung der Anspruchsberechtigung von Sozialversicherungsleistungen. Eine Zusammenführung der verschiedenen Datenbereiche ist nur durch eine aufwendige Kooperation aller Beteiligten möglich.

Arbeitsunfähigkeit

Nach den Untersuchungen von Zielke (1993) entstanden in den letzten zwei Jahren vor einer fachpsychotherapeutischen Behandlung wegen psychosomatischer Erkrankungen bei den erwerbstätigen Patienten 5,19 Arbeitsunfähigkeits-(AU-)Fälle und 140,33 AU-Tage je Patient. Die Erkrankungen, die zur Arbeitsunfähigkeit führen, beziehen sich auf das gesamte Spektrum der Krankheitsgruppen: psychiatrische Erkrankungen 33,6 %, Herz-Kreislauf-Erkrankungen 15,9 %, Krankheiten des Skeletts, der Muskeln und des Bindegewebes 14,1 % sowie Krankheiten der Verdauungsorgane 10,8 % und der Atmungsorgane mit 7,5 % aller Arbeitsunfähigkeitstage.

Bei der Betrachtung der Arbeitsunfähigkeitsdauer je Fall liegen zwar die psychiatrischen Krankheiten mit durchschnittlich 51,1 Tagen an der Spitze aller Krankheitsgruppen; Herz-Kreislauf-Erkrankungen (43,0 Tage) und Krankheiten der Harn- und Geschlechtsorgane haben jedoch ebenfalls überproportional lange Krankheitsdauern. Erst an vierter Stelle folgen Neubildungen mit im Mittel 29,0 AU-Tagen und an fünfter Stelle Krankheiten des Bewegungsapparates mit 28,3 AU-Tagen je Fall.

Sowohl bei psychiatrischen Erkrankungen als auch bei einer Reihe organischer Erkrankungen haben Patienten mit psychosomatischen Erkrankungen im Vorfeld einer stationären psychosomatischen Behandlung lange bis sehr lange Arbeitsunfähigkeitszeiten, die weit über der AU-Dauer der Gesamtversichertengruppe von Krankenkassen liegen. Dies gilt bei gleichzeitig erhöhten Fallprävalenzen auch bei organischen Krankheitsbildern.

Die Kosten der Arbeitsunfähigkeit betragen einschließlich der Lohnfortzahlung, der Krankengeldzahlung und des Produktivitätsausfalls in einem Vorbehandlungszeitraum von zwei Jahren 22 796,– EUR je erwerbstätigen Patienten.

Aktuelle Analysen von Zielke und Koautoren (2001) weisen darauf hin, dass sich das Krankheitsgeschehen vor dem Beginn stationärer fachpsychotherapeutischer Behandlungen mittlerweile wesentlich ausgeprägter darstellt. Wie Zielke und Koautoren (2001) berichten, werden mit 3,0 AU-Fällen innerhalb von zwei Jahren zwar weniger Krankheitsereignisse berichtet; die Dauer je Krankheitsfall beträgt jedoch im Falle einer psychiatrischen Arbeitsunfähigkeitsdiagnose durchschnittlich 111,2 Tage (im Vergleich zu 51,0 Tagen im Jahr 1993). Auch bei anderen Erkrankungen resultieren aus diesen Ergebnissen längere Krankheitszeiten als vor zehn Jahren (Herz-Kreislauf-Erkrankungen: 65,3 Tage je AU-Fall im Vergleich zu 43,0 AU-Tagen je Fall 1993; Neubildungen: 90,4 zu 29,0 AU-Tagen je Fall; Krankheiten des Stütz- und Bewegungsapparates: 34,6 zu 28,3 AU-Tagen je Fall im Jahr 1993). Das bedeutet, dass die Patienten zwar seltener krankgeschrieben werden, im Krankheitsfall jedoch mehr als doppelt so lange krank sind!

Behandlungen im Krankenhaus

Die Krankenhausprävalenz der Patienten vor der psychosomatischen Fachbehandlung beträgt das 3,4fache der pflichtversicherten Krankenkassenmitglieder: 17,4 Krankenhaustage (KH-Tage) je Patient und 22,0 KH-Tage je Krankenhausfall. Die Einweisungs- und Behandlungsdiagnosen variieren über alle Krankheitsgruppen. Neben den psychiatrischen Erkrankungen, die 50,4% aller Krankenhaustage verursachen, sind dies Herz-Kreislauf-Erkrankungen (12,6%), Krankheiten der Verdauungsorgane (8,7%), allgemeine Symptome (6,7%), Krankheiten des Stütz- und Bewegungsapparates (6,3%) sowie Krankheiten des Urogenitalsystems mit 5,8% aller Krankenhaustage.

Wir wissen aus vielen Krankengeschichten, dass lange Krankenhausbehandlungen von den Patienten häufig als Indikatoren für die Nachhaltigkeit und Schwere ihrer Erkrankung bewertet werden – denn sonst müssten sie ja nicht so lange behandelt werden! Das Krankenhaus in der gegenwärtigen Struktur darf damit ohne Einschränkungen als wichtiger Faktor im Rahmen von iatrogenen Chronifizierungsprozessen angesehen werden.

Die Kosten für eine Behandlung im Akutkrankenhaus belaufen sich auf 2 812,– EUR je Patient.

Praxiskontakte

Auf der Grundlage von teilstrukturierten Interviews zum retrospektiven Ressourcenverbrauch beträgt die Häufigkeit, mit der die Patienten die ärztliche Praxis aufsuchen, im zweijährigen Voruntersuchungszeitraum 64,8 Praxiskontakte je Patient. Dabei ist zu beobachten, dass die Kontaktfrequenz von 22 Praxiskontakten im zweiten Jahr vor der Behandlung noch annähernd „normal" ist und sich in dem Jahr vor der stationären Fachpsychotherapie auf 42 Kontakte pro Jahr nahezu verdoppelt. Einen hohen Anteil hieran haben vor allem die jüngeren Patienten (bis 29 Jahre), die im Jahr vor der Psychotherapie im Durchschnitt 51,7 Praxiskontakte aufweisen.

Der größte Anteil dieser Besuche in der ärztlichen Praxis entfällt mit einem Anteil von 35,3% auf die Gruppe der Allgemeinärzte. An zweiter Stelle rangieren die Internisten mit 13,2%. An dritter Stelle folgen bereits die ambulanten Kontakte mit Nervenärzten mit 11,6% aller Besuche und etwa gleich häufig mit 11,3% aller Ambulanzkontakte die Untersuchungen und Behandlungen bei Psychologen und Psychotherapeuten.

Die Kosten für die ambulanten Untersuchungen und Behandlungen betragen in einem Zweijahreszeitraum insgesamt 1 790,– EUR pro Patient.

Medikamente

80% der Frauen und 75% der Männer mit psychosomatischen Störungen konsumieren Medikamente. Der Anteil der Frauen, die Medikamente in den einzelnen Medikamentengruppen einnehmen, ist in der Regel höher als bei den Männern. Dies gilt für Schmerzmittel (Männer 12,8%; Frauen 35,7%), für Psychopharmaka (Männer 48,8%; Frauen 57,1%) und auch für Herz-Kreislauf-Mittel (Männer 20,5%; Frauen 32,9%). Lediglich bei Magen-Darm-Mitteln ist der Konsumentenanteil bei den Männern mit 24,4% höher als bei den Frauen mit 17,1%.

Die eingenommenen Tagesdosen (DDD; defined daily doses) pro Jahr zeigen eine zum Teil hochgradige Exposition, wenn man die Angaben nicht auf die Durchschnittswerte bezieht, sondern auf diejenigen Patienten, die Medikamente aus der jeweiligen Gruppe auch tatsächlich eingenommen haben (Konsumenten). Hierbei ergeben sich die folgenden konsumierten Tagesdosen für ein Jahr: Schmerzmittel: 57 (Männer), 422 (Frauen); Psychopharmaka: 340 (Männer), 397 (Frauen); Herz-Kreislauf-Medikamente: 716 (Männer), 403 (Frauen); Magen-Darm-Mittel: 841 (Männer), 701 (Frauen), entzündungshemmende Medikamente: 252 (Männer), 28 (Frauen) und Sexualtherapeutika: 12 (Männer), 281 (Frauen).

Die Medikamentenkosten fallen im Verhältnis zu den anderen Kostenbereichen kaum ins Gewicht. So kostet beispielsweise die durchschnittliche „Versorgung" eines Patienten mit Diazepam etwa 0,41 EUR pro Tag. Entsprechend betragen die Medikamentenkosten pro Patient lediglich 280,19 EUR im Jahr vor der Psychotherapie.

Gesamte Krankheitskosten

Unter Einbeziehung aller Einzelposten ergeben sich für erwerbstätige Frauen mit mindestens einem AU-Fall in zwei Jahren Fallkosten von 27 109,– EUR und für Männer Fallkosten von 27 977,– EUR in den zwei Jahren des Untersuchungszeitraums. Für Erwerbstätige ohne AU-Fall und für nicht erwerbstätige Projektteilnehmer resultieren Kosten von 4 857,– EUR je Patient. Der Unterschied entsteht durch die in dieser Gruppe nicht anfallenden Kosten für die Arbeitsunfähigkeitszeiten. Sieht man einmal von dieser Differenzierung ab, entstehen je Patient Krankheitskosten in zwei Jahren von 20 594,– EUR. Betroffen von dieser Kostenentwicklung sind die Krankenkassen (Kosten für ambulante ärztliche Behandlungen, für Medikamente, für Krankenhausbehandlungen, für die Zahlung von Krankengeld), die Arbeitgeber (Lohnfortzahlungen, Produktivitätsausfall) und die Finanzbehörde (Steuerausfall).

Es ist aus meiner Einschätzung sicher nicht zulässig, bei längeren Krankheitsverläufen davon auszugehen, dass diese Fallkosten über mehrere Jahre konstant bleiben. Aus wissenschaftlicher Perspektive ist über die hier vorgestellten Ergebnisse hinaus nur recht wenig über langfristige Krankheitsverläufe und die dabei anfallenden Krankheitskosten bekannt. Ebenso ist zu beachten, dass bei sehr langen Arbeitsunfähigkeitsverläufen Veränderungen eintreten – wie die Aussteuerung –, die zumindest eine Begrenzung der AU-Kosten zur Folge haben.

Mit einiger Sicherheit kann angenommen werden, dass die Hälfte bis zwei Drittel dieser Krankheitskosten dadurch verursacht werden, dass psychische Erkrankungen nicht rechtzeitig erkannt und diagnostiziert werden und häufig zu spät fachpsychotherapeutische Behandlungen erwogen und veranlasst werden.

Wie Zielke und Anhäuser 1992 nachweisen konnten, stehen ambulante ärztliche Behandlungen und Krankenhausaufenthalte in einem direkten Wirkungszusammenhang zur Chronifizierung eines Großteils der psychischen Erkrankungen.

> Somit sind wesentliche Aspekte der traditionellen medizinischen Versorgung von Patienten mit psychosomatischen Erkrankungen kontraproduktiv: Sie verursachen chronische Krankheitsverläufe oder erhalten diese aufrecht, obwohl sie sie eigentlich zu behandeln vorgeben.

Eine aktuelle Studie zum sozialmedizinisch relevanten Krankheitsverhalten (Zielke et al. 2001) deutet darauf hin, dass der Chronifizierungsgrad bei Patienten mit psychischen Erkrankungen, die sich in stationäre psychotherapeutische Behandlung begeben, in den letzten Jahren deutlich zugenommen hat.

15.5 Krankheitsgeschehen und Krankheitsverhalten nach medizinischer Rehabilitation/ stationärer Verhaltenstherapie bei psychosomatischen Erkrankungen

Qualifizierte medizinische Rehabilitation zielt darauf ab, Einflussmöglichkeiten zu entwickeln, das Verhalten von Menschen im Umgang mit Krankheiten, Einschränkungen und Behinderungen zu verändern und sie in die Lage zu versetzen, den eigenen Gesundungsprozess aktiv mitzugestalten und sich weniger gesundheitsschädigend zu verhalten. Nur ein verändertes Krankheitsverhalten der Patienten kann als langfristig wirksame Maßnahme zur Kostendämpfung führen. Die gezielte Förderung der Selbsthilfemöglichkeiten und ein kritischer Umgang mit dem medizinischen Versorgungssystem tragen zu einer adäquaten Inanspruchnahme ärztlicher Versorgung bei, die sich auf das medizinisch Notwendige konzentriert und die Patienten rechtzeitig aus dieser Hilfsbedürftigkeit entlässt. Versorgungsstrukturen, die sich aus den inzwischen etablierten Konzepten der Verhaltenstherapie und Verhaltensmedizin ableiten lassen, bieten gute und Erfolg versprechende Möglichkeiten, solche Veränderungen bei Patienten zu initiieren und zu stabilisieren, die sie zum Experten im Umgang mit der eigenen Gesundheit werden lassen und die langfristig die Abhängigkeit von medizinischen Versorgungsstrukturen auf das notwendige Maß reduzieren. Die nachfolgenden Ergebnisse liefern wissenschaftlich begründete Hinweise dafür, dass das Handlungsmodell des **mündigen Patienten**, der sich zum Experten im Umgang mit der eigenen Krankheit und Gesundheit entwickelt, auch volkswirtschaftlich einen Sinn macht und dass sich hierin nicht lediglich ein aktueller Modetrend abzeichnet. Die vorliegende Arbeit beschäftigt sich mit den Kosten-Nutzen-Aspekten der stationären Rehabilitation und Behandlung von psychischen Erkrankungen, über die in einem umfangreichen Projektbericht 1993 und 1995 von Zielke berichtet wurde. Die Ergebnisse dieser Interventionsstudie werden komplettiert durch Einschätzungen aus einem im Jahr 1999 von Schwartz und Mitarbeitern verfassten Gutachten über Reduktionspotenziale im Gesundheitswesen.

Prä-post-Studien sind wegen fehlender Kontrollgruppen von eingeschränkter Aussagekraft, weil der Vergleich mit Nicht-Interventionsgruppen fehlt. Insbesondere aus ethischen Erwägungen heraus und unter Berücksichtigung sozialmedizinischer und sozialrechtlicher Problemstellungen sind experimentelle Forschungsdesigns auch im Hinblick auf die gesetzlichen Rahmenbedingungen nicht vertretbar. Bei der Bewertung von kontrollierten Beobachtungsstudien unter Verwendung „harter" Krankheitsdaten (Arbeitsunfähigkeit) wird von methodischer und theoretischer Seite der Begriff des „epidemiologischen AU-Trends" eingeführt. Zuletzt hat Stallmann (1996) dem Aspekt der Verwendung von AU-Daten als Effektkriterium ausführlich kritisch gewürdigt. Sie folgert, dass es sich hierbei letztlich nur um das seit längerem unter Forschern bekannte Regressionsphänomen handelt. Kritik an der empirischen Datenlage der von Gerdes (1993) durchgeführten Auswertungen zu AU-Trends wird von Zielke (1993) erhoben. Bei der Langzeituntersuchung von Krankheitsverläufen tritt eine Reihe von unkontrollierten Selektionseffekten auf, da gerade schwere Krankheitsfälle aus dem Erwerbsleben ausscheiden und in den Folgejahren empirisch nicht mehr mit den AU-Ereignissen in Erscheinung treten. Unter Beachtung dieser forschungsmethodischen Einwände ist die Verwendung harter und monetär messbarer Krankheitsdaten vertretbar und unverzichtbar.

In einer Multicenter-Studie von 3 psychosomatischen Fachkliniken und 360 Betriebskrankenkassen aus den Landesverbänden Nordrhein-Westfalen, Rheinland-Pfalz/Saarland und Baden-Württemberg wurde die Wirksamkeit stationärer Verhaltenstherapie unter anderem anhand von objektiven Krankheitsdaten erhoben. Im Rahmen dieser Studie wurde das Krankheitsverhalten der Patienten in einem Zeitraum von zwei Jahren vor der stationären medizinischen Rehabilitation und in einem Katamnesezeitraum von zwei Jahren im Hinblick auf unterschiedliche Krankheitsparameter untersucht. Die Ausschöpfungsquote der Nachuntersuchungsstichprobe betrug 81,08 %.

Klinisch-psychologische Problemstellungen

Wie Zielke (1995) berichtet, ergeben sich in nahezu allen Untersuchungsbereichen zur Erfassung der psychischen Gesundheit stabile Veränderungen in einem Katamnesezeitraum von zwei Jahren nach Abschluss der stationären Behandlung. Die im Verlauf der stationären Behandlung erreichten Effekte waren nach zwei Jahren noch nachweisbar. Dies betrifft neben Indikatoren für die Lebensqualität (z. B. Lebenszufriedenheit, Selbstwerterleben) auch die körperliche und psychische Belastbarkeit, die Bereitschaft, sich Anforderungssituationen zu stellen und diese auch durchzuhalten, die sozialen Beziehungen und die sozialen Ängste und nicht zuletzt die körperlichen und psychovegetativen Beschwerden und das Ausmaß an Depressivität.

Von besonderem Interesse ist dabei, dass sich spezifische Aspekte der Krankheitsverarbeitung im poststationären Untersuchungszeitraum kontinuierlich verändern und dies teilweise über das Ausmaß der stationären Veränderungen hinaus. Diesen langfristigen Veränderungen der Krankheitsverarbeitung kommt für den weiteren Stabi-

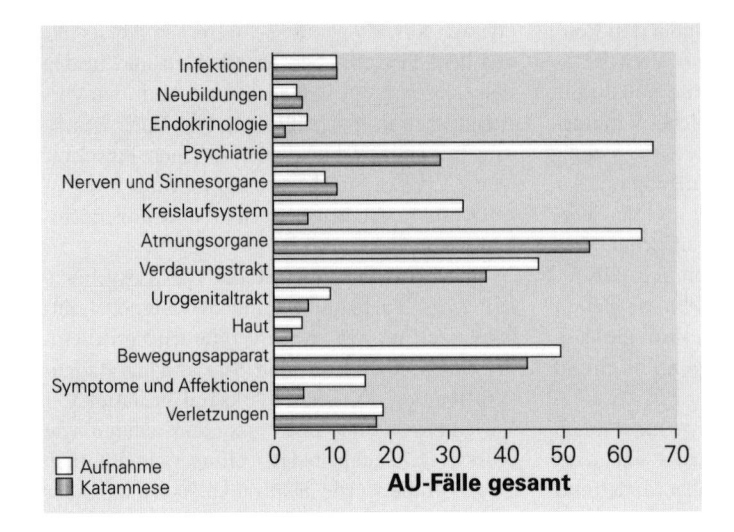

Abb. 15-4 Arbeitsunfähigkeitsfälle im Vergleich zwischen Anamnese und Katamnese.

lisierungsprozess nach Entlassung aus der stationären Behandlung eine große Bedeutung zu. Eine ausführliche Darstellung der spezifischen Ergebnisse findet man bei Zielke (1993). In dem hier diskutierten Zusammenhang sind besonders solche Effektkriterien von Bedeutung, die bei der Rückkehr ins Erwerbsleben nach längeren krankheitsbedingten Ausfallzeiten eine Rolle spielen.

Arbeitsunfähigkeit

In den Abbildungen 15-4, 15-5 und 15-6 werden die Veränderungen im Arbeitsunfähigkeitsgeschehen zusammengestellt, die sich im Zeitraum von zwei Jahren vor der Aufnahme und im poststationären Verlauf von zwei Jahren ergeben haben.

AU-Fälle

Signifikant weniger AU-Fälle ergeben sich danach bei psychiatrischen Krankheiten, bei Krankheiten des Herz-Kreislauf-Systems sowie bei Symptomen und schlecht bezeichneten Affektionen. Der größte prozentuale Rückgang findet bei Krankheiten des Herz-Kreislauf-Systems statt (−81,8%), gefolgt von Krankheitszuständen mit unspezifischen Symptomen und schlecht bezeichneten Affektionen (−68,8%) und von psychiatrischen Erkrankungen (−56,1%), die im Anamnesezeitraum die größten Fallhäufigkeiten aufwiesen (vgl. Abb. 15-4).

Der ausgeprägte Rückgang der AU-Fälle aufgrund von Herz-Kreislauf-Erkrankungen ist insgesamt überraschend und zugleich erfreulich. Offensichtlich beschreiben die häufigen AU-Diagnosen in diesem Bereich im Voruntersuchungszeitraum überwiegend nur vermeintliche Krankheiten des Kreislaufsystems, die während der verhaltenstherapeutischen Behandlung als funktionelle Störungen erkannt werden und katamnestisch nicht mehr in Erscheinung treten. Die AU-Fälle infolge psychiatrischer Erkrankungen sind erwartungsgemäß erheblich rückläufig; dieser Effekt steht wie bei den anderen signifikanten Fallabnahmen in einem direkten Wirkungszusammenhang mit der stationären Psychotherapie.

AU-Tage

Die Veränderungen der Arbeitsunfähigkeitstage setzen sich zusammen aus den veränderten Fallhäufigkeiten und der Dauer je Krankheitsfall. In beiden Kriterien können Veränderungen stattfinden, die sich entsprechend multiplizieren. Bei fast allen Hauptdiagnosegruppen gibt es einen zum Teil hochsignifikanten und ausgeprägten Rückgang der entstandenen Krankheitstage im Katamnesezeitraum (s. Abb. 15-5). Die größte Absolutdifferenz von 2 183 weniger AU-Tagen ergibt sich bei den psychiatrischen Erkrankungen; dies entspricht einem Rückgang von 67,5%. Die größte

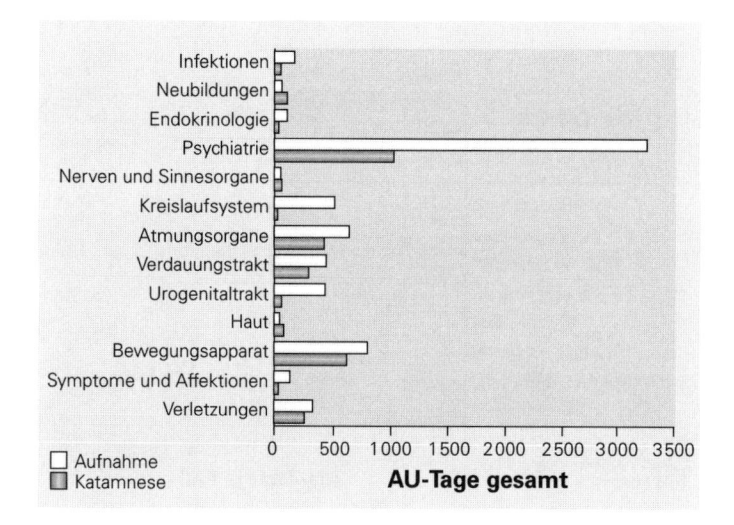

Abb. 15-5 Arbeitsunfähigkeitstage im Vergleich zwischen Anamnese und Katamnese.

relative Veränderung findet bei den Krankheiten des Kreislaufsystems statt. Die Anzahl der entstandenen Krankheitstage zulasten der Krankenkassen geht immerhin um 95,2 % zurück! Auch bei Krankheiten, deren Fallhäufigkeiten statistisch betrachtet nicht rückläufig sind (Atmungsorgane, Verdauungsorgane, Skelett, Muskeln und Bindegewebe) ist ein ausgeprägter Rückgang der durch die jeweiligen Erkrankungen verursachten Arbeitsunfähigkeitstage zu verzeichnen. Der Umfang an reduzierten Krankheitstagen beträgt hierbei zwischen 20 % und 30 %. Dass dieser Effekt auch bei Krankheiten auftritt, die primär kein psychosomatisches Krankheitsgeschehen darstellen, wird besonders deutlich, wenn man sich die Diagnosegruppe Verletzungen und Vergiftungen anschaut. Die AU-Fälle sind mit 19 beziehungsweise 18 Fällen nahezu identisch. Gleichzeitig verringert sich der Umfang der durch Verletzungen und Vergiftungen verursachten Arbeitsunfähigkeitstage um 19,1 % im Beobachtungszeitraum. Die Gesamtzahl der entstandenen Arbeitsunfähigkeitstage geht unter Zugrundelegung der Katamnesestichprobe von 95 Patienten von 7 196 Tagen auf 3 296 AU-Tage zurück. Dies entspricht einer Reduktion um 54,2 % (vgl. Abb. 15-5).

AU-Dauer je Fall

Als drittes Kriterium, das Hinweise auf ein verändertes Krankheitsverhalten liefern kann, wurde die Krankheitsdauer je AU-Fall untersucht.

Hierbei kommen folgende Einflussgrößen in Betracht:
1. Infolge der psychischen Stabilisierung hat sich eine generelle Verbesserung des Krankheitsgefühls ergeben, die Krankheitsdauer orientiert sich weit gehend an dem medizinisch Notwendigen und im besten Falle fördert eine Krankheitsverarbeitung, die auf eine aktive Bewältigung ausgerichtet ist, den Genesungsverlauf.
2. Die diagnostische Unsicherheit des behandelnden Arztes ist aufgrund der im Verlauf der stationären psychosomatischen Behandlung erfolgten diagnostischen Präzisierung und Spezifizierung wesentlich reduziert und der Praktiker kann sich mit einer größeren Berechtigung und Sicherheit auch stärker auf das medizinisch Notwendige konzentrieren.

Wie man aus Abbildung 15-6 ersehen kann, ergibt sich über alle Diagnosenbereiche hinweg eine Verkürzung der Dauer je Fall von 20,1 Tage auf 14,0 Tage im Nachuntersuchungszeitraum. Im Krankheitsfall verkürzt sich die Krankheitsdauer um 6,1 Tage, was einer Verringerung von 30 % entspricht. Besonders ausgeprägte Wirkungen im poststationären Verlauf ergeben sich bei den Herz-Kreislauf-Erkrankungen und bei Krankheiten der Harn- und Geschlechtsorgane. Die Krankheitsdauer bei Krankheiten des Kreislaufsystems geht von 16,3 Tagen in der Anamnese auf 4,3 Tage in der Katamnese zurück und verkürzt sich damit um 73,61 %. Weniger ausgeprägt, aber doch noch

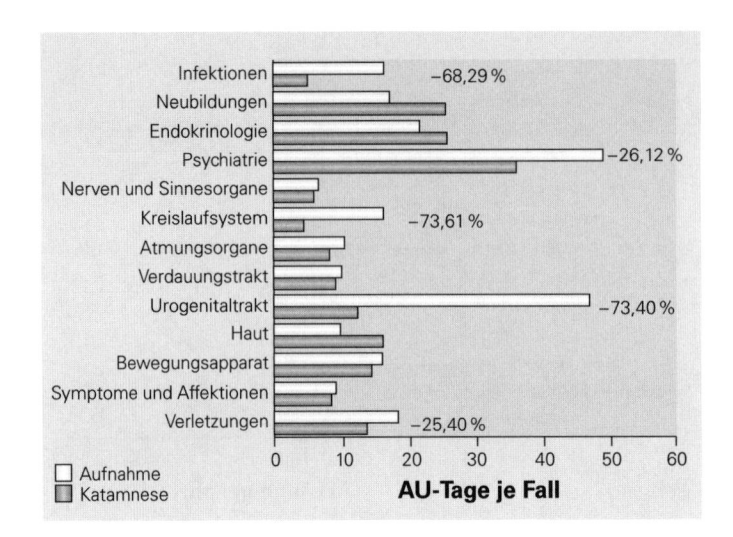

Abb. 15-6 Veränderungen der durchschnittlichen Dauer je Arbeitsunfähigkeitsfall – Gesamtstichprobe.

recht erheblich, zeigt sich dieser Effekt bei infektiösen und parasitären Erkrankungen (–68,29%) und bei Krankheiten, die als Folge von Verletzungen und Vergiftungen auftreten. Die Verkürzung der Krankheitsdauer beträgt hierbei immer noch 25,4%.

Insgesamt wird die Annahme bestätigt, dass sich eine Veränderung des Krankheitsverhaltens als Folge der stationären Behandlung ebenfalls darin zeigt, dass Patienten im Krankheitsfall schneller wieder arbeitsfähig werden. Dass dieser Effekt nicht bei allen Diagnosegruppen statistisch gesichert werden konnte, resultiert aus teilweise geringen Fallzahlen und einer großen Streuung innerhalb der Verteilung.

Die Häufigkeit der Arbeitsunfähigkeitsfälle geht generell zurück: Im Krankheitsfall sind die Patienten kürzer krank geschrieben und die Zahl der verursachten AU-Tage ist ausgeprägt rückläufig. Dabei ist als besonderes Ergebnis zu vermerken, dass sich diese veränderten Krankheitsprozesse nicht nur auf die psychischen Erkrankungen beschränken. Auch bei organischen Erkrankungen sind die AU-Fälle rückläufig und ist die Krankheitsdauer im Katamnesezeitraum wesentlich verkürzt.

Unter Berücksichtigung der gesamten Gruppe der erwerbstätigen Patienten ging die Häufigkeit der Arbeitsunfähigkeitsfälle um 31,8% zurück, die AU-Dauer verkürzte sich um 30,0% und der Umfang an verursachten Krankheitstagen verringerte sich um 54,2%. Dabei ergaben sich erhebliche Unterschiede zwischen einzelnen Krankheitsgruppen und zwischen den männlichen und weiblichen erwerbstätigen Patienten.

Neben den erwartungsgemäßen Verbesserungen im Krankheitsgeschehen bei psychiatrischen AU-Fällen ging besonders das AU-Geschehen bei Herz-Kreislauf-Erkrankungen um bis zu 80% zurück. Die Patienten haben in Bezug auf das Arbeitsunfähigkeitsgeschehen ihr Krankheitsverhalten wesentlich verändert. Sie werden seltener krank geschrieben und sind im Krankheitsfall kürzer erkrankt als im Voruntersuchungszeitraum. Dies ist nach meiner Einschätzung im Wesentlichen darauf zurückzuführen, dass sich das generelle Krankheitsgefühl mit der erfolgten psychischen Stabilisierung verbessert hat, sodass sich die Patienten auch bei körperlichen Erkrankungen schneller wieder erholen und die Bereitschaft und die Fähigkeit zugenommen hat, diesen Krankheitsverlauf aktiv zu beeinflussen.

Aufseiten der ambulant tätigen Ärzte, die ja letztlich die Arbeitsunfähigkeitsbescheinigungen ausstellen und die entsprechenden Arbeitsunfähigkeitsdiagnosen eintragen, kann von der Annahme ausgegangen werden, dass die Behandlung- und Entlassungsdiagnosen aus der psychosomatischen Klinik zu einer präzisierten und differenzierten Darstellung der jeweiligen Krankheitsbilder geführt haben, die wiederum die diagnostische Unsicherheit des ambulanten Arztes verringert, und dieser insgesamt seltener krank schreibt und dabei weniger auf organische AU-

15.5 Krankheitsgeschehen und Krankheitsverhalten nach Rehabilitation/stationärer Verhaltenstherapie

Diagnosen zurückgreift beziehungsweise nur noch dann, wenn diese tatsächlich zutreffend sind.

Während bei den Männern neben diagnosespezifischen Besonderheiten die psychosomatische Rehabilitation eher einen Rückgang der Arbeitsunfähigkeitsfälle bewirkt, zeigt sich bei den erwerbstätigen Frauen in einem größeren Umfang eine Verkürzung der Krankheitsdauer im Falle einer Arbeitsunfähigkeit. Bei beiden Patientenuntergruppen produzieren diese geschlechtsspezifischen Effekte einen Rückgang der verursachten Arbeitsunfähigkeitstage von 54,2 %.

Einzelfallverläufe

Der anamnestische Krankheitsverlauf des in Tabelle 15-4 dargestellten **26-jährigen Patienten P3** ist gekennzeichnet durch zahlreiche Krankzeiten (12 AU-Fälle) mit in der Regel unspezifischen AU-Diagnosen, die insgesamt mehr die diagnostische Unsicherheit der Ärzte beschreiben als ein wie auch immer geartetes Krankheitsbild. Die stationären Behandlungsdiagnosen in der psychosomatischen Klinik stellen offensichtlich das diagnostische Substrat dieser scheinbar diffusen Symptomatik dar: Der Patient leidet unter funktionellen Herz-Kreislauf-Störungen mit einer angst-

Tab. 15-4 Einzelfallverlauf Fall P3: Patient, 26 Jahre alt, erwerbstätig (Anamnese und Katamnese); Behandlungsdiagnosen (Psychosomatische Klinik).

Psychiatrische Diagnose:	1. ICD-9: 306.2 Funktionelle Störung Herz-Kreislauf		
	2. ICD-9: 305 Alkoholmissbrauch		
Somatische Diagnose:	ICD-9: 401 Essenzielle Hypertonie		
Arbeitsunfähigkeiten			
Anamnese	Diagnose (ICD-9)		AU-Tage
AU-Fall 1	463	akute Mandelentzündung	4
AU-Fall 2	487	Grippe	11
AU-Fall 3	781	Symptome, Nerven, Skelettsystem	2
AU-Fall 4	459	sonstige Affektionen Kreislauf	13
AU-Fall 5	459	sonstige Affektionen Kreislauf	37
AU-Fall 6	785	sonstige Affektionen, kardiovaskuläres System	13
AU-Fall 7	459	sonstige Affektionen Kreislaufsystem	5
AU-Fall 8	333	extrapyramidale Affektionen	2
AU-Fall 9	401	essenzielle Hypertonie	25
AU-Fall 10	333	extrapyramidale Affektionen	5
AU-Fall 11	724	n. n. b. Affektionen, Rücken	5
AU-Fall 12	717	innere Kniegelenksschädigung	5
gesamt			127
Katamnese	Diagnose (ICD-9)		AU-Tage
AU-Fall 1	535	Gastritis und Duodenitis	5
AU-Fall 2	924	Prellung untere Extremitäten	12
gesamt			17
Krankenhausbehandlungen			
Anamnese	Diagnose (ICD-9)		KH-Tage
KH-Fall 1	781	Symptome am Nerven- oder Skelettsystem	2
Katamnese			
	keine		keine

besetzten Verarbeitung von funktionellen „Entgleisungen", wie sie zum Beispiel im Rahmen von Bereitstellungsreaktionen vorkommen; es hat sich eine essenzielle Hypertonie entwickelt und es liegt ein situationsspezifischer Alkoholkonsum vor, den der Patient als Beruhigungsmittel einsetzt.

Nach einer Aufenthaltsdauer von 91 Tagen in der psychosomatischen Rehabilitation gibt es katamnestisch lediglich noch zwei AU-Fälle, von denen der zweite auf einen Unfall zurückzuführen ist. Ein relevantes Behandlungs- und Untersuchungsgeschehen im Krankenhaus kommt bis auf einen kurzen Aufenthalt von zwei Tagen nicht vor.

Der Fall P3 repräsentiert einen klassischen Krankheitsverlauf bei funktionellen Störungen. Er ist gekennzeichnet durch häufige, wenn auch jeweils kurze Arbeitsunfähigkeitszeiten mit diversen unspezifischen Verlegenheitsdiagnosen, die bis auf wenige Ausnahmen keine Erkrankung beschreiben. Der Alkoholmissbrauch ist aus unserer Sicht das Ergebnis von Bewältigungsversuchen, die teilweise hochgradige Erregung zu dämpfen. Ein verhaltensmedizinisches Regulationsmodell der funktionellen Herz-Kreislauf-Störungen kann den größten Teil der Symptome und vegetativen Fehlsteuerungen integrieren und erklären. Ein solches Modell ermöglicht dem Patienten aber auch, gezielte Gegenmaßnahmen zu erlernen, um

Tab. 15-5 Einzelfallverlauf Fall P5: Patient, 29 Jahre alt, erwerbstätig (Anamnese und Katamnese); Behandlungsdiagnosen (Psychosomatische Klinik).

Psychiatrische Diagnose:	1. ICD-9: 300.4 Neurotische Depression		
Arbeitsunfähigkeiten			
Anamnese	Diagnose (ICD-9)		AU-Tage
AU-Fall 1	919	oberflächliche Verletzung, n. n. b. Stelle	17
AU-Fall 2	558	sonstige Gastroenteritis und Kolitis	5
AU-Fall 3	410	akuter Myokardinfarkt, V. a.	8
AU-Fall 4	919	oberflächliche Verletzung, n. n. b. Stelle	10
AU-Fall 5	410	akuter Myokardinfarkt, V. a.	1
AU-Fall 6	311	depressives Zustandsbild	46
AU-Fall 7	311	depressives Zustandsbild	23
gesamt			120
Katamnese	Diagnose (ICD-9)		AU-Tage
AU-Fall 1	487	Grippe	6
AU-Fall 2	558	sonstige Gastroenteritis und Kolitis	1
AU-Fall 3	490	Bronchitis	5
gesamt			12
Krankenhausbehandlungen			
Anamnese	Diagnose (ICD-9)		KH-Tage
KH-Fall 1	311	depressives Zustandsbild	25
KH-Fall 2	311	depressives Zustandsbild	5
gesamt			30
Katamnese			
	keine		keine

die anfallsartig auftretenden Dysregulationen wieder zu kontrollieren und langfristig eine Senkung des allgemeinen Erregungspegels zu erreichen.

Der anamnestische Krankheitsverlauf des **Patienten im Fall P5** in Tabelle 15-5 zeigt unter anderem zwei AU-Diagnosen mit einem Verdacht auf einen Myokardinfarkt im ersten Jahr des prästationären Untersuchungszeitraums und im zweiten Jahr längere AU-Zeiten wegen depressiver Reaktionen bei insgesamt 120 AU-Tagen. In der Katamnese gibt es lediglich noch drei AU-Fälle mit zusammen 12 AU-Tagen. Die diagnostischen Prozesse mit einer Orientierung und Eingrenzung auf eine depressive Symptomatik sind im Rahmen von zwei Aufenthalten im Krankenhaus von insgesamt 30 Tagen erfolgt. Eine stationäre Behandlung in der Katamnese fand nicht statt.

Bei der stationären Behandlung von 74 Tagen stand die neurotisch-depressive Symptomatik deutlich im Vordergrund. Die vom Patienten beklagten Herzbeschwerden waren im Zusammenhang mit der depressiven Symptomatik zu betrachten. Nach der Bearbeitung dieser Problemkonstellation gab es im katamnestischen Verlauf lediglich noch „normale" Krankheiten und Krankheitszeiten.

Die hier unter dem Gesichtspunkt **positiver Krankheitsverläufe** ausgewählten *Einzelfälle* zeigen eine Reihe von Besonderheiten. Es gibt innerhalb dieser Gruppe sowohl kurze als auch lange Behandlungsdauern, das anamnestische Arbeitsunfähigkeitsgeschehen bezieht sich sowohl auf psychische als auch auf organische Krankheitsbilder und auch die Behandlungsdiagnosen in der psychosomatischen Klinik umfassen alle häufigen Erkrankungen.

Es lassen sich drei Verlaufscharakteristika über den fast fünfjährigen Krankheitsverlauf herausarbeiten, bei denen es offensichtlich in besonderem Maße zu gelingen scheint, im Verlauf einer stationären verhaltensmedizinischen Behandlung entscheidende Weichenstellungen für ein verändertes Krankheitsverhalten zu erreichen:

- **Ausgeprägte Neurosen mit komplettem Rückzugsverhalten und weit gehender Isolierung.** Durch weitestgehende soziale Ängste und schwere Erschöpfungszustände im Rahmen einer depressiv-neurotischen Entwicklung entstehen durch wenige AU-Fälle lange Arbeitsunfähigkeitszeiten, weil die Patienten wegen der Ängste oder der depressiven Symptomatik nicht mehr in der Lage sind, ihren beruflichen Verpflichtungen nachzukommen, und mit offener Prognose lange ununterbrochen krank geschrieben werden. Nach der stationären Verhaltenstherapie treten kaum noch AU-Fälle wegen psychischer Erkrankungen auf und auch die AU-Fälle infolge organischer Krankheiten weisen kürzere AU-Zeiten auf.

- **Unklare, scheinbar organische Krankheitsbilder mit organischen Verlegenheitsdiagnosen.** Infolge anhaltender oder anfallsartig auftretender Beschwerden – besonders im Herz-Kreislauf-Bereich – kommt es immer wieder zu AU-Fällen und Krankenhausaufenthalten mit unspezifischen Diagnosen (sonstige Affektionen im betreffenden Organbereich) aus dem Organbereich der vermuteten Symptomatik, die eher eine Beschreibung der diagnostischen Unklarheit und Hilflosigkeit darstellen, als dass sie das Krankheitsbild zutreffend einordnen würden. Aus Sicht der psychosomatischen Behandler im stationären Bereich handelt es sich dabei überwiegend um funktionelle Erkrankungen mit angstbesetzter Verarbeitung der vegetativen Fehlsteuerungen. Das Erlernen eines angemessenen Krankheitsmodells, das Wiedererwerben von Vertrauen in die Funktionstüchtigkeit des eigenen Körpers und die Bewältigung persönlicher oder beruflicher Belastungen verändert das Krankheitsverhalten der Patienten nachhaltig. Sie befürchten bei der Wahrnehmung geringfügiger vegetativer Beschwerden nicht mehr den Beginn eines akut lebensbedrohlichen Krankheitsprozesses und müssen sich nicht jedes Mal wieder krankschreiben oder als Notfall ins Krankenhaus einweisen lassen.

- **Schwere organische Krankheitsbilder mit nur zögernder oder ausbleibender Besserung des Krankheitsgefühls und depressiven Reaktionen auf diesen stagnierenden Prozess.** Nach einem Krankheitsgeschehen mit schwer wiegenden organischen Einschränkungen und Beeinträchtigungen (Infektionen, Unfälle, Operationen) und langen Arbeitsunfähigkeitszeiten bleibt das Krankheitsempfinden mit weit gehend eingeschränkter Belastbarkeit und rascher Ermüdung auch nach Abklingen des organischen Krankheitsgeschehens unverändert bestehen und es entwickelt sich dazu noch eine depressive Reaktion auf diese ungehindert fortbestehende Einschränkung im körperlichen Bereich und zunehmend auch im sozialen Bereich, die das AU-Geschehen noch weiterhin verlängert.

Im Verlauf der medizinischen Rehabilitation entwickeln die Patienten durch vielfältige Anregungs- und Trainingsmöglichkeiten wieder „neuen Schwung", verbessern ihr Durchhaltevermögen und sind nicht zuletzt durch Vergleiche mit anderen Patienten, denen es „noch viel schlechter geht" oder die trotz ähnlicher Krankheitsverläufe „wieder auf die Beine" gekommen sind, eher in der Lage, den anamnestisch stattgefundenen Krankheitsprozess zu relativieren und sich damit zu beschäftigen, „das Beste daraus zu machen", anstatt den verlorenen Möglichkeiten nachzutrauern.

Die poststationären AU- und KH-Fälle sind demzufolge erheblich verkürzt und in der Summe weitestgehend rückläufig.

15.6 Veränderung der Krankheitskosten

Veränderung der Krankheitskosten je Fall

Aus den zuvor dargestellten Kostenbereichen wurden zunächst die Fallkosten je Kostenbereich ermittelt und daraus sukzessiv zusammengestellt, welche Krankheitskosten je Fall entstehen und in welchem Ausmaß sich diese Kosten in beiden Untersuchungszeiträumen verändern.

Die Kosten für die Arbeitsunfähigkeit je erwerbstätigen Patienten gehen um 10 926,– EUR zurück (65,6%). Da in dieser Berechnung auch erwerbstätige Patienten ohne AU-Fälle enthalten sind, erhöht sich diese Einsparung auf 15 274,– EUR je erwerbstätigen Patienten mit mindestens einem AU-Fall (62,8%). Die eingesparten Praxiskosten betragen dagegen lediglich 464,76 EUR je Patient.

Bei den Krankenhausaufenthalten ergeben sich Einsparungen von 2 159,70 EUR (70,3%) unter Berücksichtigung aller Projektteilnehmer beziehungsweise von 2 848,92 EUR (41,9%) bei Patienten mit mindestens einem Krankenhausaufenthalt.

Die Veränderungen der Kosten für Medikamente betragen –38,35 EUR je Patient beziehungsweise –34,26 EUR je Patient, der in einem der Zeiträume Medikamente eingenommen hat („User").

Die Veränderung der Krankheitskosten für die medikamentöse Behandlung sollte auch aus psychotherapeutischem Blickwinkel nicht primär unter Kosten-Nutzen-Aspekten geführt werden. Im Verhältnis zu den beschriebenen Krankheitskosten für die Arbeitsunfähigkeit und die Krankenhausaufenthalte und zu dem darin enthaltenen Einsparungspotenzial ist das Kosten-Nutzen-Verhältnis der medikamentösen Behandlung zu vernachlässigen. Nichts ist so günstig wie eine psychopharmakologische Behandlung einer somatoformen Störung! Dennoch müsste man die Forderung ableiten, psychotherapeutische Behandlungsmethoden zu indizieren – selbst wenn daraus zunächst einmal Mehrkosten entstehen –, weil die Grunderkrankung, zum Beispiel bei einer somatoformen Störung, medikamentös nicht zu behandeln ist.

Bei der Zusammenfassung der Fallkosten in den einzelnen Kostenbereichen ergeben sich Reduktionen von Krankheitskosten für Erwerbstätige mit mindestens einem AU-Fall von 17 937,– EUR (–61,0%) und für Erwerbstätige ohne AU-Fall und für nicht Erwerbstätige von 2 663,– EUR (–52,5%). Der Unterschied resultiert daraus, dass die Kosten für die Arbeitsunfähigkeitszeiten entfallen, da keine AU-Fälle eingetreten sind oder bei nicht Erwerbstätigen keine Arbeitsunfähigkeitsfälle vorkommen können.

Fasst man beide Untergruppen zusammen, reduzieren sich die Krankheitskosten je Patient um 12 880,– EUR (–59,3%).

Reduktion von Krankheitskosten für Krankenkassen und Betriebe im Bereich der psychosomatischen Rehabilitation

Zur Untersuchung der Veränderungen bei den Krankheitskosten wurde auf der Basis der inhaltlichen Veränderungen der kostenrelevanten Parameter ermittelt, in welchen Bereichen sich welche Veränderungen bei den Krankheitskosten ergeben, wie sich diese Kostenveränderungen bei den jeweiligen Trägern der Krankheitskosten auswirken und welche Kosten-Nutzen-Relationen sich daraus ableiten.

Veränderungen der Kosten für die Krankenkassen

Aus allen relevanten Kostenbereichen wurde zunächst die Veränderung der Kosten für die medizinische Versorgung ermittelt. Hierzu wurden die Praxiskosten, die Medikamentenkosten und die Behandlungskosten im Krankenhaus subsumiert. Da die einzelnen Posten ein unterschiedlich großes Volumen umfassen, wirken sich die Kostenreduktionen auch unterschiedlich stark auf das Gesamtergebnis aus. Unter Berücksichtigung aller Einzelbereiche ergeben sich in dem Katamnesezeitraum Einsparungen von 52,6 %. Der überwiegende Teil dieser Einsparungen entsteht durch den Rückgang der Krankenhausbehandlungen.

Ein weiterer Kostenblock für die Krankenkassen sind die Krankengeldzahlungen (s. Tab. 15-6). Während in dem Untersuchungszeitraum von zwei Jahren vor der medizinischen Rehabilitation noch 2 136,- EUR pro Patient für Krankengeldzahlungen ausgegeben werden mussten, verringert sich dieser Kostenbereich auf 448,40 EUR in dem zweijährigen Nachuntersuchungszeitraum. Dies entspricht einer Reduktion von 79,0 %.

Die Krankenkassen sparen durch gezielte medizinische Rehabilitationsmaßnahmen in diesem Indikationsbereich bei dem Vergleich der beiden Untersuchungszeiträume 4 095,- EUR je Patient – und das, obwohl sie selbst im Falle erwerbstätiger Patienten nicht der Kostenträger der Maßnahmen sind.

Veränderungen der Kosten für die Arbeitgeber und Betriebe

Als Kostenfaktoren, die für den Arbeitgeber und die Betriebe von Bedeutung sind, gelten die Lohnfortzahlung bis zum 42. Krankheitstag, der Produktivitätsausfall (ebenfalls bis zum 42. Tag) sowie der Ausfall an Produktivität, der vom 43. Krankheitstag bis zum Ende der Arbeitsunfähigkeit verursacht wird. Aus Tabelle 15-7 ist ersichtlich, dass sich unter Einbeziehung aller Bereiche Veränderungen der für den Arbeitgeber relevanten Krankheitskosten von −62,4 % ergeben. In monetären Einheiten bedeutet dies, dass sich die betrieblichen Krankheitskosten von 13 393,- EUR aus dem Zeitraum von zwei Jahren vor der medizinischen Rehabilitation um 8 359,- EUR auf 5 043,- EUR nach der Behandlung verringern. Dieser betriebliche Nutzen einer qualifizierten medizinischen Rehabilitation wird in der gesundheitspolitischen Diskussion nach meiner Einschätzung weit gehend außer Acht gelassen. Ohne die Kosten für die stationäre medizinische Rehabilitation direkt zu finanzieren, profitieren die Betriebe in einem erheblichen Ausmaß von diesen Maßnahmen. Wie aktuelle Pressemeldungen zei-

Tab. 15-6 Veränderungen der Kosten (je Fall) für die Krankenkassen nach stationärer medizinischer Rehabilitation in der Psychosomatik.

	Kosten zwei Jahre vor der Aufnahme	nach der Entlassung	Einsparungen nach der Rehabilitation	
			Euro	Prozent
medizinische Versorgung	4 569,42 EUR	2 162,25 EUR	−2 407,−	−52,6
Krankengeldzahlungen	2 136,69 EUR	448,40 EUR	−1 688,−	−79,0
gesamt je Versicherten	6 706,11 EUR	2 610,65 EUR	−4 095,−	−61,0

Tab. 15-7 Veränderungen der Kosten (je Fall) für den Arbeitgeber nach stationärer medizinischer Rehabilitation in der Psychosomatik.

	Krankheitskosten im Zeitraum von		Einsparungen nach der Rehabilitation	
	zwei Jahren vor Aufnahme	zwei Jahre nach Entlassung	Euro	Prozent
Lohnfortzahlung (bis 42. Tag)	2 247,13 EUR	1 271,07 EUR	–975,–	–43,4
Produktivitätsausfall (bis 42. Tag)	3 717,60 EUR	2 203,16 EUR	–1 514,–	–40,7
Produktivitätsausfall (ab 43. Tag bis zum Ende der AU)	7 428,05 EUR	1 558,93 EUR	–5 869,–	–79,0
gesamt	13 392,78 EUR	5 033,16 EUR	–8 358,–	–62,4

gen, beginnen vor allem die betrieblichen Krankenkassen diesen Sachverhalt zu erkennen.

Diese Verteilung macht deutlich, dass die verschiedenen Sozialpartner in einem volkswirtschaftlichen Geflecht gleichermaßen an den Einsparungen teilhaben. Nicht nur die Krankenkassen, sondern auch die Arbeitgeber werden in einem nicht unerheblichen Maße von den Krankheitsfolgekosten entlastet.

Kosten-Nutzen-Verhältnisse bei verhaltenstherapeutischen Behandlungen

Die Verringerung der Krankheitskosten von 12 880,– EUR je Patient beziehungsweise von 17 937,– EUR je Patient, der erwerbstätig ist und mindestens einen AU-Fall in den Berechnungszeiträumen aufzuweisen hat, muss in Relation gesetzt werden zu den Kosten der verhaltensmedizinischen Behandlung. Die Behandlungsaufwendungen für die gesamte Verhaltenstherapie betragen 5 169,– EUR pro Patient.

Unter Einbeziehung aller Patienten der untersuchten Patientengruppe aus erwerbstätigen und nicht erwerbstätigen Patienten ergibt sich ein Kosten-Nutzen-Verhältnis von 1 : 2,49. Das bedeutet, dass bei einer Investition von 1,– EUR in die stationäre psychosomatische Behandlung eine Reduktion der Krankheitskosten von 2,49 EUR erzeugt wird. Bezieht man diese Kosten-Nutzen-Relationen allerdings nur auf die erwerbstätigen Patienten mit mindestens einem AU-Fall, erhöht sich dieses Kosten-Nutzen-Verhältnis auf 1 : 3,46.

Hochrechnung der Reduktion von Krankheitskosten

Abschließend zu diesen Erörterungen wurden Hochrechnungen für die Jahresbehandlungen einer psychosomatischen Klinik mit 200 Behandlungsplätzen und für die pro Jahr in Deutschland durchgeführten stationären Behandlungen dieser Krankheitsbilder vorgenommen.

Aus der Gesamtsumme der Einsparungen ergibt sich nach Abzug der Kosten für die verhaltenstherapeutische Behandlung ein Nettogewinn von 7 710,– EUR je Patient.

In einer psychosomatischen Klinik mit 200 Behandlungsplätzen werden im Jahr etwa 1 200 Patienten behandelt. Auf dieser Berechnungsbasis ergibt sich eine nachstationäre Reduktion der Krankheitskosten von insgesamt 15,45 Millionen EUR. Darin sind enthalten: Einsparungen der Kosten für die Arbeitsunfähigkeit von 5,7 Millionen EUR, für die Praxiskontakte von 629 000,– EUR, für die Medikamente von 54 600,– EUR, für die Krankenhausbehandlungen von 2,43 Millionen EUR und für den Rückgang beim Produktivitätsausfall von 12,95 Millionen EUR. Abzüglich des Bruttoumsatzes an stationären Behandlungskosten von 6,62 Millionen EUR im Jahr errechnet sich daraus ein volkswirtschaftlicher Nettogewinn von jährlich 9,24 Millionen EUR je Klinik dieser Größenordnung.

Veränderungen der Krankheitskosten nach der stationären medizinischen Rehabilitation im Bereich der Psychosomatik auf der Basis des Rehabilitationsjahrgangs 1995

Auf Grundlage der von Zielke (1995) berichteten Krankheitskostenreduktion nach der stationären Behandlung wurden die Effektergebnisse in Tabelle 15-8 auf alle im Rehabilitationsjahrgang 1995 durchgeführten Rehabilitationsmaßnahmen im Bereich der Psychosomatik übertragen (100 244 Rehabilitationsmaßnahmen aufgrund psychosomatischer Erkrankungen) (Statistisches Bundesamt 1996).

Bei Krankheitskosten von 21 702,– EUR im zweijährigen Voruntersuchungszeitraum resultieren daraus Aufwendungen in Höhe von 2,175 Milliarden EUR; die Krankheitskosten nach der medizinischen Rehabilitation betragen hingegen lediglich 881 Millionen EUR innerhalb von zwei Jahren.

Die verhinderten Krankheitsfolgekosten durch die medizinische Rehabilitation betragen pro Patient 12 880,– EUR. Auf der Basis aller Rehabilitationsfälle in der Psychosomatik errechnet sich danach eine Verringerung der Krankheitslast von 1,291 Milliarden EUR.

Die Behandlungskosten für die stationäre medizinische Rehabilitation psychosomatischer Erkrankungen betrugen 1995 4 090,– EUR je Fall. Diese im Vergleich zu den Berechnungen von Zielke (1993) niedrigeren Fallkosten resultieren aus den zwischenzeitlich stattgefunden Verkürzungen der Behandlungsdauer. Unter Berück-

Tab. 15-8 Veränderungen der Krankheitskosten durch stationäre medizinische Rehabilitation bei psychosomatischen Erkrankungen, Kosten-Nutzen-Relation 1:3,149; Kalkulationsgrundlage der Krankheitskosten nach Zielke (1993 u. 1995).

Rehabilitationsfälle 1995:	100 244 Fälle
entspricht	5,3% aller Rehafälle
Krankheitskosten zwei Jahre vor der medizinischen Rehabilitation	
je Fall:	21 702,81 EUR
gesamte Fälle:	2 175 576 132,89 EUR (2,175 Mrd. EUR)
Krankheitskosten zwei Jahre nach der medizinischen Rehabilitation	
je Fall:	8 822,34 EUR
gesamte Fälle:	884 386 792,31 EUR (884 Mio. EUR)
Reduktion von Krankheitskosten durch medizinische Rehabilitation	
je Fall:	−12 880,47 EUR
gesamte Fälle:	−1 291 189 340,59 EUR (−1,291 Mrd. EUR)
Aufwendungen für die medizinische Rehabilitation im Bereich Psychosomatik	
je Fall:	4 090,34 EUR
gesamte Fälle:	410 031 546,71 EUR (410 Mio. EUR)

Tab. 15-9 Gesundheitsausgaben 1994 für Neurosen, funktionelle Störungen und andere depressive Zustände (aus Schwartz et al. 1999).

	Millionen Euro (EUR)	Anteil der Ausgaben für diesen Bereich
ambulante Behandlung	484	11,7%
stationäre Behandlung	767	18,5%
verhaltensmedizinische Intervention	393	9,5%
Arzneien	280	6,7%
Entgelt Arbeitgeber	573	13,8%
sonstige Einkommensleistungen	606	14,6%
BU-/EU-Renten	1 048	25,2%
gesamt	4 151	100,0%

sichtigung der erkrankungsspezifischen Aufwendungen von insgesamt 409 Millionen EUR ergibt sich eine Kosten-Nutzen-Relation von 1:3,149. Das bedeutet, dass die Investition von 1,– EUR in die stationäre medizinische Rehabilitation einen volkswirtschaftlichen Nutzen von 3,149 EUR zur Folge hat.

15.7 Reduktionspotenziale durch psychotherapeutische Interventionen

In einem 1999 veröffentlichten Gutachten haben Schwartz und seine Mitarbeiter von der Medizinischen Hochschule Hannover sich damit beschäftigt:
1. Welche Erkrankungen in welchen Versorgungsbereichen unseres Gesundheitssystems welche Kosten verursachen;
2. wurden nationale und internationale Interventionsprogramme daraufhin untersucht, in welchem Ausmaß dadurch Krankheitskosten gesenkt werden konnten und
3. in einem dritten Schritt wurde ermittelt, in welchen Größenordnungen bei Einsatz solcher Interventionsprogramme eine Kostenreduktion erzielt werden könne.

In Tabelle 15-9 sind die Gesundheitsausgaben für das Berechnungsjahr 1994 für Neurosen (ICD-9: 300), funktionelle Störungen (ICD-9: 306) und andere depressive Erkrankungen (ICD-9: 311) zusammengestellt (vgl. Abb. 15-7). Von den Ausgaben in Höhe von 4,151 Milliarden EUR entfällt der weitaus größte Einzelposten auf die krankheitsbedingten Frühberentungen (25,24%). Andere Einkommensersatzleistungen und Entgeltfortzahlungen der Arbeitgeber summieren sich auf 28,40% aller Gesundheitsausgaben in diesem Indikationsbereich. Nur knapp die Hälfte (46,36%) der indikationsspezifischen Gesundheitsausgaben werden für Behandlungsleistungen (ambulante Behandlung, stationäre Akutbehandlung, medizinische Rehabilitation, Arzneimittel) ausgegeben (Statistisches Bundesamt 1998).

Berücksichtigt man ausschließlich die Ausgaben für die stationäre medizinische Rehabilitation (verhaltensmedizinische Intervention) und legt hierbei das von Zielke (1993 u. 1995) ermittelte Investitions-Nutzen-Verhältnis zugrunde, ergibt sich ein Verhinderungsgewinn der Folgekosten in Höhe von 1,238 Milliarden EUR.

Dieser Verhinderungsgewinn entspricht nahezu einem Drittel (29,8%) aller Gesundheitsausgaben für diesen Erkrankungsbereich.

Die Einsparungen in Abbildung 15-8 beziehen sich auf eine Verringerung der Behandlungsausgaben in Höhe von 573 Millionen EUR und auf eine erhebliche Verminderung der Krankheitsfolgeleistungen in einem Umfang von 664 Millionen EUR. Den größten Einzelposten bei den Einsparungen bilden die verhinderten EU-/BU-Renten in einem Umfang von 312 Millionen EUR.

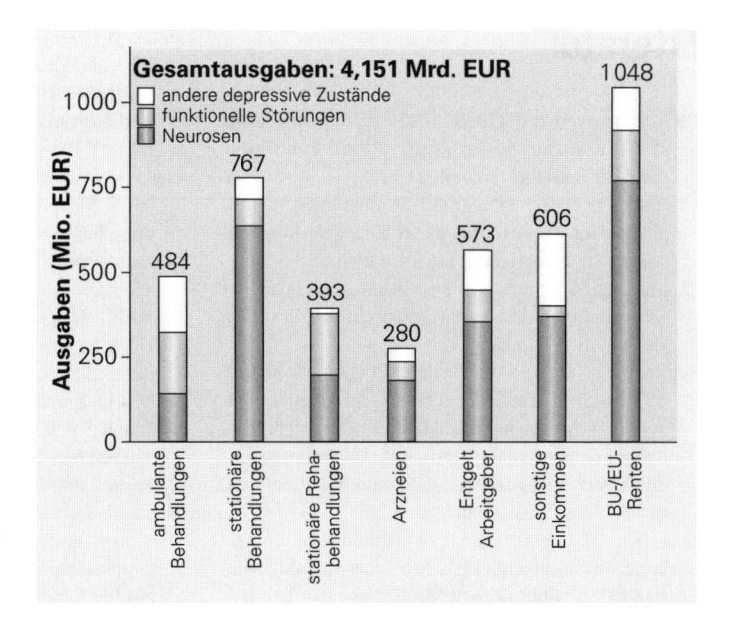

Abb. 15-7 Gesundheitsausgaben im Jahr 1994 für Neurosen, funktionelle Störungen und andere depressive Zustände (nach Schwartz et al. 1999).

Angesichts dieser Kosten-Nutzen-Verhältnisse kann es sich unser Gesundheitssystem eigentlich nicht mehr leisten, psychische und psychosomatische Krankheiten nicht adäquat zu behandeln. Verzögerungen und Fehlentwicklungen in der diesbezüglichen Krankenversorgung verursachen volkswirtschaftliche Kosten, die weit über das hinausgehen, was für frühzeitige sachbezogene Interventionen ausgegeben werden müsste.

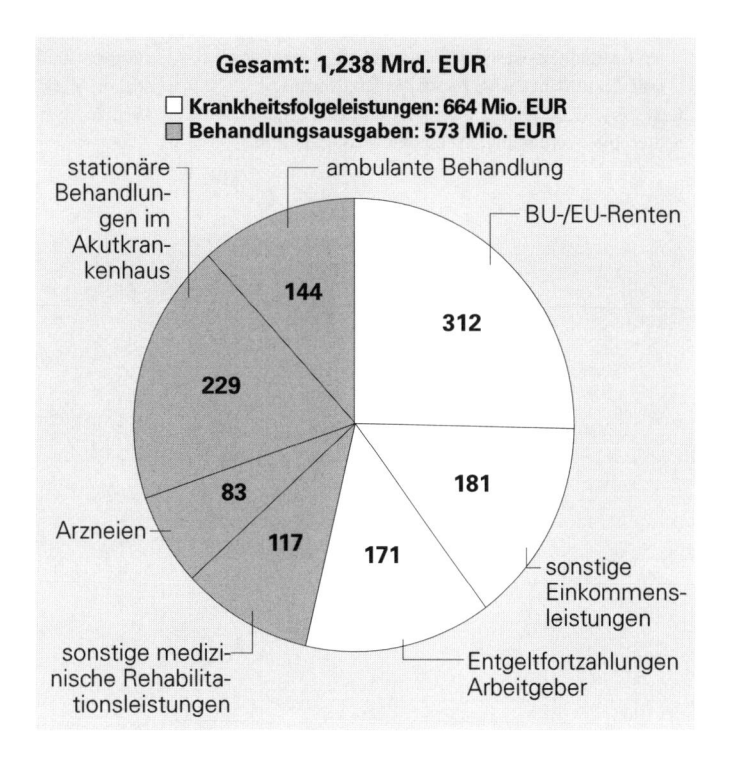

Abb. 15-8 Reduktionspotenziale (in Mio. Euro) bei psychischen und psychosomatischen Erkrankungen (nach Schwartz et al. 1999).

Literatur

BKK-Bundesverband (1980, 1982, 1986, 1990, 1996, 1997). Krankheitsartenstatistik. Essen: Bundesverband der Betriebskrankenkassen.

Gerdes N (1993). Bewirken Reha-Maßnahmen eine Abnahme der Arbeitsunfähigkeit? Eine Fall-Kontrollstudie. Projektbericht. Stuttgart: Thieme.

Hasenbring M (1996). Kosten-Nutzen-Analyse in der Schmerztherapie: Beispiel Rückenschmerz. Prax Klin Verhaltensmed Rehabil; 9, 3: 182–5.

Schwartz FW, Bitzer EM, Dörning H, Grobe TG, Krauth C, Schlaud M, Zielke M (1999). Gesundheitsausgaben für chronische Krankheit in Deutschland – Krankheitskostenlast und Reduktionspotenziale durch verhaltensbezogene Risikomodifikation. Lengerich: Pabst Science Publishers.

Stallmann M (1996). Statistisch-methodische Anmerkungen zum epidemiologischen Arbeitsunfähigkeitstrend. Gesundheitswesen; 58: 303–10.

Statistisches Bundesamt (1996). Gesundheitswesen: Grunddaten der Krankenhäuser und Vorsorge- und Rehabilitationseinrichtungen 1995. Stuttgart: Metzler-Poeschel; 12, 6.1.

Statistisches Bundesamt (1998). Gesundheitswesen: Ausgaben für die Gesundheit 1970 bis 1995. Stuttgart: Metzler-Poeschel; 12, S. 2.

SVR KAG (Sachverständigenrat für die Konzertierte Aktion im Gesundheitswesen) (1997). Sondergutachten Gesundheitswesen in Deutschland. Kostenfaktor und Zukunftsbranche. Baden-Baden: Nomos.

Zielke M (1993). Wirksamkeit stationärer Verhaltenstherapie. Weinheim: Psychologie Verlags Union.

Zielke M (1995). Veränderungen der Arbeits- und Erwerbsfähigkeit als Kriterien der Beurteilung der Wirksamkeit und Wirtschaftlichkeit stationärer Verhaltenstherapie. Prax Klin Verhaltensmed Rehabil; 8, 2: 104–30.

Zielke M, Anhäuser K (1992). Empirische Validierung eines Narzissmusfragebogens und seine Verwendung bei der Evaluation stationärer Verhaltenstherapie. Prax Klin Verhaltensmed Rehabil; 5, 2: 223–45.

Zielke M, Borgart EJ, Carls W, Herder F, Kirchner F, Kneip V, Lebenhagen J, Leidig S, Limbacher K, Lippert S, Meermann R, Reschenberg I, Schwickerath J (2001). Krankheitsverhalten und sozialmedizinische Problemstellungen bei Patienten vor dem Beginn stationärer Verhaltenstherapie. Lengerich: Pabst Science Publishers.

Zielke M, Dehmlow A (1998). Wiederherstellung und Sicherung der Arbeits- und Leistungsfähigkeit bei psychischen Erkrankungen nach stationärer medizinischer Rehabilitation. Prax Klin Verhaltensmed Rehabil; 11, 4: 77–87.

Zielke M, Dehmlow A, Hagen P, Zander G, Glahn N (1998). Gesundheitsberichterstattung: Das Kreuz mit dem Kreuz. Die Bedeutung von Krankheiten des Stütz- und Bewegungsapparates in der Gesundheitsversorgung in Deutschland. Verhaltensmedizin Heute. Hilden: Schriftenreihe der AHG-Wissenschaftsrates; 9.

Zielke M, Sturm J, Mark N (Hrsg). (1988). Die Entzauberung des Zauberbergs. Therapeutische Strategie und soziale Wirklichkeit. Dortmund: Verlag Modernes Lernen.

16 Inanspruchnahme gesundheitlicher Versorgung im Vorfeld der Abklärung einer psychischen oder psychosomatischen Erkrankung

Hans Dörning, Thomas G. Grobe

Zusammenfassung

Ein Hauptziel des hier vorgestellten Forschungsvorhabens ist es, die vielfach postulierte überproportionale Inanspruchnahme gesundheitlicher Versorgungsleistungen im Vorfeld der definitiven Abklärung von neurotischen Störungen, Depressionen und somatoformen Störungen näher zu bestimmen und ökonomisch zu bewerten.

Um die vermutete überproportionale Inanspruchnahme zu quantifizieren, werden auf der Grundlage von anonymisierten Routinedaten der Gmünder Ersatzkasse (GEK) und der Kaufmännischen Krankenkasse (KKH) für jede Diagnose Studien- und Kontrollkohorten (Personen mit bzw. ohne einschlägige Diagnose) gebildet und die im Vorfeld der Abklärung der Diagnose in den Studien- und Kontrollkohorten angefallenen Leistungen und Ausgaben ermittelt und miteinander verglichen.

Nach den bislang vorliegenden Zwischenergebnissen lässt sich zusammenfassend Folgendes feststellen: Personen mit den genannten psychischen beziehungsweise psychosomatischen Erkrankungen (Fälle) nehmen im Vorfeld der erstmaligen diagnostischen Abklärung der jeweiligen Krankheit im Vergleich zu Personen ohne eine entsprechende Diagnose (Kontrollpersonen) in deutlich stärkerem Maße gesundheitsbezogene Leistungen in allen bislang analysierten Leistungsbereichen (Arbeitsunfähigkeiten, stationäre Leistungen, Medikamentenverordnungen) in Anspruch. Die Differenzen in der Leistungsinanspruchnahme im Vorfeld der Diagnoseabklärung lassen sich bereits in einem zeitlichen Abstand von drei Jahren vor der erstmaligen Diagnosestellung nachweisen. Zudem verdeutlichen die bisher vorliegenden Auswertungen, dass beispielsweise die Inanspruchnahme von Leistungen bei der indikationsübergreifenden Fallgruppe (Personengruppe mit einer der drei Krankheiten), mit Variationen in den einzelnen Leistungsbereichen, häufig bis zu 50 % über der Inanspruchnahme der Kontrollgruppe liegt.

16.1 Hintergrund

Psychische und psychosomatische Erkrankungen wie „neurotische Störungen" (u. a. Angststörungen, Konversionsstörungen und Zwangsstörungen), „funktionelle beziehungsweise somatoforme Störungen" sowie „affektive Störungen" (Depressionen) zählen mittlerweile zu den bedeutsamsten Krankheitsbildern in den Industrienationen. Den Ergebnissen des bundesweiten Zusatzsurveys „Psychische Störungen" zufolge beträgt beispielsweise die 4-Wochen-Prävalenz somatoformer Störungen 7,5 %, die der Angststörungen 9,0 % und die der affektiven Störungen (Depressionen) 6,3 % (Wittchen et al. 1999). Frauen sind dabei von allen drei Erkrankungen durchgängig häufiger betroffen als Männer (Lamprecht 1996). Insgesamt weisen 17,2 % der erwachsenen Bevölkerung im Alter zwischen 18–65 Jahren zumindest eines der genannten Störungsbilder auf. Diese Angaben zur Prävalenz aus dem bundesweiten Survey entsprechen in etwa denen anderer bevölkerungsbezogener Studien (Leon et al. 1995; Lepine et al. 1997).

Ein gemeinsames Charakteristikum der hier angeführten psychischen und psychosomatischen Störungen ist, dass bei den Patienten gehäuft organisch nicht begründbare körperliche Beschwerden auftreten. Diese körperlichen Beschwerden ohne organische Ursache werden vielfach als ein Hauptgrund dafür angesehen, dass die zugrunde liegende psychische oder psychosomatische Erkrankung nicht, falsch oder erst spät diagnostiziert wird (AHCPR 1993; Lecrubier u. Hergueta 1998). Zudem wird davon ausgegangen, dass diese organisch nicht begründbaren körperlichen Beschwerden dazu führen, dass die Patienten im Vorfeld der Abklärung der psychischen oder psychosomatischen Erkrankung in einem hohen Ausmaß zur Diagnostik (u. U. Therapie) der Symptome gesundheitliche Versorgungsleistungen in Anspruch nehmen (Fahrenberg 1995; Fink et al. 1999; Katon 1996).

Die bislang vorliegenden Studien zur Inanspruchnahme von Gesundheitsleistungen im Vorfeld der Abklärung psychischer und psychosomatischer Erkrankungen beruhen allerdings fast ausnahmslos auf Querschnittsanalysen des Inanspruchnahmeverhaltens von Personen, bei denen eine entsprechende Störung bereits vorliegt und in der Regel nicht erstmalig diagnostiziert wird[1]. Die Identifizierung der „Fälle" erfolgt in der Regel über diagnostische Interviews (Callahan et al. 1997; Kessler et al. 1999) und/oder direkt auf der Basis von Routinedaten (Leslie u. Rosenheck 1999; Thompson et al. 1998). Die Verwendung von Routinedaten stellt dabei eine vergleichsweise wenig aufwendige Möglichkeit dar, die Versorgungspraxis unter Alltagsbedingungen abzubilden und die Leistungsinanspruchnahme einschließlich ihrer ökonomischen Bewertung umfassend zu analysieren (Hylan et al. 1999; Melfi u. Croghan 1999).

Eine Reihe von (vor allem US-amerikanischen) Querschnitts- und Beobachtungsstudien, in denen der Zusammenhang zwischen dem Vorliegen von Symptomen einer psychischen oder psychosomatischen Erkrankung und der Inanspruchnahme gesundheitlicher Leistungen in einem vorausgehenden Zeitraum untersucht wurde, belegt, dass Patienten mit *bereits* bestehenden und in der Regel nicht *erstmalig* abgeklärten psychischen und psychosomatischen Störungen in einem wesentlich höheren Umfang Leistungen in Anspruch nehmen als Personen ohne solche Erkrankungen (Kessler et al. 1999; Roy-Byrne et al. 1999; Simon et al. 1995; Smith et al. 1986; Unützer et al. 1997).

Nur vereinzelt und auch nur zu wenigen Störungsbildern liegen zurzeit Ergebnisse aus prospektiven Studien vor, die zeigen könnten, dass Personen mit einer *erstmalig* abgeklärten psychischen oder psychosomatischen Erkrankung im Vorfeld der diagnostischen Abklärung dieser Erkrankung gesundheitliche Leistungen in einem stärkerem Maße in Anspruch nehmen als Personen ohne eine psychische oder psychosomatische Erkrankung. So wurde zum Beispiel bei Patienten mit *erstmalig* abgeklärten Angststörungen im Vergleich zu Personen ohne psychische oder psychosomatische Erkrankung eine kontinuierlich höhere und im zeitlichen Verlauf progressiv zunehmende Inanspruchnahme der gesundheitlichen Versorgung bereits mehrere Jahre im Vorfeld einer definitiven diagnostischen Abklärung nachgewiesen (Simpson et al. 1994).

16.2 Ziele des Vorhabens

Ziel des vom Bundesministerium für Bildung und Forschung (BMBF) und den Spitzenverbänden der Krankenkassen im Förderschwerpunkt „Versorgungsforschung" geförderten Vorhabens ist es, die postulierte verstärkte Inanspruchnahme gesundheitlicher Versorgungsleistungen im Vorfeld der Abklärung der psychischen beziehungsweise psychosomatischen Erkrankungen „neurotische Störungen", „somatoforme Störungen"

---

[1] Daneben wurden Untersuchungen durchgeführt, in denen Personen, die zunächst durch eine deutlich höhere Inanspruchnahme charakterisiert sind, auf das Vorliegen von psychischen und psychosomatischen Erkrankungen untersucht werden.

und „Depressionen" unter Berücksichtigung der Versorgungsrealität und der Therapieergebnisse unter Alltagsbedingungen in Deutschland näher zu bestimmen und sowohl aus der Perspektive der gesetzlichen Krankenversicherung (GKV) als auch aus gesamtgesellschaftlicher Perspektive ökonomisch zu bewerten.

Darüber hinaus sollen auf der Grundlage von zu berechnenden Prognosemodellen Lösungsvorschläge für eine frühzeitigere Diagnosestellung entwickelt werden. In diesem Zusammenhang wird empirisch überprüft, ob und inwieweit sich die Zielkrankheiten durch einer Diagnosestellung zeitlich vorgelagerte soziodemografische Merkmale und gesundheitsbezogene Ereignisse und Folgeereignisse (Prädiktoren) hinreichend exakt erklären und prognostizieren lassen, um die Personen mit einer potenziellen psychischen oder psychosomatischen Erkrankung früher zu identifizieren und einer gezielten Behandlung zuzuführen.

16.3 Material und Methoden

Datengrundlage

Grundvoraussetzung für empirisch begründete Aussagen über die Nutzung des Versorgungssystems von Patienten mit psychischen und psychosomatischen Erkrankungen stellen personenbezogene Längsschnittsdaten dar. Da aufgrund der im Förderschwerpunkt „Versorgungsforschung" fixierten Förderungshöchstdauer von zwei Jahren keine Primärdatenerhebungen im Längsschnitt durchgeführt werden konnten, werden für die noch laufenden Analysen ausschließlich Routinedaten von Krankenkassen verwendet, die die größte Dichte an substanziellen gesundheitsrelevanten Informationen über die deutsche Bevölkerung bieten.

Als Datenbasis für das Projekt dienen die personenbezogenen anonymisierten Routinedaten von zwei bundesweit tätigen Ersatzkassen (Gmünder Ersatzkasse, GEK; Kaufmännische Krankenkasse, KKH). Insgesamt umfassen die Daten (Stichtag: 01.01.2000) Informationen zu 3,5 Millionen Versicherten (GEK: 1,3 Mio.; KKH: 2,2 Mio.), entsprechend einem Anteil an der bundesdeutschen Bevölkerung von circa 4,4% beziehungsweise einem Anteil an allen GKV-Versicherten von circa 5,0%. Damit übertrifft der Umfang der zur Verfügung stehenden Daten den Stichprobenumfang des Mikrozensus (1,0% der bundesdeutschen Bevölkerung) deutlich und bildet so eine gute Basis für bevölkerungsbezogene Aussagen zu gesundheitsrelevanten Fragestellungen.

Die zur Verfügung stehenden personenbezogenen Routinedaten der GEK und der KKH beinhalten neben soziodemografischen Merkmalen (z. B. Geschlecht, Alter, Familienstand, Schulausbildung, Berufsausbildung, Berufsgruppe, Versichertenstatus) unter anderem Informationen zur ambulanten Leistungsinanspruchnahme (Medikamentenverordnungen und auf deren Basis approximativ ermittelte Arztkontaktzahlen), zu den stationären Leistungen (Anzahl und Zeitdauer stationärer Behandlungen einschließlich der Rehabilitationsmaßnahmen von der gesetzlichen Kranken- und Rentenversicherung und der ICD-Klassifikation der Haupt- und Nebendiagnosen gemäß der 9. und 10. Revision), zu den Pflegeleistungen (Pflegestufe, Pflegeleistungen, Hilfsmittel etc.) sowie Angaben zur Arbeitsunfähigkeit (Anzahl und Zeitdauer der Arbeitsunfähigkeiten[2] einschließlich der ICD-Klassifikation der Haupt- und Nebendiagnosen) und zur Berentung (Altersrenten, EU-/BU-Berentungen).

Während für die Merkmale „stationäre Leistungen", „rehabilitative Leistungen", „Arbeitsunfähigkeitsgeschehen", „Altersrenten" und „EU-/BU-Berentungen" von beiden Krankenkassen seit dem Jahr 1990 (GEK) beziehungsweise 1991 (KKH) personenbezogene Längsschnittsdaten vorliegen, werden die Merkmale „Medikamentenverordnungen" seit 1997 (GEK) respektive 1998 (KKH) und die „Pflegeleistungen" ebenfalls seit 1997 (KKH) respektive 1998 (GEK) routinemäßig erfasst.

---

[2] Bedingt durch eine nicht einheitlich bestehende Meldeverpflichtung können Arbeitsunfähigkeitsmeldungen mit einer Dauer von bis zu 3 Tagen in den Datenbanken der Krankenkassen nur partiell erfasst sein. Diese mögliche Untererfassung von Fällen sollte aber bei der Betrachtung des gesamten Volumens der erfassten Fehlzeiten nur eine marginale Auswirkung haben.

Ermittlung und Quantifizierung der Inanspruchnahme gesundheitsbezogener Leistungen

Zur Ermittlung und Quantifizierung der Inanspruchnahme gesundheitlicher Versorgung wurde zunächst die Fallgruppe, das heißt die Personen mit einer erstmalig in den Daten der Krankenkassen erfassten psychischen oder psychosomatischen Diagnose, identifiziert[3]. Zur Fallgruppe zählen dabei die Personen:

- die im Kalenderjahr 2000 (Indexjahr) mit einer psychischen oder psychosomatischen Diagnose (neurotische Störung, Depression, somatoforme Störung) in einer stationären Akut- oder Rehabilitationsbehandlung waren oder eine entsprechende Arbeitsunfähigkeitsmeldung aufweisen und für die zugleich in den vorhergehenden Jahren 1990 (bzw. 1991) bis 1999 keine weitere stationäre Akut-/Rehabilitationsbehandlung oder Arbeitsunfähigkeitsmeldung mit den einschlägigen Diagnosen erfasst ist.

Die Kontrollgruppe setzt sich dagegen aus Personen zusammen:

- die weder im Kalenderjahr 2000 noch in den vorhergehenden Kalenderjahren 1990 (bzw. 1991) bis 1999 in stationärer Akut- oder Rehabilitationsbehandlung mit einer der Zielkrankheiten waren oder eine entsprechende Arbeitsunfähigkeitsmeldung aufweisen.

Um sowohl eine vergleichbare Alters- und Geschlechtsstruktur als auch kalendarisch vergleichbare Beobachtungsintervalle für die Gegenüberstellung des Inanspruchnahmeverhaltens von Fällen und Kontrollpersonen zu gewährleisten, wurden für die Analysen in Matching-Verfahren den Fällen jeweils geschlechts- und altersentsprechende Kontrollpersonen zugeordnet (Matching-Verhältnis der Fälle zu den Kontrollen: indikationsübergreifende Ebene 1 : 20; Einzelindikationsebene 1 : 10). In einer erweiterten Matching-Variante wurden neben den Merkmalen „Alter" und „Geschlecht" zusätzlich die Merkmale „Familienstand", „Beitragsgruppe" (inkl. dem Merkmal „Arbeitslosigkeit") und „Ausbildung" einbezogen. Das erweiterte Matching-Verfahren führte allerdings zu keinen nennenswerten Differenzen in den Auswertungsergebnissen.

Ausgehend von den individuellen Zeitpunkten der Erstdiagnosestellung bei jedem der Fälle wurde dann im Kalenderjahr 2000 sowohl auf indikationsübergreifender Ebene als auch auf der Ebene der Einzeldiagnosen für jedes Quartal die Inanspruchnahme der gesundheitlichen Versorgung in den unterschiedlichen Leistungsbereichen für die Fälle und deren zugehörige Kontrollpersonen innerhalb eines Zeitraums von 36 Monaten vor der erstmaligen Abklärung der psychischen oder psychosomatischen Erkrankung ermittelt.

16.4 Ergebnisse

Da die Auswertung der Daten zurzeit noch nicht abgeschlossen ist, sind die hier vorgestellten Ergebnisse lediglich als Zwischenergebnisse aufzufassen und exemplarisch auf einzelne Leistungsbereiche ausgerichtet. Ein summativer und monetarisierter Vergleich von Fällen und Kontrollpersonen, der sämtliche relevanten Bereiche umfasst, ist erst zu einem späteren Zeitpunkt nach Aufarbeitung und Analyse aller zur Verfügung stehenden Daten möglich.

In ersten Analysen wurde überprüft, inwieweit sich eine Vergleichbarkeit der Ergebnisse bei den beiden untersuchten Krankenkassen nachweisen lässt. Die Abbildung 16-1, die beispielhaft das Arbeitsunfähigkeitsgeschehen (AU-Fälle) darstellt, verdeutlicht eine gute Übereinstimmung zwischen KKH- und GEK-Daten.

---

[3] Die Spezifikation der Diagnosen „neurotische Störungen", „Depressionen" und „somatoforme Störungen" erfolgte über die in den Kassendaten bei stationären Aufenthalten in Akutkrankenhäusern und Rehabilitationseinrichtungen sowie bei Arbeitsunfähigkeiten erfassten ICD-Kodierungen gemäß der 9. beziehungsweise 10. Revision der „Internationalen Klassifikation der Krankheiten": „neurotische Störungen" ICD-9: 300 beziehungsweise ICD-10: F40–42, F44, F48, F99; „Depressionen" ICD-9: 296, ICD-9: 311 beziehungsweise ICD-10: F30–34, F38, F39; „somatoforme Störungen" ICD-9: 306 beziehungsweise ICD-10: F45, F68.

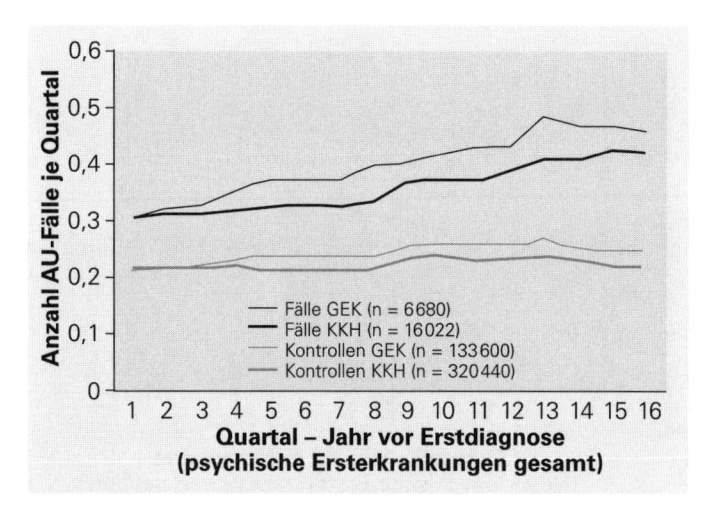

Abb. 16-1 Arbeitsunfähigkeitsfälle vor Abklärung der Zielkrankheit (GEK- und KKH-Daten).

Bei beiden Krankenkassen zeigt sich, dass die Fallgruppe[4] (Erwerbspersonen mit einer der definierten psychischen bzw. psychosomatischen Erkrankungen) bereits mehrere Jahre vor Abklärung der psychischen oder psychosomatischen Erkrankung deutlich häufiger arbeitsunfähig war als die Kontrollgruppe (erwerbstätige Personen ohne psychische bzw. psychosomatische Erkrankungen). Während in der Fallgruppe zudem eine nahezu kontinuierliche und statistisch signifikante Zunahme ($p < 0,0001$) der Arbeitsunfähigkeitsfälle mit zunehmender Verringerung des zeitlichen Abstands bis zur Abklärung der Zielkrankheit festzustellen ist (z. B. von durchschnittlich 0,33 (KKH) bzw. 0,37 (GEK) AU-Fällen im vierten Quartal des dritten Jahres vor Abklärung (IV-3) über 0,37 (KKH) bzw. 0,42 (GEK) AU-Fälle im vierten Quartal des zweiten Jahres vor Abklärung (IV-2) auf 0,42 (KKH) bzw. 0,46 (GEK) AU-Fälle im letzten Quartal vor Abklärung (I-1)), bleibt das Arbeitsunfähigkeitsgeschehen in der Kontrollgruppe im zeitlichen Verlauf in etwa unverändert auf dem gleichen Niveau erhalten (bei ca. 0,22 [KKH] bzw. 0,25 [GEK] AU-Fällen) (vgl. Abb. 16-1).

---

[4] Die hier dargestellten Ergebnisse beziehen sich ausschließlich auf die Gruppe der Erwerbspersonen mit einer der definierten Krankheiten und damit nur auf ein Segment aus der in dem Abschnitt „Material und Methoden" definierten Gesamtfallgruppe.

Auch in anderen Leistungsbereichen, wie zum Beispiel bei stationären Behandlungen, lassen sich prinzipiell ähnliche Verläufe nachweisen. So wird – aus Gründen der Vergleichbarkeit wiederum auf Erwerbspersonen bezogen – evident, dass die akutstationären Leistungen in der Fallgruppe während des gesamten Dreijahreszeitraumes vor der Diagnose einer psychischen oder psychosomatischen Erkrankung um durchschnittlich annähernd 40% über den Leistungen in der Kontrollgruppe liegen.

Bei der Analyse der Medikamentenverordnungen und der Arzneimittelkosten zeigt sich ebenfalls bereits drei Jahre vor der Abklärung einer der definierten Erkrankungen in der Fallgruppe ein höheres Verordnungs- und Kostenniveau als in der Kontrollgruppe. So werden zum Beispiel für die in der GEK versicherten Erwerbspersonen der Fallgruppe im vierten Quartal des dritten Jahres vor der Diagnosestellung (IV-3) im Durchschnitt 1,20 Rezepte ausgestellt, wobei sich die Kosten für die rezeptierten Arzneimittel in diesem Quartal auf 34,08 EUR belaufen, während auf die Kontrollgruppe durchschnittlich 0,90 Rezepte beziehungsweise Arzneimittelkosten von 26,34 EUR entfallen. Betrachtet man darüber hinaus die Rezeptierungen und Arzneimittelkosten im weiteren zeitlichen Verlauf, bleibt festzuhalten: Je geringer der zeitliche Abstand bis zur definitiven Abklärung der psychischen oder psychosomatischen Erkrankung wird, umso größer werden die Differenzen sowohl bei den ausgestellten Rezepten als

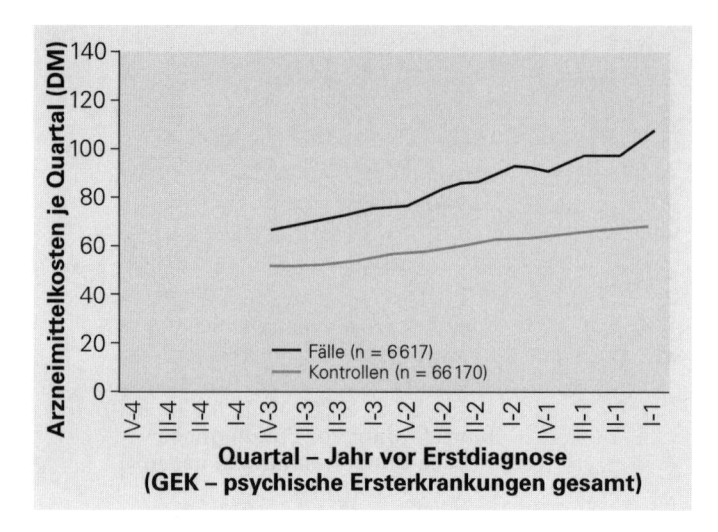

Abb. 16-2 Arzneimittelkosten vor Abklärung der Zielkrankheit (GEK-Daten).

auch bei den Arzneimittelkosten zwischen der Fallgruppe und der Kontrollgruppe. Die Anzahl der Rezepte pro Quartal beispielsweise steigt in der Fallgruppe signifikant ($p < 0,0001$) von 1,20 Rezepte im vierten Quartal des dritten Jahres vor der Abklärung (IV-3) über 1,35 Rezepte im vierten Quartal des zweiten Jahres vor Abklärung (IV-2) auf 1,61 Rezepte im letzten Quartal vor der Abklärung der Zielerkrankung (I-1). Demgegenüber bleibt die Anzahl der Rezeptierungen in der Kontrollgruppe nahezu konstant. Es lässt sich allenfalls eine minimale Zunahme von zum Beispiel 0,90 im Quartal IV-3 auf 1,00 in den Quartalen IV-2 und I-1 feststellen. Erwähnenswert ist in diesem Zusammenhang auch, dass die Arzneimittelkosten in der Kontrollgruppe, im Gegensatz zu der relativen Konstanz bei der Anzahl der Rezepte in dieser Gruppe, im Zeitverlauf langsam, aber kontinuierlich ansteigen (z. B. von 26,34 EUR im Quartal IV-3 über 29,05 EUR im Quartal IV-2 auf 34,83 EUR im Quartal I-1). Dieser Anstieg fällt allerdings moderater aus als der Anstieg der Arzneimittelkosten in der Fallgruppe (z. B. von 34,08 EUR im Quartal IV-3 über 39,60 EUR im Quartal IV-2 auf 55,22 EUR im Quartal I-1) (vgl. Abb. 16-2).

Die im Vergleich zur Kontrollgruppe feststellbare verstärkte Inanspruchnahme der gesundheitlichen Versorgung bei der Fallgruppe im Vorfeld der Abklärung ihrer jeweiligen psychischen oder psychosomatischen Störung verteilt sich dabei sowohl bezogen auf das Arbeitsunfähigkeitsgeschehen als auch hinsichtlich der stationären Leistungen und Medikamentenverordnungen auf verschiedenste ICD-9-Diagnoseklassen. So weist die Fallgruppe im Vorfeld der Abklärung ihrer Erkrankung beispielsweise im Jahr 1997 (d. h. drei Jahre vor der definitiven Abklärung) mehr AU-Fälle als die Kontrollgruppe in 11 der insgesamt 17 ICD-9-Diagnoseklassen auf (s. Tab. 16-1).

Zusätzlich zu den Auswertungen auf indikationsübergreifender Ebene wurden auch indikationsspezifische Analysen zu den drei Krankheitsbildern „neurotische Störungen", „Depressionen" und „somatoforme Störungen" durchgeführt. Insgesamt betrachtet zeigt sich auch bei diesen Analysen, dass alle drei Krankheiten durch eine verstärkte Inanspruchnahme von gesundheitsbezogenen Leistungen im Vorfeld der Abklärung der Erkrankung gekennzeichnet sind.

Die separaten Analysen zu den drei Krankheitsbildern verdeutlichen allerdings auch leichte Unterschiede im Grad der Inanspruchnahme von Gesundheitsleistungen zwischen den Fallgruppen „neurotische Störungen", „Depressionen" und „somatoforme Störungen". Zu beachten ist dabei, dass das Inanspruchnahmeverhalten insbesondere zwischen den einzelnen Leistungsbereichen und -parametern variiert. Während beispielsweise die Fallzahlen zu Arbeitsunfähigkeitsmeldungen im Vorfeld der Abklärung einer psychischen oder psychosomatischen Erkrankung tendenziell bei der Personengruppe mit somatoformen Erstdiagnosen stärker ausgeprägt sind als zum Bei-

Tab. 16-1 Arbeitsunfähigkeitsfälle im Jahr 1997 nach den ICD-9-Diagnoseklassen (GEK-Daten), wobei + = häufigere AU-Fälle in der Fallgruppe; 0 = AU-Fälle zwischen den Fällen und Kontrollpersonen gleich; – = häufigere AU-Fälle in der Kontrollgruppe.

Diagnoseklasse	Beschreibung	Kennzeichnung
I	infektiöse und parasitäre Krankheiten	+
II	Neubildungen	+
III	Endokrinopathien, Ernährungs- und Stoffwechselkrankheiten sowie Störungen des Immunitätssystems	0
IV	Krankheiten des Blutes und der blutbildenden Organe	–
V	psychiatrische Krankheiten (mit Ausnahme der Zielkrankheiten)	+
VI	Krankheiten des Nervensystems und der Sinnesorgane	+
VII	Krankheiten des Herz-Kreislauf-Systems	+
VIII	Krankheiten der Atmungsorgane	+
IX	Krankheiten der Verdauungsorgane	+
X	Krankheiten der Harn- und Geschlechtsorgane	+
XI	Komplikationen in der Schwangerschaft, bei der Entbindung und im Wochenbett	0
XII	Krankheiten der Haut und des Unterhautzellgewebes	0
XIII	Krankheiten des Skeletts, der Muskeln und des Bindegewebes	+
XIV	kongenitale Anomalien	–
XV	bestimmte Affektionen, die ihren Ursprung in der Perinatalzeit haben	–
XVI	Symptome und schlecht bezeichnete Affektionen	+
XVII	Verletzungen und Vergiftungen	+

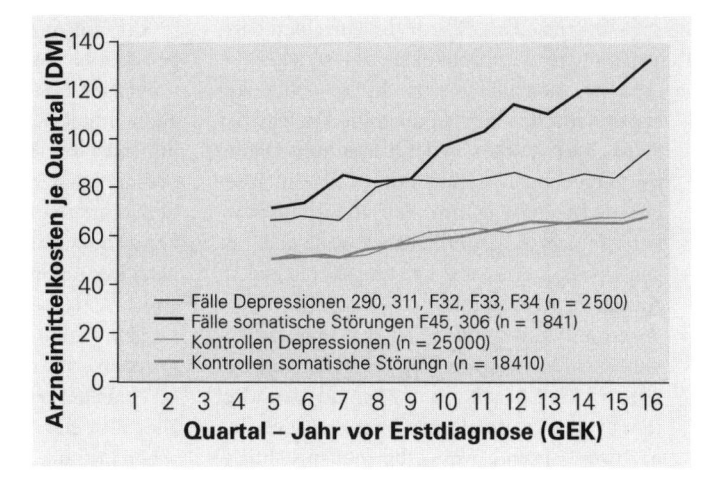

Abb. 16-3 Arzneimittelkosten vor Abklärung einer Depression oder somatoformen Störung (GEK-Daten).

spiel bei Patienten mit einer erstmalig diagnostizierten Depression (hier nicht abgebildet), sind die Ausgaben für Medikamente im Vorfeld der Abklärung einer Depression wesentlich höher als die Medikamentenausgaben bei somatoformen Störungen (vgl. Abb. 16-3).

16.5 Diskussion

Vielfach postuliert, aber noch wenig erforscht ist die Hypothese, dass, aufgrund der bei Patienten mit psychischen und psychosomatischen Erkrankungen häufig auftretenden organisch nicht begründbaren körperlichen Beschwerden und der dadurch oftmals bedingten verzögerten Erkennung der psychischen Grunderkrankung, im Vorfeld der erstmaligen Abklärung der Grunderkrankung gesundheitliche Versorgungsleistungen in vergleichsweise hohem Maße in Anspruch genommen werden.

Ziel des zurzeit laufenden Forschungsvorhabens ist es daher, auf der Grundlage von Routinedaten von Krankenkassen unter anderem die vermutete verstärkte Inanspruchnahme der gesundheitlichen Versorgung im Vorfeld der erstmaligen Diagnose von neurotischen Störungen, Depressionen und somatoformen Störungen zu quantifizieren und ökonomisch zu bewerten.

Auch wenn die Auswertungsphase noch nicht abgeschlossen ist und auch eine Summation der Werte zu den einzelnen Bereichen sowie eine umfassende monetäre Bewertung noch aussteht, lässt sich – nach den bislang vorliegenden Ergebnissen – bereits auf der Ebene der einzelnen Leistungsparameter zusammenfassend feststellen:

- dass Personen mit einer psychischen oder psychosomatischen Erkrankung im Vorfeld der erstmaligen Abklärung der Erkrankung (Fälle) im Vergleich zu Personen ohne eine entsprechende Diagnose (Kontrollen) in weitaus stärkerem Ausmaß gesundheitsbezogene Leistungen in allen erfassten Leistungsbereichen in Anspruch nehmen und
- dass diese Unterschiede in der Inanspruchnahme im Vorfeld der Diagnoseabklärung bereits in einem zeitlichen Abstand von drei Jahren zur erstmaligen Diagnose deutlich nachweisbar sind, wobei die Inanspruchnahme von Leistungen bei der indikationsübergreifenden Fallgruppe (Personengruppe mit einer der drei Zielkrankheiten), mit Variationen in den einzelnen Leistungsbereichen, zumeist mehr als 50 % über der Inanspruchnahme der Kontrollgruppe liegt.

Die zum Abschluss dieser Studie summativ zu ermittelnde Differenz zwischen den monetären Aufwendungen für gesundheitsbezogene Leistungen in der Fallgruppe und der Kontrollgruppe (bei indikationsübergreifender Bewertung) beziehungsweise in den Fall- und Kontrollgruppen (bei indikationsspezifischen Bewertungen) kann dabei als approximativ bestimmter theoretischer Ausgabenüberhang bezeichnet werden. Der Terminus „theoretischer Ausgabenüberhang" soll signalisieren, dass auch nach Abklärung der psychischen respektive psychosomatischen Erkrankung nicht mit einer Absenkung des Inanspruchnahmegrades auf das Niveau von Personen ohne psychische oder psychosomatische Störungen gerechnet werden kann. Es ist vielmehr anzunehmen, dass nach der definitiven Abklärung der Grunderkrankung gezielte Ausgaben verursachende Therapien erfolgen, diese Therapien nicht bei allen Patienten wirken oder zu einer vollständigen Symptomfreiheit führen und die Beschwerden und Symptome häufig erst sukzessiv im zeitlichen Verlauf reduziert werden können, sodass auch in der Zeit nach der Diagnoseabklärung von einer gewissen und noch zu quantifizierenden höheren Inanspruchnahme der gesundheitlichen Leistungen und somit von höheren Gesundheitsausgaben auszugehen ist.

Um die zu erwartenden Effekte berücksichtigen und realistischere Reduktions- und Einsparpotenziale bestimmen zu können, das heißt vor allem unter Einbeziehung der Versorgungsrealität und der Therapieergebnisse unter Alltagsbedingungen in Deutschland, ist ein weiterer Arbeitsschritt vorgesehen. Im Rahmen dieses Arbeitsschrittes werden die in den drei Folgejahren nach der Abklärung einer psychischen oder psychosomatischen Erkrankung angefallenen Leistungen mithilfe zusätzlicher Fall- und Kontrollgruppen ermittelt und monetär bewertet.

Plausibel erscheint, dass die Vorverlegung der Diagnose einer psychischen oder psychosomatischen Erkrankung, bei einer nachfolgend adäquaten Behandlung, ein beträchtliches Potenzial zur Reduktion gesundheitlicher Ausgaben besitzt. Daher ist im weiteren Verlauf der Studie zusätzlich geplant, auf der Basis der vorliegenden Routinedaten Prognosemodelle zu entwickeln, um zu überprüfen, ob es mithilfe derartiger Modelle möglich ist, Personen mit einer potenziellen psychischen oder psychosomatischen Erkrankung früher zu identifizieren und einer gezielten Behandlung zuzuleiten.

Literatur

AHCPR (Agency for Health Care Policy and Research) (1993). Depression in primary care. Detection and diagnosis. Clinical Practice Guideline. Rockville: AHCPR; 5, 1; 93-0550.

Callahan CM, Kesterson JG, Tierney WM (1997). Association of symptoms of depression with diagnostic test charges among older adults. Ann Intern Med; 126, 6: 426–32.

Fahrenberg J (1995). Somatic complaints in the German population. J Psychosom Res; 39, 7: 809–17.

Fink P, Sorensen L, Engberg M, Holm M, Munk-Jorgensen P (1999). Somatization in primary care. Prevalence, health care utilization, and general practitioner recognition. Psychosomatics; 40, 4: 330–38.

Hylan TR, Crown WH, Meneades L, Heiligenstein JH, Melfi CA, Croghan TW, Buesching DP (1999). SSRI: Antidepressant drug use patterns in the naturalistic setting. Med Care; 37, 4: 36–44.

Katon W (1996). Panic disorder: relationship to high medical utilization, unexplained physical symptoms, and medical costs. J Clin Psychiatry; 57, 10: 11–8.

Kessler RC, Zhao S, Katz SJ, Kouzis AC, Frank RG, Edlund M, Leaf P (1999). Past-year use of outpatient services for psychiatric problems in the national comorbidity survey. Am J Psychiatry; 156, 1: 115–23.

Lamprecht F (1996). Die ökonomischen Folgen von Fehlbehandlungen psychosomatischer und somatopsychischer Erkrankungen. Psychother Psychosom Med Psychol; 46: 283–91.

Lecrubier Y, Hergueta T (1998). Differences between prescription and consumption of antidepressants and anxiolytics. Int Clin Psychopharmacol; 13, 2: 7–11.

Leon AC, Portera L, Weissman MM (1995). The social costs of anxiety disorders. Br J Psychiatry Suppl; 27: 19–22.

Lepine JP, Gastpar M, Mendlewicz J, Tylee A (1997). Depression in the community: the first pan-European study DEPRES (Depression Research in European Society). Int Clin Psychopharmacol; 12, 1: 19–29.

Leslie DL, Rosenheck R (1999). Changes in inpatient mental health utilization and costs in a privately insured population, 1993 to 1995. Med Care; 37, 5: 457–68.

Melfi CA, Croghan TW (1999). Use of claims data for research on treatment and outcomes of depression care. Med Care; 37, 4: 77–80.

Roy-Byrne PP, Stein MB, Russo J, Mercier E, Thomas R, McQuaid J, Katon WJ, Craske MG, Bystritsky A, Sherbourne CD (1999). Panic disorder in the primary care setting: comorbidity, disability, service utilization, and treatment. J Clin Psychiatry; 60, 7: 492–500.

Simon G, Ormel J, von Korff M, Barlow W (1995). Health care costs associated with depressive and anxiety disorders in primary care. Am J Psychiatry; 152, 3: 352–7.

Simpson RJ, Kazmierczak T, Power KG, Sharp DM (1994). Controlled comparison of patients with panic disorder. Br J Psychiatry; 44: 352–6.

Smith GRJ, Monson RA, Ray DC (1986). Patients with multiple unexplained symptoms. Their characteristics, functional health, and health care utilization. Arch Intern Med; 146, 1: 69–72.

Thompson D, Hylan TR, McMullen W, Romeis ME, Buesching D, Oster G (1998). Predictors of a medical-offset effect among patients receiving antidepressant therapy. Am J Psychiatry; 155, 6: 824–7.

Unützer J, Patrick DL, Simon G, Grembowski D, Walker E, Rutter C, Katon W (1997). Depressive symptoms and the cost of health services in HMO patients aged 65 years and older. A 4-year prospective study. JAMA; 277, 20: 1618–23.

Wittchen HU, Müller N, Pfister H, Winter S, Schmidtkunz B (1999). Affektive, somatoforme und Angststörungen in Deutschland. Erste Ergebnisse des bundesweiten Zusatzsurveys „Psychische Störungen". Gesundheitswesen; 61, 2: 216–22.

17 Psychosomatik und Psychotherapie: Leistungen der Rentenversicherung im Rahmen der medizinischen Rehabilitation

Hanno Irle, Susanne Amberger, Udo Knüpfer

Zusammenfassung

Das Engagement der Rentenversicherung in der Rehabilitation psychischer und psychosomatischer Erkrankungen ist im hohen Chronifizierungs- und Berentungsrisiko dieser Störungsgruppe begründet. Neben den individuellen Beeinträchtigungen sind es auch die erheblichen finanziellen Aufwendungen durch eine vorzeitige Berentung, die das Interesse der Bundesversicherungsanstalt für Angestellte (BfA) an einer bedarfsgerechten Versorgung deutlich machen. Bis heute wird stationäre Psychotherapie in Deutschland überwiegend als medizinische Rehabilitationsleistung in den von der Rentenversicherung belegten Facheinrichtungen durchgeführt. Hier steht ein hochdifferenziertes und effektives Versorgungssystem zur Verfügung, in dem auch berufs- und arbeitsplatzbezogene Problembereiche berücksichtigt werden. Für die Wiedereingliederung in den Arbeitsprozess ist bei Rehabilitanden mit psychischen Störungen trotz limitierender Rahmenbedingungen von einer vergleichsweise positiven Rehabilitationsprognose auszugehen; vor dem Hintergrund der Arbeitsmarktproblematik sind die Ergebnisse entsprechend den langfristigen Verlaufsanalysen – auch unter wirtschaftlicher Betrachtung – durchaus erfolgreich.

17.1 Einleitung

Die Bundesversicherungsanstalt für Angestellte (BfA) hat das Bild der derzeit existierenden psychosomatisch-psychotherapeutischen Versorgungsstrukturen in Deutschland in den letzten vier Jahrzehnten entscheidend geprägt. Unter dem Primat „Rehabilitation vor Rente" ist die Rentenversicherung ihrer Verantwortung für die adäquate Versorgung ihrer Versicherten mit psychischen Störungen schon vergleichsweise früh nachgekommen. Welche umfassenden Auswirkungen psychische und psychosomatische Erkrankungen auf die Leistungsfähigkeit der Betroffenen im Berufsleben haben können, zeichnete sich für die BfA bereits in den sechziger Jahren des letzten Jahrhunderts ab: Bevor 1974 die ambulante Psychotherapie im Rahmen der Richtlinien-Psychotherapie vollständig in das Leistungsspektrum der gesetzlichen Krankenkassen übertragen wurde, hatte die gesetzliche Rentenversicherung versucht, sowohl den ambulanten als auch den stationären psychotherapeutischen Versorgungsbedarf (einschließlich der psychoanalytischen Einzelbehandlung) im Rahmen der damaligen Möglichkeiten abzudecken. Bis heute wird die stationäre Psychotherapie in der Bundesrepublik Deutschland überwiegend als Leistung zur medizinischen Rehabilitation in psychotherapeutisch/psychosomatischen Facheinrichtungen zulasten der Rentenversicherung durchgeführt. Voraussetzung ist, dass bei erheblicher Gefährdung der Erwerbsfähigkeit durch Leistungen zur medizinischen Rehabilitation eine Minderung der Erwerbsfähigkeit abgewendet beziehungsweise bei bereits geminderter Leistungsfähigkeit diese wesentlich gebessert oder wiederhergestellt werden kann (vgl. § 10 SGB VI).

Die in den vergangenen Jahrzehnten von der Rentenversicherung faktisch wahrgenommene „Strukturverantwortung" hat inzwischen zum Vorhalten eines differenzierten Behandlungsspektrums geführt. Durch die Etablierung entsprechender Fachabteilungen konnte ein effektives Versorgungssystem für die Rehabilitation psychisch und psychosomatisch Erkrankter geschaffen werden, das in dieser komplexen Form in anderen Ländern bislang keine Analogie gefunden hat.

Der Fortschreibung eines rehabilitationsspezifischen Ansatzes in der psychotherapeutischen Behandlung kommt – in Abgrenzung zu anderen Versorgungsstrukturen – auch vor dem Hintergrund einer trägerspezifischen Risikozuordnung innerhalb des gegliederten Sozialsystems zukünftig eine besondere Bedeutung zu.

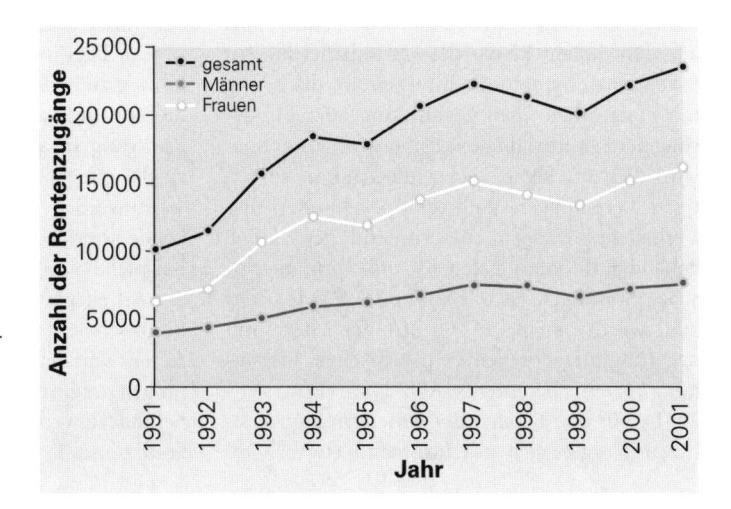

Abb. 17-1 Anzahl der Rentenzugänge aufgrund verminderter Erwerbsfähigkeit bei psychischen Störungen in den Jahren 1991–2001 (Männer und Frauen) (BfA 1991–2001).

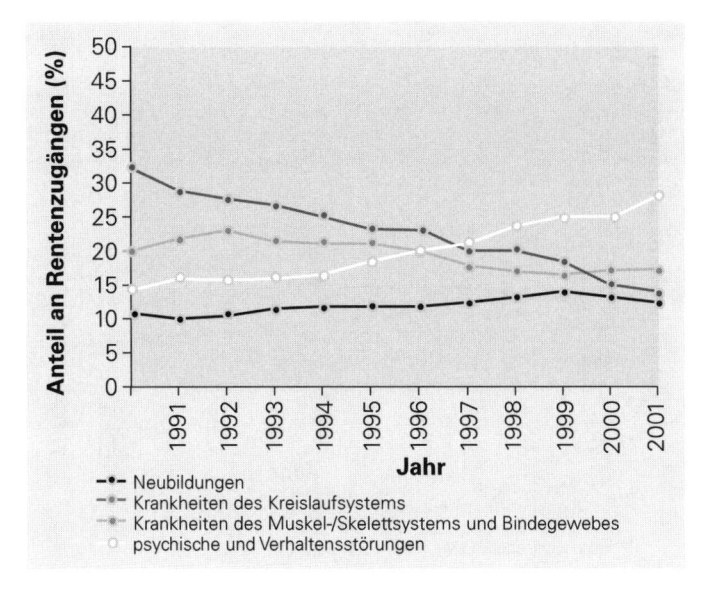

Abb. 17-2 Anteil der Erstdiagnosegruppen bei den Rentenzugängen wegen Erwerbsminderung in den Jahren 1991–2001 (Männer) (BfA 1991–2001).

17.2 Sozialmedizinische Relevanz psychischer und psychosomatischer Erkrankungen für die gesetzliche Rentenversicherung

Die inhaltliche Begründung für das Engagement der BfA, den Auf- und Ausbau qualifizierter Fachabteilungen für die psychosomatisch/psychotherapeutische Rehabilitation zu fördern, leitet sich aus dem hohen Risiko der Chronifizierung bei psychischen Symptomkomplexen ab, die häufig mit einer erheblichen Gefährdung oder Minderung der Erwerbsfähigkeit einhergeht. Erkennbar wird dies durch die wachsende Zahl an vorzeitigen Berentungen aufgrund psychischer und Verhaltensstörungen entsprechend der aktuell geltenden internationalen Klassifikation psychischer Störungen (ICD-10, Kapitel V). Im Jahr 2001 wurden knapp 23 500 BfA-Versicherte mit der Hauptdiagnose einer psychischen Erkrankung vorzeitig berentet (s. Abb. 17-1) (BfA 1991–2001). Für den Bereich der Arbeiterrentenversicherung ergibt sich mit insgesamt etwa 27 500 vorzeitigen Berentungen eine ähnliche Größenordnung.

Demzufolge ist ein Drittel aller vorzeitigen Berentungen auf psychische und Verhaltensstörungen zurückzuführen. Diese Diagnosegruppe stellt somit die häufigste Ursache für Berentungen aufgrund verminderter Erwerbsfähigkeit dar, gefolgt von Krankheiten des Muskel- und Skelettsystems und Bindegewebes sowie des Kreislaufsystems. Deutliche Unterschiede in der Geschlechterverteilung sind dabei zu berücksichtigen (s. Abb. 17-2 u. 17-3): Bei Männern liegt der Anteil der psychischen Erkrankungen an allen vorzeitigen Berentungen in der Angestelltenversicherung bei 29%, bei Frauen sogar bei 37%.

Eine Begründung für den über die letzten Jahre hinweg zu beobachtenden Anstieg des Anteils in diesem Indikationsgebiet kann im absoluten Rückgang in anderen Indikationsgebieten, beispielsweise bei der koronaren Herzkrankheit, gesehen werden. Aber auch sich nachteilig auswirkende sozioökonomische Bedingungen wie zum Beispiel die steigende Arbeitslosigkeit, Angst um den Arbeitsplatz und erhöhten Anforderungen im Berufsleben kommen als Ursache des steigenden Anteils und der absoluten Anzahl der Frühberentungen aufgrund psychischer Erkrankungen und Behinderungen einschließlich Abhängigkeitserkrankungen in Betracht.

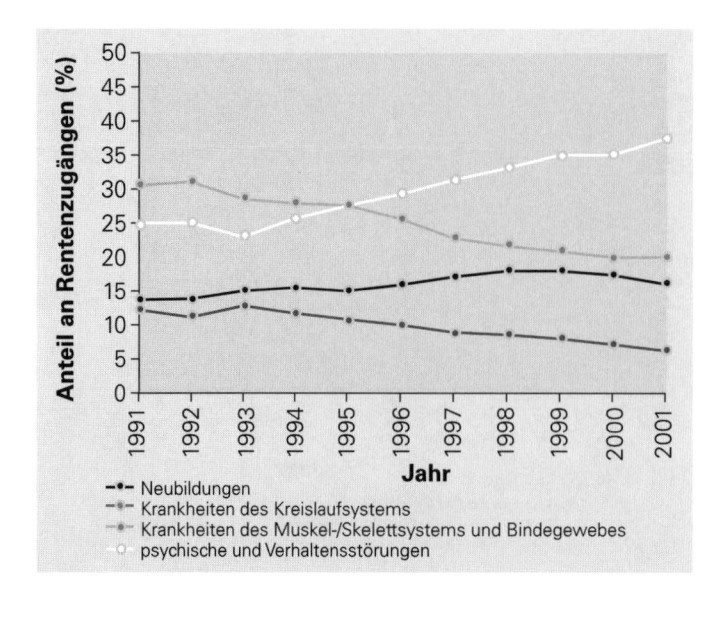

Abb. 17-3 Anteil der Erstdiagnosegruppen bei den Rentenzugängen wegen Erwerbsminderung in den Jahren 1991–2001 (Frauen) (BfA 1991–2001).

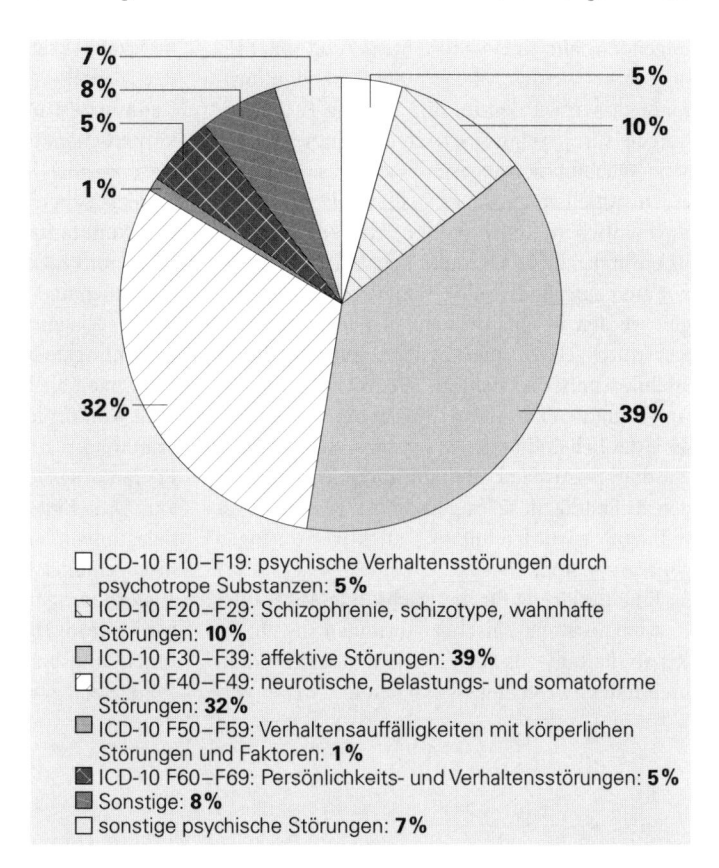

Abb. 17-4 Rentenzugänge wegen verminderter Erwerbsfähigkeit in der Angestelltenversicherung 2001 (Männer und Frauen); Diagnosegruppe: psychische und Verhaltensstörungen (ICD-10, Kapitel V) (VDR 2001b).

- ICD-10 F10–F19: psychische Verhaltensstörungen durch psychotrope Substanzen: **5%**
- ICD-10 F20–F29: Schizophrenie, schizotype, wahnhafte Störungen: **10%**
- ICD-10 F30–F39: affektive Störungen: **39%**
- ICD-10 F40–F49: neurotische, Belastungs- und somatoforme Störungen: **32%**
- ICD-10 F50–F59: Verhaltensauffälligkeiten mit körperlichen Störungen und Faktoren: **1%**
- ICD-10 F60–F69: Persönlichkeits- und Verhaltensstörungen: **5%**
- Sonstige: **8%**
- sonstige psychische Störungen: **7%**

Bei der Diagnoseverteilung liegt der Schwerpunkt mit 39% bei den affektiven Störungen, gefolgt von den neurotischen, Belastungs- und somatoformen Störungen mit 32%. Schizophrenie, schizotype und wahnhafte Störungen sind in über 10% der Fälle ein Berentungsgrund (vgl. Abb. 17-4) (VDR 2001). Etwa 5% der diagnostizierten psychischen Störungen entfallen auf psychische und Verhaltensstörungen durch psychotrope Substanzen. Bei Frauen liegt im Vergleich zu den männlichen Rentenantragstellern ein höherer Anteil an affektiven sowie neurotischen, Belastungs- und somatoformen Störungen vor, bei Männern dagegen ein höherer Anteil an Abhängigkeitserkrankungen.

17.3 Leistungen zur medizinischen Rehabilitation in Fachabteilungen für Psychosomatik und Psychotherapie

Parallel zum Anstieg vorzeitiger Berentungen aufgrund psychischer Störungen ist bei der gesetzlichen Rentenversicherung in den vergangenen Jahren auch eine stetige Steigerung der Anträge und Bewilligungen auf Leistungen zur medizinischen Rehabilitation in psychosomatisch/psychotherapeutischen Einrichtungen zu verzeichnen.

Wurden im Jahr 1995 etwa 30 000 und im Jahr 2000 bereits 44 700 Leistungen zur medizinischen Rehabilitation zulasten der BfA in psychosomatisch/psychotherapeutischen Fachabteilungen durchgeführt (Irle et al. 2001), konnte im darauf folgenden Jahr eine weitere Steigerung um 14% beobachtet werden: Über 51 000 Rehabilitationsmaßnahmen wurden im Jahr 2001 in Fachabteilungen für psychosomatisch/psychotherapeutische Rehabilitation abgeschlossen. Das entspricht einem Anteil von etwa 12% aller Leistungen zur medizinischen Rehabilitation, die zulasten der BfA durchgeführt wurden. Rehabilitationsmaßnahmen aufgrund von Abhängigkeitserkrankungen werden in entsprechenden Facheinrichtungen durchgeführt und bleiben in dieser Aufstellung unberücksichtigt. Neurotische, Belastungs- und somatoforme Störungen wurden bei 45% der Rehabilitanden in psychosomatisch/psychotherapeutischen Rehabilitationseinrichtungen als Erstdiagnose festgestellt. Als zweithäufigste Diagnose wurden mit 36% affektive Störungen genannt (s. Abb. 17-5).

Eine Erklärung für die wachsende Anzahl der Erstdiagnosen psychischer Störungen sowohl im Rehabilitations- als auch im Rentenbereich kann im erhöhten Problembewusstsein und in der vermehrten Akzeptanz für psychische Störungen in der Bevölkerung sowie in den verbesserten Kenntnissen um die Zusammenhänge zwischen körperlichen, psychischen und sozialen Einflussfaktoren auch in primär somatisch ausgerichteten medizinischen Fachrichtungen gefunden werden. Dies könnte zu einer verbesserten Identifizierung und damit häufigeren Diagnosestellung beigetragen haben und somit für den statistischen Anstieg der Erstdiagnosen psychischer Erkrankungen bei der Antragstellung von Bedeutung sein. In diesen Statistiken bleibt die oft zu beobachtende psychische Komorbidität bei primär körperlichen Erkrankungen unberücksichtigt, obwohl diese den Erkrankungsverlauf wesentlich mitbestimmen kann. Die Einbeziehung psychischer und sozialer Belastungen in die Behandlungsstrategie chronisch kranker Patienten stellt sich auch als Herausforderung für die somatisch-medizinische Rehabilitation. Die Art und Frequenz der im Reha-Entlassungsbericht dokumentierten ICD-10(V)-F-Zusatzdiagnosen als Ausdruck einer somato-

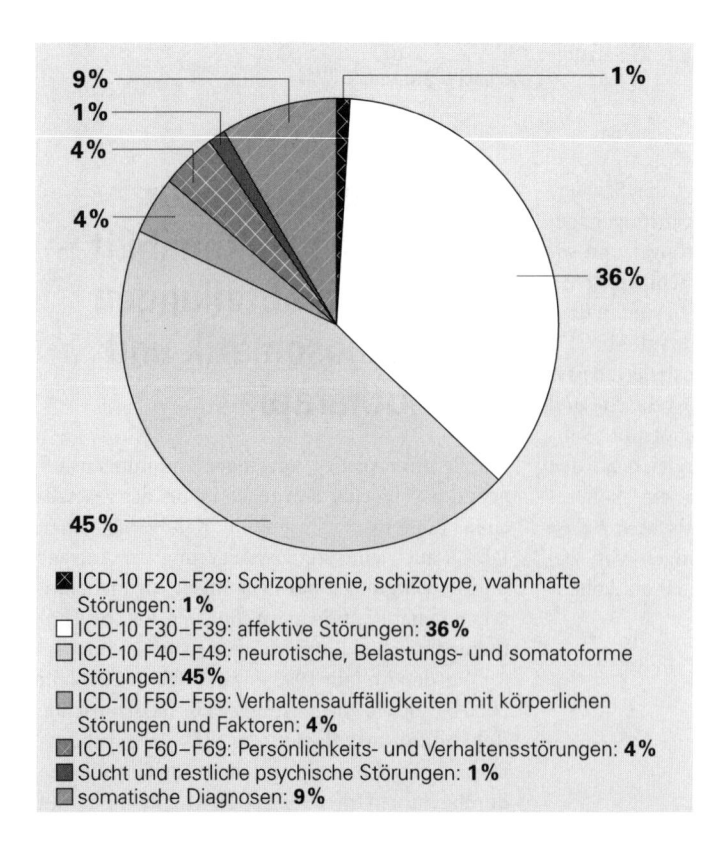

■ ICD-10 F20–F29: Schizophrenie, schizotype, wahnhafte Störungen: **1%**
☐ ICD-10 F30–F39: affektive Störungen: **36%**
☐ ICD-10 F40–F49: neurotische, Belastungs- und somatoforme Störungen: **45%**
■ ICD-10 F50–F59: Verhaltensauffälligkeiten mit körperlichen Störungen und Faktoren: **4%**
■ ICD-10 F60–F69: Persönlichkeits- und Verhaltensstörungen: **4%**
■ Sucht und restliche psychische Störungen: **1%**
☐ somatische Diagnosen: **9%**

Abb. 17-5 Leistungen zur medizinischen Rehabilitation in Fachabteilungen für Psychosomatik und Psychotherapie im Jahr 2001, Diagnoseverteilung (ICD-10, Kapitel V) (Entlassungsberichte der BfA 2001 [Stand: Sept. 2002], unveröffentlicht).

psychischen Komoribität variieren allerdings deutlich in Abhängigkeit von Indikation und Verfahrensart (Irle et al. 2002).

17.4 Aufwendungen der Rentenversicherung für Leistungen zur medizinischen Rehabilitation bei psychischen Erkrankungen

Die Bemühungen der Rentenversicherung um eine qualifizierte medizinische und berufliche Rehabilitation bei Versicherten mit Erkrankungen aus dem psychotherapeutisch/psychosomatischen und psychiatrischen Indikationsgebiet sind nicht allein auf die Minderung des psychischen Leidens durch die Initiierung fachgerechter therapeutischer Interventionen gerichtet. Mit dem Ziel der Wiederherstellung der Erwerbsfähigkeit dienen die Leistungen zur Teilhabe (Leistungen zur medizinischen Rehabilitation und Leistungen zur Teilhabe am Arbeitsleben) vor allem der Vermeidung vorzeitiger Berentungen und sind somit auch von erheblicher sozioökonomischer Bedeutung.

Durch das zum 01.01.1997 in Kraft getretene Wachstums- und Beschäftigungsförderungsgesetz wurden die Ausgaben der Rentenversicherung für die Rehabilitation begrenzt. Als Basiswert für das Jahr 1997 galten die um 600 Millionen EUR verminderten Aufwendungen des Jahres 1993. Auf dieser Grundlage werden die Höchstbeträge bei einer Fortschreibung für die folgenden Jahre entsprechend der Entwicklung der Bruttoentgelte ermittelt (Genzke 2002). Im Jahr 2001 standen der BfA somit umgerechnet rund 1,86 Milliarden EUR für Leistungen zur medizinischen Rehabilitation und zur Teilhabe am Arbeitsleben zur Verfügung (Schillinger u. Egner 2002). Dieser vorgegebene Finanzrahmen wurde ausgeschöpft. Auch für das Jahr 2002 kann davon ausgegangen werden, dass der Finanzrahmen von rund 1,94 Milliarden EUR für Leistungen zur Teilhabe von der Angestelltenversicherung vollständig in Anspruch genommen wird. Der Großteil der Ausgaben im Jahr 2001 entfiel mit etwa 1,4 Milliarden EUR auf Leistungen zur medizinischen Rehabilitation. Diese Aufwendungen umfassen sowohl die Kosten für ambulante und stationäre Leistungen als auch Hilfsmittel, Übergangsgeld (als Lohnersatz- bzw. Entgeltleistung) und sonstige ergänzende Leistungen. Ungefähr 22% (ca. 315 Mio. EUR) wurden für medizinische Rehabilitationsleistungen der Versicherten mit psychischen Störungen aufgewandt (s. Abb. 17-6) (VDR 1993–2001).

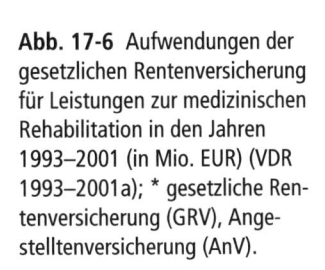

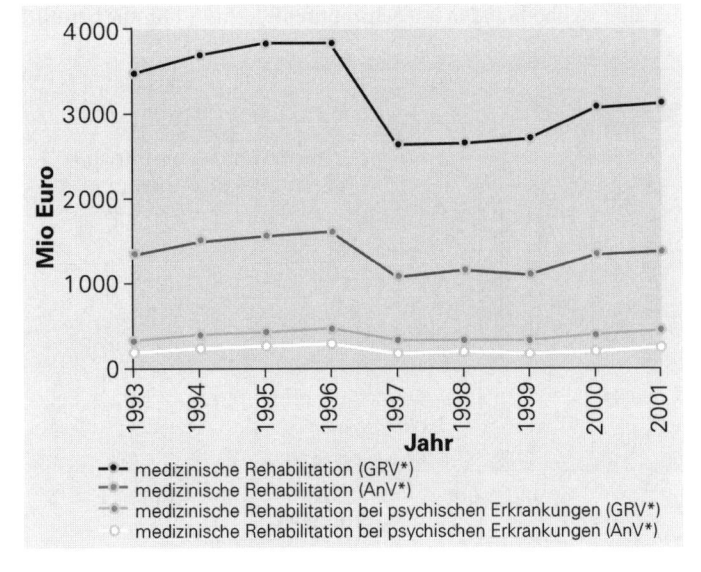

Abb. 17-6 Aufwendungen der gesetzlichen Rentenversicherung für Leistungen zur medizinischen Rehabilitation in den Jahren 1993–2001 (in Mio. EUR) (VDR 1993–2001a); * gesetzliche Rentenversicherung (GRV), Angestelltenversicherung (AnV).
-•- medizinische Rehabilitation (GRV*)
-■- medizinische Rehabilitation (AnV*)
-●- medizinische Rehabilitation bei psychischen Erkrankungen (GRV*)
-○- medizinische Rehabilitation bei psychischen Erkrankungen (AnV*)

17.5 Erfolg der Leistungen zur medizinischen Rehabilitation in psychosomatisch/psychotherapeutischen Fachabteilungen

Das Ziel der Rentenversicherung, nämlich die erheblich gefährdete oder bereits geminderte Erwerbsfähigkeit des Versicherten durch Leistungen zur medizinischen Rehabilitation wesentlich zu bessern beziehungsweise wiederherzustellen, konnte auch von Rehabilitanden mit psychischen Störungen überwiegend erreicht werden:

Nach einer Leistung zur medizinischen Rehabilitation in einer Fachabteilung für Psychosomatik und Psychotherapie konnten im Jahr 2001 etwa 84% der Rehabilitanden mit einem vollschichtigen Leistungsvermögen für ihre zuletzt ausgeübte Tätigkeit entlassen werden. Auf dem allgemeinen Arbeitsmarkt waren – laut der im Reha-Entlassungsbericht vorgenommenen sozialmedizinischen Einschätzung – etwa 90% mindestens sechs Stunden täglich und damit vollschichtig belastbar (s. Abb. 17-7).

In Abhängigkeit von der Art und Ausprägung der psychischen Erkrankung sind diagnosespezifische Unterschiede in der Leistungsbeurteilung auffällig. Rehabilitanden mit Schizophrenie, schizotypen und wahnhaften Störungen beziehungsweise mit der Erstdiagnose einer stoffgebundenen Abhängigkeitserkrankung konnten nur in 60% respektive 68% eine vollschichtige Leistungsfähigkeit für Tätigkeiten auf dem allgemeinen Arbeitsmarkt erzielen. Der Anteil an Rehabilitanden, die mit einem aufgehobenen Leistungsvermögen aus der psychosomatisch/psychotherapeutischen Rehabilitation entlassen wurden, lag bei diesen Patienten mit etwa 24% respektive 23% im Vergleich zu anderen Diagnosegruppen besonders hoch (s. Abb. 17-8).

Um die sozialmedizinische Prognose und damit auch den wirtschaftlichen Erfolg der absolvierten Maßnahme hinsichtlich der beruflichen Wiedereingliederung im Langzeitverlauf zu ermitteln, wurde der Beschäftigungsstatus von Rehabilitanden ermittelt, die 1998 eine Leistung zur medizinischen Rehabilitation in einer Fachabteilung für Psychosomatik und Psychotherapie zulasten der BfA abgeschlossen haben. Dabei konnte festgestellt werden, dass bis zum Jahr 2000 66% der Rehabilitanden lückenlos erwerbstätig waren. Nur 15% der Rehabilitanden schieden vorzeitig durch Berentung, weitere 3% wegen des Beginns einer Altersrente aus dem Erwerbsleben aus (s. Abb. 17-9).

Somit können sich auch für Rehabilitanden mit psychischen Störungen insgesamt recht positive Aussichten für eine Wiedereingliederung in den Arbeitsprozess ergeben. Neben der unmittelbaren Rehaleistung dürfte der langfristige Erfolg für die berufliche Reintegration von weiteren per-

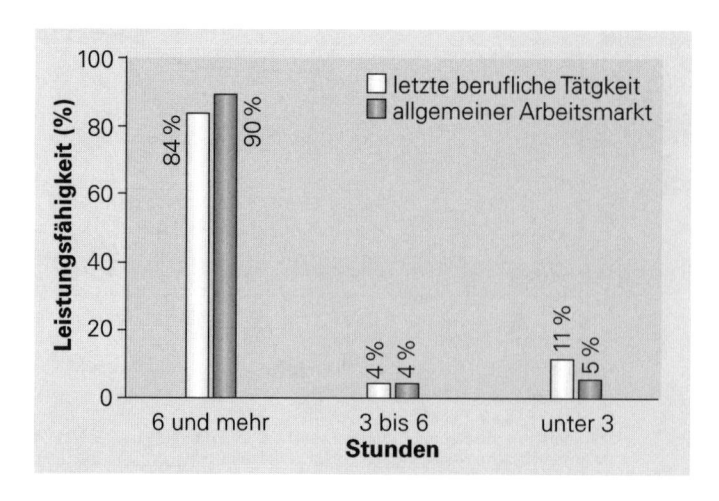

Abb. 17-7 Leistungsfähigkeit nach medizinischer Rehabilitation in Fachabteilungen für Psychosomatik und Psychotherapie im Jahr 2001 (Entlassungsberichte der BfA 2001 [Dez. 8012; Stand: Sept. 2002], unveröffentlicht).

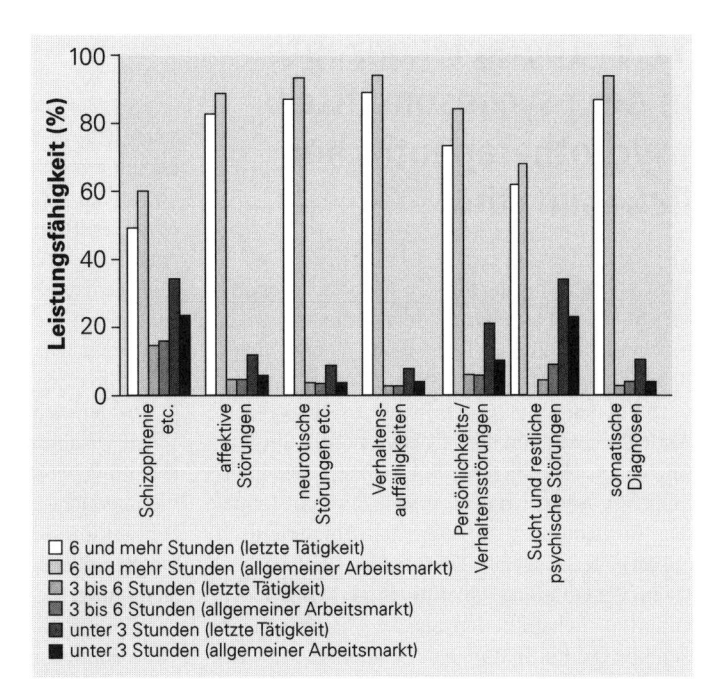

Abb. 17-8 Leistungsfähigkeit nach medizinischer Rehabilitation in Fachabteilung für Psychosomatik und Psychotherapie im Jahr 2001, aufgeschlüsselt nach Diagnosegruppen (ICD-10, Kapitel V) (Entlassungsberichte der BfA 2001 [Dez. 8012; Stand: September 2002], unveröffentlicht).

sönlichen und sozialen Parametern bestimmt sein, die im Rahmen eines komplexen Wechselspiels zum Tragen kommen. Angesichts einer generell problematischen Arbeitsmarktsituation und der Erfahrung, dass chronisch Kranke, insbesondere aber Menschen mit psychischen Erkrankungen und Behinderungen ein höheres Risiko aufweisen, auf dem allgemeinen Arbeitsmarkt zu scheitern, können diese Ergebnisse – auch unter wirtschaftlicher Betrachtung – als durchaus Erfolg versprechend beurteilt werden.

Abb. 17-9 Sozialmedizinische 2-Jahres-Prognose nach Abschluss einer Leistung zur medizinischen Rehabilitation in Fachabteilung für Psychosomatik und Psychotherapie im Jahr 1998 (Rehastatistik-Daten der BfA 1993–2000, unveröffentlicht).

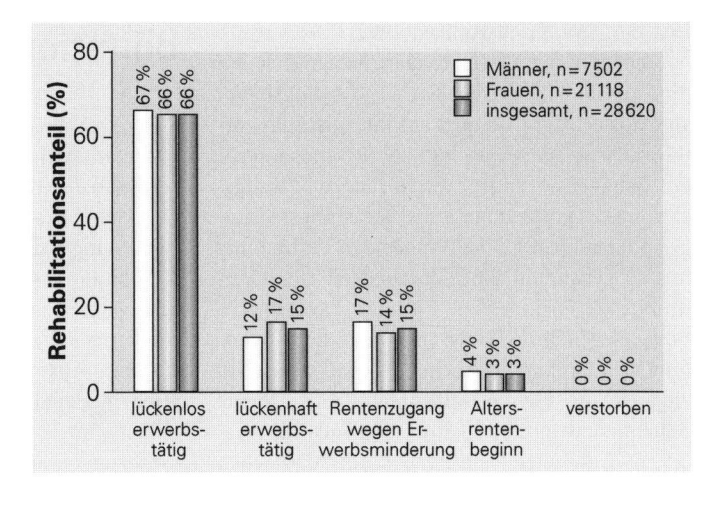

17.6 Therapiekonzepte in der psychosomatisch/ psychotherapeutischen Rehabilitation

Die Zahl der von der BfA in Anspruch genommenen Fachabteilungen für psychosomatisch/psychotherapeutische Rehabilitation und deren Behandlungsplätze konnten dem Bedarf entsprechend in den vergangenen Jahren erhöht werden. Aktuell werden von der BfA etwa siebzig Einrichtungen einschließlich der BfA-eigenen Fachabteilungen in Anspruch genommen. Etwa ein Drittel der Einrichtungen ist verhaltenstherapeutisch ausgerichtet. Ungefähr ein weiteres Drittel arbeitet auf der Grundlage eines psychodynamisch orientierten Rehabilitationsansatzes, während in den übrigen Einrichtungen verhaltenstherapeutische und tiefenpsychologische Konzepte parallel oder kombiniert zur Anwendung kommen. Ergänzt werden die psychotherapeutischen Behandlungskonzepte unter anderem durch körperzentrierte Verfahren (z. B. konzentrative Bewegungstherapie), Entspannungsverfahren, soziales Kompetenz- und Selbstsicherheitstraining, auf Lebensstiländerung ausgerichtete gesundheitsbildende Maßnahmen, kreativitätsfördernde und gestalterische Ergotherapie und – je nach Indikation – physikalische und physiotherapeutische Behandlung. Die Wirksamkeit dieser multimodalen Ansätze im Rahmen eines umfassenden Rehasettings ist wiederholt dokumentiert worden (Nosper 1999; Kriebel u. Paar 1999).

Verschiedene Einrichtungen haben sich auf die Rehabilitation spezifischer Störungsbilder spezialisiert, zum Beispiel auf internistische, orthopädische oder neurologische Psychosomatik, auf Schmerzstörungen, Essstörungen, Zwangsstörungen, posttraumatische Belastungsstörungen oder auf psychische Probleme in Verbindung mit so genannten umweltbezogenen Überempfindlichkeitssyndromen. Einzelne Facheinrichtungen legen ihren Schwerpunkt auf die Behandlung primär psychiatrischer Erkrankungen im engeren Sinn. Für eine zahlenmäßig relativ kleine Rehabilitandengruppe kann aufgrund der Ausprägung und der Schwere des psychiatrischen Störungsbildes ein darüber hinausgehender Behandlungs- und Rehabilitationsbedarf erforderlich werden. Bei positiver Erwerbsprognose können diese Versicherten unter anderem in so genannten Rehabilitationseinrichtungen für psychisch Kranke (RPK) aufgenommen werden (BAR 2000). In diesen Einrichtungen werden längerfristige spezifische therapeutische Angebote und medizinische wie auch berufsfördernde Leistungen zur Rehabilitation bei begleitender psychosozialer Betreuung mit einer Dauer von bis zu zwölf Monaten vorgehalten.

In den psychotherapeutisch/psychosomatischen Rehabilitationseinrichtungen findet die Bearbeitung berufs- und arbeitsplatzbezogener Problembereiche, die infolge der oft langjährigen Erkrankungsverläufe für die Betroffenen von herausragender Bedeutung sind, besondere Berücksichtigung. Die berufsbezogene Problematik kann zum Beispiel in Form eines spezifischen indikativen Gruppenangebotes oder in der Arbeits- und Berufstherapie bearbeitet werden. In vielen Fachkliniken sind zusätzlich interne oder externe Arbeits- oder Belastungserprobungen in das Rehabilitationskonzept integriert. Diese werden zum Teil in Zusammenarbeit mit nahe gelegenen Berufsförderungswerken oder örtlichen Betrieben organisiert.

17.7 Flexibilisierung in der psychotherapeutisch/ psychosomatischen Rehabilitation

Die psychotherapeutisch/psychosomatische Rehabilitation wird bislang überwiegend in stationärer Form durchgeführt. Die seit Beginn der neunziger Jahre des vorigen Jahrhunderts verstärkten Bemühungen der BfA um eine Flexibilisierung der Rehabilitationsform sind nicht primär unter Kostenerwägungen erfolgt, sondern gründen sich auf moderne Rehabilitationskonzepte, die in einem höheren Ausmaß die gestufte Auseinandersetzung mit dem häuslichen beziehungsweise beruflichen Umfeld und damit einen engeren Wohnortbezug einfordern. Die Umsetzung und die

Verstetigung der in der stationären Rehabilitationsphase erworbenen Fähigkeiten sowie die Einbeziehung von Beziehungs- und Arbeitsplatzproblemen in den rehabilitativen Prozess werden durch ein ambulantes – in der Regel ganztägiges – Behandlungssetting erleichtert. In den letzten Jahren ist daher ein deutlicher Anstieg der ambulant initiierten Maßnahmen in der psychosomatisch/psychotherapeutischen Rehabilitation zu verzeichnen. Von der – aus fachlicher Sicht sinnvollen – Umwandlung einer stationär begonnenen Rehabilitation in eine ambulante Form wird bisher allerdings noch nicht ausreichend Gebrauch gemacht.

Im Anschluss an eine Leistung zur medizinischen Rehabilitation in einer psychosomatisch/psychotherapeutischen Fachabteilung kann auch die Teilnahme an einer intensivierten Rehabilitationsnachsorge (IRENA) erforderlich sein, sofern zum Beispiel noch ein Bedarf an psychoedukativer Trainingstherapie zur Verbesserung der kommunikativen und sozialen Kompetenz oder zur Verstetigung der Problem- und Konfliktlösungsfähigkeit vorhanden ist. Hier besteht – in deutlicher Abgrenzung zur ambulanten Psychotherapie – die Möglichkeit, die während der kritischen Wiedereingliederungsphase noch vorhandenen Problemfelder, die sich häufig gerade durch die Situation am Arbeitsplatz ergeben, gezielt anzugehen. Da – auf den Einzelfall bezogen – die weitere Etablierung der ambulanten Nachsorge mit zusätzlichen finanziellen Ausgaben verbunden ist, muss eine sorgfältige Indikationsstellung vorausgesetzt werden. Exemplarische Langzeituntersuchungen bestätigen aber auch den sozioökonomischen Nutzen derartiger Maßnahmen, unter anderem in Form verminderter Arbeitsunfähigkeit, reduzierter Arztkonsultationen und anhaltender beruflicher Reintegrationsquote (Kobelt et al. 2002).

17.8 Rehabilitationsdauer

Psychotherapeutische Prozesse, die auf eine Modifikation der oft über Jahre verfestigten Persönlichkeitsstruktur beziehungsweise des Verhaltens und Lebensstils und der damit einhergehenden Einschränkungen im persönlichen, beruflichen und sozialen Bereich abzielen, benötigen in der Regel einen längeren Zeitraum, um eine Symptomreduktion und Stärkung sozialer Kompetenzen zu erreichen. Daher werden Leistungen zur medizinischen Rehabilitation in Facheinrichtungen für Psychosomatik und Psychotherapie meist für einen Zeitraum von sechs Wochen bewilligt. In Abhängigkeit von der individuellen Problemlage, der Art und dem Umfang der Erkrankung können unter Umständen längere Behandlungszeiten erforderlich werden. Jedoch greifen auch hier die Flexibilisierungsbemühungen: Für Versicherte mit psychotherapeutischer Vorerfahrung, einem vorwiegend körperlichem Krankheitsverständnis, einer eingeschränkten Motivation für eine psychosomatische Rehabilitation durch eine geringere Introspektions- und Selbstreflexionsfähigkeit oder mit vergleichsweise mäßiger Ausprägung der Symptomatik ist häufig ein verkürzter Bewilligungszeitraum von vier Wochen zum Erreichen des Rehabilitationsziels ausreichend. Viele Facheinrichtungen haben ihre Rehabilitationskonzepte entsprechend modifiziert. Der Anteil der Maßnahmen mit Vier-Wochen-Bescheid in der psychotherapeutisch/psychosomatischen Rehabilitation konnte damit in den vergangenen Jahren deutlich erhöht werden und lag im Jahr 2001 bei circa 23,6 %. Durch die Einführung zeitlicher Richtwerte konnte eine zusätzliche Reduktion der Behandlungsdauer erzielt werden. Dabei wurden den Rehabilitationseinrichtungen unter Berücksichtigung spezieller Indikationen, Konzepte und Behandlungsschwerpunkte Richtwerte für die durchschnittliche Behandlungsdauer vorgegeben. Innerhalb der Zeitrichtwerte sind Verkürzungen oder Verlängerungen einzelner Rehabilitationsmaßnahmen möglich, wenn diese zum Erreichen des Rehabilitationsziels erforderlich sind. Seit 1997 konnte eine kontinuierliche Reduktion der durchschnittlichen Behandlungsdauer von 46 Tagen auf knapp 42 Tage im Jahr 2001 erreicht werden. Inzwischen scheint in der psychosomatisch/psychotherapeutischen Rehabilitation ein Plateau erreicht zu sein, das sich ohne eine größere Gefährdung des individuellen Rehabilitationserfolges vermutlich kaum noch unterschreiten lässt.

17.9 Fazit

Durch verbesserte Kenntnisse um Zusammenhänge zwischen körperlichen, psychischen und sozialen Einflussgrößen sowie das steigende Problembewusstsein für psychische Störungen können psychische Erkrankungen heute früher identifiziert und einer spezifischen Behandlung zugeführt werden. Durch die Weiterentwicklung medikamentöser, pädagogischer und psychotherapeutischer Behandlungsmöglichkeiten hat sich die Prognose psychischer Erkrankungen insgesamt zwar verbessert, jedoch ist der Zugang zu einer qualifizierten ambulanten Therapie für die oft multimorbiden, chronisch erkrankten Patienten trotz Verbesserungen der ambulanten Versorgungsstrukturen immer noch deutlich erschwert. Das fortbestehend hohe Risiko der Chronifizierung psychischer Symptomkomplexe wird deshalb auch zukünftig eine qualifizierte psychotherapeutisch/psychosomatische Rehabilitation erforderlich machen. Wie die Auswertungen des Langzeitverlaufes zeigen, sind die Erfolgsaussichten für eine Wiedereingliederung in den Arbeitsprozess für Rehabilitanden mit psychischen Störungen auch unter wirtschaftlichen Aspekten als durchaus positiv zu betrachten. Somit stellen die von der gesetzlichen Rentenversicherung erbrachten Leistungen zur medizinischen Rehabilitation auch für diese Versichertengruppe einen wichtigen Bestandteil des sozialen Sicherungsnetzes dar, der zugleich dazu beiträgt, drohende Folgekosten, zum Beispiel in Form von Lohnersatzleistungen beziehungsweise Rentenzahlungen aufgrund verminderter Erwerbsfähigkeit, zu reduzieren.

Literatur

BAR (Bundesarbeitsgemeinschaft für Rehabilitation) (Hrsg) (2000). Rehabilitation psychisch Kranker und Behinderter – RPK-Bestandsaufnahme. Frankfurt am Main: BAR.

BfA (Bundesversicherungsanstalt für Angestellte) (Hrsg) (1991–2001). Geschäftsbericht der Bundesversicherungsanstalt für Angestellte. Berlin: BfA.

Genzke J (2002). Die aktuelle Finanzlage in der gesetzlichen Rentenversicherung im Jahr 2002. Angestelltenversicherung; 49: 355–61.

Irle H, Amberger S, Nischan P (2001). Entwicklungen in der psychotherapeutisch/psychosomatischen Rehabilitation. Angestelltenversicherung; 48: 244–50.

Irle H, Worringen U, Korsukéwitz C, Klosterhuis H, Grünbeck P (2002). Erfassung und Behandlung psychischer Störungen bei Rehabilitanden mit muskuloskelettalen und kardiovaskulären Erkrankungen. Rehabilitation; 41: 382–8.

Kobelt A, Grosch EV, Lamprecht F (2002). Ambulante Psychosomatische Nachsorge. Stuttgart: Schattauer.

Kriebel R, Paar GH (Hrsg) (1999). Psychosomatische Rehabilitation: Möglichkeit und Wirklichkeit. Geldern: Johannes Keuck.

Nosper M (1999). Psychosomatische Rehabilitation. Untersuchungen zur Ergebnis- und Prozessqualität von Einzel- und Gruppenpsychotherapien. Berlin: Logos.

Schillinger H, Egner U (2002). Die Rehabilitationsleistungen der BfA im Jahr 2001. Angestelltenversicherung; 49: 206–14.

VDR (Verband Deutscher Rentenversicherungsträger) (1993–2001a). VDR-Statistiken: Rehabilitation 1993, 1994, 1995, 1996, 1997, 1998, 1999, 2000, 2001. Frankfurt am Main; Bde. 112, 114, 118, 122, 126, 130, 134, 138, 142.

VDR (Verband Deutscher Rentenversicherungsträger) (2001b). VDR-Statistiken: Rentenzugang 2001. Frankfurt am Main; Bd. 141.

Diskussion

18 Das Vergütungssystem für niedergelassene Psychotherapeuten als „bottleneck" der ambulanten psychotherapeutischen Versorgung

Stefan Sell

Zusammenfassung

Ein Großteil der Diskussionen über die Vergütung psychotherapeutischer Leistungen vor und nach dem In-Kraft-Treten des Psychotherapeutengesetz (PsychThG) fokussiert sich auf die Auseinandersetzung um die Festlegung eines Punktwertes für die Leistungen niedergelassener Psychotherapeuten. Der Beitrag zeichnet zum einen die historische Entwicklung und die wegweisende Rechtsprechung des Bundessozialgerichts nach, zum anderen werden aber auch die Strukturprobleme durch die Integration in die vertragsärztliche Versorgung, insbesondere auch durch die Integration in den fachärztlichen Budgetteil und die daraus resultierenden Verteilungskonflikte herausgearbeitet. Das von der Kassenärztlichen Bundesvereinigung (KBV) vorgelegte neue Honorierungskonzept „EBM 2000 plus" würde die bestehenden Konflikte noch verschärfen, da es sehr stark auf eine Differenzierung zwischen den psychologischen und den ärztlichen Psychotherapeuten im Sinne einer Sonderstellung für den fachärztlichen Bereich abhebt.

Neben der konkreten Ausformung des Integrationsprozesses werden abschließend grundlegende Fragen einer Weiterentwicklung der psychotherapeutischen Versorgung diskutiert, wobei an Beispielen wie der defizitären Versorgung älterer Menschen aufgezeigt wird, dass durch das bestehende Vergütungssystem wie auch durch die Begrenzung auf spezifische Therapieansätze derzeit die Potenziale der Psychotherapie blockiert werden. Besonders relevant werden die Fragen der Vergütung für den in weiten Teilen der Versorgungslandschaft ablaufenden Trend zu integrierten Versorgungsformen. Hier könnte sich die aktuelle kleinteilige Struktur der psychotherapeutischen Einzelpraxen als Auslaufmodell erweisen. Umso wichtiger wäre die generelle Einbindung der Psychotherapeuten nicht nur in integrierte Versorgungsstrukturen, sondern speziell in die derzeit laufende Ausformung der Disease-Management-Programme (DMPs).

18.1 Einleitung

Die (umstrittene) Regelung und vor allem die konkrete Höhe der Vergütung psychotherapeutischer Leistungen ist seit ihrer Integration in die vertragsärztliche Versorgung nicht nur Kristallisationspunkt für das berufspolitische Lobbying der meisten Verbände der Psychotherapeuten, sie stellt zugleich – so die Hauptthese der folgenden Abhandlung – eine enorme Ressourcenbindung dar, die eine gerade jetzt dringend notwendige innovatorische Ausdifferenzierung des psychotherapeutischen Leistungsspektrums blockiert beziehungsweise verlangsamt.

Aus einer gesundheitsökonomischen Perspektive auf „effektive" und „effiziente" Versorgungsstrukturen ist zum einen problematisch, dass die psychotherapeutische Versorgung im Allgemeinen „unterfinanziert" ist, zum anderen aber auch eine nur entwicklungsgeschichtlich nachvollziehbare Verengung der Vergütungsfähigkeit im Besonderen auf ausgewählte Verfahren zu beobachten ist, die durch eine starke empirische Divergenz zwischen Rechts- und Reallage in der Praxis der psychotherapeutischen Versorgung gekennzeichnet ist. Zugleich, aufgrund der spezifischen Einbindung in das korporative Steuerungsgeflecht, werden die im ambulanten Bereich erforderlichen Innovationen in der Versorgungslandschaft massiv behindert, wenn nicht sogar verhindert, sodass eine partielle „Überfinanzierung" von Teilbereichen der tradierten psychotherapeutischen Angebote konstatiert werden kann.

Potenziert wird diese ausreichend brisante Ausgangslage noch durch das „Wertproblem" der psychotherapeutischen Versorgung, womit hier zum einen der immer noch überaus fragile „Marktwert" der Psychotherapie gemeint ist, also die Infragestellung des Nutzens und vor allem der Effektivität der therapeutischen Interventionen (Franke u. Halter 2000; Degen 2000).

Als besonders problematisch erweist sich für das Anliegen einer entwickelten psychotherapeutischen Versorgung ihr niedriger „Marktwert" bei den gesundheitspolitischen Entscheidungsträgern und deren Beratern. Gleichsam als Fallbeispiel kann hier die vom Vorsitzenden des Sachverständigenrates für die Konzertierte Aktion im Gesundheitswesen neu aufgelegte Debatte über eine Trennung der Leistungen der gesetzlichen Krankenversicherung in Grund- und Wahlleistungen angeführt werden, wobei die Letzteren aus der solidarischen Finanzierung herausgenommen werden sollen. Bis auf ganz eng begrenzte Ausnahmefälle sollen alle psychotherapeutischen Leistungen als Wahlleistungen aus dem Kernbereich entfernt werden (Schwartz u. Jung 2000; Sell 2000; Sell 2001a u. 2001b). Zum anderen verweist das Wertproblem auf ein „Selbstwert-Dilemma" vieler Psychotherapeuten aufgrund der in ihrer Mehrheit wohl immer noch kritisch-ablehnenden Ärzteschaft, der populären Vorurteile innerhalb der Bevölkerung und vor allem aufgrund der wissenschaftlichen Rechtfertigungszwänge angesichts des Fehlens von methodisch überaus komplexen Wirkungsforschungsbefunden.

Gesundheitsökonomisch relevant ist die Frage der Vergütung, die hier im Mittelpunkt stehen soll, vor allem deshalb, weil sich an ihr (und mit ihr) alle Ebenen der ökonomischen Analyse verknüpfen lassen: auf der Makroebene in Form der generellen Allokationsproblematik knapper Ressourcen innerhalb des Gesundheitswesens und der konkurrierenden Mittelverwendungen, auf der Mesoebene vor allem die Frage der Steuerung des Vergütungssystems sowie der institutionellen Fehlanreize des bestehenden Verteilungssystems und auf der Mikroebene das Fragenspektrum von der betriebswirtschaftlichen Ausgestaltung des Versorgungssystems bis hin zum Patientenverhalten in diesen Strukturen (sowie gegenpolig die Formung bzw. Beeinflussung der individuellen Behandlungsführung durch die niedergelassenen Psychotherapeuten).

18.2 Entwicklungsgeschichtliche Anmerkungen zum Psychotherapeutengesetz

Der 1. Januar 1999 mit dem In-Kraft-Treten des „Gesetzes über die Berufe des Psychologischen Psychotherapeuten und des Kinder- und Jugendlichenpsychotherapeuten" (Psychotherapeutengesetz; PsychThG) markiert einen historischen Einschnitt in die psychotherapeutische Versorgungsstruktur in Deutschland. Neben der Etablierung eines neuen Heilberufs auf einer Stufe mit Arzt, Zahnarzt, Tierarzt und Apotheker ist hier vor allem die Integration in das System der vertragsärztlichen Versorgung zu nennen (Integrationsmodell). Bis dahin gab es mit dem „Delegationsverfahren" einen „offiziellen" Weg der Inanspruchnahme psychotherapeutischer Leistungen, wobei ein Arzt die Indikation stellen musste und dann die Behandlung an einen Psychologen übertragen konnte. Dieser Weg war allerdings beschränkt auf Psychologen, die in der Psychoanalyse oder Verhaltenstherapie ausgebildet waren. Der zweite Weg einer Kassenfinanzierung lief über die Kostenerstattung. Hierbei gab es zusätzlich – vorausgesetzt die Krankenkasse stimmt zu

– die Möglichkeit der Inanspruchnahme anderer Verfahren, zumindest bis 1997 in einem Prozess gegen die Techniker Krankenkasse die Bezahlung von anderen Psychotherapiemethoden untersagt wurde.[1] Über die Kostenerstattung liefen etwa die Hälfte aller ambulanten Behandlungen in Deutschland und 40 % der Behandlungen nach dem Delegationsverfahren wurden von Psychologen getragen, sodass die Psychologen etwa drei Viertel der gesamten ambulanten psychotherapeutischen Kassenversorgung der Bevölkerung abgedeckt haben (Vogel 1996).

Die Forderung nach einem eigenständigen Heilberuf für die Psychotherapie, die nunmehr mit dem PsychThG umgesetzt worden ist, blickt auf eine lange Tradition zurück, denn sie wurde bereits Anfang der 70er Jahre erhoben (Sachverständigenkommission zur Lage der Psychiatrie in der Bundesrepublik Deutschland 1975). Noch bis in die 60er Jahre hinein war innerhalb der gesetzlichen Krankenversicherung strittig, ob zum Beispiel Neurosen, die einer psychotherapeutischen Behandlung zugänglich sind, einen Leistungsanspruch auf die Gewährung der Behandlung gegen die Krankenkasse begründen. Erst die oberste Rechtsprechung des Bundessozialgerichts (BSG) hat diese Frage in einer Entscheidung geklärt (BSGE 31, 279).[2]

- 1967 wurden die ersten Psychotherapie-Richtlinien vom Bundesausschuss der Ärzte und Krankenkassen beschlossen. Hier war die Psychotherapie als ausschließlich ärztliche Leistung definiert und zudem beschränkt auf Verfahren der tiefenpsychologisch fundierten und analytischen Psychotherapie. Als Ergebnis eines langjährigen Diskussionsprozesses im Vorfeld wurde ein Gutachterverfahren eingeführt, das nach längstens fünf Sitzungen einzuleiten war.
- Die Änderung der Psychotherapie-Richtlinien im Jahr 1972 brachte die Einführung des „Delegationsverfahrens". Nunmehr durften unter ärztlicher Verantwortung auch Diplom-Psychologen, Soziologen, Pfarrer und ähnliche Berufsgruppen psychotherapeutisch behandeln.
- Die Änderung der Richtlinien 1976 beschränkte dann den Kreis der nichtärztlichen Psychotherapeuten auf Personen mit einem abgeschlossenen Psychologiestudium und – für die Behandlung von Kindern und Jugendlichen – auf Psychagogen.
- Eine wichtige Erweiterung der psychotherapeutischen Versorgung war die 1980 für die Ersatzkassen und dann 1987 für alle Kassen vorgenommene Aufnahme der Verhaltenstherapie als anerkanntes Verfahren in die Leistungspflicht der gesetzlichen Krankenversicherung.

Das 1972 installierte Delegationsverfahren, das von den nichtärztlichen Psychotherapeuten aufgrund der damit verbundenen ärztlichen Dominanz heftig attackiert wurde, fand zumindest in der Rechtsprechung nicht nur des Bundessozialgerichts, sondern auch des Bundesverfassungsgerichts seine Legitimationsgrundlage in der Argumentation, dass dieses Verfahren die einzige Möglichkeit der Einbeziehung der nichtärztlichen Psychotherapeuten sei, solange diese Berufsgruppen nicht über eine gesetzlich geregelte Ausbildung verfügen, die derjenigen der Ärzte vergleichbar sei. Erfolgreicher war allerdings die Infragestellung des Delegationsverfahrens im Sinne einer praktischen Aushebelung durch zwei Urteile des Bundessozialgerichts aus den Jahren 1979 und 1981, in denen das Gericht vor allem festgestellt hat, dass Ansprüche auf Kostenerstattung gegenüber der Krankenkasse dann geltend gemacht werden können, wenn die zugelassenen Behandler nicht über ausreichend freie Behandlungskapazitäten verfügen.[3]

---

1 Die Techniker Krankenkasse war bei der Kostenerstattung relativ großzügig und hatte bereits 1983 mit dem Berufsverband deutscher Psychologen eine Vereinbarung getroffen, Behandlungen von Diplom-Psychologen zu erstatten, deren Qualifikation der Verband überprüfte.
2 Für einen kurzen Abriss der Entwicklungsgeschichte des PsychThG vergleiche Salzl und Steege (1999, S. 17 ff.).

3 Salzl und Steege (1999, S. 18) argumentieren hinsichtlich der „Aushebelungsthese", dass die Verweigerung des Delegationsverfahrens durch die Diplom-Psychologen Versorgungsdefizite erzeugte, die sich durch die anderen Leistungserbringer nicht ausgleichen ließen. Allerdings: Das Kostenerstattungsverfahren stand juristisch auf unsicheren Füßen für die Behandler, denn jede Kostenübernahme seitens einer Kasse galt als Einzelfallentscheidung und einen aus zahlreichen vorher bewilligten Anträgen abgeleiteten Anspruch auf eine weitere Zusammenarbeit mit der Kasse hatte der Psychologe nicht.

Es wurde dann versucht, die sich im Gefolge dieser Rechtslage ausdifferenzierenden Formen der Kostenerstattung – die ja an und für sich nur für Einzelfälle vorgesehen war – über bilaterale Absprachen und Vereinbarungen der Kassen mit den Verbänden hinsichtlich der Qualität der Versorgung zu regulieren. Diese Parallelentwicklung im Sinne einer faktischen Anerkennung der nicht dem vertragsärztlichen Bereich unterworfenen Erstattungspsychotherapie durch die Kassen führte zu einer (erfolgreichen) gerichtlichen Anfechtung der Vereinbarungen durch die Kassenärztliche Vereinigung Nordrhein, die hierin eine Erschütterung des Monopols der Kassenärztlichen Vereinigungen gesehen hat. Aus dieser Gemengelage entstand ein erheblicher politischer Handlungsdruck.

Nachdem bereits im Jahre 1978 der erste, allerdings über einen Referentenentwurf nicht hinausgekommene Versuch unternommen worden war, eine rein berufsrechtliche Regelung für den Beruf des Psychotherapeuten in die Wege zu leiten, gab es 1993 einen neuen Anlauf, diesmal mit einem Gesetzesentwurf der Bundesregierung, der auch eine krankenversicherungsrechtliche Regelung beinhaltete. Dieser Versuch scheiterte allerdings aufgrund der Widerstände im Bundesrat gegen die vorgesehene Eigenbeteiligung der Versicherten in Höhe von 25 % der Kosten. Der nächste – und nunmehr erfolgreiche – Anlauf war dann der Gesetzesentwurf der Bundesregierung vom 24. Juni 1997, gekoppelt mit einer Zuzahlungsregelung in einem gesonderten Gesetz.

Von entscheidender Bedeutung – vor allem für die Erklärung der Vergütungsproblematik – war die gewählte Variante des „Integrationsmodells", also der Umstand, dass für die neue Berufsgruppe kein eigenständiges Vertragsrecht in der gesetzlichen Krankenversicherung geschaffen wurde (eine Forderung vieler Verbände der Psychotherapeuten), sondern eine „Integration" in das bestehende Regelwerk der vertragsärztlichen Versorgung vorgesehen war. Mit dieser grundsätzlichen Entscheidung wurden zugleich die meisten Ursachen der nun folgenden Honorarproblematik geschaffen, die im Wesentlichen ein Abbild der gleichen Problematik im ambulanten ärztlichen Bereich ist, die allerdings aufgrund von Besonderheiten nicht nur der Psychotherapie als solcher, sondern auch vor dem Hintergrund der faktisch nicht vorhandenen Akzeptanz des Integrationsmodells innerhalb der Vertragsärzteschaft mit den daraus resultierenden Verhaltensweisen im innerärztlichen Verteilungskampf bei der budgetierten Gesamtvergütung eine eigene Dimension erhalten hat. Neben der hier im Mittelpunkt stehenden honorarpolitischen Frage sollten aber auch die grundsätzlichen Kritikpunkte an der Ausgestaltung des PsychThG nicht aus den Augen verloren werden (Geuter 1999).

18.3 Zur Vergütungssystematik für ambulante psychotherapeutische Leistungen im Kontext des PsychThG

Entscheidende Konsequenz aus dem Integrationsmodell ist die Tatsache, dass die Vergütung der psychotherapeutischen Leistungserbringer **im Rahmen der vertragsärztlichen Gesamtvergütung** (§ 85 SGB V; Sozialgesetzbuch 5. Buch) erfolgt. Nach dieser Systematik zahlen die Krankenkassen mit befreiender Wirkung eine Gesamtvergütung an die Kassenärztlichen Vereinigungen, sodass die Sachleistungsverpflichtung der Kassen gegenüber ihren Versicherten erfüllt ist und eine unmittelbare Zahlungspflicht der Krankenkasse an die Leistungserbringer und vice versa ein entsprechender Anspruch gegen die Kasse nicht besteht. Die konkrete Verteilung der vertragsärztlichen Gesamtvergütung auf die einzelnen Leistungserbringer erfolgt grundsätzlich auf der Basis des EBM („einheitlicher Bewertungsmaßstab für ärztliche Leistungen") nach § 87 SGB V, der den Inhalt der abrechnungsfähigen Leistungen und ihr wertmäßiges, in Punkten ausgedrücktes Verhältnis zueinander definiert. Die Verteilung der konkreten Geldbeträge erfolgt dann mithilfe des von den Kassenärztlichen Vereinigungen (KVen) im Einvernehmen mit den Verbänden der Kassen festgesetzten HVM („Honorarverteilungsmaßstab"; § 85 Abs. 4 SGB V).

Da aufgrund des im SGB V normierten Grundsatzes der Beitragssatzstabilität (§ 71 SGB V) die Veränderung der Gesamtvergütung an die Veränderungsrate der beitragspflichtigen Einnahmen aller Mitglieder der Krankenkassen (sog. „Grundlohnsumme") gebunden ist, ergibt sich die Situation einer budgetierten Gesamtvergütung, die zunächst von der konkreten Entwicklung der Ausgaben für die Gesundheitsversorgung durch die Leistungserbringer unabhängig ist. Somit wird zumindest ein Teil des Morbiditätsrisikos wie auch das Problem der angebotsinduzierten Nachfrageexpansion durch das konkrete Verhalten der Leistungserbringer auf die Mesoebene der Kassenärztlichen Vereinigungen verlagert, die nun ihrerseits – bei gegebenem EBM – versuchen müssen, über den regionalen HVM die budgetierte Gesamtvergütung auf die konkret abgerechnete Einzelleistung umzuverteilen. Aus diesem Zusammenhang resultiert die bekannte Problematik der „floatenden Punktwerte", da diese im Wesentlichen die einzige Stellschraube sind, die sich bei der Verteilung der Gesamtvergütung manipulieren lässt. Ansonsten sieht die Gesetzgebung lediglich noch die Möglichkeit von arztgruppenspezifischen Regelleistungsvolumina („Praxisbudgets") vor, die eine Abstaffelung des Punktwertes bei Übersteigen des jeweiligen Regelleistungsvolumens vorsehen können und vor allem der Verhinderung einer übermäßigen Ausdehnung des vertragsärztlichen Tätigkeit dienen sollen – einem grundsätzlichen Problem eines jeden überwiegend auf Einzelleistungsvergütung basierenden Honorierungssystems.

Hinzu kommt seit dem Gesundheitsreformgesetz 2000, dass die vertragsärztliche Versorgung in eine haus- und fachärztliche Versorgung unterteilt wird (§ 73 SGB V) und daran anknüpfend sowohl für den EBM (vgl. § 87 Abs. 2a SGB V) wie auch für den HVM (vgl. § 85 Abs. 4 Satz 1 SGB V) verlangt wird, die Gesamtvergütung in eine haus- und eine fachärztliche Vergütung aufzutrennen. Diese weit reichenden Änderungen im Kontext der Gesundheitsreform 2000 haben vor dem Hintergrund der angestrebten Stärkung des Hausarztes zusammen mit weiteren Änderungen, zum Beispiel im Bereich der Zulassungssteuerung, zu heftigen innerärztlichen Verteilungskämpfen geführt (Sell 1999). Bezogen auf die Perspektive der einzelnen KV, die mit der Umsetzung der Vergütungsverteilung betraut ist, kommt gleichsam seit dem 01.01.2000 „erschwerend" hinzu, dass zusätzlich in den HVM Regelungen zur Vergütung der Leistungen der Psychotherapeuten und der ausschließlich psychotherapeutischen Ärzte zu treffen sind, die „eine angemessene Höhe der Vergütung je Zeiteinheit gewährleisten" (§ 85 Abs. 4 Satz 4 SGB V), wobei der nur scheinbar klare Begriff der „Angemessenheit" einer Vergütung noch einmal an anderer Stelle genauer erläutert werden muss. Seit dem 01.01.2000 richtet sich die Vergütung der niedergelassenen Psychotherapeuten komplett nach dem hier in seinen Grundzügen skizzierten System der vertragsärztlichen Versorgung. Allerdings erfolgt die Festlegung der Höhe des Vergütungsanteils der Psychotherapeuten ab dem Jahr 2000 auf Basis der Vergütungsvolumina des Jahres 1999 und in diesem Jahr, dem ersten „Existenzjahr" des PsychThG, gab es eine Sonderregelung der damaligen Honorarvolumina (s. Exkurs), die als eine Ursache für die teilweise dramatische Vergütungssituation vieler Psychotherapeuten seit dem In-Kraft-Treten des Gesetzes und des Integrationsmodells angesehen werden kann.

Exkurs: Übergangsregelung für die Vergütung psychotherapeutischer Leistungen im Jahr 1999 nach Artikel 11 des Einführungsgesetzes zum PsychThG

Das für 1999 festgelegte Ausgabenvolumen für psychotherapeutische Leistungen wurde auf Basis folgender Grundsätze im Einführungsgesetz zum PsychThG festgelegt:
▶ Grundlage war das im Jahr 1996 (also dem Jahr vor dem Einbringen des Gesetzesentwurfs zum PsychThG in den Bundestag) aufgewendete Vergütungsvolumen für die Leistungen im Delegationsverfahren. Diese Summe wurde um die vereinbarte Veränderung der Gesamtvergütung in den Jahren 1997, 1998 und 1999 erhöht. (Mit dieser Regelung sollte erreicht werden, dass der bisherige Aufwand der Krankenkassen für psychotherapeutische Behandlungen auf Basis des Jahres 1996 nur um die Zuwachsraten für die Gesamtvergütungen der Folgejahre steigt und damit eine Anbindung an

die bereits damals bestehende Budgetierung nach den Kriterien der Beitragssatzstabilität erreicht wird).
▶ Hinzu kam ein Betrag in Höhe des Ausgabenvolumens des Jahres 1997 für die Erstattungspsychotherapie – maximal aber 1 % der Gesamtvergütung für alle vertragsärztlichen Leistungen. (Hier nun zeigten sich ganz praktische Probleme, denn der Betrag scheint zu niedrig gewesen zu sein, da einige Kassen gar nicht in der Lage waren, ihre gesamten Ausgabenvolumina für die Erstattungspsychotherapie zu ermitteln, was zu der unten dargestellten Aufstockung um pauschal 40 % führte.) Soweit einzelne Krankenkassen mehr als 1 % der Gesamtvergütung im Jahr 1997 für die Erstattungspsychotherapie aufgewendet hatten, sollte das von den entsprechenden Landesverbänden zu vereinbarende Vergütungsvolumen äquivalent aufgestockt werden. Mit dem GKV-Solidaritätsstärkungsgesetz (GKV-SolG) vom Dezember 1998 wurde dieser Betrag zudem um 40 % erhöht – ursprünglich war in dem Gesetzesentwurf eine Erhöhung um 20 % vorgesehen –, was zum einen mit den Zweifeln hinsichtlich der vollständigen Erfassung der Ausgaben für die Kostenerstattung begründet wurde und zum anderen zur Verrechnung der Zuzahlungen, die die Versicherten an die nichtärztlichen Leistungserbringer gezahlt hatten, dienen sollte. Mit dem GKV-SolG wurde auch die noch von der alten Bundesregierung vorgesehene Zuzahlung in Höhe von 10,– DM je Sitzung als Beteiligung der Patienten an den psychotherapeutischen Behandlungskosten vor dem In-Kraft-Treten des Gesetzes gestrichen und somit standen diese Mittel nicht mehr zur Verfügung. Der zuständige Gesundheitsausschuss hat dann – in Vorwegnahme der erkennbaren Budgetprobleme – den Erhöhungssatz von 20 % auf 40 % des Betrages heraufgesetzt, wobei anzumerken ist, dass die vierzigprozentige Erhöhung des Kostenerstattungsvolumens in den neuen Bundesländern nicht zum Tragen kam, da es dort so gut wie keine Erstattungspsychotherapie gegeben hat.
▶ Durch geeignete Maßnahmen haben die Gesamtvertragsparteien Punktwertdifferenzen von mehr als 10 % zwischen den Vergütungen für haus- und fachärztliche Beratungs- und Betreuungsleistungen (Kapitel B II des EBM) und geringeren Vergütungen für psychotherapeutische Leistungen (z. B. durch einen Punktwertverfall durch eine unerwartete Mengenausweitung, die beispielsweise aus einer unerwartet hohen Zahl bedarfsunabhängig aufgrund der Übergangsvorschriften des PsychThG zugelassener und ermächtigter Psychotherapeuten resultieren könnte)[4] zu begrenzen – also ein formeller Stützungsauftrag zugunsten psychotherapeutischer Punktwerte, wenn auch immer in Relation zu den anderen Punktwerten und erst bei einem Absinken von mehr als 10 % unter einen anderen, floatenden Punktwert. Im Entwurf für das GKV-SolG wurde diese Regelung zunächst dahingehend präzisiert, dass bei Vorliegen der genannten Punktwertdifferenzen die Krankenkassen zusätzliche Finanzmittel zur Verfügung stellen sollten. Diese durch einen Änderungsantrag im Gesundheitsausschuss eingebrachte „Zuschusspflicht" der Kassen ist jedoch kurz vor dem Ende der Beratungen wieder gestrichen worden (Glöser 1999).[5]

---

4 Köhler (2000a) weist darauf hin, dass Ende des Jahres 1999 15 634 Psychotherapeuten in der vertragsärztlichen Versorgung registriert waren, während der Gesetzgeber von einer Kalkulationsgröße von etwa 10 000 Psychotherapeuten ausgegangen sei (ca. 8 000 Psychotherapeuten im Delegationsverfahren und ca. 2 000 ärztliche Psychotherapeuten). Diese viel zu niedrig kalkulierte Zahl der neu ins System kommenden Psychotherapeuten sei eine der Ursachen für die fehlerhafte Berechnung des Budgets gewesen. Er übersieht dabei, dass bereits vorher über 4 000 Psychotherapeuten in der „Erstattungspsychotherapie" tätig gewesen sind, für deren Zugang eigene Übergangsvorschriften im Gesetz vorgesehen waren und deren Budgetanteil zumindest ansatzweise bei der Festlegung des Budgets für 1999 berücksichtigt worden ist. Der eigentliche Nettozugang ist daher gar nicht so überraschend groß gewesen. Bereits Vogel (1996) kam im Vorfeld des PsychThG zu einer Schätzgröße von etwa 15 000 Psychotherapeuten – und damit fast exakt auf die tatsächliche Anzahl im Jahr 2000.
5 Im Gesetzestext ist die elegante Formulierung „geeignete Maßnahmen" gewählt und so bleibt den Vertragspartnern vor Ort die substanzielle Füllung dieser Begrifflichkeit überlassen. Konkret führte das zum Beispiel im Bezirk Hessen zu einer Absprache der KV mit

▶ Wichtig war auch die in Artikel 14 Absatz 3 Satz 2 GKV-SolG normierte Regelung, dass psychotherapeutische Leistungen der Ärzte und der nichtärztlichen Psychotherapeuten nicht unterschiedlich vergütet werden dürfen.

Das auf diesem sehr komplex konstruierten System ermittelte Ausgabenvolumen für das Jahr 1999 – in Zahlen ausgedrückt standen 1999 etwa 1,3 Milliarden DM für die ambulante Psychotherapie zur Verfügung, bezogen auf die Gesamtausgaben der Krankenkassen für die vertragsärztliche Vergütung in Höhe von 41,6 Milliarden DM entsprach dies einem Anteil von 3,1 % – bildet die Basis für die ab 2000 in dem regulären System der vertragsärztlichen Vergütung erfolgende Honorierung psychotherapeutischer Leistungen. Die aus den skizzierten Kalkulationsfehlern resultierende Finanzierungslücke für die ambulante Psychotherapie wird auf eine Bandbreite von einer Milliarde D-Mark (seitens der Kassenärztlichen Bundesvereinigung) bis zu zwei Milliarden D-Mark (seitens der psychotherapeutischen Berufsverbände) geschätzt. Hierbei bleibt besonders zu berücksichtigen, dass der Vergütungsanteil für die Psychotherapeuten – der nunmehr in der allgemeinen Gesamtvergütung aufgegangen und deren Entwicklung wiederum an den Grundsatz der Beitragssatzstabilität gebunden ist – weiter im Binnenverhältnis der Kassenärztlichen Vereinigungen „politisiert" wird, da die Vergütung der psychotherapeutischen Leistungen aus dem „Facharzttopf" der Gesamtvergütung erfolgen muss, der wie beschrieben in einen haus- und fachärztlichen Bereich zu differenzieren ist, wobei letztendlich das Gesetz definiert, wer Hausarzt ist, und die Psychotherapeuten logischerweise nicht dazugehören. In dieser Situation, die bereits durch eine relative Umverteilung von den Fach- zu den Hausärzten geprägt ist und zu entsprechenden Honorarverteilungskämpfen führt, ist natürlich die Vergütung der psychotherapeutischen Leistungen aus den „Facharzttopf" für die dort zugeordneten Ärzte ein Bedrohungsszenario (obgleich das angesichts des insgesamt niedrigen Anteils an der ärztlichen Vergütung mehr als übertrieben wirkt). Diese monetär motivierte Ablehnungsfront wird zusätzlich durch die Rechtsprechung des Bundessozialgerichts mit seinen mittlerweile „legendären" Urteilen zu den Vergütungen von zeitgebundenen Leistungen der Psychotherapie, die erstmals einen festen Punktwert zu garantieren *scheinen*, verstärkt.

18.4 Die Rechtsprechung des Bundessozialgerichts zur Vergütung zeitgebundener und genehmigungspflichtiger psychotherapeutischer Leistungen und ihre praktische Umsetzung

Die Kassenhonorare der ärztlichen und psychologischen Psychotherapeuten sowie der Kinder- und Jugendlichenpsychotherapeuten haben bereits seit 1993 beständig abgenommen, wobei die Krise 1999 kumulierte. So gelangten im 4. Quartal 1999 zum Beispiel im KV-Bezirk Berlin 42,50 DM je Behandlungsstunde zur Auszahlung. Die Zuspitzung der Situation mit für viele Praxen existenzgefährdenden Honoraren im Jahr 1999 war neben dem bereits dargestellten zu niedrigen Budgetansatz auch durch die Übergangsregelungen zur bedarfsunabhängigen Zulassung zur vertragsärztlichen Versorgung verursacht worden. Etwa 6 000 abgelehnte Antragsteller, die sich im Klageverfahren gegen die Ablehnung ihrer Zulassung wehrten, waren insofern honorarrelevant, als dass die Kosten für die bisher von diesen Psychotherapeuten behandelten Patienten trotz fehlender Zulassung auch weiterhin übernommen wurden (mittlerweile hat das BSG mit fünf Urteilen vom 08.11.2000 die vorliegenden Klagen abge-

---

den Primärkassen, die bereits im 2. und 3. Quartal 1999 die angesetzte Interventionsgrenze erreichten und sich daraufhin bereit erklärten, den Anteil des Budgets 1999, der aus dem Kostenerstattungsvolumen berechnet wurde, auf der Grundlage eines Punktwertes von 10 Pfennig zu berechnen, sodass mehr Geld in diesen Vergütungsbereich geflossen ist. Die Ersatzkassen entzogen sich allerdings dieser kassenseitigen Stützung.

wiesen, sodass kaum noch Chancen auf weitere bedarfsunabhängige Zulassungen bestehen).

Der Abstieg von ursprünglich etwa 100,– DM[6] für die zeitgebundene psychotherapeutische Einzelleistung (mind. 50 Minuten) auf nicht einmal 50,– DM im zweiten Halbjahr 1999 in vielen Regionen (vor allem in Ostdeutschland) muss vor dem Hintergrund bewertet werden, dass parallel die Punktzahl für die psychotherapeutische Einzelleistung von ursprünglich 900 beziehungsweise 1 000 Punkten im Zuge der großen EBM-Reform im Jahr 1996 auf 1 450 Punkte erhöht worden war.

Durch die Zeitgebundenheit und die überwiegende Genehmigungspflicht der psychotherapeutischen Leistungen und die daraus resultierende fehlende Möglichkeit, in die Menge auszuweichen oder das Leistungsspektrum zu erweitern, haben viele Psychotherapeuten seit 1993 vor den Sozialgerichten auf eine im Vergleich zu den anderen Leistungserbringern angemessene Vergütung geklagt. Während dieses Begehren auf der Ebene der Sozial- und Landessozialgerichte noch abschlägig beschieden wurde, fanden die Psychotherapeuten in der Revision vor dem Bundessozialgericht Gehör, denn der 6. Senat des BSG entschied in vier Urteilen vom 25. August 1999 (in Konkretisierung eines ersten Urteils vom 20.01.1999, vgl. BSGE 83, 205), dass die Kassenärztlichen Vereinigungen unter bestimmten Voraussetzungen verpflichtet sind, den Punktwert für Psychotherapie auf 10 Pfennig zu stützen (Andreas 2000; Halbe 2000; Rath 2001; Schildt 2000). Diese Urteile haben eine ganz grundsätzliche Bedeutung, denn sie markieren eine tief greifende Änderung der (bisherigen) Rechtsprechung im Zusammenhang mit der Angemessenheit der Honorierung ärztlicher/therapeutischer Leistungen. Man könnte sogar bei einer ersten Bewertung von einem „Paradigmenwechsel" sprechen, denn an anderer Stelle hatte das BSG ausgeführt, dass Stützungsverpflichtungen der KV nur bestehen, wenn der Sicherstellungsauftrag in einer bestimmten Region gefährdet ist. Zudem hatte das BSG in anderen, die vertragsärztliche Vergütung betreffenden Urteilen darauf verwiesen, dass das unternehmerische Risiko und damit auch das Risiko durch die konkrete Honorierung der Leistungen beim Praxisinhaber liegen. Mit den Urteilen zur Vergütung psychotherapeutischer Leistungen hat das BSG erstmals Mindestpunktwerte beziehungsweise Mindestgewinne herangezogen.

Ausgangspunkt der Argumentation des BSG ist die Annahme einer nicht zu rechtfertigenden Ungleichbehandlung derjenigen Ärzte und Psychotherapeuten im Delegationsverfahren, die überwiegend oder ausschließlich zeitabhängige psychotherapeutische Leistungen erbringen, im Verhältnis zu den übrigen Arztgruppen im Rahmen der Honorarverteilung. Hervorzuheben ist hinsichtlich des Stellenwerts der Urteile der verfassungsrechtliche Bezug des BSG auf das Gebot der Honorargerechtigkeit, das sich unter anderem aus dem Gleichbehandlungsgebot ableitet (also dem Verbot der sachwidrigen Differenzierung sowie dem Gebot, wesentlich Ungleiches ungleich zu behandeln, also dem Differenzierungsgebot). Dieses kann vor allem dann verletzt sein, wenn die Honorierung aller ärztlichen Leistungen nach einem einheitlichen Punktwert infolge eines starken Anstiegs der Menge der abgerechneten Punkte zu einem massiven Absinken des Punktwerts und als dessen Konsequenz zu einer schwerwiegenden Benachteiligung einer Arztgruppe führt, die wegen der strikten Zeitgebundenheit der von ihr erbrachten Leistungen die Leistungsmenge – im Unterschied zu anderen Arztgruppen – nicht ausweiten kann. Das Gericht unternahm eine generelle Vergleichsbetrachtung. Bei optimaler Praxisauslastung und vollem persönlichem Arbeitseinsatz kann aus der Erbringung der zeitabhängigen Leistungen bei einem Punktwert von 10 Pfennig ein Überschuss von circa 134 000,– DM erreicht werden. Grundlage ist ein Honorar von durchschnittlich 145,– DM für eine psychotherapeutische Behandlung von einer mindestens 50-minütigen Dauer. Das ergibt einen Honorarumsatz pro Woche von 5 220,– DM bei einer unterstellten Belastungsgrenze von 36 zeitabhängig zu erbringenden psychotherapeutischen Leistungen von mindestens 50-minütiger Dauer. Weiter wurde unterstellt, dass dieser Wochenumsatz an

---

6 Die Stundenhonorare von etwa 100,– DM im Primärkassenbereich ergaben sich daraus, dass die 900 beziehungsweise 1 000 Punkte für die im Rahmen der Psychotherapie maßgeblichen Nummern 865, 875, 877 EBM-Ä in den Jahren 1993 und 1994 auf der Basis eines der Bemessung dieser Punktzahlen zugrunde liegenden kalkulatorischen Punktwertes von 10 Pfennig ermittelt worden sind.

43 Wochen des Jahres erzielbar ist. Aus diesen Annahmen der typisierenden Betrachtung resultiert dann ein (fiktiv erzielbarer) Jahresumsatz von 224 460,– DM aus der vertragsärztlichen Tätigkeit, wobei keine weiteren nennenswerten Einnahmen aufgrund der unterstellten zeitlichen Einbindung anfallen können. Der durchschnittliche Kostenaufwand psychotherapeutischer Praxen ist nun von dem Jahresumsatz zu subtrahieren. Das BSG legte dabei einen Praxiskostensatz in Höhe von 40,2 % des Umsatzes aus der vertragsärztlichen Tätigkeit zugrunde. Werden die durchschnittlichen Praxiskosten in Höhe von 90 233,– DM von dem Jahresumsatz abgezogen, verbleibt ein fiktiver Jahresertrag von 134 227,– DM. Dieser Erlös aus der psychotherapeutischen Tätigkeit entspricht ungefähr dem durchschnittlichen Ertrag aus der vertragsärztlichen Tätigkeit pro Allgemeinarzt im Jahre 1996, dem Bezugsjahr der Vergleichsberechnung. Die Allgemeinärzte beziehungsweise praktischen Ärzte erzielten in diesem Jahr einen Honorarumsatz aus der vertragsärztlichen Tätigkeit von durchschnittlich 320 700,– DM. Der für dieses Jahr empirisch ermittelte Anteil der Praxiskosten an dem Honorarumsatz aus der vertragsärztlichen Tätigkeit belief sich auf 57,9 %, sodass sich ein Honorarüberschuss von durchschnittlich 135 014,– DM ergab. In Tabelle 18-1 sind die wichtigsten Berechnungsschritte des BSG noch einmal zusammengefasst.

Das Gericht weist darauf hin, dass diesen Vergleichsberechnungen Annahmen zugrunde liegen, die eher zulasten als zugunsten der ausschließlich psychotherapeutisch Tätigen gehen: Zum einen wurde der Umsatz eines optimal ausgelasteten und mit vollem persönlichen Einsatz arbeitenden Psychotherapeuten mit dem durchschnittlichen Umsatz anderer Arztgruppen verglichen. Zum anderen haben die anderen Arztgruppen noch Einnahmen aus der Behandlung von Privatpatienten (Allgemeinmediziner: ca. 50 000,– DM pro Jahr).

Die vom BSG aufgestellte Stützungsverpflichtung der KV gilt nur für die genehmigungspflichtigen und strikt zeitabhängigen Leistungen der antrags- und genehmigungspflichtigen Psychotherapie. Erst die Kombination von Zeitgebundenheit und Genehmigungsbedürftigkeit führt dazu, dass die Leistungen weder die in ihrem Umfang noch die in einem bestimmten Zeitraum maximal abzurechnenden Punkte nachhaltig beeinflussen können. Beide Kriterien müssen kumulativ erfüllt sein. Bei probatorischen Sitzungen zum Beispiel greift die Punktwertgarantie von 10 Pfennig nicht.

Von sehr großer Bedeutung ist die Feststellung, dass die nach Meinung des BSG derzeit erforderliche Stützung auf 10 Pfennig keine Punktwertgarantie auf Dauer ist. Wenn es in der Zukunft generelle Rückgänge der Überschüsse aus vertragsärztlicher Tätigkeit gibt, dann träfe

Tab. 18-1 Typisierende Vergleichsberechnung des BSG.

Honorarberechnung für eine optimal ausgelastete psychotherapeutische Praxis	
psychotherapeutische Behandlung von mindestens 50-minütiger Dauer	mit einem Honorar von durchschnittlich 145,– DM (10 Pf./Punkt bei 1 450 Punkten)
Honorarumsatz pro Woche	ergibt 5 220,– DM bei angenommenen 36 psychotherapeutischen Behandlungen
Annahme von 43 Wochen pro Jahr mit angenommenen 36 Behandlungen	daraus resultiert ein Jahresumsatz von 224 460,– DM
Praxiskostenansatz auf Basis des Beschlusses des Bewertungsausschusses vom 9.12.98	entspricht 40,2 % = 90 233,– DM
fiktiver Jahresertrag	134 277,– DM
Honorarberechnung für einen Arzt für Allgemeinmedizin/praktischen Arzt	
Honorarumsatz aus vertragsärztlicher Tätigkeit	ergibt 320 700,– DM
Anteil der Praxiskosten an dem Honorarumsatz aus vertragsärztlicher Tätigkeit	entspricht 57,9 % = 185 686,– DM
Honorarüberschuss	135 014,– DM

dies auch die Psychotherapeuten. Hahne-Reulecke (2000, S. 122) spricht in diesem Zusammenhang und vor dem Hintergrund der weiter sinkenden Einkommen der Allgemeinmediziner als Referenzgröße für die Punktwertberechnung von einem *„reinen Pyrrhussieg"* der Psychotherapeuten. Vor dem Risiko generell rückläufiger Erträge aus der vertragsärztlichen Tätigkeit kann die Rechtsprechung des BSG nicht bewahren.[7] Außerdem greift die geforderte Stützungsverpflichtung der KV nur, wenn das Ausgabenvolumen nicht unmittelbar durch das Gesetz selbst festgelegt ist, also mithin nicht für das Jahr 1999, in dem es wie dargestellt im Einführungsgesetz zum PsychThG eine gesetzliche Festlegung des Budgets gegeben hat. Insofern kann die Rechtsprechung des BSG auf die Jahre 1993 bis 1998 und auf den Zeitraum seit 2000 bezogen werden.

Für die Umsetzung der Rechtsprechung des BSG zur Höhe der Vergütung seit dem Jahr 2000 ist nun die Reaktion der Kassenärztlichen Bundesvereinigung (KBV) und insbesondere des zuständigen Bewertungsausschusses für den EBM auf diese vom BSG gesetzten Vorgaben interessant. Aus Sicht der KBV zielte die strategische Ausrichtung durch die beschriebene Notwendigkeit, die psychotherapeutischen Leistungen aus dem bereits unter starkem Umverteilungsdruck stehenden Facharzttopf der Gesamtvergütung abdecken zu müssen, darauf ab, eine zusätzliche „Umverteilung" in Richtung Psychotherapie zu verhindern. Insofern kann der Beschluss des paritätisch von KBV und den Spitzenverbänden der Krankenkassen besetzten Bewertungsausschusses vom 16. Februar 2000 nicht überraschen: In Abänderung der Berechnungsweise des BSG hat der Ausschuss eine „Sparformel" zur Berechnung eines angemessenen Budgets für die hauptberuflichen Psychotherapeuten verabschiedet, die im Rahmen der regionalen HVM der KVen umgesetzt wurde. Das Vorgehen basierte auf der Behauptung, dass das BSG sich „verrechnet" habe, da es unmöglich sein könne, dass eine professionell geführte psychotherapeutische Praxis im Jahr 90 000,– DM Unkosten erwirtschafte. Tatsächlich liegen die empirisch ermittelten Praxiskosten unter den vom BSG angesetzten Beträgen – als Folge der seit mehreren Jahren anhaltenden Honorarmisere halten viele Psychotherapeuten notgedrungen Sparpraxen vor, haben also weder Praxishilfen noch angemessene räumliche und sachliche Ausstattungen. Demzufolge spiegeln die empirischen Ist-Beträge auch die Selbstausbeutung vieler Therapeuten wider.

Die Formel des Bewertungsausschusses manipulierte die BSG-Annahmen an vier Stellgrößen: Zum einen wurde der Ist-Umsatz der Psychotherapeuten im Jahr 1998 – ohne eine dem BSG-Urteil entsprechende Korrektur von 10 Pfennig pro Punkt – ermittelt. Eine Korrektur um den Faktor 1,47, mit dem der durchschnittliche Umsatz multipliziert wird, sollte sicherstellen, dass der Umsatz einer hauptberuflichen Praxis ermittelt wird, da es in der Realität viele Teilzeit-Praxen gibt. Die konkrete Höhe des Faktors erscheint willkürlich. Als Referenzgruppe werden die Hausärzte herangezogen, die im Jahr 1998 im Vergleich zu den Fachärzten benachteiligt waren. Zugleich wurde der Durchschnittsumsatz der Hausärzte nach Kopfzahlen und nicht nach Praxissitzen errechnet (durch mitarbeitende Ehepartner und angestellte Ärzte sind mehr Hausärzte zugelassen als Hausarztpraxen vorhanden) und liegt somit natürlich niedriger. Die Praxiskosten wurden demgegenüber auf Grundlage der Praxissitze angesetzt. Sie liegen entsprechend höher, was den durchschnittlichen Ertrag der Hausärzte weiter verringert. Dieser Ertrag wird dann mit dem Kostensatz der Psychotherapeuten in Höhe von 40,2 % aufgestockt, allerdings begrenzt auf maximal 66 000,– DM.[8] Es wird ein Soll-Umsatz für die Psychothe-

---

[7] So kann sich nach Meinung des BSG sogar eine regionalspezifische Betrachtungsweise ergeben, nämlich dann, wenn die Umsätze in einem bestimmten KV-Bezirk signifikant hinter den vom Gericht zugrunde gelegten bundesweiten Durchschnittswerten zurückbleiben. Dann kann auch ein niedrigerer Punktwert für die Psychotherapie ausreichend sein, um eine ungerechtfertigte Benachteiligung bei der Honorarverteilung auszuschließen.

[8] Der Bezug auf die regionalen Ist-Erlöse der Psychotherapeuten in 1998 führte dazu, dass die durchschnittlichen kalkulatorischen Betriebsausgaben der KVen regionale Unterschiede zwischen 22 000,– und 66 000,– DM aufweisen. In Reaktion auf die Kritik hat der Bewertungsausschuss dann zumindest eine Untergrenze für die kalkulatorischen Betriebsausgaben in Höhe von 32 000,– DM beschlossen, wodurch sich die Spannweite etwas verringert. Trotzdem: Rath (2001, S. 64) kommt

Tab. 18-2 Honorare im Jahr 2000 (Vereinigung der Kassenpsychotherapeuten, Kassenärztliche Vereinigungen; Punktwert für Primär- und Ersatzkassen).

Kassenärztliche Vereinigung	Punktwert	Honorar pro Stunde in DM
Bayern	8,26	119,77
Berlin	5,69	82,51
Brandenburg	7,05	102,23
Bremen	8,10	117,45
Hamburg	7,17	103,96
Hessen	8,00	116,00
Koblenz	8,89	128,91
Mecklenburg-Vorpommern	6,60	95,70
Niedersachsen	7,55	109,48
Nordbaden	7,72	111,94
Nordrhein	7,66	111,07
Nordwürttemberg	8,20	118,90
Pfalz	8,70	126,15
Rheinhessen	9,00	130,50
Saarland	8,70	126,15
Sachsen	6,71	97,30
Sachsen-Anhalt	7,64	110,78
Südbaden	7,40	107,30
Südwürttemberg	7,40	107,30
Schleswig-Holstein	7,88	114,26
Thüringen	7,06	103,82
Trier	7,76	112,52
Westfalen-Lippe	8,25	119,63

rapeuten vorgegeben (2 244 600 Punkte im Jahr für genehmigte Psychotherapien), der sich an den Vorgaben des BSG orientiert (36 Behandlungen/Woche bei 43 Wochen insgesamt), der aber auch erreicht werden muss, um in die Nähe des hausärztlichen Ertrages zu kommen, wobei der hausärztliche Ertrag auf einer durchschnittlichen Arbeitsleistung basiert. In den regionalen HVM wird

zu dem schlüssigen Befund, dass die nicht sachgerechte Berechnung der „zutreffenden" Praxiskosten durch den Bewertungsausschuss mit den Rechtsgrundsätzen des BSG nicht vereinbar ist.

dann festgelegt, ob eine noch höhere Arbeitsleistung der Psychotherapeuten nur gestaffelt oder überhaupt nicht mehr vergütet wird. Zusammenfassend kommt der Bewertungsausschuss letztendlich zu einem Mindestpunktwert in Höhe von bundesdurchschnittlich 7,5 Pfennig für zeitgebundene und genehmigungspflichtige Leistungen.

Das Bundesgesundheitsministerium hat den Beschluss des Bewertungsausschusses deutlich kritisiert (Bühring 2001). Auf alle Fälle resultieren aus diesem „eigenwilligen" Berechnungsschema regional erheblich divergierende Honorarsätze für die Psychotherapeuten für das Jahr 2000, wenn auch generell das Niveau aufgrund der Mindestpunktwertvorgabe etwas höher ist als im Jahr 1999. Die Tabelle 18-2 zeigt die auf der Basis des Beschlusses des Bewertungsausschusses für 2000 zu erwartenden Punktwerte und Stundenhonorare.

Eine Auswertung der Punktwerte und der daraus resultierenden Honorare im 4. Quartal 2000 (Vereinigung der Kassenpsychotherapeuten 2001) zeigt, dass sich das Durchschnittsstundenhonorar auf 117,– DM bei den genehmigungspflichtigen sowie 99,– DM bei den nicht genehmigungspflichtigen Leistungen, das heißt vorwiegend probatorischen Sitzungen belief. Der absolute Tiefpunkt wurde in Sachsen erreicht, wo die Psychotherapeuten nicht genehmigungspflichtige Leistungen im 4. Quartal 2000 kostenlos erbringen mussten (zumindest bei den Versicherten der AOK, BKK und IKK, während sich der Punktwert in Sachsen bei den Ersatzkassen auf 5,25 und daraus abgeleitet das Stundenhonorar auf 76,13 DM belief).

Die Entscheidung des BSG vom 12. September 2001: Grundsätzlicher Nachzahlungsanspruch für den Zeitraum 1993 bis 1998

Vor dem Hintergrund der beschriebenen „innerärztlichen" Verteilungskämpfe und der Zuordnung der Psychotherapeuten zum fachärztlichen Vergütungstopf in Verbindung mit der vom Gesetzgeber gewollten Umverteilung zugunsten der hausärztlichen Versorgung erfolgte eine erneute „Zuspitzung" durch die Entscheidung des Bundessozialgerichts vom 12. September 2001 (Az.: B 6 KA 58/00 R), mit dem ein jahrelanger Rechtsstreit beendet worden ist. Nach diesem Urteil haben Psychotherapeuten im Zeitraum von 1993 bis 1998 grundsätzlich Anspruch auf eine Honorierung von 145,– DM pro Therapiestunde gehabt – gezahlt wurde aber fast im gesamten Bundesgebiet weniger. Dieses Urteil wird enorme Implikationen für viele Kassenärztliche Vereinigungen haben. Doch zunächst zum Sachverhalt und der Entscheidung:

Sachverhalt: *„Die Klägerin, die als Diplom-Psychologin im Delegationsverfahren an der Behandlung von Versicherten der gesetzlichen Krankenkassen teilgenommen hat, wendet sich gegen die Honorarbescheide über die Vergütung ihrer Leistungen gegenüber Versicherten der Primärkassen in den Quartalen I/1996 und II/1996. Ursprünglich hatte sie gefordert, in den Genuss einer Punktwertverbesserung um einen Pfennig zu kommen, die nach einem Beschluss der Abgeordnetenversammlung der beklagten KÄV [Kassenärztlichen Vereinigung] psychotherapeutisch tätigen Ärzten vorbehalten war. Während des sich an das erfolglose Klageverfahren anschließenden Berufungsverfahrens wurden die Entscheidungen des BSG vom 25.08.1999 bekannt, wonach die psychotherapeutisch tätigen Ärzte sowie die im Delegationsverfahren tätigen Psychologen unter bestimmten Voraussetzungen Anspruch auf Honorierung ihrer Leistungen mit einem Punktwert von 10 Pfennig haben. In Umsetzung dieser Urteile verbesserte die Beklagte die Vergütung der Klägerin unter Zugrundelegung eines Punktwertes von 7,88 Pfennig. Die Beklagte begründete dies damit, sie folge der Rechtsprechung des BSG insoweit, als die Klägerin zu dem Kreis der Leistungserbringer zu zählen sei, die Anspruch auf eine Punktwertstützung habe, doch sei der Berechnungsweg, der das BSG zur Festschreibung des Wertes von 10 Pfennig geführt habe, fehlerhaft. Das BSG habe den Kostensatz von 40,2 % des Umsatzes nicht – wie es richtig gewesen wäre – auf den durchschnittlichen Praxisumsatz der Psychotherapeuten von circa 80 000,– DM pro Jahr bezogen, sondern auch bei einem fiktiven Maximalumsatz von circa 250 000,– DM veranschlagt. Diesen Fehler habe der Bewertungsausschuss mit einem Beschluss vom 16.02.2000 zwar ausdrücklich nur für die Zeit ab dem 01.01.2000 korrigiert, seine Berechnungen müssten jedoch sinngemäß auch auf zurückliegende Quartale Anwendung finden. Das LSG [Landessozialgericht] hat die angefochtenen Bescheide einschließlich des Nachvergütungsbescheides sowie das klageabweisende sozialgerichtliche Urteil aufgehoben und die Beklagte zur Neubescheidung verpflichtet. Beschlüsse des Bewertungsausschusses aus dem Jahre 2000, die auf statistisch erfassten Abrechnungsergebnissen des Jahres 1998 beruhen, könnten die Höhe der Vergütung psychotherapeutischer Leistungen aus dem Jahre 1996 nicht beeinflussen. Im Übrigen seien die KVen an die Entscheidung des BSG gebunden, wonach die psychotherapeuti-*

schen Leistungen aus der Zeit bis Ende 1998 aus Gründen der Gleichbehandlung der Psychotherapeuten mit Ärzten grundsätzlich mit einem Punktwert von 10 Pfennig zu honorieren seien. Mit ihrer vom LSG zugelassenen Revision wendet sich die Beklagte gegen die Annahme einer Bindung an die Urteile des BSG vom 25.08.1999. Diese hätten zum wesentlichen Inhalt, eine Benachteiligung der psychotherapeutischen Behandler gegenüber anderen Arztgruppen, insbesondere den Allgemeinmedizinern, zu verhindern. Das BSG habe angenommen, zur Erreichung dieses Zieles sei ein Punktwert von 10 Pfennig erforderlich. Nunmehr stehe aber fest, dass insoweit ein niedrigerer Punktwert ausreichend sei, weil die Praxiskosten bei Psychotherapeuten geringer seien als vom BSG angenommen, soweit ein Leistungserbringer den vom BSG modellmäßig errechneten Maximalumsatz erreiche. Dem Umstand habe sie durch die von ihrem Vorstand beschlossene Nachvergütung angemessen Rechnung getragen." (BSG 2001a)

Entscheidung des BSG vom 12. September 2001:
„Die Revision der beklagten KÄV ist ohne Erfolg geblieben. Zurecht hat das LSG den Nachvergütungsbescheid der Beklagten aufgehoben und diese zur Neubescheidung verurteilt. Die ausschließlich psychotherapeutisch tätigen Ärzte und die im Delegationsverfahren tätig gewordenen Psychologen haben in dem Zeitraum bis Ende 1998 nach der gefestigten Rechtsprechung des Senats auf verfassungsrechtlicher und einfachgesetzlicher Grundlage einen Anspruch auf Honorierung ihrer genehmigungsbedürftigen und zeitgebundenen psychotherapeutischen Leistungen mit einem Punktwert von (grundsätzlich) 10 Pfennig. Der Punktwert darf nur dann niedriger sein, wenn auch ein geringerer Wert ausreicht, um eine Benachteiligung der Psychotherapeuten hinsichtlich ihrer Chance zu verhindern, aus der vertragsärztlichen beziehungsweise vertragspsychotherapeutischen Tätigkeit ein den anderen Behandlergruppen vergleichbares Einkommen zu erzielen. Das kann der Fall sein, wenn der durchschnittliche Ertrag von Arztpraxen etwa der Allgemeinmediziner oder der Nervenärzte im jeweiligen Zeitraum im Bezirk einer KÄV deutlich hinter den Werten zurückbleibt, die der Senat insbesondere in seinen Urteilen vom 25.08.1999 den statistischen Angaben der Kassenärztlichen Bundesvereinigung als Durchschnittswerte für das gesamte Bundesgebiet entnommen hat. Liegen dazu verlässliche Daten aus dem jeweiligen KÄV-Bezirk nicht vor, ist ein Punktwert von 10 Pfennig unter dem Gesichtspunkt der Honorarverteilungsgerechtigkeit geboten. Die Beklagte hat dadurch, dass sie die in der Rechtsprechung des Senats zugrunde gelegten Berechnungsgrundlagen hinsichtlich der Umsatz- und Ertragssituation psychotherapeutischer Praxen auf der Grundlage eines Beschlusses des Bewertungsausschusses vom 16.02.2000 modifiziert hat, dem Gebot der Honorarverteilungsgerechtigkeit nicht hinreichend entsprochen. Der Beschluss des Bewertungsausschusses, der auf statistische Daten des Jahres 1998 abstellt, bemisst sich selbst Geltung erst ab dem 01.01.2000 zu; seine gesetzliche Ermächtigungsnorm ist erst zu diesem Zeitpunkt in Kraft getreten. Damit ist für den Zeitraum bis Ende 1998 im Rahmen der vom Senat angestellten modellmäßigen Vergleichsberechnungen die Angemessenheit eines Kostensatzes von 40,2 %, der den normativen Regelungen des EBM-Ä entnommen worden ist, nicht infrage gestellt worden. Es bleibt der Beklagten unbenommen, im Rahmen der Neubescheidung der Klägerin für den streitigen Zeitraum entsprechend der Rechtsprechung des Senats Umstände zu belegen, die einen niedrigeren Punktwert als 10 Pfennig rechtfertigen. Entgegen der Auffassung der Klägerin ist die Beklagte nicht verpflichtet, auch die probatorischen Sitzungen mit einem Punktwert von (grundsätzlich) 10 Pfennig zu honorieren. Zwischen diesen Leistungen und den genehmigungsbedürftigen Leistungen der so genannten ‚Großen Psychotherapie' bestehen Unterschiede von solchem Ausmaß und Gewicht, dass eine unterschiedliche Behandlung bei der Honorierung gerechtfertigt ist." (BSG 2001b).

Diese Entscheidung des BSG ist eine unmittelbare Reaktion auf die dargestellte „Neuinterpretation" der in dem Urteil aus den im August 1999 entwickelten BSG-Berechnungsgrundlagen durch den Bewertungsausschuss am 16.02.2000, der dazu geführt hat, dass die ausgezahlten Beträge im Bundesdurchschnitt ein Viertel unter der Forderung der Richter lagen. Aus dieser Entscheidung resultiert theoretisch ein Nachzahlungsvolumen in Höhe von geschätzt rund 500 Millionen D-Mark – und über Rücklagen zur Abdeckung einer Summe in dieser Größenordnung verfügt keine Kassenärztliche Vereinigung. Leonhard Hansen,

Vorsitzender der KV Nordrhein, verweist in diesem Kontext auf einen Verhandlungsbedarf mit den Kassen, da man sonst den Offenbarungseid leisten müsse (Frankfurter Rundschau, 27.09.2001, S. 38) (allerdings hatte z. B. die KV Bayern Rückstellungen in erheblicher Höhe getätigt, gerade um noch ungeklärte Ansprüche der Psychotherapeuten zu regeln). Andreas Köhler (2000), Honorardezernent bei der KBV, argumentiert, dass es sich bei den psychotherapeutischen Leistungen, die hier zur Nachvergütung anstehen, um genehmigungspflichtige Leistungen handele, sodass die Kassen auch die vollen Kosten der von ihnen bewilligten Leistungen zu tragen haben und nicht bloß „Kopfpauschalen" an die KV weiterreichen dürfen. Allerdings: Eine Bestandsaufnahme über die Situation in allen KVen zeigt die erhebliche Varianz der Problemlage, denn sowohl in Hamburg wie auch in Hessen hat man sich im beklagten Zeitraum an die Vorgabe des BSG von 145,– DM für genehmigungspflichtige Psychotherapien gehalten. In Niedersachsen wurden für den besagten Zeitraum zumindest Rücklagen gebildet, sodass die Zahlungen direkt nach dem neuen Urteil abgewickelt werden konnten. Für die Zukunft stellen sich aber auch diesen KVen neue Probleme, die mit der beschriebenen Struktur des Vergütungssystems zusammenhängen, denn mittlerweile sind einige Klagen anhängig, die die 145-DM-Regelung auch ab dem Jahr 2000 durchsetzen wollen. Sollte das Urteil auch für die Zukunft bestätigt werden, ergibt sich für die KV das Problem, mit den Krankenkassen über den gesamten Komplex der ärztlichen Gesprächsleistungen neu verhandeln zu müssen, denn ansonsten würden die Honorare anderer Facharztgruppen „absaufen" – entsprechend der bereits erwähnten Gefahr, dass es sich nicht um einen festen Punktwert von 10 Pfennig handelt, sondern dass dieser Wert immer in Relation zum Punktwertniveau vergleichbarer Arztgruppen gesehen werden muss, nach Rechtsprechung des BSG also zu dem der Hausärzte.

18.5 Die nächste Eskalationsstufe in der Vergütungsdiskussion: EBM 2000 plus und das „Differenzierungsmodell" innerhalb des Integrationsmodells

Die vorangegangene Darstellung sollte gezeigt haben, dass – neben der Tatsache gleichsam „kultureller" Widerstände von großen Teilen der Ärzteschaft gegen die sozialrechtliche (und statusgemäße) Integration der niedergelassenen psychologischen Psychotherapeuten sowie der Kinder- und Jugendlichenpsychotherapeuten – das Integrationsmodell vor allem deshalb zu erheblichen Problemen führt, weil die Aufnahme zusätzlicher Leistungserbringer in das korporative Steuerungssystem der vertragsärztlichen Versorgung nicht nur grundsätzliche Abwehrreflexe der Insider ausgelöst hat, sondern außerdem in eine Phase der zunehmenden innerärztlichen Verteilungskämpfe durch die Budgetierung mit ihrer grundsätzlichen „Hamsterrad-Problematik" durch Mengenausweitungen und die vom Gesetzgeber vorangetriebene Differenzierung dieses Systems in haus- und fachärztliche Vergütungssegmente mit (politisch gewollten) Umverteilungsprozessen zugunsten der Hausärzte gefallen ist. Doch nunmehr tritt die Vergütungsdiskussion in eine weitere Phase ein, da die KBV eine neue, grundlegende EBM-Reform vorbereitet hat. Mit dem Konzept „EBM 2000 plus" hat die KBV erste Umrisse eines neuen Vergütungssystems für ambulante Leistungen vorgelegt (Köhler 2000a u. 2000b).

Ziel des neuen Bewertungsmaßstabs ist es, die Kosten einer ärztlichen Leistung transparent und nachvollziehbar zu gestalten, indem diese durch ein betriebswirtschaftliches Modell abgebildet werden. Die Reform beinhaltet eine vollständig auf betriebswirtschaftlichen Daten basierende Neukalkulation aller Leistungen auf einer Vollkostenbasis. Die ärztlichen und psychotherapeutischen Leistungsanteile werden getrennt von der

technischen Leistung kalkuliert. Als Ergebnis dieser auf dem Tarmed-Modell aus der Schweiz basierenden Kalkulation ergibt sich ein Bewertungssystem mit den folgenden Komponenten:
- **ärztliche Leistung (AL)**, die immer gleich mit 1,80 DM pro Minute in die Bewertung einer EBM-Ziffer eingeht
- eine **anteilige zusätzliche technische Leistung (TL)**, die im Wesentlichen aus der für eine bestimmte Leistung notwendigen Praxisausstattung (Personal, Räume, Geräte) besteht
- zusätzlich noch geringe Zuschläge für notwendige Weiterbildungen **(Q- oder Qualitätsfaktor)** und für hohe Belastungen **(S- oder Schweißfaktor)**

Hinzu kommt als zweiter zentraler Baustein die Festlegung von „Punktzahlgrenzvolumina" (entsprechend: Regelleistungsvolumina), differenziert nach den einzelnen Fachgruppen und mit einem festen Punktwert ausgestattet. Beim Überschreiten der Punktzahlgrenzvolumina würden dann die bekannten Steuerungsinstrumente wie zum Beispiel die Punktwertdegression zum Einsatz kommen.

Die strategische Zielsetzung der KBV liegt auf der Hand: Zum einen soll durch die betriebswirtschaftliche Kalkulation die innere Kohärenz und damit auch innerärztliche Akzeptanz des EBM verbessert werden, zum anderen – und das ist das gesundheitspolitisch Entscheidende – soll der „Teufelskreis" des Zusammenspiels der Verlagerung des Morbiditätsrisikos und der grundsätzlichen Problematik der angebotsinduzierten Nachfrage bei immer noch dominierender Einzelleistungsvergütung, die auf dem kassenärztlichen Verteilungssystem lastet, an die Kassen und die Politik zurückgespielt werden. Dies soll über eine bewusste Strategie der Rationierung der medizinischen Versorgungsleistungen seitens der ambulanten Leistungserbringer erfolgen, denen zum einen über die neuen, betriebswirtschaftlich kalkulierten Punktzahlen ein fester „Basispunktwert" in Aussicht gestellt wird (also die Realisierung des Traumes eines jeden niedergelassenen Leistungserbringers im Hinblick auf das eigene Unternehmensrisiko), während sie zugleich über das rationierend wirkende Element der Regelleistungsvolumina zwangsläufig zur Begrenzung der Leistungsmenge getrieben werden. Die Interessenvertretung hofft – nunmehr auf betriebswirtschaftlicher Grundlage – die aus der extern vorgegebenen Budgetierung folgenden Rationierungseffekte transparent zu gestalten und somit den Druck auf die Kassen und die Politik zu kanalisieren. Insgesamt – und aus Perspektive der KBV vielleicht gar nicht unschlüssig – wird der neue EBM instrumentalisiert mit der Perspektive, „mehr Geld ins System" holen zu können. Hier liegt natürlich auch die Hauptquelle des Widerstands der Kassenseite, die auch für die Zukunft an (der Fiktion) einer unbegrenzten Leistungsmenge aus einer weiterhin budgetierten Gesamtvergütung – zudem die „Problemlösung" in Form einer Verteilungsquadratur auf die Vertragsärzte selbst verlagert – interessiert ist und bei offenen Rationierungsversuchen der Vertragsärzte mit dem Sicherstellungsauftrag für die ambulante Versorgung argumentiert, der der Ärzteseite in Eigenregie obliegt.

Wie stellt sich der Vorstoß in Richtung EBM 2000 plus nun für die Psychotherapeuten dar (Sell 2001b)? Bei der bislang bekannt gewordenen Kalkulation ist die KBV wieder von dem bereits bekannten „Minimalmodell" ausgegangen: Die Qualifikation wird der von Hausärzten gleichgestellt und lediglich mit dem Q-Faktor-Minimalzuschlag von 1,02 bewertet. Ein S-Faktor ist für die Psychotherapeuten nicht vorgesehen und – besonders brisant – die Praxiskosten werden (natürlich rein betriebswirtschaftlich fundiert) auf der Grundlage der minimal ausgestatteten Sparpraxen kalkuliert und sollen auf 59 000,– DM taxiert werden. In der ersten Berechnungsrunde resultierte auf der Basis dieser Modellkomponenten ein fiktiver Therapiestundensatz von 142,86 DM (plus einer Ordinationsgebühr bei jedem Arztkontakt). Nach den darauf folgenden Interventionen im Rahmen der Überarbeitung der EBM-Entwürfe durch die Vertreter der Psychotherapeuten wurde die Stundensatzberechnung dann auf 154,50 DM nach oben korrigiert (plus der Ordinationsgebühr). Rechnerisch liegt die so kalkulierte Leistung etwas über dem immer noch gültigen EBM aus dem Jahr 1997 – allerdings auf der kalkulatorischen Grundlage eines Punktwertes von 10 Pfennig. Bei der konkreten Umsetzung ist keinesfalls garantiert, dass die regionalen KVen diesen Punktwert auch realisieren, sondern sie könnten über die Honorarverteilungsmaßstäbe – wie in der Vergangenheit ja bereits geschehen – zu einer generellen Punktwertabsenkung übergehen oder aber einen festen Punktwert nur bis zu einer Kappungsgrenze von 15 bis 20 Wochenstunden installieren, der dann in einen harten Degressionsbereich einmündet.

Hinzu kommt, dass die psychotherapeutischen Leistungserbringer auf mehrere Grundleistungskapitel aufgeteilt werden sollen, sodass es dann nicht nur ein eigenes Grundleistungskapitel für die psychiatrischen Fachärzte, sondern auch für die Fachärzte der psychotherapeutischen Medizin gibt (dieser neue Facharzt wurde auf dem Ärztetag 1992 als Antwort auf die zunehmende Konkurrenz der psychologischen Psychotherapeuten beschlossen). Genau an diesem Punkt manifestiert sich nun eine Art „Differenzierungsmodell" innerhalb des ungeliebten Integrationsmodells seitens der (immer noch) fachärztlich dominierten kassenärztlichen Vereinigungen, denn nicht nur die Psychiater, sondern auch die Fachärzte für psychotherapeutische Medizin sollen eine höher dotierte Ordinationsgebühr, unbegrenzt abrechenbare 10-Minuten-Gesprächsziffern und eine ebenfalls unbegrenzt abrechenbare und an keine spezifische Qualifikation gebundene 40-Minuten-Gesprächsziffer zugestanden bekommen. Die „sonstigen" Therapeuten hingegen werden in ihrem Grundleistungskapitel bei der 10-Minuten-Gesprächsziffer auf eine viermalige Abrechnung im Quartal begrenzt.

Zusammenfassend lässt sich festhalten, dass auch der neue Ansatz der EBM-Reform für den psychotherapeutischen Versorgungsbereich wohl keinesfalls eine grundlegende Richtungsänderung hinsichtlich der Vergütungssystematik bringen wird, eher scheint sich mit dem hier skizzierten „Differenzierungsmodell" eine weitere Eskalationsstufe innerhalb des konfliktbeladenen Integrationsmodells anzudeuten. Die auch von der KBV mit dem neuen EBM avisierte „Honorargerechtigkeit" lässt die vom BSG in seiner Rechtsprechung entwickelte spezifische Dimension der Honorargerechtigkeit für die Psychotherapeuten nicht erkennen, sondern setzt weiter auf einen relativ rigiden Kurs der Absicherung und Stabilisierung der Vergütungsstrukturen für die ärztliche Seite.

18.6 Gesundheitsökonomisch relevante Effekte des Vergütungssystems in der ambulanten psychotherapeutischen Versorgung

So wie die gesundheitsökonomische Forschung generell die Auswirkungen unterschiedlicher Honorierungssysteme auf die Leistungserbringer untersucht und vor diesem Hintergrund die Steuerungspotenziale verschiedener Vergütungssysteme diskutiert, erfordert eine primär gesundheitsökonomische Betrachtung der Vergütungssystematik in der psychotherapeutischen Versorgung eine Auseinandersetzung mit den konkreten Auswirkungen auf die einzelnen Psychotherapeuten und korrespondierend dazu ihren Konsequenzen für die (potenziellen und tatsächlichen) Patienten.

Aus dem vorliegenden Material sei beispielsweise auf die Ergebnisse der von Bowe (1999) referierten Befragung unter Mitgliedern des Bundesverbandes der Vertragspsychotherapeuten aus dem Herbst 1998 – also noch vor dem In-Kraft-Treten des PsychThG – verwiesen. Zwischen 80 % bis 95 % ihrer Umsätze erzielen Psychotherapeuten mit den Leistungspositionen der 50-minütigen Behandlungsgespräche. Tatsächlich wurden im Durchschnitt 28,9 Stunden geleistet, wobei dieser Wert mit zunehmender Kinderzahl des alleinverdienenden Therapeuten bis auf über 34,0 Stunden bei zwei und mehr Kindern expandierte. Für unter den Aspekten des langfristigen Qualitätserhalts vertretbar hielten die befragten Therapeuten im Schnitt 29,0 Stunden. Fast 52 % der Befragten gaben an, dass sie aus finanziellen Gründen mehr Behandlungsstunden pro Woche durchgeführt haben, als langfristig mit der Qualität der Arbeit vereinbar sei. Rund 50 % haben in den letzten fünf Jahren notwendige und geplante Praxisinvestitionen aus Kostengründen unterlassen. Auch auf die personelle Ausstattung der Praxen hat sich der Honorarverfall ausgewirkt: Auf eine Putzhilfe verzichteten aufgrund der Kosten 37 % ganz und 28,8 % teilweise, auf eine Schreibhilfe/Arzthelferin verzichteten 62,7 % ganz und 16,1 % teilweise. Immerhin antworteten in der damaligen Untersuchung auf die Frage, ob es aufgrund der Honorarsituation zu einer Auswahl von Patienten hinsichtlich ihrer Kassenzugehörigkeit komme, 51,9 % mit Ja.

Für den Zeitraum ein Jahr nach dem In-Kraft-Treten des PsychThG liegt nun eine neuere Studie von Zepf und Koautoren (2000) mit Blick auf die ambulante psychotherapeutische Versorgungslage der Erwachsenen im Saarland vor. Die Befragung bezog sich auf das 1. Quartal 2000 und auf die Grundgesamtheit aller 243 im Saarland niedergelassenen Psychotherapeuten für Erwachsene. Die Befragung ergab, dass Personen, die bei einer Primärkasse (z. B. der AOK) versichert sind, durchschnittlich 7 Monate und andere Versicherungsnehmer 3,5 Monate auf einen Therapieplatz warten müssen. 50 % derjenigen, die um ein Erstgespräch nachgesucht haben, wurden aus zeitlichen Gründen abgewiesen. Hierbei ist bemerkenswert, dass psychologische Psychotherapeuten in einem wesentlich größeren Umfang (57 %) als die ärztlichen Psychotherapeuten (38 %) die Durchführung von Erstgesprächen abgelehnt haben. Von denjenigen, mit denen probatorische Sitzungen durchgeführt wurden, blieben 42 % ohne Behandlung. Die Autoren diskutieren anhand dieser hohen Zahl auch, ob es sich nicht vielleicht um ein Artefakt handelt, bedingt durch das „Therapeuten-Hopping". Anhand einer Nachbefragung ihrer Institutsambulanz von 164 Patienten, denen sie eine ambulante Psychotherapie empfohlen haben, leiten sie die Annahme ab, dass dem nicht so ist. Scheitert der erste Versuch einer Kontaktaufnahme, werden selten weitere Therapeuten aufgesucht. Die Studie zeigt ferner, dass eine unterschiedliche Honorierung der psychotherapeutischen Leistungen durch die Kassen nicht nur einen deutlichen Einfluss auf die Wartezeiten, sondern auch auf den Zugang zu einer Psychotherapie und auf die Behandlungsweisen ausübt. So waren im Saarland 48,6 % der Bevölkerung bei Primärkassen versichert und 50,5 % waren bei Ersatzkassen oder privat versichert, Beihilfeempfänger oder Selbstzahler. Der Anteil der Primärkassenversicherten beträgt jedoch nur 30 % bei den Personen, mit denen probatorische Sitzungen durchgeführt wurden, und nur 23 % bei den Personen, die in Behandlung genommen wurden. Unter den im 1. Quartal 2000 in Behandlung befindlichen Personen waren 31 % bei Primärkassen Versicherte. „Wenn man nicht annehmen möchte, dass das Auftreten psychischer Störungsbilder oder die Neigung, einen Psychotherapeuten aufzusuchen, entlang der Kassenzugehörigkeit variiert, ist es nahe liegend anzunehmen, dass bereits bei der Anmeldung zu Erstgesprächen eine Selektion entsprechend der Kassenzugehörigkeit erfolgt" (Zepf et al. 2000, S. 32).[9] Auch die Form der Psychotherapie wird offensichtlich von der Zugehörigkeit zu bestimmten Kostenträgern beeinflusst: Während der Anteil der suggestiven Verfahren beziehungsweise der psychosomatischen Grundversorgung und der Einzelkurzzeit-Therapien bei den Primärkassenpatienten 3,2- beziehungsweise 1,8-mal höher ist als bei den anders Versicherten, ist der Anteil der Einzellangzeit-Therapien und der Psychoanalysen bei ihnen 4,1- beziehungsweise 5,0-mal geringer als in der Gruppe der anderweitig Versicherten. Zepf und Koautoren (2000) schließen daraus, dass die Ausgestaltung der Honorierung der psychotherapeutischen Leistungen einen Effekt auf die Versorgungslage der einzelnen Versicherten je nach Kassenzugehörigkeit und die Wahl der Therapieformen durch die Behandler hat.

Neben diesen bereits sehr speziellen Aspekten des bestehenden Vergütungssystems ist aus gesundheitsökonomischer und vor allem gesundheitspolitischer Sicht der Tatbestand einer allgemeinen Unterversorgung mit psychotherapeutischen Leistungen zu konstatieren. So zeigen Zepf und Koautoren (2000) in ihrer Studie, dass sich die durchschnittliche Wartezeit der Patienten auf einen Therapieplatz auf 5 Monate beläuft. Einen grundlegenden Versuch der Abschätzung des Bedarfs an psychotherapeutischer Versorgung vor dem Hintergrund der Entwicklung eines indikatorengestützten Systems der Bedarfsplanung haben Löcherbach und Koautoren (2000) vorgelegt. Danach sind die über 15 000 psychotherapeutischen Behandler bei weitem nicht in der La-

---

9 Die Autoren gehen auf die Möglichkeit einer nach Kassenarten unterschiedlichen Inanspruchnahme gesondert ein und berichten von der Verteilung der Kostenträger der in allen vier Quartalen 1999 in ihrer Institutsambulanz behandelten Patienten: 47 % waren bei einer Primärkasse und 53 % anderweitig versichert.

ge, alle potenziellen Patienten, die behandlungsbedürftige psychische Störungen aufweisen, zu versorgen. Streng genommen schätzen die Autoren etwa 1,89% aller GKV-Versicherten als psychotherapeutisch behandlungsbedürftig und -willig ein. Diese Zahl lasse sich aus epidemiologischen Studien ableiten. Diese Gruppe bestehe zu 21% aus Kindern und Jugendlichen, zu 62% aus Erwachsenen und zu 16% aus Senioren. Für eine administrative Versorgungsplanung muss der ausgewiesene Wert allerdings bereinigt werden. Letztendlich gehen Löcherbach und Koautoren (2000) von einem relevanten Bedarf in der Größenordnung von durchschnittlich 0,6% der Versicherten aus. Unter Berücksichtigung der Arbeitskapazitäten der Therapeuten (vor allem aufgrund der nur halbtags oder geringfügig berufstätigen Therapeuten) können etwa 220 500 Patienten, die eine intensive Psychotherapie benötigen, versorgt werden. Die absolute Zahl der behandlungsbedürftigen Patienten – ausgehend von den bereits bereinigten 0,6% – betrage aber 480 000, sodass der aktuelle Versorgungsgrad bei knapp 46% liege. Zu dieser hier ausgewiesenen generellen Unterversorgung kommt noch eine besondere Unterversorgung bezogen auf bestimmte Patientengruppen. Denn vor allem Schmerzpatienten, Patienten mit suizidalen Tendenzen, einer schweren Persönlichkeitsstörung, einer psychosomatischen Organerkrankung oder einem Tinnitus werden nicht ausreichend versorgt – so die zusammenfassenden Befunde aus der Studie von Zepf und Koautoren (2000). Des Weiteren wären eklatante Unterversorgungslagen bei Kindern und Jugendlichen zu nennen sowie – bisher noch nicht ausreichend diskutiert und wohl bald ein Thema der gerontologischen Forschung – ein zu geringes Inanspruchnahmeverhalten bei alten Menschen sowie ein gewisser „Altersbias" auf der Seite der Therapeuten.

Exkurs: Unterversorgung älterer Menschen mit psychotherapeutischen Leistungen als Beispiel für einen gesundheitsökonomischen Handlungsbedarf

Epidemiologische Studien zeigen, dass bei 10% der 65-jährigen und älteren Menschen schwere Depressionen („Major Depressionen") vorliegen, bei weiteren 15% „unterschwellige" oder „leichte" depressive Störungen („Dysthymien"), die vielfach mit einem hohen Leidensdruck, dem Rückzug von anderen Menschen und einer Antriebsschwäche verbunden sind und die Therapie und Rehabilitation erkennbar erschweren können. Belegbar ist ein mit dem Alter deutlich ansteigendes Suizidrisiko. Obwohl die psychotherapeutischen Behandlungsansätze mit Erfolg bei älteren Menschen angewendet werden können, sind diese in der psychotherapeutischen Versorgung deutlich unterrepräsentiert. Der Anteil der über 65-jährigen Menschen an der Gesamtgruppe der ambulant behandelten Psychotherapie-Patienten liegt lediglich bei 0,5%. Der jüngst vorgelegte dritte Altenbericht der Bundesregierung hat sich den Versorgungsdefiziten in diesem Bereich ausführlich gewidmet (BMFSFJ 2001). Die Bedeutung psychotherapeutischer Verfahren für die Behandlung psychisch kranker älterer Menschen war wegen einer vor allem unter Psychoanalytikern verbreiteten Skepsis gegenüber Veränderungsmöglichkeiten und Heilungschancen bei älteren Menschen lange Zeit sehr gering. Hinzu kamen unzureichende Krankheitskonzepte, insbesondere die Annahme, psychische Störungen im Alter beruhten grundsätzlich auf den „involutiven Veränderungen" des Gehirns oder auf anderen organischen Ursachen, die psychotherapeutisch nicht beeinflussbar seien. Heute hingegen herrscht ein weit gehender Konsens darüber, dass psychogene Störungen älterer Menschen zwar eine alterstypische Akzentuierung spezifischer Symptome aufweisen können, sich aber ansonsten weder psychopathologisch noch ätiologisch von psychogenen Störungen in jüngeren Lebensjahren unterscheiden. Eine wichtige gerontologische Forschungserkenntnis ist, dass die psychische Plastizität (Veränderungskapazität) weniger vom Alter als vielmehr von der Dauer der psychischen Erkrankung beeinflusst wird. Die bisher nur vereinzelt vorliegenden katamnestischen Studien zu langfristigen Effekten psychotherapeutischer Intervention wie auch die Studien mit einem direkten Bezug auf gerade abgeschlossene Behandlungen lassen die Annahme zu, dass eine Psychotherapie im Alter zu ähnlichen Erfolgen wie in früheren Lebensaltern führen kann. In der Verhaltenstherapie sollte die Förderung alltagspraktischer und sozialer Fertigkeiten älterer Menschen ein zentrales Ziel darstellen. Durch verhaltenstherapeutische Interventionen wurde eine signifikante Stärkung selbstständigkeitsorientierten Verhaltens älterer Menschen bewirkt. Erfolge sind gerade für den Bereich der Linderung depressiver Symptome bei älteren Menschen dokumentiert. Durch kognitiv-verhaltenstherapeutische Interventionsansätze wurde auch eine bessere psychische Bewältigung von chronischen Schmerzen erreicht – vor dem Hintergrund, dass chronische Schmerzen eines der häufigen, mit hohen psychischen Belastungen einhergehenden Symptome chronischer Erkrankungen bilden. Gerade hier in der Bundesrepublik Deutschland, in der (bedauerlicherweise immer noch) erhebliche Defizite in der Schmerztherapie beklagt werden, ein wichtiger Befund. Ein Blick auf die Versorgungsrealität für ältere Menschen ernüchtert: Der Anteil der über 60-jährigen Menschen an den von Krankenkassen finanzierten psychoanalytischen oder verhaltenstherapeutischen Psychotherapien beläuft sich auf 0,6%. Aus dem Gutachten zum dritten Altenbericht wird deutlich, dass die meisten Fachpsychotherapeuten über keine ausreichende alterspsychotherapeutische Kompetenz verfügen. Postuliert wird, dass die größten Barrieren bei der Einleitung einer Fachpsychotherapie für alte Menschen bei den Therapeuten liegen, denn auch heute noch vertreten viele Psychotherapeuten die Annahme, dass die psychische Plastizität bei älteren Menschen so gering sei, dass eine Psychotherapie nicht infrage komme – eine Annahme, die durch den gerontologischen Forschungsstand eindeutig widerlegt ist. Da die Therapeuten aber bestimmen, ob sie ältere Menschen überhaupt zum Erstgespräch annehmen und ob beziehungsweise in welcher Form sie die Psychotherapie ausführen, bildet diese falsche Annahme eine zentrale Barriere der Psychotherapie im Alter.

Welche Schlussfolgerungen für eine weiterführende Vergütungsdiskussion lassen sich aus diesem hier skizzierten Beispiel hinsichtlich eines erkennbaren Versorgungsbedarfs ziehen? Beschränkt man sich auf die älteren Menschen, dann wird angesichts der Tatsache, dass 1996 in Deutschland etwa 930 000 ältere Menschen an Demenz erkrankt waren und bei Fortschreibung der gegenwärtigen Prävalenzraten vor dem Hintergrund der demografischen Entwicklung der Krankenbestand auf 1,56 Millionen im Jahr 2030 und auf mehr als 2 Millionen im Jahr 2050 ansteigen wird (Bickel 2001), ein erheblicher psychotherapeutischer Versorgungsbedarf sichtbar. Die vorliegenden Forschungsbefunde zeigen, dass gerade die immer wichtiger werdende psychotherapeutische Beratung oder Behandlung der Angehörigen mit Erfolg durchführbar ist. Die hierbei eingesetzten eher eklektizistischen Verfahren (Hirsch 2001) konfligieren mit der nur entwicklungsgeschichtlich nachvollziehbaren Engführung der vergütungsfähigen Ansätze im PsychThG auf drei grundständige Verfahren, die noch in den kommenden Jahren durch die anstehende Evaluierung unter Existenzdruck stehen werden und zugleich durch die gerade entstehende Debatte über eine „evidence-based psychotherapy" (Backenstraß u. Mundt 2001; Buchkremer u. Klingberg 2001) in zunehmend innerdisziplinäre Legitimationszwänge geraten, die einen gewichtigen Teil der berufspolitischen und Forschungsressourcen auf das überaus fragile Feld der evidenzbasierten Nachweisführung von Therapieeffekten lenken werden. Verstärkt wird diese eher defensive Ausrichtung der Systeme durch den beschriebenen strategischen Ansatz der KBV bei der anstehenden Neuordnung des EBM, der die ärztliche Vergütungsstruktur für eine Politisierung der Gesamtvergütung der ambulanten Versorgung instrumentalisieren will.

Abschließend sei zumindest darauf hingewiesen, dass die starke Formung des angebotenen Verfahrensspektrums durch die Beschränkung der Vergütungsfähigkeit auf die drei Bereiche Psychoanalyse, tiefenpsychologisch fundierte Verfahren und Verhaltenstherapie *möglicherweise* starke Anreize zu einer Fehlversorgung setzen kann: Im Gegensatz zu anderen Verfahren, die eine Aufnahme in den Leistungskatalog beantragen und sich daraufhin einer Überprüfung durch den wissenschaftlichen Beirat unterziehen müssen, wurden die drei genannten Verfahren bislang keiner solchen Evaluierung unterworfen. Mittlerweile gibt es jedoch Hinweise darauf, dass diese aus historischen Gründen in die Vergütungsfähigkeit nach dem PsychThG integrierten Verfahren (Geuter 1999) mit einer wissenschaftlichen Überprüfung zu rechnen haben. Das könnte zumindest die Psychoanalyse vor erhebliche Probleme stellen. Der fehlversorgende Aspekt der rigiden Anerkennungspraxis kann dazu führen, dass Verfahren, die veraltet sind, weiter finanziert werden, während neue und vor allem eklektizistische Verfahren (die in der Versorgungspraxis schon längst Realität sind und die Behandlungen prägen – allerdings oft unter dem Label des einen oder anderen zugelassenen Verfahrens) keine Chance haben, in den Katalog der vertragsärztlichen Versorgung aufgenommen zu werden.

18.7 Ausblick: Gesundheitsökonomische Anforderungen an eine weiterführende Vergütungsdiskussion

Die weitere Ausgestaltung der Vergütungsdiskussion kann und muss in eine engere und in eine weitere Fassung differenziert werden. Die Vergütungsdiskussion im engeren Sinne wird sich um die skizzierte Weiterentwicklung des EBM und den bereits klar erkennbaren Versuch der ärztlich dominierten KBV drehen, den (aus ihrer Sicht) „Fremdkörpercharakter" der durch den Gesetzgeber und auch durch die Rechtsprechung bedingten „Sonderrechte" der Psychotherapeuten in der praktischen Ausgestaltung zu neutralisieren, wenn nicht sogar umzukehren und die fachärztliche Schiene zu stärken. In dieser Auseinandersetzung wird sich die zukünftige Positionierung der psychotherapeutischen Versorgung und damit die Ausgestaltung ihrer Vergütung unter anderem auch daran entscheiden, ob es den Psychotherapeuten gelingen wird, ihre eigene – gerade in Relation zu den Ärzten – gravierende Zersplitterung in eine Vielzahl miteinander konkurrierender Verbände und Vereinigungen ohne ein auch nur annähernd als Kristallisationskern einer gemeinsamen Interessenvertretung erkennbares Zentrum zu überwinden (Bühring 2000).

Viel schwieriger, gleichsam aber strategisch und vor allem gesellschaftspolitisch wichtiger scheint mir die Vergütungsdiskussion im weiteren Sinne zu sein, für die es bisher noch so gut wie keine Vorlagen oder Beiträge gibt, die die dahinter stehenden Aspekte explizit mit der Vergütung für psychotherapeutische Leistungen verknüpfen. Gemeint sind hier zum einen die Prozesse einer strukturellen Weiterentwicklung der deutschen Versorgungsstrukturen, wie sie derzeit mit der Einführung eines „vollständig" fallpauschalierenden Vergütungssystems auf der Basis von DRGs (diagnosis related groups) für Krankenhausleistungen sowie den Ansätzen zur Schaffung von integrierten Versorgungsnetzen sichtbar werden. Wenn das auf DRGs basierende System im stationären Sektor implementiert ist, dann werden automatisch aufgrund der komplexen Push- und Pull-Effekte zwischen der ambulanten und stationären Versorgung – die an Intensität gewinnen werden – Diskussionen über ein einheitliches Vergütungssystem auf fallpauschalierender Grundlage entstehen, um die überaus problematische Schnittstelle ambulant-stationär sukzessive umzugestalten. Dem starken Sog in Richtung Fall- beziehungsweise Komplexpauschalierung wird sich auch die psychotherapeutische Versorgung nicht entziehen können. Nicht nur aus diesem Grund benötigt die Psychotherapie einen Entwicklungsschub in Richtung der Typisierung und Standardisierung ihrer Fallkonstellationen, Verfahren und Methoden, die dann verknüpft werden müssen mit den spezifischen Effektivitäts- und auch Effizienzkriterien einer zunehmend durch evidenzbasierte Ausformungen geprägten Gesundheitspolitik.

Das leitet über zu dem (noch) sehr fragilen Feld der aktuell anlaufenden Debatte über die „evidence-based psychotherapy", wie sie vor allem vom National Institute of Health in den USA vertreten wird und nun auch die Psychotherapie in das engere System der gesundheitsökonomischen Analyse und Bewertung integriert (Backenstraß u. Mundt 2001; Buchkremer u. Klingberg

2001). So notwendig dieser Ansatz auch ist – man sollte nicht außer Acht lassen, dass trotz aller methodischen Ausdifferenzierungen gerade in den 90er Jahren des letzten Jahrhunderts die gesundheitsökonomischen Konzepte, Methoden und Instrumente immer noch in den Feldern Prävention und psychosoziale Prozesse klar erkennbare Defizite haben. Zusätzlich kompliziert wird es, wenn man angesichts der zunehmenden psychosozialen Belastungen innerhalb unserer Gesellschaft und der Herausforderungen, zum Beispiel durch die in den nächsten Jahren auf uns zukommende Migrationswelle mit all ihren Integrations-, Verarbeitungs- sowie Bewältigungsproblemen von den Kindergärten angefangen über die Schule bis hin zu den mitziehenden älteren Familienangehörigen, den psychotherapeutischen Verfahren im Prinzip ein sinnvoll ergänzendes Angebotspotenzial zuweist. Die neuere Public-Health-Diskussion liefert beispielsweise mit dem Instrumentarium des so genannten „horizon scanning" – also der frühzeitigen Thematisierung anstehender Innovationen – eine zumindest theoretische Perspektive, die in den dominanten gesundheitsökonomischen Diskurs eingebunden werden könnte (Schmacke 2001). Bei der Frage, ob zum Beispiel nicht zunehmend kurzinterventionelle Verfahren zum Einsatz kommen könnten, muss die gesundheitsökonomische Analyse ihren Teilbeitrag leisten – zum Beispiel in der Ausdifferenzierung einer Kosten-Nutzen-Analytik für Innovationsbereiche psychotherapeutischer Versorgung gerade in neuen sozialen „settings" – was allerdings mit dem ausschließlich auf die Krankenbehandlung abstellenden PsychThG nicht funktioniert. Hier kann man sich zum Beispiel im österreichischen Psychotherapiegesetz Anregungen holen, da dort Beratung und Psychotherapie nicht mehr separiert werden.

Vor diesem Hintergrund erweist sich die tradierte Vergütungssystematik mit ihrer Fokussierung auf Einzelleistungen und Einzelpraxen als kontraproduktiv. Insofern müsste eine weiterführende Vergütungsdiskussion offen ansprechen, dass die übliche ärztliche und psychotherapeutische Einzelpraxis nicht nur betriebswirtschaftlich, sondern auch unter Qualitätssicherungsgesichtspunkten tendenziell ein Auslaufmodell darstellt – bei den Psychotherapeuten zusätzlich dadurch verstärkt, dass bei ihren historisch bedingten „Sparpraxen" der ökonomische „Tante-Emma-Laden-Effekt" schneller eintreten könnte als bei vielen ärztlichen Einzelpraxen, ihre Existenzgefährdung also noch größer ist. Gerade für die psychotherapeutische Versorgung kann man die überwiegend auf Einzelpraxen fokussierte Versorgungsstruktur aus gutem Grund infrage stellen. Hier könnte eine aktive Teilnahme von Psychotherapeuten in den nach Anlaufschwierigkeiten sicherlich entstehenden Netzwerken im Rahmen der integrierten Versorgung einen Veränderungsschub auslösen, der gerade der Patientenversorgung zugute kommen würde.

Literatur

Andreas M (2000). Angemessenheit des vertragsärztlichen Honorars für Psychotherapeuten. Arztrecht; 5: 123–6.

Backenstraß M, Mundt C (2001). Perspektiven der Psychotherapieforschung. Nervenarzt; 1: 11–9.

Bickel H (2001). Demenzen im höheren Lebensalter: Schätzungen des Vorkommens und der Versorgungskosten. Z Gerontol Geriatr; 2: 108–15.

BMFSFJ (Bundesministerium für Familie, Senioren, Frauen und Jugend) (Hrsg). (2001). Dritter Bericht zur Lage der älteren Generation. Stellungnahme der Bundesregierung und Bericht der Sachverständigenkommission. BT-Drucksache 14/5130 vom 19.1.2001.

Bowe N (1999). Anhaltende Honorarmisere und ihre Folgen. Qualitätsverluste in der psychotherapeutischen Versorgung und wachsende Existenzbedrohung bei den Psychotherapeuten. Eine bundesweite Umfrage zu den Auswirkungen der Honorarsituation niedergelassener Psychotherapeuten in den Jahren 1993–1998. Psychotherapeut; 4: 251–6.

BSG (Bundessozialgericht) (2001a). Presse-Vorbericht Nr. 57/01 des BSG vom 30.8.2001.

BSG (Bundessozialgericht) (2001b). Presse-Mitteilung Nr. 57/01 des BSG vom 13.9.2001.

Buchkremer G, Klingberg S (2001). Was ist wissenschaftlich fundierte Psychotherapie? Zur Diskussion um Leitlinien für die Psychotherapieforschung. Nervenarzt; 1: 20–30.

Bühring P (2000). Vielgestaltige Verbandslandschaft. Dtsch Arztebl; 97, 22: 1509–10.

Bühring P (2001). Kritik an der Kalkulation. Dtsch Ärztebl; 98, 4: 149.

Franke K, Halter H (2000). Seelenheiler im Labyrinth. Der Spiegel; 36: 110–7.

Degen R (2000). Lexikon der Psycho-Irrtümer. Frankfurt: Eichborn.

Geuter U (1999). Die Psychotherapie und die Politik. Anmerkungen zum neuen Psychotherapeutengesetz. Psychother; 5: 322–6.

Glöser S (1999). Wird endlich gut, was lange währte? Dtsch Arztebl; 96, 1 u. 2: 26–7.

Hahne-Reulecke K (2000). Vergütung psychotherapeutischer Leistungen – der Pyrrhussieg der Psychotherapeuten. Hess Arztebl; 4: 120–2.

Halbe B (2000): Die angemessene Vergütung psychotherapeutischer Leistungen – Eine unendliche Geschichte mit ungewissem Ausgang? Prax Psychother; 16–20.

Hirsch RD (2001). Sozio- und Psychotherapie bei Alzheimerkranken. Z Gerontol Geriatr; 2: 92–100.

Köhler A (2000a). EBM 2000 plus: Ein reformiertes Bewertungssystem für ärztliche und psychotherapeutische Leistungen. Prax Psychother; 26–9.

Köhler A (2000b). Zukunftssicherung für die vertragsärztliche Versorgung. Neuordnung des vertragsärztlichen Vergütungssystems auf der Grundlage der Reform des Einheitlichen Bewertungsmaßstabes (EBM). Dtsch Arztebl; 97, 50: 3388–93.

Löcherbach P, Henrich T, Kemmer H, Kinstler HJ, Knopp-Vater M, Rieckmann N, Schneider A, Weber I (2000). Indikatoren zur Ermittlung des ambulanten psychotherapeutischen Versorgungsbedarfs. Schriftenreihe des Bundesministeriums für Gesundheit. Baden-Baden: Nomos; 125.

Rath M (2001). Vergütung psychotherapeutischer Leistungen. Medizinrecht; 2: 60–4.

Sachverständigenkommission zur Lage der Psychiatrie in der Bundesrepublik Deutschland (1975). Bericht über die Lage der Psychiatrie in der Bundesrepublik Deutschland – zur psychiatrischen und psychotherapeutischen/psychosomatischen Versorgung der Bevölkerung. Psychiatrie Enquête. BT Drucksache: 7/4200, 7/4201. Bonn: Deutscher Bundestag.

Salzl K, Steege R (1999). Psychotherapeutengesetz. Eine systematische Einführung in das neue Berufsrecht und das Vertragsrecht der gesetzlichen Krankenversicherung. Berlin: Erich Schmidt.

Schildt H (2000): Existenz psychotherapeutischer Praxen nach wie vor bedroht. Die vier Urteile des Bundessozialgerichts vom 25.8.1999 zur Vergütung zeitgebundener psychotherapeutischen Leistungen – und ihre mangelhafte Umsetzung durch die Selbstverwaltung beziehungsweise Politik. Psychother; 2: 118–23.

Schmacke N (2001). Nutzen – Medizinische Notwendigkeit – Wirtschaftlichkeit. Kann Public-Health den Versorgungsauftrag der gesetzlichen Krankenversicherung präzisieren? Arb Soz Polit; 3 u. 4: 10–8.

Schwartz FW, Jung K (2000). Vorüberlegungen für mittelfristige Reformschritte in der Gesetzlichen Krankenversicherung. Soz Fortschr; 4: 75–85.

Sell S (1999). Probleme der Honorierung der Hausärzte. Soz Fortschr; 205–10.

Sell S (2000). „Vorüberlegungen für mittelfristige Reformschritte in der Gesetzlichen Krankenversicherung": Psychotherapie als privat zu finanzierendes „Luxusgut"? Verhaltensther Psychosoz Prax; 33, 2: 283–7.

Sell S (2001a). Erst die Renten- und nun auch die Krankenversicherung? Zur Bedeutung der Diskussion über Grund- und Wahlleistungen für die ambulante Psychotherapie. Verhaltensther Psychosoz Prax; 33, 3: 509–13.

Sell S (2001b). Die Diskussion über das Vergütungssystem für ambulante psychotherapeutische Leistungen aus gesundheitsökonomischer Sicht. Verhaltensther Psychosoz Prax; 33, 3: 515–23.

Vereinigung der Kassenpsychotherapeuten (2001). http://www.vereinigung.de; Juli 2001.

Vogel H (1996). Psychotherapie in der ambulanten Gesundheitsversorgung – eine kritische Übersicht. Verhaltensther Psychosoz Prax; 28, 1: 105–26.

Zepf S, Marx A, Mengele U (2000). Die ambulante psychotherapeutische Versorgungslage der Erwachsenen sowie der Kinder und Jugendlichen im Saarland. Verhaltensther Psychosoz Prax; 32, 3: 29–41.

19 Der Beitrag der Gesundheitsökonomie zur Weiterentwicklung der psychotherapeutischen Versorgung: sieben Thesen

Sören Schmidt-Bodenstein

Zusammenfassung

Die weitere Ausgestaltung des Gesundheitswesens wird sich entsprechend den gesetzlichen Vorgaben einerseits an den Effektivitätskriterien der evidenzbasierten Medizin, andererseits aber auch an den Wirtschaftlichkeitskriterien orientieren. Für die Psychotherapie als Leistung der gesetzlichen Krankenversicherung folgt daraus nicht nur die Notwendigkeit, ihre Effektivität zu belegen, sondern auch, dass die Frage nach der Effizienz verstärkt aufgegriffen werden muss. Es ist zu belegen, dass angewendete Verfahren beziehungsweise solche, die angewendet und im Solidarsystem der gesetzlichen Krankenversicherung finanziert werden sollen, kostengünstiger oder genauso kostengünstig sind wie vergleichbare bereits etablierte Verfahren, die ähnliche Ziele verfolgen. In sieben Thesen wird die Ausgangssituation näher charakterisiert und die Anforderungen an die weitere Ausgestaltung der Versorgungsforschung im Bereich der Psychotherapie abgeleitet. Aufgrund der komplexen Theoriehintergründe und Wirkungsannahmen und der nicht immer leicht zu objektivierenden Erfolgskriterien der Psychotherapie dürften die Herausforderungen der psychotherapeutischen Versorgungsforschung größer sein als in anderen Bereichen der Gesundheitsversorgung.

Vorwort

Dieser Beitrag erhebt bewusst keinen wissenschaftlichen Anspruch. Stattdessen wird auf die Erfahrungen aus der fünfjährigen Tätigkeit als Mitglied für die Ersatzkassen im Arbeitsausschuss Psychotherapie sowie im Bundesausschuss der Ärzte und Krankenkassen in der besonderen Zusammensetzung für Fragen der Psychotherapie zurückgegriffen. Zudem basiert der Beitrag auf den Erfahrungen, die sich seit 1998 bei der Leitung des Vertragsbereiches der Verbände der Ersatzkassen in Hessen, also auf Landesebene, angehäuft haben. Dazu gehören ebenfalls die vielen persönlichen Gespräche insbesondere mit Berufsvertretern der psychologischen Psychotherapeuten jeglicher Couleur und jeglicher Ausprägung der praktizierten Interessenvertretung.

Aus diesen Erlebnissen und Erkenntnissen heraus wird im Folgenden versucht, thesenartig das Verhältnis von Psychotherapie und Gesundheitsökonomie zu beleuchten. Im Mittelpunkt steht dabei letztlich die Frage, welchen Nutzen die Gesundheitsökonomie eigentlich für die Weiterentwicklung der psychotherapeutischen Versorgung erbringen kann.

Auch wenn die folgenden Positionen im Einzelfall bewusst pointiert dargestellt sind, ist im Vorweg, um Missverständnissen oder Fehleinschätzungen entgegenzuwirken, noch eine Klarstellung sinnvoll. Ich gehe gemeinsam mit anerkannten Versorgungsforschern davon aus:

1. dass Psychotherapie einen unverzichtbaren und nachhaltigen Beitrag zur Krankenversorgung leistet,
2. aber gleichzeitig die Möglichkeiten der Psychotherapie bei weitem nicht optimal genutzt werden.

Letzteres liegt insbesondere darin begründet, dass „Qualitätssicherung" ein hoffnungslos inflationär gebrauchtes Wort ist, das in der gesundheitspolitischen oder berufspolitischen Diskussion beliebig mit Inhalten gefüllt – und erst recht in der Praxis – beliebig interpretiert und umgesetzt wird.

Weiterhin maßgeblich ist, dass es in unserem Gesundheitssystem eine Reihe von so genannten Fehlanreizen gibt, die dazu führen, dass Leistungen nicht optimal erbracht werden und dass die Rahmenbedingungen der ambulanten Psychotherapie deren optimale Erbringung häufig beträchtlich erschweren beziehungsweise einengen. In den folgenden Punkten sind die Thesen zur Psychotherapie und Gesundheitsökonomie ausgeführt.

19.1 Das Gesundheitssystem braucht evidenzbasierte Medizin

Die Leistungen der gesetzlichen Krankenversicherungen müssen gemäß § 12 SGB V ausreichend, zweckmäßig und wirtschaftlich sein. Sie müssen darüber hinaus dem allgemeinen Stand der medizinisch-technischen Entwicklung entsprechen.

Die Aufgabe der Zuordnung der Verfahren zu solchen, die dieser Vorgabe entsprechen und demzufolge auch erbracht und abgerechnet werden können, und zu solchen, die aus dem Leistungskatalog ausgeschlossen sind und bleiben, obliegt dem Bundesausschuss der Ärzte und Krankenkassen beziehungsweise dem Bundesausschuss zur Bewertung von Untersuchungs- und Behandlungsmethoden im Krankenhaus.

Maßgeblich ist hierbei gemäß § 135 SGB V die Erfüllung folgender Voraussetzungen:
- diagnostischer und therapeutischer Nutzen
- medizinische Notwendigkeit
- Wirtschaftlichkeit – auch im Vergleich zu den bereits zulasten der gesetzlichen Krankenversicherung erbrachten Methoden
- notwendige Qualifikation der Ärzte
- apparative Anforderungen
- Maßnahmen der Qualitätssicherung
- Dokumentation

Dies bedeutet im Umkehrschluss, dass Verfahren, die diesen Anforderungen nicht genügen, nicht zulasten der gesetzlichen Krankenversicherung abgerechnet werden können.

Die vom Gesetzgeber seinerzeit vorgenommene Konkretisierung war notwendig geworden, um die Selbstverwaltung der Ärzte und Krankenkassen zu legitimieren, gemeinsam eine leistungsrechtlich bindende Einordnung vornehmen und damit eine zentrale systemsteuernde Aufgabe wahrnehmen zu können.

Bislang weit gehend unbehelligt von dieser konkretisierenden Vorgabe war der stationäre Bereich, der sich insbesondere in der psychiatrischen und psychotherapeutischen Versorgung einer, auf die methodischen Inhalte bezogen, beinahe grenzenlosen Freiheit gegenübersah.

Aber auch dieser Zustand dürfte nur von zeitlich begrenzter Dauer sein, da – wie oben bereits angesprochen – seit dem 01.01.2000 insbesondere durch die §§ 137 und 137c SGB V dem Bundesausschuss der Ärzte und Krankenkassen ein vergleichbares Gremium für den stationären Versorgungsbereich mit gleichartiger Aufgabenstellung zur Seite gestellt wurde.

Die Überprüfung von Neuanträgen und Methoden, die bereits zulasten der Krankenkassen erbracht werden, ist eine Daueraufgabe der gemeinsamen Selbstverwaltung im Bundesausschuss der Ärzte und Krankenkassen. Allerdings sind die bestehenden Kapazitäten der Geschäftsführung bereits jetzt mit der Bearbeitung von Neuanträgen so ausgelastet, dass die Überprüfung der schon anerkannten Verfahren noch gar nicht im erforderlichen Umfang angelaufen ist.

Dies ist umso bedauerlicher, da eine Reihe von seit Jahren erbrachten Leistungen den genannten Anforderungen voraussichtlich nicht genügen wird. Auf die hieraus abzuleitenden möglichen Konsequenzen in der Psychotherapie wird weiter unten eingegangen.

Warum aber nun der ganze Aufwand? Reicht es nicht, den Ärzten und Psychotherapeuten weit gehend selbst zu überlassen, welche Therapieverfahren angewendet werden können? Aufseiten der Krankenkassen wird dies eindeutig abgelehnt. Wo eine falsch verstandene Selbstkontrolle hinführen kann, zeigt beispielhaft der Arzneimittelmarkt: Über Jahrzehnte hinweg hat sich dort ein eigenständiger Dschungel aus echten und vermeintlichen Therapiefortschritten entwickelt, in dem der Vertragsarzt vor der wortwörtlichen Qual der Wahl steht. Und wenn er Pech hat, ist er mal wieder einem der vielen Marketing-Gags der Pharmaindustrie aufgesessen und verordnet – bezogen auf die Therapie eines konkreten Patienten – absoluten „Mumpitz", und das auf Kosten der Versichertengemeinschaft und meistens – so darf man annehmen – nach seinem besten Wissen.

Eine Gefahr der Fehlsteuerung besteht grundsätzlich auch in der Psychotherapie. Möglicherweise ist sie sogar viel stärker ausgeprägt als in anderen medizinischen Disziplinen, da die psychotherapeutischen Verfahren nicht selten eine gewisse Omnipotenz beanspruchen. Beispielsweise ist es, selbst nach über dreißig Jahren Psychotherapie als Leistung der gesetzlichen Krankenversicherung, nicht gelungen, wirkliche Fortschritte in der Diskussion um die Differenzialindikation zu erzielen. Ein Blick in die Psychotherapie-Richtlinien zeigt deutlich: Jedes Verfahren kann grundsätzlich alles – und jeder Therapeut auch; einmal abgesehen von der Behandlung der Kinder und Jugendlichen.

An dieser Stelle sei auch noch einmal daran erinnert, dass die Politik in Deutschland letztlich zu dem Mittel der Budgetierung gegriffen hat, um die Kosten des Medizinbetriebes im Zaum zu halten – als Gegenmaßnahme zu einer in der reinen Einzelleistungsvergütung zu beobachtenden Mengenentwicklung, die medizinisch kaum noch erklärbar war. Das hat selbst die Kassenärztliche Bundesvereinigung nach der Reform des einheitlichen Bewertungsmaßstabes 1996 öffentlich eingeräumt.

Zusammenfassend gesagt: Die gesetzlichen Krankenversicherungen sind sozial und solidarisch finanziert und ausgerichtet. Mit den Versichertengeldern muss deshalb sparsam und zielführend umgegangen werden. Dies bedeutet für die Auswahl der Leistungen, für die die gesetzliche Krankenversicherung aufkommt, dass diese die Anforderungen an eine evidenzbasierte Medizin erfüllen müssen. Auf der Ebene der Indikationsstellung durch die Leistungserbringer gilt es, diese Vorgaben ebenfalls zu berücksichtigen.

Der Grundsatz „wer heilt, hat Recht" greift also zu kurz. Vielmehr müsste es heißen: „Wer unter Zugrundelegung der bestverfügbaren Evidenz am effizientesten heilt, hat Recht."

19.2 Evidenzbasierte Medizin braucht Gesundheitsökonomie

Wie bereits dargestellt beinhalten die Kriterien nach § 135 SGB V nicht nur medizinische Aspekte, sondern ausdrücklich auch ökonomische.

Es reicht eben angesichts der breiten Palette von Therapieansätzen für ein und dieselbe Krankheit nicht aus, einen Beleg dafür zu liefern, dass eine Wirkung erzielt wird. Vielmehr ist zu belegen, dass – ökonomisch betrachtet – mit dem neuen Verfahren ein Produktivitätsfortschritt erzielt wird. Wenn keine ausreichend klaren Nachweise erbracht werden, hat ein Therapieverfahren seine Daseinsberechtigung ausschließlich als privates Angebot, nicht aber als Leistung, die solidarisch finanziert wird. Denn solidarisch finanzierte Leistungen müssen sich der Frage nach ihrer Effizienz stellen. Ansonsten wird ein Behandlungserfolg erzielt, der auch für weniger Geld erreicht worden wäre, und es läge ein klarer Fall der Verschwendung von Versichertengeldern vor.

Wer nachweist, dass sein Verfahren effektiv ist, hat damit noch lange nicht belegt, dass es auch effizient ist. Als Anforderung für die Gesundheitsökonomie bedeutet dies, dass Messinstrumente und Studiendesigns zur Verfügung gestellt werden, die tatsächlich Aussagen zur Effizienz der verschiedenen Therapiemethoden ermöglichen. Die bisherigen Ansätze in diese Richtung sind erste, vorsichtige Versuche – mehr nicht. Das mag daran liegen, dass der Aspekt der Wirtschaftlichkeit der Behandlung bislang im Wettstreit um die Verteilung des Geldes der Versicherungen eher eine nachrangige Rolle spielte und der reine Beleg, etwas Positives zu bewirken, ausreichte.

19.3 Das Versorgungssystem braucht die Gesundheitsökonomie

Mit der oben angesprochenen Definition von Indikation und Sinnhaftigkeit eines Verfahrens für die Krankenbehandlung in der gesetzlichen Krankenversicherung ist es aber bei weitem nicht getan. Vielmehr gilt es, das System selbst zu steuern. Dazu ist es erforderlich, über das von der Psychologie entwickelte Menschenbild hinaus auch und insbesondere Kenntnisse der Theorie des Homo oeconomicus zu besitzen, also den Menschen als ein unter permanenter Kosten-Nutzen-Abwägung handelndes Wesen zu begreifen. Dabei ist darauf hinzuweisen, dass sich mit dieser Theorie inzwischen eine große Bandbreite menschlicher Verhaltensweisen erstaunlich treffsicher erklären lassen. Insbesondere seit den 60er und 70er Jahren des letzten Jahrhunderts wird das ökonomische Modell menschlichen Handelns auf so unterschiedliche Bereiche wie die Ökonomie der Interessengruppen und der Bürokratie sowie auf die Politik angewendet, aber erst seit wenigen Jahren werden ökonomische Analysen im Gesundheitswesen angestellt.

Die Gesundheitsökonomie stellt ein wesentliches Instrumentarium zur Analyse des Versorgungssystems bereit. Ressourcenverschwendungen können deutlich gemacht werden. Gleichzeitig eröffnen sich Ansätze, die Leistungserbringung unter Zugrundelegung einer ökonomischen Steuerung gezielt effizienter zu gestalten. So ist beispielsweise die bereits genannte Budgetierung eine solche – wenn auch bei den Leistungserbringern verpönte – ökonomische Steuerung.

19.4 Entwicklung der Psychotherapie – bislang weit gehend frei von einer gesundheitsökonomischen Diskussion

Die Psychotherapie hat es wie kaum eine andere Therapierichtung verstanden, sich hinter einem Schutzwall zu verschanzen, der der drohenden Gefahr einer „Ökonomisierung" bisher bestens standgehalten hat. Die Kritiker dieser Position verweisen hingegen darauf, dass schon die ersten bahnbrechenden Arbeiten von Dührssen anhand von Patientendaten der AOK Berlin in den 60er Jahren des letzten Jahrhunderts die nicht nur medizinisch, sondern auch finanziell segensreiche Wirkung der Psychotherapie gezeigt haben.

Das ist richtig. Diese Arbeit hat maßgeblich dazu beigetragen, dass die Psychotherapie überhaupt als Leistung der gesetzlichen Krankenversicherungen anerkannt wurde. Aber von einer routinemäßigen Berücksichtigung und vor allem Adaption der aktuellen gesundheitsökonomischen Erkenntnisse in Studiendesigns kann weit gehend keine Rede sein.

Was zum Beispiel im Wettstreit der Psychotherapieverfahren als Studiendesign aufgebaut wird, um zu zeigen, dass ein Verfahren „besser" als das andere sei, vernachlässigt so manches Mal neben der medizinischen Methodik auch die gesundheitsökonomische sträflich.

Gerechtfertigter scheint mir, von einem oft bewusst liederlichen und interessengeleiteten Umgang der Psychotherapeutenschaft mit gesundheitsökonomischen Argumenten auszugehen. Und dies leitet zur folgenden These über.

19.5 Psychotherapeuten missverstehen und missbrauchen die Gesundheitsökonomie

Dies gilt natürlich nicht für alle – aber für einige. Und manchmal wird sogar in wundersamer Kombination von Psychotherapeuten der interne Klassenkampf mit einer wilden Mischung aus beidem bestritten, sodass sich der geneigte Zuhörer und Leser nicht selten fragen muss, was jetzt gerade vorherrscht: das Missverstehen oder das Missbrauchen.

Ein Highlight in dieser Kategorie bildet das in „Der Spiegel" (Ausgabe 7/2000 vom 14.02.2000, S. 194 ff.) abgedruckte Streitgespräch. Hierbei liefern sich die psychologische Psychotherapeutin (Dipl. Psych. Karin Flamm) und der Psychiater (Dr. med. Benno Huhn) einen Schlagabtausch um die Vormachtstellung in der Versorgung psychisch Kranker.

Der Streit wird – wie in dieser These postuliert – massiv unter Rückgriff auf tatsächliche und vor allem vermeintliche gesundheitsökonomische Forschungsergebnisse geführt. So zum Beispiel zur Frage, ob mehr Geld für Psychotherapie zur Verfügung gestellt werden sollte:

„*Flamm: Jede Mark für Psychotherapie erwirtschaftet 3,50 Mark aus anderen Bereichen – vielleicht aus Ihrem, Herr Huhn?*

Huhn: Die Zahlen glaube ich von vorne bis hinten nicht. Da kann man mühelos eine Gegenrechnung aufmachen. Ich habe zum Beispiel eine Arbeit über die ‚Colitis ulcerosa', wo häufig jahrelang vergeblich psychotherapeutisch behandelt wurde, ehe der organische Hintergrund dieser Darmerkrankung deutlich wurde …"

Auch entblößt das Streitgespräch ganz am Rande, dass es neben einer medizinischen durchaus auch eine finanzielle Indikation zur Psychotherapie gibt:

„*Huhn: Ich will noch einmal auf einen anderen Punkt hinweisen: Den Großteil der Psychotherapie bezahlen die Ersatzkassen, die sich immer als Kassen für die Bessergestellten dargestellt haben. Aus den USA haben wir einen provokativen Begriff für die Psychotherapie-Klientel: die ‚Yavis'-Klientel, ‚young, attractive, verbal, intelligent, successful'.*

Flamm: Das ändert sich. In meiner Praxis hat sich seit In-Kraft-Treten des Gesetzes die Klientel schon sehr verändert. Die wenigen Behandler im Vertragssystem haben die AOK-Patienten früher nicht genommen – es gab deutlich weniger Geld dafür. Das lag ja nicht daran, dass die AOK-Patienten sich nicht anständig artikulieren konnten …"

Die Liste eines in der Öffentlichkeit betriebenen sorglosen und unfachlichen Umgangs mit gesundheitsökonomischen Erkenntnissen ist nahezu beliebig erweiterbar. Dies müsste aber gerade aus Sicht der Psychotherapeuten selbst sehr kritisch hinterfragt werden. Denn mit einem derartigen Miss- und Gebrauch gesundheitsökonomischen Vokabulars beschädigt die Psychotherapie mittel- und langfristig ein wesentliches Instrument zur Begründung von Psychotherapie als Leistung der gesetzlichen Krankenversicherung.

Dabei verkennt die Psychotherapeutenschaft möglicherweise die folgende Entwicklung.

19.6 Methoden ohne expliziten Kosten-Nutzen-Nachweis werden vom Markt verschwinden

Die Diskussion, welche Leistungen zukünftig noch in den Leistungskatalog gehören, wird sich verschärfen. Mehrere Veränderungen in den Rahmenbedingungen sind hierfür verantwortlich.

Zu nennen ist beispielsweise die soziodemografische Herausforderung mit all ihren Facetten. Der Anteil von älteren Personen an der Bevölkerung wird weiter zunehmen. Dies hat Konsequenzen für die Sozialversicherungssysteme insgesamt, da sich zum einen das Verhältnis von Zahlern und Empfängern wandelt, zum anderen die Empfänger eine immer längere Zeit des Leistungsbezugs und damit mehr Finanzmittel beanspruchen. Dies gilt auch für die Krankenversicherungen. Kostensteigernd wirkt zusätzlich der generell höhere Leistungsbedarf älterer Patienten.

Gerade letztere Entwicklung wird wiederum gefördert durch die verschiedenen medizinisch-technischen, pflegerischen und organisatorischen Fortschritte, die dazu beitragen, dass die individuelle Lebenserwartung gesteigert wird; allerdings zum Teil durch die Bereitstellung erheblicher Ressourcen.

Die sich gegenseitig fördernden Entwicklungen von soziodemografischer Veränderung und Verbesserungen des medizinischen Versorgungssystems müssen ebenfalls finanziert werden.

Aufgrund des globalisierten Wettbewerbes ist es eine volkswirtschaftliche Vorgabe, Lohnnebenkosten möglichst niedrig zu halten, um international Waren und Dienstleistungen zu wettbewerbsfähigen Preisen anbieten zu können. Dasselbe gilt für die Kosten der Sozialleistungen, die grundsätzlich möglichst niedrig sein sollten.

Die gesetzlichen Krankenkassen geben inzwischen insgesamt weit über 130 Milliarden Euro pro Jahr aus und die jährlichen Steigerungsraten liegen inzwischen regelhaft über der Einkommensentwicklung ihrer Versicherten. Die Folge sind stetig steigende Beiträge und damit steigende Lohnnebenkosten.

Angesichts des finanziellen Volumens der gesetzlichen Krankenversicherung ist klar, dass die Stabilisierung der Gesundheitsausgaben eine ausgesprochen wichtige strategische Position hat, wenn es darum geht, die Sozialleistungsausgaben und damit die Lohnnebenkosten möglichst niedrig zu gestalten.

Der Sachverständigenrat für die Konzertierte Aktion im Gesundheitswesen (SVR KAG) fordert deshalb seit Jahren mehr Transparenz und mehr Effizienz im Gesundheitswesen. Dazu gehört auch eine offener und schärfer als bisher geführte Debatte über Kosten und Nutzen von Behandlungsverfahren sowie von organisatorischen Prozessen.

Unabhängig von der Zusammensetzung einer jeweiligen Bundesregierung ist klar, dass die Politik gezwungen ist, entscheidende Fortschritte zu erzielen, um die Problematik der Sozialllasten in tragfähigen Dimensionen zu halten. Dies bedeutet für alle im Gesundheitssystem Beteiligten, dass sie sich – sofern noch nicht geschehen – dringend mit den Anforderungen auseinander setzen müssen, die sich somit für den Nachweis der Effektivität und Effizienz des eigenen Handelns ergeben.

Ein zentraler Erfolgsfaktor wird hierbei sein, wie gut es gelingt, mittels gesundheitsökonomischer Untersuchungen die Effektivität und Effizienz der Behandlungsmethoden und/oder der Organisation von Behandlungsprozessen zu belegen. Wer das nicht schafft, ist früher oder später weg vom Markt.

19.7 Psychotherapie braucht die Gesundheitsökonomie mehr als andere Verfahren

Angesichts des dargestellten, sich verschärfenden Wettbewerbs der Behandlungsmethoden um die Finanzquelle der gesetzlichen Krankenversicherung muss der Psychotherapeutenschaft klar sein: Nur die Behandlungsverfahren sind zukunftssicher, deren Effektivität und Effizienz wissenschaftlich nachvollziehbar belegt sind.

In ihrem Wirkmechanismus anschauliche Verfahren, die zudem auf einem relativ oder vermeintlich relativ einfachen kausalen Modell basieren, haben hier naturgemäß bessere Voraussetzungen.

Die Psychotherapie hat aus dieser Perspektive ein doppeltes Handicap: Sie basiert weder in der Theorie noch in der Praxis auf einfachen und leicht überschaubaren kausalen Zusammenhängen. Zudem sind ihre Effekte nicht immer so klar darzustellen wie beispielsweise therapeutisch bedingte Veränderungen, die mittels Laborparametern oder radiologischer Diagnostik abgebildet werden können.

Umso wichtiger ist es für die Psychotherapie, diese Nachteile auszugleichen. Hierzu stehen insbesondere zwei Instrumente zur Verfügung:

1. **Ausbau einer versorgungsrelevanten Qualitätssicherung,** und zwar nicht nur als abgegriffenes Etikett, sondern mit der notwendigen Offenlegung von Therapie-Effekten in der breiten ambulanten und stationären psychotherapeutischen Versorgung

2. **Ausbau einer versorgungsrelevanten gesundheitsökonomischen Begleitforschung psychotherapeutischer Behandlung,** und zwar nicht nur als sporadisch und eher semiprofessionell angewendetes Instrument zur Beurteilung psychotherapeutischer Verfahren, sondern mit der erforderlichen methodischen Sorgfalt und als obligater Bestandteil von psychotherapeutischen Studien, die den Anspruch erheben, einen Beitrag zur Verbesserung der Krankenversorgung zu leisten.

Anstelle eines zusammenfassenden Schlusswortes

Gesundheitsökonomische Evaluation in der Psychotherapie – methodische Aspekte der Studienplanung und -durchführung

Franz Hessel

Der folgende Beitrag gibt einen zusammenfassenden Überblick zu den wichtigsten methodischen Aspekten gesundheitsökonomischer Evaluationsstudien, angewendet auf die Untersuchung psychotherapeutischer Maßnahmen. Er richtet sich dabei zunächst an den interessierten Leser einer gesundheitsökonomischen Publikation, mag aber vielleicht auch zur Durchführung einer eigenen Analyse anregen. In jedem Fall wird zur Vertiefung der Thematik auf die weiterführende Literatur, wie die nationalen und internationalen Empfehlungen zur Durchführung gesundheitsökonomischer Evaluationsstudien (Arbeitsgruppe Reha-Ökonomie 1999, CCOHTA 1997, Gold et al. 1996, Hannoveraner Konsens Gruppe 1999), und gängige Lehrbücher (Drummond et al. 1997, Schöffski et al. 2000) verwiesen.

Auch wenn es sich unter ethischen Gesichtspunkten verbietet, die Ergebnisse gesundheitsökonomischer Evaluationsstudien als alleinige Grundlage der Ressourcenallokationsentscheidung anzuwenden, so erscheint es doch andererseits auch ethisch geboten, Maßnahmen mit einer besseren Kosteneffektivität zu wählen, falls damit eine drohende Rationierung vermieden oder zumindest verringert werden kann. Die Ergebnisse gesundheitsökonomischer Analysen, und darunter insbesondere ökonomischer Evaluationsstudien, können im dem oftmals schwierigen Entscheidungsprozess der Allokation der Ressourcen im Gesundheitswesen eine dem Blickwinkel der Gesundheitsökonomie folgende, empirisch gestützte Datengrundlage beisteuern.

Neben der Frage nach der medizinischen Wirksamkeit einer Maßnahme, beispielsweise einer psychotherapeutischen Behandlung, wird es zunehmend wichtiger, auch die ökonomischen Aspekte bzw. die Kosteneffektivität einer Maßnahme zu untersuchen. Der zentrale Punkt ist hierbei, in welchem Verhältnis die Kosten (oder Einsparungen) zum Zugewinn (oder Verlust) an medizinischer Wirkung stehen. Dabei kann einerseits die Höhe der Kosten zur Erreichung eines definierten medizinischen Zieles bestimmt werden, oder andererseits kalkuliert werden, wie viel Gesundheit mit einer bestimmten Menge an Ressourceneinsatz „erkauft" werden kann. Das zentrale Ergebnis einer gesundheitsökonomischen Evaluation ist meist die inkrementelle[1] Kosten-Outcome-Relation, beispielsweise die Kosten pro gewonnenem Lebensjahr, die Kosten im Verhältnis zur Wirksamkeit einer Maßnahme oder die Kosten pro qualitätsadjustiertem Lebensjahr QALY (s. vertiefend hierzu auch Kap. 5).

Entsprechend der gewählten Outcome-Größe unterscheidet man **Kosten-Effektivitäts-Analysen** (= **Kosten-Wirksamkeits-Analysen**), bei denen den Kosten medizinische Wirksamkeits- oder Verlaufsparameter wie Rückfallquoten, Komplikationsraten oder Mortalität gegenübergestellt werden. Ein Vergleich verschiedener Maßnahmen kann dabei nur auf dieser, meist indikationsspezifischen Ebene angestellt werden.

---

[1] Im Gegensatz zu den Gesamtkosten oder dem Gesamt-Outcome beschreibt der Begriff „inkrementell" den Unterschied zwischen den Alternativen, also die Kosten bzw. den Outcome, die zusätzlich anfallen, falls die eine Alternative im Gegensatz zur anderen eingesetzt wird.

Die subjektive Wertschätzung des Gesundheitszustandes durch den Patienten wird in **Kosten-Nutzwert-Studien** ermöglicht, bei denen beispielsweise der Verlauf der gesundheitsbezogenen Lebensqualität der betroffenen Patienten in Form von QALYs einfließt. Diesen beiden Studienarten wird in den einschlägigen Empfehlungen der Vorzug gegeben vor den so genannten **Kosten-Nutzen-Studien**, in denen mit Hilfe von Konzepten wie der Zahlungsbereitschaftsmessung auch der medizinische Outcome in Geldeinheiten ausgedrückt wird (siehe auch Kap. 1, insbesondere Tab. 1-5, sowie Kapitel 7).

Welche Outcome-Größe gewählt wird, hängt von der Fragestellung, der Erkrankung und von den für die Studie zur Verfügung stehenden Ressourcen ab. Für die Analyse einer psychotherapeutischen Intervention bietet sich am ehesten die Kosten-Effektivitäts-Analyse an. Die häufig schon im Rahmen von Effektivitätsstudien erhobenen Wirksamkeits- oder Verlaufsparameter können direkt mit den Kosten in Relation gesetzt werden. Prinzipiell möglich ist auch die Durchführung von Kosten-Nutzwert-Studien. Die Lebensqualität erscheint einerseits zwar als passender Outcome-Parameter, da die Erkrankungen sehr stark durch die subjektive Wahrnehmung der Betroffenen geprägt sind und es vielfach an objektiven Verlaufsparametern wie Laborwerten mangelt. Andererseits erschweren aber methodische Probleme in der störungs- und situationsübergreifenden Erhebung von Lebensqualität und der Vergleichbarkeit entsprechender Messungen eine Verwendung als Maßstab in gesundheitsökonomischen Untersuchungen.

Die konkrete Auswahl eines oder mehrerer geeigneter Parameter der medizinischen Wirksamkeit, die Wahl eines geeigneten Instrumentes zur Erfassung der gesundheitsbezogenen Lebensqualität und der Methode der Nutzwertbestimmung (eine kurze Zusammenfassung der alternativen Methoden zur Nutzwertbestimmung findet sich in Kap. 5) muss an die Gegebenheiten der einzelnen Studie angepasst werden.

Eine reine Kostenkalkulation einer Intervention – oder als **Krankheitskostenstudie** auch einer gesamten Erkrankung – ist streng genommen nicht als ökonomische Evaluation zu bezeichnen, da kein Vergleich verschiedener alternativer Maßnahmen angestellt wird. Derartige Untersuchungen haben, ähnlich deskriptiven epidemiologischen Studien, ihren Stellenwert zur Abschätzung der volkswirtschaftlichen Bedeutung einer Erkrankung und zur Hypothesenerstellung.

Unterschiedliche Fragestellungen können mit der gesundheitsökonomischen Evaluation von psychotherapeutischen Maßnahmen verbunden werden. So kann es Ziel sein, bei einem gegebenen Budget eine möglichst große Zahl von Patienten zu behandeln, oder aber bei einer gegebenen Anzahl von Patienten die Ausgaben zu minimieren. Weiterhin kann es aus einem volkswirtschaftlichen Blickwinkel das Ziel sein, den gesellschaftlichen Ressourcenausfall zu minimieren und primär die Erwerbsfähigkeit zu sichern. Aus Sicht des Patienten wird dagegen eher die Wiederherstellung der Gesundheit und die Steigerung der Lebensqualität im Vordergrund stehen.

In den unterschiedlichen Zielsetzungen spiegeln sich auch die verschiedenen Perspektiven der gesundheitsökonomischen Evaluationsstudien wider. Aus dem Blickwinkel des Patienten sind primär die aus eigener Tasche zu zahlenden Kosten relevant. Aus der Sicht eines Sozialleistungsträgers wie einer Krankenkasse oder eines Rentenversicherungsträgers hingegen spielen nur die Kosten eine Rolle, die zu den eigenen Lasten fallen, das heißt beispielsweise von der Krankenkasse auch tatsächlich vergütet werden. Dabei können die Sichtweisen unterschiedlicher Sozialleistungsträger ganz erheblich differieren. Aus der ebenfalls betriebswirtschaftlich geprägten Perspektive des Leistungserbringers, zum Beispiel eines Krankenhauses oder eines niedergelassenen Psychotherapeuten, stellt sich hingegen die Frage, wie ein vorgegebener Qualitätsstandard für eine einzelne Leistung oder ein Leistungsbündel wie zum Beispiel eine DRG, mit den geringsten Erbringungskosten angeboten werden kann.

Die genannten Perspektiven stellen jeweils individuell zugeschnittene, eingeschränkte Sichtweisen dar. Daher wird in den nationalen und internationalen Empfehlungen zur Durchführung gesundheitsökonomischer Evaluationsstudien weitgehend übereinstimmend empfohlen, zumindest auch eine Kalkulation aus der so genannten gesellschaftlichen Perspektive durchzuführen. Dabei sollten idealerweise alle aus Sicht der Gesellschaft relevanten Kosten in einer aus Sicht der Gesellschaft angemessenen Höhe der

Opportunitätskosten[2] einkalkuliert werden. Dazu zählen die so genannten direkten Kosten für alle medizinischen und nichtmedizinischen Leistungen, die mit der Psychotherapie selbst und ihren Folgen verbunden sind. Aus volkswirtschaftlicher Sicht von Bedeutung sind jedoch auch die so genannten indirekten Kosten, die durch Produktivitätsausfälle, zum Beispiel durch Arbeitsunfähigkeit, vorzeitige Berentung und vorzeitige Mortalität, vor dem durchschnittlichen Rentenalter entstehen.

Zu den **direkten medizinischen Kosten** zählen zunächst die Aufwendungen der psychotherapeutischen Intervention selbst. Bei der Kalkulation aus einer gesellschaftlichen Perspektive oder einer kalkulatorischen Berechnung aus Sicht des Leistungserbringers liegt es nahe, nach Personalleistungen (z. B. Psychotherapeutenminuten für Intervention und Administration, Praxishelferinnenminuten), Sachleistungen (z. B. für Geräte oder Test-Material) und Gemeinkosten (z. B. für Raum, Reinigung und Heizung) zu differenzieren. Für die Bewertung der Einzelleistungen können häufig durchschnittliche Kosten pro Einheit, beispielsweise aus Lohntabellen oder Mietspiegel, verwendet werden. Für die Berechung der Kosten aus einer Sozialleistungsträgerperspektive werden die erstatteten Kosten auf der Basis von Gebührenordnungsziffern – so diese vorhanden sind – abgeschätzt.

Die Kalkulation der **direkten Folgekosten** für die in der Zeit nach der Intervention in Anspruch genommenen medizinischen Leistungen kann nicht durchgehend in dieser Genauigkeit erfolgen. Im Allgemeinen werden die Häufigkeiten der Einzelleistungen im stationären Bereich als Krankenhausliegetage, differenziert nach Fachrichtung, Art der Station (Normalstation, Intensivstation etc.) und Art der Klinik (Akutklinik, Rehabilitationseinrichtung etc.) oder in DRGs bzw. Fallpauschalen, gegebenenfalls zuzüglich Basispflegesatz, erfasst. Im Bereich der ambulanten Leistungen sind einerseits ambulante Krankenhausleistungen einschließlich Notfallambulanzen und Notarzteinsätzen, andererseits die fachärztlichen und hausärztlichen Leistungen im niedergelassenen Sektor einschließlich der Leistungen des kassenärztlichen Notdienstes zu erfassen und auf der Basis durchschnittlicher Vergütungssätze zu bewerten. Es empfiehlt sich, hierfür die Klassifikation der gängigen Leistungskataloge (EBM, GOÄ) mit den entsprechenden Punktwerten zu nutzen. Der Medikamentenverbrauch im ambulanten Sektor stellt in vielen Fällen einen weiteren relevanten Kostenfaktor dar. Erfasst werden sollte für die Kostenkalkulation der Umfang der tatsächlich vom Patienten in Anspruch genommenen Medikamente, unabhängig davon, ob die Medikamente vom Patienten tatsächlich eingenommen wurden. Die Bewertung wird meist auf der Basis der Apothekenverkaufspreise, zum Beispiel anhand der Roten Liste, für plausible Packungsgrößen, vorgenommen. Falls relevant sollten auch Pflegeleistungen in Form von professionellen Leistungen (ambulant wie stationär) aber auch informelle Pflege durch Angehörige oder Freunde, Heil- und Hilfsmittel und rehabilitative Maßnahmen berücksichtigt werden. Die Bewertung dieser Kostenfaktoren erfolgt, abhängig von der gewählten Perspektive, über durchschnittliche Stunden- bzw. Tagessätze, die auch bei informeller Pflege eingesetzt werden können.

Je nach Patientengruppe und Indikation sind auch Ressourcenverbräuche zu berücksichtigen, die nicht direkt im medizinischen Sektor anfallen, wie beispielsweise Fahrtkosten oder eine krankheitsbedingte Haushaltshilfe. Ebenfalls zu den **direkten nichtmedizinischen Kosten** sind krankheitsbedingte Zeitverluste der betroffenen Patienten oder ihrer Angehörigen (falls nicht bereits als informelle Pflege berücksichtigt) zu rechnen, sofern es sich nicht um Arbeitszeitausfälle handelt. Aufgrund erhebungs- und bewertungstechnischer Probleme werden diese Kosten jedoch nur selten mit einbezogen.

Da psychische und psychiatrische Erkrankungen häufig Personen im arbeitsfähigen Alter betreffen, spielen die **indirekten Kosten durch Produktivitätsausfälle** bei psychotherapeutischen Interventionen oft eine große Rolle. Falls es durch eine psychotherapeutische Maßnahme gelingt, einen betroffenen Patienten wieder ins Berufsleben einzugliedern, so mag es im Bereich der

---

2 Unter Opportunitätskosten wird in der ökonomischen Theorie ein fiktiver Wert verstanden, der die beste anderweitige Verwendung der Ressourcen widerspiegelt. Die im weiteren Text genannten Beispiele für direkte Kosten sind insofern als Schätzwerte oder Näherungswerte für die jeweiligen Opportunitätskosten zu verstehen.

indirekten Kosten zu einem deutlichen Gewinn für die Gesellschaft kommen, der die Kosten der Behandlung kompensieren kann.

Die indirekten Ressourcenverbräuche werden meist in Arbeitsunfähigkeitstagen bzw. Erwerbsunfähigkeits- oder Berufsunfähigkeitszeiten ausgedrückt und mit dem durchschnittlichen Einkommen bewertet. Gemäß dem so genannten **Humankapitalansatz**[3] wird dabei der gesamte Zeitraum berücksichtigt, bei einer Kalkulation nach dem so genannten **Friktionskostenansatz**[4] nur die Zeit, bis die Stelle durch einen nachfolgender Arbeitnehmer besetzt ist. Konkret zu erfassen wären kurzzeitige Abwesenheiten vom Arbeitsplatz zum Beispiel für Arzt- oder Psychotherapeutenbesuche, Arbeitsunfähigkeitstage mit Krankschreibung, Erwerbs- oder Berufsunfähigkeitszeiten bis zum durchschnittlichen Eintritt in Altersrente sowie vorzeitige Mortalität.

Die Kostenerfassung – ebenso wie die Erfassung des medizinischen Outcomes – sollte sich über den gesamten Zeitraum erstrecken, über den Folgen der Therapie zu erwarten sind bzw. sich die Krankheit auswirkt; dies kann bis zum Lebensende der Fall sein. Aus studienpragmatischen Gründen wird man sich jedoch meist auf ein Zielkriterium wie das Erreichen eines gewissen Angstniveaus oder eine rückfallfreie Zeit beschränken und höchstens einen Follow-up-Zeitraum von wenigen Jahren verwirklichen können. Es sollte jedoch eine ausreichend lange Studienlaufzeit gewählt werden und sich gegebenenfalls eine Modellierung der langfristigen Kosten und Effekte anschließen.

Falls der Zeithorizont länger als ein Jahr ist, sollte darüber hinaus berücksichtigt werden, dass die subjektive Wertschätzung der Betroffenen vom Eintrittszeitpunkt abhängt, das heißt dass eine zum Beispiel gesundheitliche Beeinträchtigung oder ein zu zahlender Geldbetrag als weniger schlimm gewertet wird, je weiter sie in der Zukunft liegen. Daher sollten sowohl zukünftige Kosten als auch negative Outcomes mit einem konstanten Faktor von beispielsweise 3 % oder 5 % pro Jahr abdiskontiert[5] werden, um der Zeitabhängigkeit der subjektiven Wertschätzung Rechnung zu tragen.

Da in gesundheitsökonomischen Evaluationsstudien nur selten ein randomisiertes Design und eine Fallzahl verwirklicht werden können, die der häufig starken Streuung der Kostenparameter gerecht werden, sind die Daten meist mit einer gewissen Unsicherheit behaftet. Dieser sollte durch Sensitivitätsanalysen[6] der relevanten Parameter und/oder durch Kalkulation verschiedener Szenarien Rechnung getragen werden.

Die **Kosten-Outcome-Relation** stellt das zentrale Ergebnis einer gesundheitsökonomischen Evaluationsstudie dar. Sollten bei einer erfolgreichen psychotherapeutischen Maßnahme die Interventionskosten durch die geringere Inanspruchnahme von Gesundheitsleistungen bzw. eine Steigerung der Arbeitsfähigkeit und die damit verbundenen vermiedenen Kosten kompensiert werden, und insgesamt auf mittlere oder längere Sicht Kosteneinsparungen erwartet werden,

---

3 Der bisher in gesundheitsökonomischen Analysen dominierende Humankapitalansatz bestimmt den Ausfall an Produktions*potenzial* infolge der Erkrankung. Indikator für den Produktionsausfall ist das entgangene Arbeitseinkommen. Dabei wird davon ausgegangen, dass bei Erwerbsunfähigkeit und vorzeitigem Tod der Verlust der gesamten zukünftigen Arbeitseinkommen infolge der Erkrankung bis zum durchschnittlichen Renteneintrittsalter oder bis zur durchschnittlichen Lebenserwartung berücksichtigt wird.

4 Der Friktionskostenansatz versucht nicht den potenziellen, sondern den tatsächlichen Produktionsausfall zu messen. Dabei wird zugrunde gelegt, dass das Ausmaß des krankheitsbedingten Produktionsverlustes entscheidend von der Zeitspanne bestimmt wird, in der Unternehmen nach dem krankheitsbedingten Ausfall von Arbeitskraft das ursprüngliche Produktionslevel wieder erreicht haben. Diese Zeitspanne wird als Friktionsperiode bezeichnet. Der Produktionsausfall wird entsprechend nicht länger als über diesen Zeitraum kalkuliert.

---

5 Unter Diskontierung im Sinne der gesundheitsökonomischen Evaluation wird die Abzinsung (zukünftiger) Kosten und Outcomes auf den Gegenwartswert zum Ausgleich der (positiven) Zeitpräferenz verstanden.

6 Unter Sensitivitätsanalysen wird die Variation eines (Einweg) oder mehrerer (Mehrweg) Parameter bei Konstanthalten der anderen Parameter verstanden. Die Variation wird im Rahmen der noch plausibel erscheinenden Höchst- und Mindestgrenzen durchgeführt. Damit wird der individuelle Einfluss eines oder mehrerer Parameter auf das Endergebnis aufgezeigt.

so ist die Maßnahme aus gesundheitsökonomischer Sicht in jedem Falle zu empfehlen. Falls der Einsatz der Maßnahme mit höheren Kosten als der Einsatz der Alternative verbunden ist, jedoch auch einen Gewinn an Outcome mit sich bringt, so liegt eine Abwägungssituation vor. Eine allgemeingültige Grenze zu definieren, bis zu der eine Maßnahme als kosteneffektiv zu bezeichnen ist, erscheint problematisch. Es hat sich jedoch im angelsächsischen Raum implizit eine Schwelle von rund 50 000 US-Dollar oder 30 000 britischen Pfund pro gewonnenem QALY oder gewonnenem Lebensjahr heraus gebildet (Niebuhr et al. 2004, S. 148ff.). Dies erlaubt zumindest eine grobe Beurteilung des Ergebnisses einer einzelnen Studie.

Literatur

Arbeitsgruppe Reha-Ökonomie des Förderschwerpunktes Rehabilitationswissenschaften (1999). Ökonomische Evaluation in der Rehabilitation. Teil I (Hessel F, Kohlmann T, Krauth C, Nowy R, Seitz R, Siebert U, Wasem J): Prinzipien und Empfehlungen für die Leistungserfassung. Teil II (Burchert H, Hansmeier T, Hessel F, Krauth C, Nowy R, Seitz R, Wasem J): Bewertung der Ressourcenverbräuche. DRV-Schriften Band 16, 103–246 (www.vdr.de → Rehabilitation → Forschung → Reha-Förderschwerpunkt → DRV-Schriften, Band 16; 19.1.2004).

CCOHTA (Canadian Coordinating Office for Health Technology Assessment) (1997). Guidelines for economic evaluation of pharmaceuticals: Canada. 2. ed. Ottawa: Canadian Coordinating Office for Health Technology Assessment.

Drummond MF, O'Brien BO, Stoddart GL, Torrance GW (1997). Methods for the economic evaluation of health care programmes. 2. ed. Oxford: Oxford University Press.

Gold MR, Siegel JE, Russell LB, Weinstein MC (1996). Cost-effectiveness in health and medicine. New York, Oxford: Oxford University Press.

Hannoveraner Konsens Gruppe (1999). Empfehlungen zur gesundheitsökonomischen Evaluation – Revidierte Fassung des Hannoveraner Konsens. Gesundheitsökonomie und Qualitätsmanagement; 4: A62–A65.

Niebuhr D, Rothgang H, Wasem J, Greß S (2004). Die Bestimmung des Leistungskatalogs in der gesetzlichen Krankenversicherung. Band 2: Verfahren und Kriterien zur Bestimmung des Leistungskatalogs in der Gesetzlichen Krankenversicherung von dem Hintergrund internationaler Erfahrungen. Düsseldorf: Edition der Hans Böckler Stiftung; Band 108.

Schöffski O, Glaser P, von der Schulenburg M (Hrsg.) (2000). Gesundheitsökonomische Evaluationen – Grundlagen und Standortbestimmung. Berlin, Heidelberg, New York: Springer.

Verzeichnis der Autorinnen und Autoren

Dieter Ahrens, Dr. P.H., M.P.H.
Universität für Medizinische Informatik und Technik Tirol, Innsbruck; Institut für Ökonomie und Management des Gesundheitswesens; Innrain 98, A 6020 Innsbruck; Tel.: 0043-512-586734-0; E-Mail: dieter.ahrens@umit.at
Universitätsassistent am Institut für Ökonomie und Management des Gesundheitswesens der Universität für Medizinische Informatik und Technik Tirol.
Aufgaben- und Interessenschwerpunkte: gesundheitsökonomische Evaluation; Health Technology Assessment; Ökonomie der Gesundheitsförderung sowie Vergütungsformen im Gesundheitswesen

Susanne Amberger, Dr. med., Fachärztin für Neurologie, Rehabilitationswesen, Sozialmedizin
Bundesversicherungsanstalt für Angestellte/Fachbereich Medizin, 10704 Berlin.
Tel.: 030-865-247 65, Fax: 030-865-273 91,
E-Mail: dr.susanne.amberger@bfa.de
Studium der Humanmedizin an der FU Berlin, ärztliche Tätigkeit u.a. als wissenschaftliche Mitarbeiterin am FU-Klinikum Benjamin Franklin und in der geriatrischen und neurologischen Rehabilitation; seit 2000 ärztliche Hauptreferentin im Medizinischen Grundsatz der BfA.
Arbeitsschwerpunkte: neurologische; Psychosomatisch-psychotherapeutische und Psychiatrische Rehabilitation; Akademie für Sozialmedizin Berlin

Matthias C. Angermeyer, Prof. Dr. med.
Klinik und Poliklinik für Psychiatrie, Universitätsklinikum Leipzig, Johannisallee 20, 04317 Leipzig. Tel.: 0341-972-4530, Fax: 0341-972-4539, E-Mail: krausem@medizin.uni-leipzig.de
Direktor der Klinik und Poliklinik für Psychiatrie der Universität Leipzig; Sprecher der AG Sozialpsychiatrie und Psychiatrische Epidemiologie der Deutschen Gesellschaft für Soziale Medizin und Prävention; Vorstandsmitglied des Forschungsverbundes Public Health Sachsen und des Reha-Forschungsverbundes Berlin-Brandenburg-Sachsen sowie Leiter des Referats Versorgung der Deutschen Gesellschaft für Psychiatrie; Psychotherapie und Nervenheilkunde (DGPPN).

Thomas Becker, Prof. Dr. med., Arzt für Neurologie und Psychiatrie, Psychotherapie
Klinik für Psychiatrie, Psychotherapie und Psychosomatik, Abteilung Psychiatrie II der Universität Ulm, Bezirkskrankenhaus Günzburg, Ludwig-Heilmeyer-Straße 2, 89312 Günzburg.
Tel.: 08221-96-2001, Fax: 08221-96-2400,
E-Mail: t.becker@bkh-guenzburg.de
Ärztlicher Direktor der Klinik/Abteilung; nach Weiterbildung Oberarzttätigkeit und Habilitation an der Klinik für Psychiatrie und Psychotherapie der Universität Würzburg; Forschungsaufenthalt am Institute of Psychiatry London (Mental Health Services Research, psychiatrische Evaluationsforschung); 1998–2002 Public-Health-Professur und Leitender Oberarzt an der Klinik für Psychiatrie der Universität Leipzig.
Arbeits- und Forschungsschwerpunkte: psychiatrische Evaluations- oder Versorgungsforschung;

psychiatrische Therapieprozessforschung; Arbeitsintegration für Menschen mit psychischen Erkrankungen

Florian Buchner, Dr. rer. pol., Dipl.-Math., M.P.H.
Eberlestr. 22e, 86157 Augsburg.
E-Mail: fbuchner@munichre.com
Studium der Mathematik in Augsburg; Tätigkeit bei einem privaten Krankenversicherungsunternehmen; Postgraduierten-Studiengang „Öffentliche Gesundheit und Epidemiologie" an der Ludwig-Maximilians-Universität in München; Durchführung von Forschungsprojekten beim „Bayerischen Forschungsverbund Public Health"; Mitarbeit an Gutachten insbesondere zum Risikostrukturausgleich; Promotion an der Ernst-Moritz-Arndt-Universität Greifswald; Tätigkeit für ein großes Rückversicherungsunternehmen im Bereich Krankenversicherung.
Arbeitsschwerpunkte: Krankenversicherung; Rückversicherung; Risikoadjustierung; Hochkostenfälle; Analyse und Vergleich von Gesundheitssystemen

Kurt Buser, Dr. phil., Diplom-Volkswirt
Abteilung Epidemiologie, Sozialmedizin und Gesundheitssystemforschung der Medizinischen Hochschule Hannover, OE 5410, 30623 Hannover. Tel.: 0511-532-4444, Fax: 0511-532-5347, E-Mail: buser.kurt@mh-hannover.de
Studium der Philosophie und Soziologie in Bonn; Studium der Wirtschafts- und Sozialwissenschaften an der Universität zu Köln; Promotion 1977; 1972–96 wissenschaftlicher Mitarbeiter an der Abteilung für medizinische Soziologie; Seit 1997 wissenschaftlicher Mitarbeiter an der Abteilung für Epidemiologie, Sozialmedizin und Gesundheitssystemforschung der MH Hannover.
Arbeitsschwerpunkte: gesundheitsökonomische Evaluation; Gesundheitssystemforschung; Versorgungsforschung

Hans Dörning, Dipl.-Soz.-Wiss.
ISEG – Institut für Sozialmedizin, Epidemiologie und Gesundheitssystemforschung, Lavesstr. 80, 30159 Hannover. Tel.: 0511-53091-10, Fax: 0511-53091-14, E-Mail: doerning@iseg.org
1977–83 Studium der Sozialwissenschaften an der Universität Duisburg; 1983 Diplom-Sozialwissenschaftler; 1984–90 wissenschaftlicher Mitarbeiter an der Universität Dortmund; 1990–97 wissenschaftlicher Mitarbeiter an der Medizinischen Hochschule Hannover, Abt. Epidemiologie und Sozialmedizin; seit 1991 Geschäftsführer und stellvertretender wissenschaftlicher Leiter des ISEG.
Arbeits- und Forschungsschwerpunkte: outcomeorientierte Evaluations- und Versorgungsforschung; Qualitätsmanagement in der akutstationären und rehabilitativen Versorgung; Health Technology Assessment; Gesundheitssystemforschung

Anja Ebmeier, staatl. gepr. Betriebswirtin im Gesundheitswesen
Klinikum Kreis Herford, Schwarzenmoorstraße 70, 32049 Herford, Tel.: 05221-942697, E-Mail: Psychoonkologie@Klinikum-Kreis-Herford.de
Studium der Betriebswirtschaft im Fachbereich Medizinökonomie, Abschluss 1999, seit 2000 Koordinatorin der Abteilung Psychoonkologie am Klinikum Kreis Herford.
Interessenschwerpunkte: Gesundheitsökonomie; Qualitätsmanagement

Andreas Frei, lic. rer. pol.
Gesundheitsökonomische Studien und Beratung, Postfach 642, CH-4133 Pratteln 2,
Tel.: 0041-61-823 98 74, Fax: 0041-61-823 98 75,
E-Mail: afrei.gsb@bluewin.ch
Studium der Wirtschaftswissenschaft an der Universität Basel; 1986–91 Projektleiter am Schweizerischen Institut für Gesundheits- und Krankenhauswesen, Aarau; 1991–2002 Projektleiter bei der Firma HealthEcon AG, Basel, seit 2002 beruflich selbstständig.
Arbeitsschwerpunkte: Planung und Durchführung von gesundheits- oder pharmakoökonomischen Studien; die Adaptation internationaler Studien an die Schweiz sowie die Erstellung und Betreuung von Publikationen

Stefan Greß, Dr. rer. pol., Dipl.-Ökonom
Alfried Krupp von Bohlen und Halbach-Stiftungslehrstuhl Medizinmanagement, Universität Duisburg-Essen, Standort Essen, Universitätsstr. 2, 45117 Essen. Tel.: 0201-183-4037,
Fax: 0201-183-4073,
E-Mail: stefan.gress@uni-essen.de
Studium der Wirtschaftswissenschaft in Bremen

und New York; Abschluss als Diplom-Ökonom 1996 an der Universität Bremen; danach Arbeit an Dissertation und Tätigkeit als Berater für Krankenversicherungen; Promotion im April 2001 an der Universität Bremen; derzeit wissenschaftlicher Assistent am Lehrstuhl für Medizinmanagement an der Universität Duisburg-Essen.
Forschungs- und Publikationsschwerpunkte: Krankenversicherungsökonomie; Internationaler Gesundheitssystemvergleich; Gesundheitspolitik

Thomas G. Grobe, Dr. med., M.P.H.
ISEG – Institut für Sozialmedizin, Epidemiologie und Gesundheitssystemforschung, Lavesstr. 80, 30159 Hannover. Tel.: 0511-53091-12,
Fax: 0511-53091-14, E-Mail: grobe@iseg.org
1982–89 Studium der Humanmedizin in Hannover; 1993 Promotion an der Universität Göttingen; 1992–94 Ergänzungsstudiengang „Bevölkerungsmedizin und Gesundheitswesen (Public Health)" an der Medizinischen Hochschule Hannover mit Abschluss als Master of Public Health (M.P.H.); seit 1994 wissenschaftlicher Mitarbeiter am ISEG; zwischenzeitlich Mitarbeit in mehreren Forschungsprojekten sowie Lehrtätigkeit auch an der Medizinischen Hochschule Hannover.
Aktueller Arbeitsschwerpunkt: Aufarbeitung und Analyse von gesundheitsbezogenen Routinedaten insbesondere von Krankenkassen

Bernhard J. Güntert, Prof. Dr. oec.
Universität für Medizinische Informatik und Technik Tirol, Innsbruck; Institut für Ökonomie und Management des Gesundheitswesens, Innrain 98, A 6020 Innsbruck.
Tel.: 0043-512-586734-0,
E-Mail: bernhard.guentert@umit.at
Studium Universität St. Gallen (1979: lic. oec.) und 1984–85 Loma Linda University (USA) (Master of Health Administration); Projektleiter am Institut für Versicherungswirtschaft; 1981 Institut für Betriebswirtschaft, Projekt: „Entwicklung eines umfassenden Konzeptes für die Managementausbildung im Gesundheitswesen"; 1989 Promotion zum Dr. oec. Universität St. Gallen; 1989–92 Direktor des Interdisziplinären Forschungszentrums für die Gesundheit in St. Gallen; 1992–95 Universität St. Gallen; 1992–96 Leiter der Forschungsgruppe für Management im Gesundheitswesen; 1993–96 Vertretung des Lehrstuhls für Verwaltungswissenschaften an der Universität St. Gallen. Seit 1994 Berater bei der Weltgesundheitsorganisation; 1995–2004 Professor für Management im Gesundheitswesen an der Fakultät für Gesundheitswissenschaften der Universität Bielefeld. Seit 1.4.2004 Professor für Ökonomie und Management an der Universität für Medizinische Informatik und Technik Tirol in Innsbruck.

Franz Hessel, Dr. med., M.P.H.
Alfried Krupp von Bohlen und Halbach-Stiftungslehrstuhl Medizinmanagement, Universität Duisburg-Essen, Standort Essen, Universitätsstr. 2, 45117 Essen. Tel.: 0201-183-4075,
Fax: 0201-183-4073,
E-Mail: franz.hessel@uni-essen.de
Studium der Humanmedizin und Postgraduiertenstudium „Öffentliche Gesundheit und Epidemiologie" an der LMU München; 1996 Vollapprobation und Promotion 1995–99 klinische und wissenschaftliche Tätigkeit an der LMU München; 1999–2003 wissenschaftlicher Assistent an der Universität Greifswald; seit 2003 wissenschaftlicher Assistent an der Universität Duisburg-Essen.
Schwerpunkte in Forschung und Lehre: Gesundheitsökonomische Evaluation; Gesundheitssystemforschung und Krankenversicherungslehre

Jürgen Höffler, Dr. med.
Privatklinik Bad Gleisweiler, Badstraße 28, 76835 Gleisweiler. Tel.: 06345-940-120,
Fax: 06345-940-187,
E-Mail: hoeffler@privatklinik-bad-gleisweiler.de
Nach universitärer psychiatrischer Ausbildung mehrjährig in leitender Funktion an großen Versorgungskliniken tätig, zuletzt als stellvertretender Leitender Arzt der Westfälischen Klinik Gütersloh; Seit Anfang 2003 Chefarzt des psychiatrischen Fachkrankenhauses Privatklinik Bad Gleisweiler.
Wissenschaftliche Schwerpunkte: Gesundheitsökonomie; schizophrene Psychosen; affektive Störungen und Lebensqualitätsforschung

Hans-Ulrich Höhl, Dr. rer. nat.
SULO-Stiftung, Bünder Straße 85, 32051 Herford.
Tel.: 05221-598483,
E-Mail: U.Hoehl@sulo-stiftung.de

Diplomstudium Biologie/Biochemie an der Universität Münster; 1988 Promotion; 1989–91 Umweltforschung an der Universität Münster; 1992–95 Geschäftsführer des Zentrums für Umweltforschung der Universität Münster; Seit 1996 Leiter der SULO Stiftung, Herford.
Interessenschwerpunkte: Versorgungsforschung; Gesundheitsökonomie; Qualitätsmanagement

Hanno Irle, Dipl.-Psych., Dr. med., Arzt für Neurologie und Psychiatrie, Psychotherapie
Bundesversicherungsanstalt für Angestellte/ Fachbereich Medizin, 10704 Berlin.
Tel.: 030-865-25535, Fax: 030-865-27391,
E-Mail: dr.hanno.irle@bfa.de
Studium der Psychologie und Soziologie in Tübingen, Studium der Humanmedizin an der FU Berlin, wissenschaftlicher Mitarbeiter am FU-Klinikum Rudolf Virchow; Tätigkeiten u. a. in der Sozial- und Gerontopsychiatrie sowie der neurologischen Rehabilitation; psychotherapeutische Weiterbildung am Berliner Institut für Psychotherapie und Psychoanalyse, seit 1999 Leitung des Medizinischen Grundsatzes der BfA.
Arbeitsschwerpunkte: Konzeptionelle Fragen der Rehabilitation; Assessment in der Sozialmedizin; Begutachtung im Reha- und Rentenverfahren; Reha-Forschung Psychosomatik, Neurologie, Psychiatrie

Reinhold Kilian, Dr. rer. soc.
Universität Ulm, Abteilung Psychiatrie II am Bezirkskrankenhaus Günzburg, Ludwig-Heilmeyer-Str. 2, 89312 Günzburg. Tel.: 08221-96-2861, Fax: 08221-96-28160,
E-Mail: reinhold.kilian@bkh-guenzburg.de
Medizinsoziologe an der Klinik und Poliklinik für Psychiatrie der Universität Leipzig. Hauptarbeitsgebiete in den Bereichen der gesundheitsbezogenen Lebensqualitätsforschung, der psychiatrischen Versorgungsforschung und der Gesundheitsförderung.
Studium der Soziologie in Darmstadt, Saarbrücken und Bielefeld 1984–88, Promotion 1994 Universität Bielefeld; Lehr- und Forschungstätigkeit: 1988–93 Universität Bielefeld, 1993–96 Zentralinstitut für Seelische Gesundheit in Mannheim, 1996–2003 Universität Leipzig, seit 2003 Universität Ulm.

Arbeits- und Interessengebiete: Medizinsoziologie, Gesundheitsförderung; Psychiatrische Versorgungsforschung; quantitative und qualitative Forschungsmethoden; Gesundheitsökonomie

Udo Knüpfer, Dipl.-Math.
Bundesversicherungsanstalt für Angestellte/Abteilung Rehabilitation, Dezernat 8012, 10704 Berlin. E-Mail: udo.knuepfer@bfa-berlin.de
Arbeitsschwerpunkte: Reha-Systementwicklung und -steuerung; Epidemiologie und Statistik der Rehabilitation und Frühberentung; Weiterentwicklung von Qualitätssicherungsverfahren

Hans Kordy, Dr. phil., Dipl.-Math.
Forschungsstelle für Psychotherapie Stuttgart, Christian-Belser-Str. 79a, 70597 Stuttgart.
Tel.: 0711-6781410, Fax: 0711-6876902,
E-Mail: kordy@psyres-stuttgart.de
Studium der Mathematik, Wirtschaftswissenschaften und Psychologie; als wissenschaftlicher Angestellter an der Universität Heidelberg in der Psychotherapieforschung aktiv; seit 1990 an der Forschungsstelle für Psychotherapie Stuttgart; seit 1993 dort stellvertretender Leiter (Koordination der wissenschaftlichen Aktivitäten).
Arbeits- und Forschungsschwerpunkte: Psychotherapieevaluation und Qualitätssicherung; Versorgungssystemforschung; Modellierung von Krankheits- und Gesundungsverläufen

Susanne Kraft, Dipl.-Psych.
Zentralinstitut für Seelische Gesundheit, Arbeitsgruppe Versorgungsforschung, J5, 68159 Mannheim. Tel.: 0621-1703-788, Fax: 0621-1703-964,
E-Mail: kraft@zi-mannheim.de
Studium der Psychologie an der Universität Tübingen; 2002–2003 wissenschaftliche Mitarbeiterin an der Forschungsstelle für Psychotherapie Stuttgart im Projekt „Transparenz und Ergebnisorientierung in der ambulanten Psychotherapie"; seit Ende 2003 wissenschaftliche Mitarbeiterin am Zentralinstitut für Seelische Gesundheit.
Arbeits- und Forschungsschwerpunkte: Gesundheitsökonomie; Versorgungsforschung.

Christian Krauth, Dr. rer. pol., Diplom-Volkswirt
Abteilung Epidemiologie, Sozialmedizin und Gesundheitssystemforschung der Medizinischen

Hochschule Hannover, OE 5410, 30623 Hannover.
Tel.: 0511-532-4426, Fax: 0511-532-5347,
E-Mail: krauth.christian@mh-hannover.de
Studium der Volkswirtschaftslehre und Politikwissenschaft an der Universität Münster; Promotion 1994; 1988–94 wissenschaftlicher Mitarbeiter am Institut für Finanzwissenschaft der Universität Münster; seit 1994 wissenschaftlicher Mitarbeiter und seit 1997 Leiter des Arbeitsbereichs Gesundheitsökonomie an der Abteilung Epidemiologie, Sozialmedizin und Gesundheitssystemforschung der MH Hannover.
Arbeitsschwerpunkte: Gesundheitsökonomische Evaluation; Reha-Ökonomie; Gesundheitssystemforschung; Versorgungsforschung

Michael Kusch, Priv.-Doz. Dr. phil.
Klinikum Kreis Herford, Schwarzenmoorstraße 70, 32049 Herford. Tel.: 05221-942697,
E-Mail: PO.Kusch@Klinikum-Kreis-Herford.de
Studium der Psychologie an der Universität Bonn; Diplom 1988; 1993 Promotion an der Universität Bremen; 2003 Habilitation an der Universität Koblenz/Landau; 1991–98 Leiter des Psychosozialen Dienstes am Zentrum für Kinderheilkunde der Universität Bonn; 1999–2000 Professor für Psychologie an der Katholischen Fachhochschule Köln; seit 2001 Leiter der Abteilung für Psychoonkologie am Klinikum Kreis Herford.
Interessenschwerpunkte: Versorgungspsychologie, -management, -forschung

Yvonne Michalak, Ärztin
Hans-Prinzhorn-Klinik, Westfälisches Fachkrankenhaus für Psychiatrie und Psychotherapie, Frönsberger Str. 71, 58675 Hemer.
Tel.: 02372-861-0, Fax 02372-861-100,
E-Mail: hans-prinzhorn-klinik@wkp-lwl.org

Simon-Peter Neumer, Dr. phil., Dipl. Psych.
Regional Center for Child and Adolescent Psychiatry, P.O. Box 23 Tåsen, N-0801 Oslo.
Tel.: 0047-2202 8652, Fax: 0047-2202 8641,
E-Mail: simon-peter.neumer@r-bup.no
1988–94 Studium der Psychologie an der Freien Universität Berlin; wissenschaftlicher Mitarbeiter an der Technischen Universität Dresden; 2001 klinischer Psychologe in der psychiatrischen Klinik Aker Sykehus in Oslo, Norwegen; seit 2002 als Forscher im Regionszentrum für Kinder- und Jugendpsychiatrie in Oslo tätig.
Arbeits- und Forschungsschwerpunkte: Verhaltenstherapie; Epidemiologie und Prävention psychischer Störungen

Bernd Puschner, Dr. phil., Dipl.-Psych.
Universität Ulm, Abteilung Psychiatrie II am Bezirkskrankenhaus Günzburg, Ludwig-Heilmeyer-Str. 2, 89312 Günzburg. Tel.: 08221-96-2866, Fax: 08221-96-28160,
E-Mail: bernd.puschner@bkh-guenzburg.de
Studium der Psychologie an der Universität des Saarlandes; 1996–98 wissenschaftlicher Mitarbeiter am Lehrstuhl Erziehungswissenschaft II der Universität Mannheim; 1999–2003 wissenschaftlicher Mitarbeiter an der Forschungsstelle für Psychotherapie Stuttgart im Projekt „Transparenz und Ergebnisorientierung in der ambulanten Psychotherapie"; seit Mai 2003 wissenschaftlicher Mitarbeiter an der Abteilung Psychiatrie II der Universität Ulm.
Arbeits- und Forschungsschwerpunkte: Versorgungsforschung; Zugang zu ambulanter Psychotherapie; Gesundungsverläufe

Christiane Roick, Dr. med., M.P.H.
Klinik und Poliklinik für Psychiatrie der Universität Leipzig, Johannisallee 20, 04317 Leipzig. Tel.: 0341-972-4512, Fax: 0341-972-4539,
E-Mail: roich@medizin.uni-leipzig.de
Als Gesundheitswissenschaftlerin an der Klinik und Poliklinik für Psychiatrie der Universität Leipzig tätig.
Arbeitsschwerpunkte: Gesundheitsökonomie und Versorgungsforschung.

Uwe Rose, Dr. phil., Dipl.-Psych.
Bundesanstalt für Arbeitsschutz und Arbeitsmedizin (BAuA), Nöldnerstr. 40–42, 10317 Berlin.
Tel.: 030-51548-130, Fax: 030-51548-4170,
E-Mail: Rose.Uwe@baua.bund.de
Studium der Psychologie in Bielefeld und Berlin; 1994–99 wissenschaftlicher Mitarbeiter an der FU Berlin; 2000–2002 Oberassistent am Institut für Psychologie in Basel; seit 2002 Bundesanstalt für Arbeitsschutz und Arbeitsmedizin in Berlin.
Arbeits- und Forschungsschwerpunkte: Epidemiologie; Versorgungs- und Bedarfsforschung; Krank-

heitsverhalten; Diagnostik chronischer Schmerzen; Evaluation klinischer Interventionen

Hans Joachim Salize, Priv.-Doz. Dr. sc. hum., Dipl.-Soz.
Leiter der Arbeitsgruppe Versorgungsforschung, Zentralinstitut für Seelische Gesundheit, J5, 68159 Mannheim. Tel.: 0621-1703-931,
Fax: 0621-1703-964,
E-Mail: salize@zi-mannheim.de
Seit 1991 am Zentralinstitut für Seelische Gesundheit; vorher Universitätsklinik Heidelberg u. Kinder- und Jugendpsychiatrische Klinik Rheinhöhe in Hessen; Mitglied diverser Forschungsnetzwerke, u. a. Kompetenznetz Schizophrenie, Kompetenznetz Depression; Suchtforschungsverbund Baden-Württemberg; European Network on Mental Health Policy.
Arbeits- und Forschungsschwerpunkte: Epidemiologie psychischer Störungen; Strukturaspekte psychiatrischer Versorgung; psychiatrische Gesundheitsökonomie; Versorgungsplanung inkl. Planungsberatung öffentlicher Körperschaften und Träger

Jürgen Schmidt, Dipl.-Psych., Dr. phil.
Gehrengrabenstr. 27, 77886 Lauf.
Tel.: 07841-7594, Fax: 07841-641298,
E-Mail: schmidt-lauf@t-online.de
18-jährige Tätigkeit im Bereich der medizinischen Rehabilitation (insbesondere im Umfeld der Psychosomatik); seit 1994 Lehrbeauftragter der Universität Mannheim; 1997–2002 Leiter des Karlsruher Privatinstituts für Evaluation und Qualitätssicherung im Gesundheits- und Sozialwesen (EQS); 2002–2003 Vorstandsmitglied der Karlsruher-Sanatorium-AG; seit 9/2003 freiberuflich tätig.
Arbeits- und Forschungsschwerpunkte: Evaluationsforschung; Effektivitäts- und Effizienzstudien; Patientenbefragungen; Patientenzufriedenheit; psychologische Assessmentverfahren; Partnerwahl- und Beziehungsforschung.

Sören Schmidt-Bodenstein, M.A.
Landesvertretung Hessen des Verbandes der Angestellten-Krankenkassen e.V. (VdAK), Walter-Kolb-Str. 9–11, 60594 Frankfurt.
Tel.: 069-962168-0, Fax: 069-962168-21,
E-Mail: Soeren.Schmidt-Bodenstein@vdak-aev.de
Studium der Politikwissenschaften, Volkswirtschaftslehre und Psychologie; 1991–93 wissenschaftlicher Mitarbeiter am Institut für Sozialpolitik der Universität Bonn; 1994–98 Vertragsreferent für ärztliche Versorgung beim VdAK Siegburg; u. a. Sachverständiger und Mitglied für die Ersatzkassen im Arbeitsausschuss Psychotherapie-Richtlinien; seit 1998 stellvertretender Leiter der Landesvertretung Hessen.
Arbeits- und Interessenschwerpunkte: Vertretung der Interessen der Ersatzkassenversicherten gegenüber der Politik und den Vertragspartnern; Verhandlungen mit ambulanten Leistungserbringern; Entwicklung und Umsetzung sektorenübergreifender Versorgungsmodelle.

Stefan Sell, Prof. Dr. rer. soc., Dipl.-Soz.-Wiss.
FH Koblenz, Standort Remagen, Südallee 2, 53424 Remagen: Tel.: 02642-932-202,
Fax: 02642-932-308,
E-Mail: sell@rheinahrcampus.de
Professor für Volkswirtschaftslehre, Sozialpolitik und Sozialwissenschaften; Aufbau und Leitung des betriebswirtschaftlichen Studiengangs „Gesundheits- und Sozialwirtschaft" am Standort Remagen der FH Koblenz; wissenschaftlicher Direktor des „Instituts für Gesundheitspolitik und Medizintechnik (ifgem) GmbH".
Arbeits- und Forschungsschwerpunkte: u. a. Finanzierungsfragen des Gesundheitswesens; Management von Gesundheitseinrichtungen; Integrierte Versorgung und Medizinische Versorgungszentren.

Rolf Stecker, Dipl.-Psych.
Klinikum Kreis Herford, Schwarzenmoorstraße 70, 32049 Herford. Tel.: 05221-942697, E-Mail: Psychoonkologie@Klinikum-Kreis-Herford.de
Studium der Psychologie in Marburg; Diplom 1989; Ausbildung in GT, VT; PSO-Weiterbildung Psychoonkologie; Psychologischer Psychotherapeut.
Interessenschwerpunkte: Entwicklung und Implementierung von Versorgungsmodellen; Psycho-onkologie in Brustzentren; Qualitätsentwicklung.

Ulrich Trenckmann, Prof. Dr. med., Arzt für Psychiatrie, Psychotherapie und Psychotherapeutische Medizin

Hans-Prinzhorn-Klinik, Westfälisches Fachkrankenhaus für Psychiatrie und Psychotherapie, Frönsberger Str. 71, 58675 Hemer. Tel.: 02372-861-0, Fax: 02372-861-100,
E-Mail: hans-prinzhorn-klinik@wkp-lwl.org
Nach Studium und Facharztweiterbildung in Leipzig, Berlin (Ost) und St. Petersburg, psychiatrisch-psychotherapeutische Tätigkeit unter anderem an der Westfälischen Klink für Psychiatrie in Gütersloh, am Zentrum für Psychiatrie – Universitätsklinik in Bochum; seit 1988 Jahren ärztlicher Direktor der Hans-Prinzhorn-Klinik Hemer.
Arbeits- und Interessenschwerpunkte: Umfangreiche klinische und Lehrtätigkeit sowie wissenschaftliche Arbeiten zu Theorie und Geschichte der Psychiatrie, zur Krankheitsbewältigung und Schizophrenie, zu gesundheitsökonomischen Fragestellungen und zu forensisch-psychiatrischen Themen.

Heiner Vogel, Dr. phil., Dipl.-Psych.
Institut für Psychotherapie und Medizinische Psychologie der Universität Würzburg, Klinikstr. 3, 97070 Würzburg. Tel.: 0931-31-2718,
Fax: 0931-888-7117,
E-Mail: h.vogel@mail.uni-wuerzburg.de
Nach Tätigkeiten in der ambulanten Psychiatrie und medizinischen Rehabilitation von 1989 bis 1993 wiss. Mitarbeiter für die Kommission zur Weiterentwicklung der medizinischen Rehabilitation (Reha-Kommission) der gesetzlichen Rentenversicherung; seit 1993 wissenschaftlicher Angestellter an der Universität Würzburg.
Arbeits- und Forschungsschwerpunkte: Gesundheits- und Versorgungsforschung in den Bereichen Rehabilitation, Patientenschulung, Psychotherapie, Qualitätssicherung.

Jürgen Wasem, Prof. Dr. rer. pol., Dipl.-Volkswirt
Alfried Krupp von Bohlen und Halbach-Stiftungslehrstuhl Medizinmanagement, Universität Duisburg-Essen, Standort Essen, Universitätsstr. 2, 45117 Essen. Tel.: 0201-183-4075,
Fax: 0201-183-4073,
E-Mail: juergen.wasem@t-online.de
Studium an der Pennsylvania State University, der University of Sussex und der Universität zu Köln (1978–83); Promotion (1985); Habilitation (1996); Referent im Bundesministerium für Arbeit und Sozialordnung (1985–89); Projektleiter am Max-Planck-Institut für Gesellschaftsforschung (1991–94); Professor an der Fachhochschule Köln (1989–91, 1994–97) sowie den Universitäten München (1997–99), Greifswald (1999–2003) und Duisburg-Essen (seit 2003).
Interessen- und Forschungsschwerpunkte: Versorgungsforschung; Gesundheitssystemforschung; gesundheitsökonomische Evaluationen; Krankenversicherungsökonomie; politische Ökonomie von Gesundheitsreformen

Wolf Rainer Wendt, Prof. Dr. phil., Dipl.-Psych.
Berufsakademie Stuttgart, Postfach 100563, 70004 Stuttgart. Tel.: 0711-1849-720,
Fax: 0711-1849735,
E-Mail: wendt@ba-stuttgart.de
Nach Studium der Psychologie, Philosophie und Soziologie in der Erziehungsberatung und als Abteilungsleiter Sozialpädagogische Heime, Adoptions- und Pflegestellenwesen beim Jugendamt Stuttgart tätig; seit 1978 Leiter des Studienbereichs Sozialwesen der Berufsakademie Stuttgart; Vorsitzender der Deutschen Gesellschaft für Sozialarbeit.
Arbeits- und Forschungsschwerpunkte: Case-Management; Sozialwirtschaftslehre; klinische Sozialarbeit

Christian Widdel, Facharzt für Psychiatrie und Psychotherapie
Ev. Krankenhaus Königin Elisabeth Herzberge, Herzbergstraße 79, 10365 Berlin. Tel.: 030-5472-0,
E-Mail: christianwiddel@web.de

Manfred Zielke, Prof. Dr. phil., Dipl.-Psych.
Lange Koppel 10, 24248 Mönkeberg.
Tel.: 0431-2399990, Fax: 0431-2399991,
E-Mail: mzielke@ahg.de
1972 Diplom in Psychologie an der Christian-Albrechts-Universität Kiel; wissenschaftlicher Assistent am Institut für Psychologie der Universität Kiel bis 1981; 1981–93 ltd. Psychologe der Psychosomatischen Fachklinik Bad Dürkheim und der Klinik Berus; 1996 Habilitation Universität Mannheim; seit 1993 Geschäftsführer des Wissenschaftsrates der AHG AG (Düsseldorf); 2002 Ernennung zum apl. Professor für Klinische Psychologie an der Universität Mannheim.

Interessen- und Forschungsschwerpunkte: verhaltensmedizinische Behandlungsansätze bei allen psychischen und psychosomatischen Störungen sowie bei psychischen Reaktion bei körperlichen Erkrankungen (z. B. nach Krebserkrankungen, Herzkreislauferkrankungen, Tinnitus) und bei chronischen Erkrankungen im Kindes- und Jugendalter, ferner Fragestellungen zur Gesundheitsökonomie und zur Qualitätssicherung

Stichwortverzeichnis

A

Abhängigkeitserkrankung
- Case-Management 54
- Rehabilitation 251, 254

Adipositas 154, 164 f
Affektive Störung 109
- – Berentung 251
- – Prävalenz 132 f, 239
- – Rehabilitation 252

Alkoholismus 94
- Behandlungserfolg 127
- Entwöhnungstherapie 122 f
- – Kosten 139
- – Kosteneinsparung 138 f
- – Motivation 139

Alltagskompetenz 65
Alter 278 ff
Angststörung 109
- behandlungsbedürftige 139
- Kosteneinsparung 139 f
- Prävalenz 132 f, 239
- Therapiekosten 139

Anorexia nervosa 154 ff
- – Krankheitskosten 153, 163 ff
- – Krankheitskostenanalyse 156 f
- – Leistungsdaten 159 ff
- – Mortalität 158 f, 164
- – Verweildauer, stationäre 165

Arbeitsausfallzeit 156 f
Arbeitskosten 163, 170
Arbeitsunfähigkeit 25 ff, 163, 217
- Bulimia nervosa 170
- Kosten 222, 232
- Veränderung 226 ff

Arbeitsunfähigkeitsdauer 227 f
Arbeitsunfähigkeitsfälle 226

- vor Diagnose 242 ff
- Rückgang 228

Arbeitsunfähigkeitstage 226 f, 229
Assessment 49, 52
Aufmerksamkeitsdefizit-Syndrom 46
Ausgabenüberhang, theoretischer 246

B

Bedarfsplanung, risikogruppenabhängige 198
Befinden, psychisches 65
Behandlung
- ambulante 78, 80, 91, 223
- Drop-outs 121 f
- Effektivität 22
- Indikation 122
- Non-Compliance 121 f
- stationäre 78, 80, 82, 91, 223
- teilstationäre 78

Behandlungsbedarf 133, 145
Behandlungsbedürftigkeit 135
Behandlungseffekt 225
- Nachhaltigkeit 122, 127, 129

Behandlungserfolg 119 ff
- Kontrollvariable 122

Behandlungspfad
- klinischer 47, 191
- psychoonkologischer 203 f

Beitragsstabilität 266
Beratung, psychosoziale 2 f, 46
Berentung, vorzeitige 250
Beschwerden
- körperliche 112, 240
- psychische 112, 115

Betreuung, gesetzliche 78
Between-Effect-(BE-)Modell 92, 94, 97
Bewältigungsverhalten 44
Beziehung, soziale 65
Bootstrapping 90
Bottom-up-Ansatz 15, 28 f
Budget 66, 68
Budgetierung 266, 285 f
Budgetverantwortung, separate 22 f
Bulimia nervosa 166 ff
- – Krankheitskosten 153
- – Mortalität 169
- – Rehaleistung 169 f

Bundessozialgericht 267 ff, 272 ff
Bundesversicherungsanstalt für Angestellte 248, 251 f

C

Care-Management 47
Care-Service-Science-Konzept 209
Case-Management 43 ff
- Assessment 49, 52
- Dimension 48 ff
- Evaluation 49, 53
- Monitoring 49, 53
- Planung 49, 52 f, 54 f
- Psychoonkologie 197, 204
- Vernetzung 51 ff

Case-Manager, Kompetenz 53 f
CDSS-Gesamtscore 94 ff
Client Sociodemographic and Service Receipt Inventory (CSSRI) 24, 79

D

DALY (disability adjusted life year) 64
Daten, gesundheitsökonomische 159 ff
– – Vergleichbarkeit 29
– – Verlässlichkeit 23 ff
Datenerfassung 79, 216 f
– Bottom-up-Ansatz 15, 28 f
– Top-down-Ansatz 15, 28 f
Deinstitutionalisierung 45
Delegationsverfahren 262, 265, 268, 272
Depression 239, 242
– im Alter 278
– Ausprägung 94
– Fallzahl 143
– Pharmakotherapie 142
– Prävalenz 133, 143
– Psychotherapie 142
– Rückfallprophylaxe 142
– Therapiekosten 142
DGSS-Kriterium 120 ff
Dienstleister, Vernetzung 44, 47, 51
Dienstleistung, Schnittstellenproblematik 45
Differenzierungsmodell 276
Disease-Management 47, 208
Diskontierung 294
Drop-outs 121 f

E

EBM (einheitlicher Bewertungsmaßstab für ärztliche Leistungen) 264 f
EBM-2000-plus 274 ff
Effectiveness 71
Effektivität 22
– Begriffsbestimmung 124
– Bewertungsmaßstab 128
– Erfassung 120 ff
– Indikator 120
Effektivitätsberechnung 119
– Randomisierung 122 f
– Störvariable 122 f
– Vergleichsgruppe 123 f
Effektivitätsuntergrenze 128
Effektivitätszuwachs 123
Effektparameter 38
Efficacy 71
Effizienz 72, 285

Effizienzanalyse 33
Eigenbeteiligung 264
Einzelleistungsvergütung 12 f, 265
Entwöhnungstherapie 122 f
Erfolgsindikator 120 f, 128
Ergebnisevaluation 37, 196
Ergebnisindikator 194 f
Ergebnisstudie 36
Ergotherapie 80
Erkrankung, psychosomatische
– – Einzelfallverlauf 229 ff
– – Krankheitskosten 215 ff, 223 f
– – Krankheitsverhalten nach Psychotherapie 224
– – Leistungsinanspruchnahme vor Diagnose 240 ff
– – sozialmedizinische Relevanz 250 f
Erstattungskatalog 68
Erstattungspsychotherapie 266
Erwerbsminderung 248 ff
Erwerbsunfähigkeit 25, 27, 157
Essstörung 153 ff
– Krankheitskosten 172
– Versorgungsbedarf 166
Evaluation, gesundheitsökonomische 14 ff, 49
– – Empfehlung 39
– – Grenzen 71 ff
– – Grundform 33
– – league tables 67 ff
– – Methoden 61 ff
– – Outcome-Maße 63 ff
– – Studienplanung 291 ff
– – prospektive 196 ff
– – Stellenwert 72
– – Vorteil 69 ff
Evidence-based psychotherapy 279 f

F

Fall (s. auch Case-Management) 44, 46
Fallführung 43 ff
Fallgruppe 242
Fallkosten 124 f, 127
Fehlerkomponentenmodell 92
Fehlversorgung 1, 134, 279
Fixed-Effect-(FE-)Modell 92, 95, 97
Forscherteam, interdisziplinäres 41

Forschung (s. auch Studie), gesundheitsökonomische 2 f, 289
Friktionskostenmethode 26 f, 101, 157, 294

G

GAF-Gesamtscore 95 f
Gespräch, therapeutisches 196
Gesprächsziffer 276
Gesundheitsausgaben 288
Gesundheitsberichterstattung 181, 217
Gesundheitsleistung s. Leistung
Gesundheitsökonomie 7
– Anreizsystem 23
– Definition 8
– Forschungsfeld 8 ff, 13
– Krankenhausbetriebslehre 13
– Modellannahme
– – distributive 17
– – utilitaristische 17
– Modellbildung 16 f
– normative 8
– positive 8
Gesundheitsversorgung s. Versorgung
Gesundheitswesen, Prioritätensetzung 72
Gesundheitszustand 66 f
Gesundheitszustandspfad 64
Gießener Beschwerdebogen 112

H

Hilfeplanung 55
Honorar 267
Honorargerechtigkeit 268, 276
Honorarsatz, regionaler 271 f
Honorarumsatz 269
Humankapitalansatz 26 f, 63 f, 101, 156 f, 163 f, 294
HYE (healthy year equivalent) 64 f

I

Inanspruchnahme 2, 79, 115 f
– adäquate 224
– im Alter 278
– vor Diagnose 239 ff
– erhöhte 110
– Geschlechtsunterschied 116
– Korrelation

Inanspruchnahme
- Korrelation
- - mit körperlichen Beschwerden 116
- - mit psychischen Beschwerden 116
- - mit Somatisierungstendenz 116
- bei psychischer Störung 109, 134
- Psychoonkologie 208
- vor Psychotherapie 109 ff
- Quantifizierung 242
- Reduktion 117, 132
- Somatoforme Störung 141
- Variable 115 f
Informationsvernetzung 56
Integrationsmodell 262, 264, 274
Intention-to-treat-Analyse 122
Intervention, psychosoziale 198

K
Kassenärztliche Bundesvereinigung 270
Kassenärztliche Vereinigung 264 f
Kassenzugehörigkeit 277
Klinischer Pfad 47
Komplexleistung 52, 55
Kontrollgruppe 242
Körperliche Verfassung 65
Kosten
- Abdiskontieren 71
- akutstationäre 162
- vor ambulanter Psychotherapie 109 ff
- Anorexia nervosa 164 f
- Bulimia nervosa 170 f
- direkte 23
- - Definition 35
- - medizinische 35, 156, 293
- - nicht-medizinische 35, 156, 293
- - Schizophreniebehandlung 176
- - Zwangsstörung 185 ff
- indirekte 21, 23 ff, 156, 293
- - Anorexia nervosa 165 f
- - Bewertungsmethode 25 ff
- - Definition 35 f
- - Friktionskostenansatz 157

- - Humankapitalansatz 157
- - Standardisierung der Erhebung 29
- bei informeller Versorgung 23
- intangible 35 ff
- Korrelation
- - mit dem Alter 114, 116
- - mit dem Geschlecht 116
- - mit körperlichen Beschwerden 114 ff
- - mit psychischen Beschwerden 116
- - mit der Somatisierungstendenz 114 ff
- - mit der Therapieart 115 f
- Langzeitunterbringung 177
- mortalitätsbedingte 25
- objektiv ermittelbare 222 ff
- Perspektive 124
- psychosoziale 36
- vor Psychotherapie-Beginn 115 ff
- Reduktion 94 f, 234 f
- Reha-/Kurleistung 162
- Veränderung 232 f
- volkswirtschaftliche 137, 143 f
Kostenanalyse, methodische Probleme 76
Kostenberechnungsmethode
- Ergebnisvergleich 28 f
- Sensitivitätsanalyse 27 ff
Kostendaten
- Analyse 90 ff
- Heteroskedastizität 93
- Messzeitpunkt 90 ff
- Normalverteilung 87 f
- Transformation 90
- Varianzkomponente 92
- Verteilung 86
- - Konfidenzintervall 87, 90, 93
- - Standardfehler 87, 90, 93
- Verteilungsanomalie 86 ff
- Verteilungsschiefe 86, 88 ff, 93
Kosteneffektivität 62, 125 ff, 180 f, 291
Kosten-Effektivitäts-Analyse 38, 63, 119 ff, 291
- Anwendung 127 f
- Kostenerfassung 124 f
Kosteneinsparung 36, 38
- für den Arbeitgeber 233 f
- Ermittlung 135 ff

- für die Krankenkasse 233
- Nettoeinsparung 144
- Psychoonkologie 197
- durch Psychotherapie 110, 137 ff, 236 f
- Rehabilitation 232 ff
- Verhaltenstherapie 234
- volkswirtschaftliche 137, 143 f
Kostenentwicklung 180
Kostenerfassung 34 ff, 124
- methodische Probleme 76 ff
Kostenerfassungssystem 78
Kosten-Ergebnis-Analyse
- Ergebnismessung 36
- Forschungsstand 39 f
- Gegenstand 32 ff
- Perspektive 34
- Studientyp 36 ff
Kostenerstattung 262 f
Kostenfunktion, regressionsanalytische 89
Kostenkomponente 23 ff
Kosten-Kosten(Minimierungs)-Analyse 36
Kostenmessung 34 ff
Kosten-Nutzen-Abwägung 14
Kosten-Nutzen-Analyse 15, 37 f, 63
- Entscheidungsgrundlage 215
- Zahlungsbereitschaft 100 ff
Kosten-Nutzen-Nachweis 287 f
Kosten-Nutzen-Studien 292
Kosten-Nutzwert-Analyse 15, 38 f, 64
Kosten-Nutzwert-Studien 292
Kosten-Outcome-Relation 63, 294
- inkrementelle 291
Kostenschätzung, Repräsentativität 84 ff
Kostenträger 78
Kostentransparenz 22
Kostenvariable 110, 112 f
- Logarithmierung 87 f
- Regressionskoeffizient 93
- Transformation 87
- untransformierte 90
Kostenvarianz 97
Kosten-Wirksamkeits-Analyse 15, 291
Kostenzuwachs 124, 128
- Bewertungsmaßstab 128
Krankengeldzahlung 233

Krankenversicherung
– gesetzliche 160, 283 ff
– – Ausgaben 288
– – Beitragssatz 21
– soziale 9 f
Krankheit, chronische 47, 224
Krankheitsdaten 216 f
Krankheitsdauer 217, 220 f, 227 f
Krankheitsfall 217 ff
Krankheitsfolgekosten 235
Krankheitsfolgeleistung 237
Krankheitsgeschehen 216 ff
Krankheitskosten s. Kosten
Krankheitskostenanalyse 156 f, 166
Krankheitskostenstudie 184, 292
Krankheitslast 64
Krankheitstage 217 f, 220 f, 226 f
Krankheitsverarbeitung 225
Krankheitsverhalten 222 ff, 231
Krankheitsverlauf 224, 229 ff
Kurleistung 162

L

Längsschnittsdaten 241
Lebensarbeitsentgelt 163 f
Lebensarbeitszeit 25
Lebenserwartung 288
Lebensführung 44, 46, 54
Lebenshaltungskosten 176
Lebensjahr, qualitätsadjustiertes 65 ff
Lebenslage 46
Lebensplanung 53
Lebensqualität 36, 64 f, 225
– Erfassung 65 ff
Leistung 156
– akutstationäre 161 f
– Angebot 8 f, 11 ff, 16
– Bewertung 105, 136, 275
– Effizienz, ökonomische 62
– Evaluation, ökonomische 14 ff
– Messung 62
– Monopol 13
– moral hazard 17
– Nachfrage 8 ff, 16
– – adverse selection 10
– – angebotsinduzierte 12
– – moral hazard 10
– – Rückgang 17
– Opportunitätskosten 156

– psychosoziale, Produktionsmerkmal 195 f
– psychotherapeutische, Zeitgebundenheit 268
– Punktwert 81
– Rationierung 275
– sozialpsychiatrische 54
– technische 275
– Vergütung 12 f, 275
– Wahlleistung 262
Leistungsdaten 159 f
Leistungsdokumentation 191 f
Leistungsinanspruchnahme s. Inanspruchnahme
Leistungskatalog 287
Leistungskette 45
Leistungsqualität 195 f
Leistungsträger 78
Lohnfortzahlung 233 f

M

Magnitude estimate 66
Medikamente
– ambulante 80, 82 f, 91
Medikamentenkosten 82 f, 222 ff, 232
– vor Diagnose 243 ff
Medizin, evidenzbasierte 284 f
Mitarbeiterqualifikation 197
Mixed-Effect-(RE-)Modell 92
Mortalität 24 f
– Anorexia nervosa 158 f
– Bulimia nervosa 169
– Kostenanalyse 163

N

Nettonutzen 100
– monetärer 63
Neuroleptika, atypische 82 f
Neurose 231
– Gesundheitsausgaben 236 f
Neurotische Störung 239, 242
Noncompliance 121 f
Notfallmaßnahme 72
Nutzen 37, 62
– Messung 100 f
Nutzenkomponente, intangible 37
Nutzwert 64 f

O

Offset-Effekt 110, 116 f
Onkologie 189 ff

Operationsvorbereitung, psychologische 132, 137
Opportunitätskosten 156, 293
Outcome-Maß 65

P

Paneldaten 90 ff
– Autokorrelation 93
– Fehlerkomponentenmodell 92
– Fehlervarianz, homoskedastische 93
– unbalancierte 92
PANSS-Gesamtscore 93 ff
Pareto-Effizienz 16 f
Patient
– behandlungsbedürftiger 278
– Kompetenz 207 f
– mündiger 225
Patientensouveränität 44
Patientenstichprobe, Repräsentativität 84, 97
Person trade-off 66
Pflegesatz 162
Prävalenz 132 f, 217
Prävalenzrate 28
Praxiskontakte 223
Praxiskosten 269 f, 275
Produktionsausfall 157
Produktivität, Elastizität 26
Produktivitätsausfall 24 ff, 35, 233 f
Produktivitätsgewinn 63
Prognosemodell 241, 247
Prozessevaluation 196, 199 ff
Psychiatrie, Kosteneffektivitätsbetrachtung 2
Psychische Störung 110
– – Arbeitsunfähigkeit 222
– – Behandlungsbedürftigkeit 133
– – Berentung, vorzeitige 250
– – Erkennungsrate 134
– – Fallzuwachs 219 f
– – Krankheitsdauer 220 f
– – Krankheitsfall 217 ff
– – Leistungsinanspruchnahme vor Diagnose 239 ff
– – Prävalenz 132 f
– – sozialmedizinische Relevanz 250 f
Psychoedukation 44, 51

Psychoonkologie 189 ff
- Behandlungspfad 203 f
Psychoonkologie
- berufsgruppenübergreifende 207
- Care-Service-Science-Konzept 209
- Evaluation 204, 209
- Intervention 200 f, 204
- Kosteneffekt 202, 205, 207 f
- Outcome-Evaluation 205 ff
- Qualitätsmanagement 199
- Strukturmerkmal 192 f
- Strukturqualität 197 f
- Techniken 198, 202 f
- Versorgungsforschung 206
- Versorgungsstruktur 191
- Wirtschaftlichkeitsprüfung 192 ff, 196 ff, 208 ff
Psychopharmaka 223
Psychosomatik
- Kosten-Ergebnis-Analyse 39 f
- Pflegesatz 162
Psychotherapeut 144
- nichtärztlicher 263
- psychologischer 277
Psychotherapeutengesetz 262 ff
- Übergangsregelung 265 ff
Psychotherapie
- ambulante 80
- - Evaluation 110 ff
- analytische 111 f
- Bedarfsplanung 277
- Case-Management 50 f
- Delegationsverfahren 262, 265, 268, 272
- Entwicklung 286
- Erfolgsparameter 36
- Fehlsteuerung 285
- Forschung, gesundheitsökonomische 289
- Indikation 287
- Integrationsmodell 262, 264, 274
- Kosten 145 f
- Kosteneinsparung 110, 131 f, 137 ff, 143
- Kosten-Ergebnis-Analyse 39 f
- Kostenreduktionspotenzial 215 ff, 236 f
- Krankheitsverhalten 224 ff
- Offset-Effekt 110, 116 f

- Qualitätssicherung, versorgungsrelevante 288
- Soll-Umsatz 270 f
- Therapiedauer 146
- tiefenpsychologisch fundierte 111 f
- Untersuchung, gesundheitsökonomische 2
- Vergütungsfähigkeit 279
- Wartezeit 277
- Wirkkomponente 50
Psychotherapie-Richtlinien 263, 285
Punktwert 265, 268
- Mindestpunktwert 268, 271
- regionaler 271
Punktwertdifferenz 266
Punktwertgarantie 269
Punktzahlgrenzvolumen 275

Q

QALY (quality-adjusted life years) 39, 65 ff
- Generierung 69 ff
QALY-League-Table-Konzept 63, 67 ff, 70
Q-Normplot 86 ff, 90
Qualitätssicherung 191
- versorgungsrelevante 288
Quantil-Normalitätsplot 86 ff, 90

R

Random-Effect-(RE-)Modell 92, 96 f
Rating scale 66
RCT (randomized controlled trial) 16
Regressionskoeffizient 90, 92, 95 f
- Konfidenzintervall 87, 90, 93
- Standardfehler 87, 90, 93
Rehabilitation 162
- ambulante 257
- berufliche 78, 80
- Diagnoseverteilung 252
- Erfolg 254 f
- Kosten 235, 253
- Krankheitsfolgekosten 235 f
- Prognose, sozialmedizinische 254 f
- psychosomatische 229 f
- - Kosteneinsparung 232 ff

- - Kostenveränderung
- - - für den Arbeitgeber 233 f
- - - für die Krankenkasse 233
- - Krankheitsverhalten 224 ff
- Rentenversicherung 248 ff, 251 f
- stationäre 257
- Therapiekonzept 256
Rehabilitationsdauer 257
Rehabilitationsnachsorge, intensivierte (IRENA) 257
Rehabilitationswissenschaft 3
Rekrutierungssetting 85 f
Rentenversicherung 160, 248 ff
- Ausgaben für Rehabilitation 253
Rentenzugänge 249, 251
Repräsentativbefragung 84
Resamplingverfahren 90
Ressourcen, Fehlverteilung 117
Ressourcenaktivierung 50
Ressourcenallokation 21 f, 62 f, 71
Ressourcensuche, fallunspezifische 54
Ressourcenverbrauch 23, 37, 100
- Bestimmung 156
- Opportunitätskostenansatz 35
Ressourcenverschwendung 286
Restlebenszeit 67
Routinedaten 241
Rule of rescue 72

S

Sachverständigenrat für die Konzertierte Aktion im Gesundheitswesen (SVR KAG) 1, 8, 61, 217, 288
SAVE (saved young life equivalent) 65
Schizophrenie
- Berentung 251
- Dauerunterbringung 177, 179
- Prävalenz 24, 28, 133, 142
- Psychotherapie 141 f
- Verweildauer, stationäre 179
Schizophreniebehandlung
- außerstationäre 177 ff
- Durchschnittskosten 81
- Fallzahl 142
- Kosten 79 ff, 142

– – Between-effect-Modell 94
– – Fixed-effect-Modell 95
– – indirekte 24 ff, 28
– – Random-effect-Modell 96
– – Varianz 97
– Kosteneinsparung 142
– Motivation 142
– Stationäre 177
– Versorgungskosten 82 f, 174 ff
Selbstbeteiligung 10 f
Selbstverwaltung der Ärzte und Krankenkassen 284
Sensitivitätsanalyse 29, 127
Shapiro-Wilk-Test 86
Somatisierungsstörung 110
Somatoforme Störung
– – Berentung 251
– – Fallzahl 141
– – Kosten 140 f
– – Kosteneinsparung 140 f
– – Leistungsinanspruchnahme 242
– – Prävalenz 133, 141, 239
– – Psychotherapiemotivation 141
– – Rehabilitation 252
– – Therapieart 140
Soziotherapie 56
Standard gamble 67
Strukturqualität 197 f
Studie, gesundheits- ökonomische 2
– – Aussagefähigkeit 21 ff
– – Datensammlung 15
– – Kostenberechnungsmethode 27
– – Probleme 22 f
Studiendesign, kontrolliertes, randomisiertes, prospektives (RCT) 16
Studienerkenntnis, Umsetzung 23
Sucht (s. auch Abhängigkeits- erkrankung) 46
Suizidrisiko 278
Symptom-Check-Liste 112

T
Tagesstrukturierung 78
Technologie, medizinische 62
Therapeutenzahl 145 f

Therapeut-Patient- Beziehung 196
Therapiealternative 37, 128
Therapiebereitschaft 134
Therapiemethode 285
– Kosten-Nutzen- Nachweis 287 f
Therapiemotivation 133 f, 139, 141 f
Time trade-off 67, 103
Tod 65
– vorzeitiger 156 f, 163
Top-down-Ansatz 15, 28 f
Transformation
– Box-Cox-Prinzip 87 ff
– Ladder-of-Power- Transformation 87 ff
– Log-Transformation 87

U
Überversorgung 1
Untersuchung, gesundheits- ökonomische 1 ff
Unterversorgung 1, 134, 277 f
– älterer Menschen 278 ff

V
Value-for-Life-Ansatz 101
Vergütung
– budgetierte 265
– EBM-Reform 274 f
– fachärztliche 265
– fallpauschalierende 280
– Gesamtvergütung, vertragsärztliche 264 f
– hausärztliche 265
– Nachzahlungsanspruch 272 f
– Rechtssprechung des Bundes- sozialgerichts 267 ff
Vergütungssystem 261 ff, 276 ff
Verhaltensstörung 250 f
Verhaltenstherapie 40, 111 f
– im Alter 279
– Delegationsverfahren 262 f
– Kosten-Nutzen- Verhältnis 234
– Kostenreduktionspotenzial 215 ff
– Krankheitsverhalten 224 f
– Leistungspflicht 263
Vernetzung 56
Versicherungsleistung 9

Versicherungspflichtgrenze 160
Versorgung 1, 9
– ambulante 11 f
– gemeindepsychiatrische 174 f
– – Kosteneffektivität 179 f
– – Optimierung 180
– informelle 23
– integrierte 44, 47, 56
– Komplementärbereich 54 f
– Netzwerk 51
– psychoonkologische s. Psychoonkologie
– psychosoziale 2 f, 51
– – Behandlungspfad 204
– – Evidenz 190
– – Leitlinien 190
– – in der Onkologie 189 ff
– – Prozess, administrativer 200, 203 f
– – Techniken 202 f
– – Wirtschaftlichkeit 189 f
– stationäre 11
– Steuerungssystem 47
Versorgungsbedarf 175
Versorgungskosten
– gemeindepsychiatrische 176 ff
– Langzeitverlauf 175
Versorgungssituation 134
Versorgungssystem 44, 286
– Fragmentierung 22
Versorgungszusammenhang 50 f

W
Wertgröße 136
Wiedereingliederung, berufliche 254 f
Wirtschaftlichkeitsnachweis 192 ff
Wirtschaftlichkeitsprüfung 189 ff
– Strategie 196 ff
– Voraussetzung 208 ff
Wohlfahrtstheorie 70, 101, 106
Wohnbetreuung 78, 91
– Kosten 80 ff
Wohnen, beschütztes 178 ff

Z
Zahlungsbereitschaft 37, 63 f, 100 ff
– Beurteilung 105 ff

Zahlungsbereitschaft
- gesellschaftliche 69
- Messung
- - direkte 101 f, 106
- - indirekte 101, 106
- Präferenzordnung 105
- Überschätzung 107

- Variation 106
Zuzahlung 264, 266
Zwangsstörung 183 ff
- Arbeitsunfähigkeit 186
- Behandlung, psychiatrische 185
- Kosten

- - indirekte 184 ff
- - totale 186
- Prävalenz 183
- Ressourcenverbrauch 185
- undiagnostizierte 187

Lauterbach/Schrappe (Hrsg.)
Gesundheitsökonomie, Qualitätsmanagement und Evidence-based Medicine
Eine systematische Einführung

Der große Erfolg der ersten Auflage vom „Lauterbach/Schrappe" und die Dynamik in der gesundheitspolitischen Diskussion der letzten Jahre haben binnen zwei Jahren eine zweite Auflage notwendig werden lassen, die die Fachgebiete Gesundheitsökonomie, Qualitätsmanagement und Evidence-based Medicine hochaktuell und nachvollziehbar darstellt. Neu hinzugekommen sind Kapitel zu Diagnosis Related Groups (DRG), Disease Management, Health Technology Assessment und Versorgungsforschung. Auf die Thematik Patientensicherheit und Risikomanagement wird umfassend in mehreren Kapiteln eingegangen.

Die systematische Gliederung des Handbuchs blieb unverändert:
- Teil I: Grundlagen zu Ethik und Klinischer Epidemiologie sowie Evidence-based Medicine
- Teil II: Gesundheitsökonomische und betriebswirtschaftliche Fragestellungen
- Teil III: Qualitätsmanagement, Leitlinien/Behandlungspfade und Risikomanagement in der institutionellen Perspektive

Gesundheitsökonomie, Epidemiologie, Krankenhausmanagement sowie Qualitätsmanagement finden – bedingt durch die politischen Diskussionen im deutschen Gesundheitswesen – immer größeres Interesse in der Öffentlichkeit. Wer in der gesundheitspolitischen Auseinandersetzung mitreden will, findet in diesem Buch einen schnellen Zugang zu den hierfür benötigten Begriffen und Konzepten.

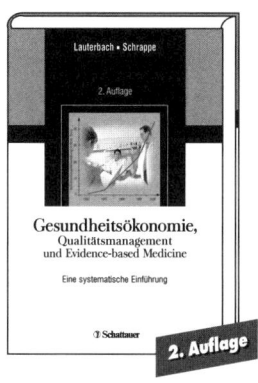

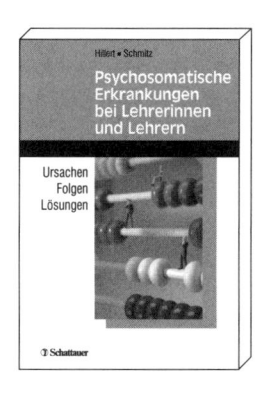

2., überarbeitete und erweiterte Auflage 2004.
589 Seiten,
103 Abbildungen,
99 Tabellen, geb.
€ 99,–/CHF 153,–
ISBN 3-7945-2287-7

Hillert/Schmitz (Hrsg.)
Psychosomatische Erkrankungen bei Lehrerinnen und Lehrern
Ursachen – Folgen – Lösungen

Über 90% der Lehrerinnen und Lehrer scheiden vorzeitig aus ihrem Beruf aus – die meisten davon aus medizinischen Gründen und davon wiederum bis zu 50% aufgrund psychosomatischer oder psychiatrischer Erkrankungen. Die sozialpolitischen und finanziellen Konsequenzen dieser Situation sind gravierend. In deutlichem Kontrast zu der hohen praktischen Relevanz des Themas steht jedoch die wissenschaftliche Bearbeitung der Ursachen und Folgen. Dezidierte Forschung, zumal von Seiten der Psychotherapie, gab es bislang nur in Ansätzen.

Das vorliegende Buch schließt diese Lücke. Namhafte Autoren beschreiben den aktuellen Forschungsstand und eigene Ergebnisse. Das Spektrum reicht von der neurophysiologischen Grundlagenforschung über Arbeits- und Sozialmedizin, Schul- und Organisationspsychologie bis zur ambulanten und stationären Psychotherapie. Neben Implikationen für die Schulpolitik ergeben sich daraus wichtige therapeutische Ansatzpunkte.

Nach den spektakulären Berichten in der Publikumspresse ist dieses Buch somit das erste fundierte Fachbuch zum Thema – für alle, die sich mit der Gesundheit von Lehrerinnen und Lehrern befassen: Fachärzte und Allgemeinmediziner, Psychologen und Psychotherapeuten, Schulleiter und die Betroffenen selbst sowie alle schulpolitisch engagierten Personen.

2004. 318 Seiten,
36 Abbildungen,
50 Tabellen, kart.
€ 39,95/CHF 63,90
ISBN 3-7945-2259-1

www.schattauer.de

Ahrens/Schneider (Hrsg.)
Lehrbuch der Psychotherapie und Psychosomatischen Medizin

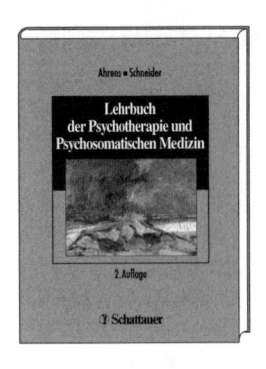

2., aktualisierte und erweiterte Auflage 2002. 704 Seiten,
37 Abbildungen,
44 Tabellen, geb.
€ 109,–/CHF 169,–
ISBN 3-7945-2070-X

Das ehemals durch „ideologisierte" Gräben zwischen den verschiedenen therapeutischen Ansätzen charakterisierte Bild der Psychotherapie und Psychosomatik hat sich nachhaltig verändert. Zwischen unterschiedlichen Psychotherapieschulen ist ein konstruktiver Diskurs entstanden, der zu einer sachorientierten Weiterentwicklung von diagnostischen und therapeutischen Konzepten und Methoden geführt hat.

In diesem Lehrbuch haben fachlich besonders ausgewiesene Autorinnen und Autoren aus unterschiedlichen therapeutischen Richtungen ihre Kompetenz eingebracht:

- Das Buch ist ein Standardwerk für die Weiterbildung zum Facharzt für Psychiatrie/Psychotherapie und für die Aus- und Weiterbildung zum ärztlichen und psychologischen Psychotherapeuten. Es bietet eine ausgezeichnete theoretische und praktische Grundlage für ein adäquates diagnostisches Verständnis und die anschließende Therapieplanung.
- Die differenzierte und umfassende Darstellung der Krankheitsbilder orientiert sich an psychodynamischen Konzepten und berücksichtigt die für die jeweilige Störung bedeutsamen empirischen Befunde. Die Integration wichtiger Ergebnisse der Psychotherapieforschung bildet die Basis, um die Fragen der differenziellen Indikationsstellung so aktuell als möglich zu beantworten.
- Ein ausführliches Sach- und Personenregister sowie ein Abkürzungsverzeichnis machen das Lehrbuch gleichzeitig zu einem umfassenden Nachschlagewerk.

Ein praxisorientiertes Buch auf der sicheren Basis einer theoretisch wie empirisch gut fundierten psychotherapeutischen Behandlungspraxis.

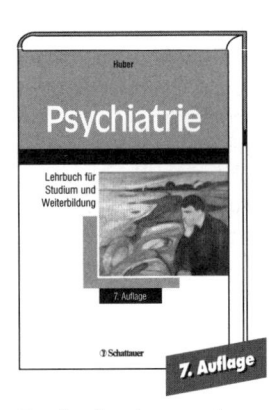

Huber
Psychiatrie
Lehrbuch für Studium und Weiterbildung

7., völlig überarbeitete und aktualisierte Auflage 2004.
912 Seiten, 5 Abbildungen,
45 Tabellen, geb.
€ 59,–/CHF 94,50
ISBN 3-7945-2214-1

www.schattauer.de

Die 7., vollständig überarbeitete Auflage des bewährten Standardwerks bietet dem Leser Orientierung über den aktuellen Wissensstand auf dem Gebiet der Neuropsychiatrie. Das gesamte Spektrum psychiatrischer Erkrankungen wird unter Einbeziehung von biologischen, psychologischen, sozialen und somatischen Aspekten ausführlich dargestellt. Ob organisch bedingte Hirnkrankheit oder endogene Psychose, ob Sucht oder psychiatrische Notfalltherapie: Dem Autor gelingt es, seine weit reichenden klinischen Erfahrungen aus jahrelanger Arbeit in Praxis und Forschung anschaulich und einprägsam zu vermitteln.

In einer Zeit des Paradigmenwechsels in der Psychiatrie ist dieses Lehrbuch „aus einem Guss" unverzichtbar. Denn das Einzigartige an diesem Werk ist, dass der Autor neben allen Erneuerungen – z. B. auf dem Gebiet der Psychopharmakotherapie – auch die Wurzeln der Psychiatrie nicht außer Acht lässt. Auf diese Weise verknüpft er Tradition und Fortschritt miteinander und eröffnet dem Leser neue Perspektiven.

Das Buch ist Lehrbuch, Ratgeber und Nachschlagewerk zugleich.

„*Ein sehr empfehlenswertes, ja grundlegendes und unverzichtbares Buch.*"
W. Weig, Psychiatrische Praxis